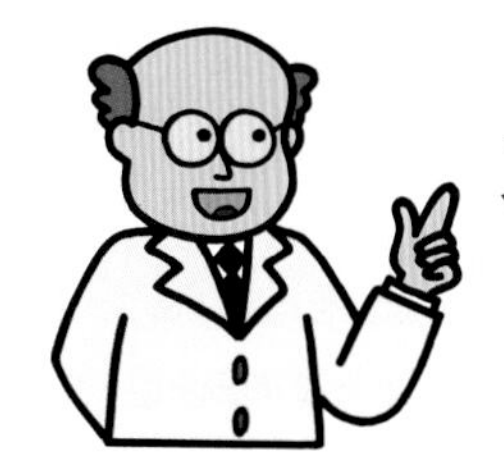

名醫養生囊

體質屬性通
在進行中藥

體質檢測，做自己的醫生！

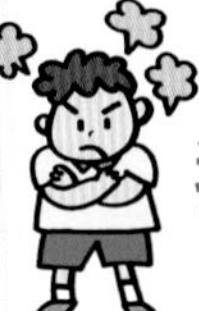

我是熱性體質嗎？

主要特徵

☐舌頭紅。
☐有發炎、充血的症狀。
☐臉色赤紅。
☐喜歡冷飲。
☐小便少且深黃。

☐容易
☐經常
☐女性

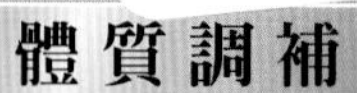

體質調補

多服用如知母、大黃、黃連等寒涼性的藥材，能減輕體質燥熱的症狀。

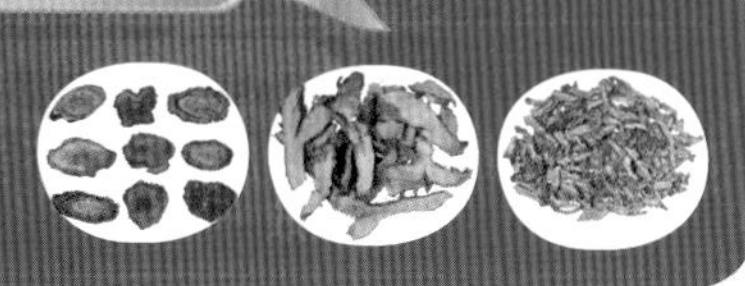

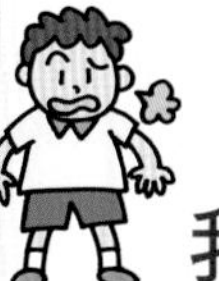

我是寒性體質嗎？

主要特徵

☐舌頭白。
☐體溫較低，容易四肢冰冷。
☐尿多且顏色較淡。
☐女性有白帶、月經延遲等現象。
☐部分人會出現貧血。
☐身體免疫系統較差。
☐精神較差，體力呈衰退狀態。
☐喜歡熱飲、熱食。
☐怕冷、怕吹風。
☐容易腹瀉。

體質調補

多服用溫熱性藥材，可改善寒冷體質。如乾薑、肉桂、延胡索等

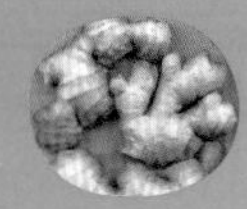

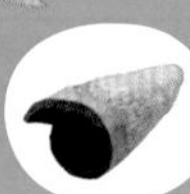

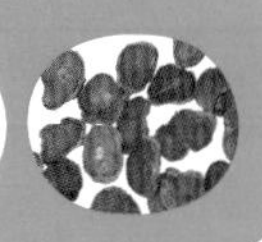

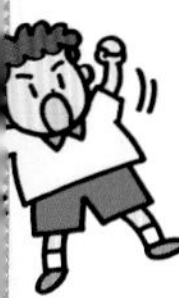

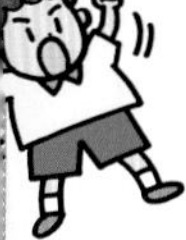

我是實性體質嗎？

主要特徵

☐舌苔厚，有時會有口臭。
☐經常體力充沛、活動量大。
☐身體免疫系統較好，但經常覺得熱。
☐脈搏強而有力。
☐脾氣較差，心情容易煩躁。
☐容易失眠，不好入睡。
☐較少流汗。

體質調補

多服用如薄荷、薏仁等涼性藥材，可消除體內積熱。

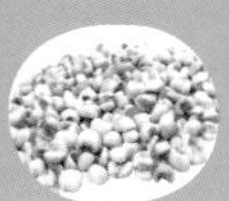

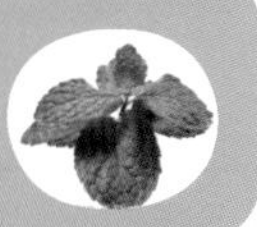

常與人們的先天基因、後天環境有密切關聯，而尤其以後者影響最大。因此，
調補之前，一定要先瞭解自己的體質屬性，才能達到事半功倍的養生之效！

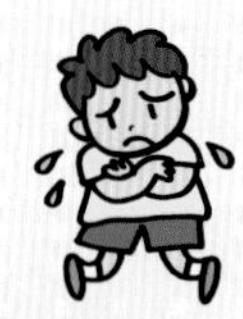

我是虛性體質嗎？

虛性體質可依個人情況
細分為氣虛、血虛、陰虛、陽虛等類型，歸納如下：

氣虛

主要症狀：
可分為脾氣虛、肺氣虛。

主要特徵

□心情煩躁。
□四肢無力。
□食慾不振。
□說話有氣無力。
□不喜歡活動。
□頭暈、容易出汗。
□常見於大病後，體力尚未恢復期間。

體質調補

主要使用人參、白朮、大棗等藥材調補。

血虛

主要症狀：
由於血氣不足，導致心臟和循環系統較差。

主要特徵

□血壓低。
□容易頭暈。
□血液循環較差。
□手足發麻。
□臉色較蒼白。
□女性月經較少，或是出現閉經現象。

體質調補

主要使用熟地、當歸、龍眼乾等藥材調補。

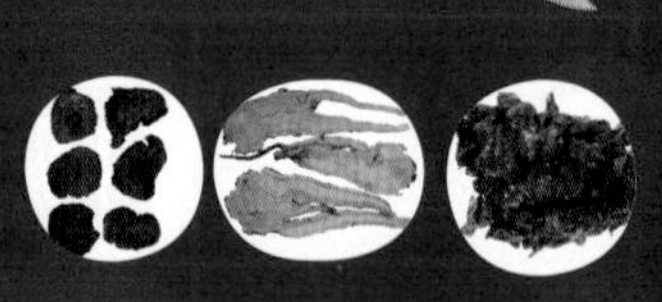

陰虛

主要症狀：
因慢性病引起體力消耗的現象，故導致虛證的發生。

主要特徵

□皮膚乾燥。
□手足心發熱出汗。
□口乾舌燥。
□心煩、容易發怒。
□盜汗。
□遺精。
□暈眩。
□兩眼乾澀。

體質調補

主要使用玉竹、麥門冬、天門冬、百合等藥材調補。

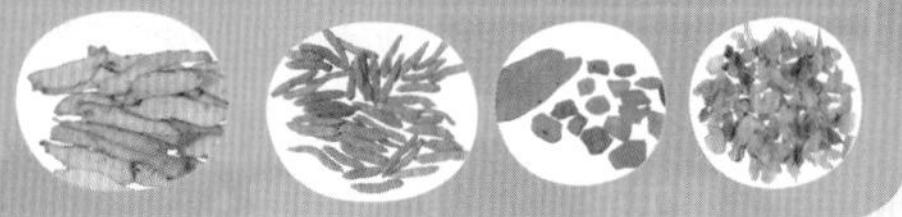

陽虛

主要症狀：
為腎陽不足所引起，以體質虛弱、高齡、久病調養者居多。

主要特徵

□全身機能衰退。
□說話無力。
□精神不振。
□尿多而清長。
□早洩。
□腰膝痠軟。
□容易腹瀉。

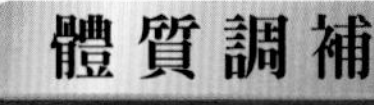

體質調補

主要使用杜仲、冬蟲夏草、鹿茸等藥材調補。

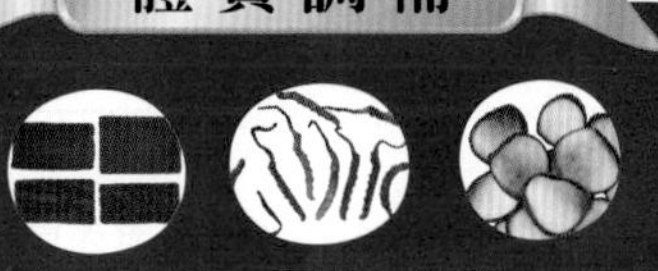

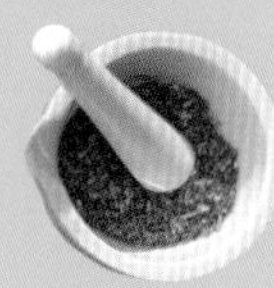

世界中醫藥學會聯合會教育指導委員會副會長 **張永賢**

藥膳養生達人 **陳大真** ◎聯合編著

選對中藥健康來！

嚴選迪化街養生中草藥

優 TOP100

百年不墜，辨選特優中藥不求人！

最大中藥零售批發市場～**特選迪化街養生益壽TOP藥材！**

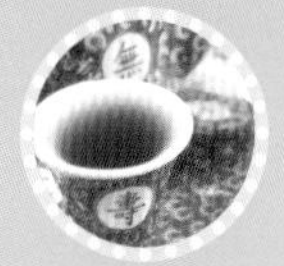

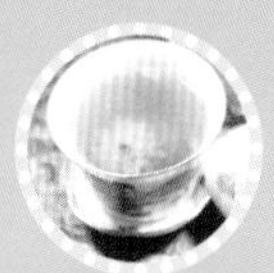

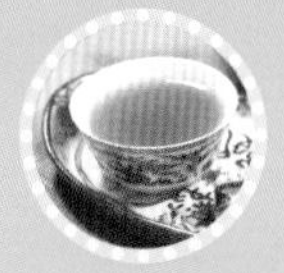

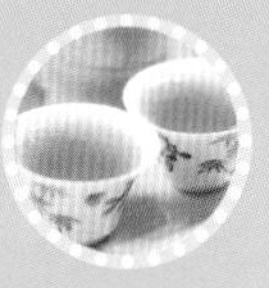

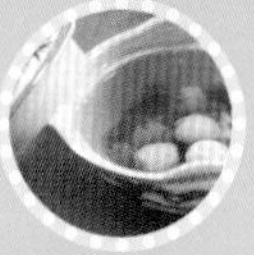

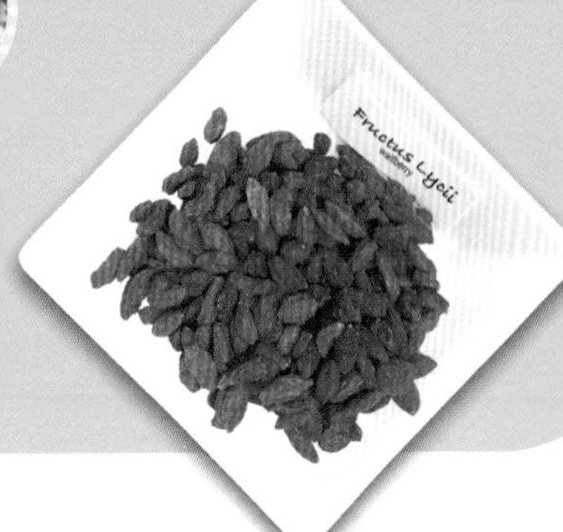

中華民國中醫師公會全聯會名譽理事長 **林昭庚**

中國醫藥研究發展基金會董事長 **張成國**

中國醫藥大學教授 **張永勳** 強力推薦

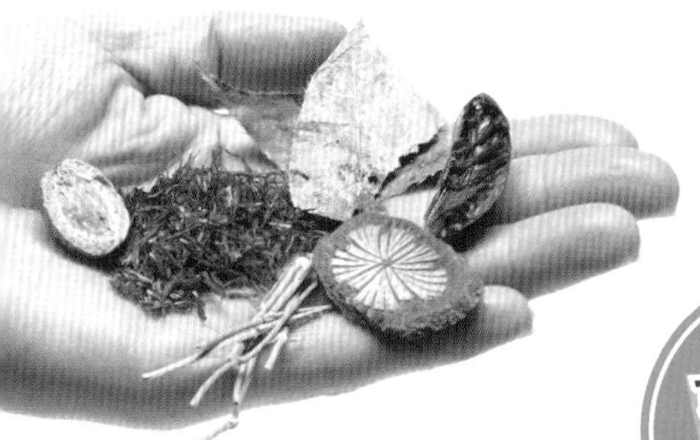

百種TOP養生藥材 + 百種現代人必備保健茶飲 = 掌握藥食補養的兩手策略

推薦序

選對中藥，吃出健康

中國傳統藥物（中藥）是中國傳統醫學用以預防、診斷和治療疾病的藥類物質。事實上，中藥的發現與應用在中國已有幾千年的歷史，而其發展也成為中華民族的文化瑰寶之一。「中藥」一詞的出現較晚，因西方醫學傳入中國後，為了明確區分兩種醫藥學，故才將中國歷年來使用的藥物賦予「中藥」之名。其實，中藥不僅與西方醫藥在人類醫療保健上擔任重要的角色，更是人類健康養生的共同財富。

吾之好友張永賢教授所撰之《選對中藥健康來！嚴選迪化街TOP100養生中草藥》收載他們實地訪察迪化街歷年來常用的100種中草藥，並拍攝精美藥材圖與茶飲以提供讀者完整的藥材對照，使讀者能在琳瑯滿目的藥材中，辨別、挑選出最佳中藥品種。事實上，「迪化街」是大稻埕最早的市街，不僅南北貨種類繁多，更是全省最大的中藥批發中心，故許多人挑選中藥時，「迪化街」便成為中藥材採購地標。而中藥主要是來自於天然藥及其加工品，包括植物藥、動物藥、礦物藥及部分化學、生物製品藥等，因此副作用小；此外，一味藥物因含有多種成分，故能廣泛運用在多種疾病的治療，並調配出合理的配伍組方以調養複雜病情，不僅能提高藥效，還可降低副作用。

然而，除了介紹大稻埕迪化街TOP100中草藥外，作者更為忙碌的現代人提供每味藥材的養生茶飲，包含消除疲勞、美容養顏、強身健體等功效，以藉由簡易茶飲進行日常生活的養生方案，達到食療與醫療並重之目的。而隨著生活水準的提高，人們對於自身的健康日益重視，扁鵲也認為：「安身之本，必資於食，救疾之速，必憑於藥，不知食宜者，不足存身也。」正是意味著食療與醫療並重。對國人而言，中藥進補（藥膳）乃是利用中藥材和食物烹調成美味的佳餚，其具有治療與預防疾病、延年益壽的作用，故又稱為「食療」，而溫和的食補與適當的燉補可化去身體多餘的燥熱，提供營養素的均衡攝取，使臟腑機能回歸陰陽五行的適當運轉，增強免疫力，並防治疾病；但最後仍須提醒讀者，應請中醫師調配合適的藥膳，如此才能達到保健養身之效。

而本書的撰寫目的不僅為台北大稻埕迪化街的中藥批發中心留下歷史紀錄，也為讀者在採買中藥材或烹煮藥膳時，提供許多實用知識，誠為坊間不可多得的書籍，時值本書出版之際，特為文推薦！

中華民國中醫師公會全聯會名譽理事長

現職：●中國醫藥大學中醫系暨中國醫學研究所教授
●行政院衛生署中醫藥委員會委員
●中華針灸醫學會名譽理事長

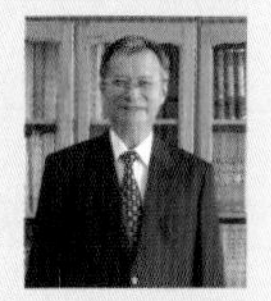

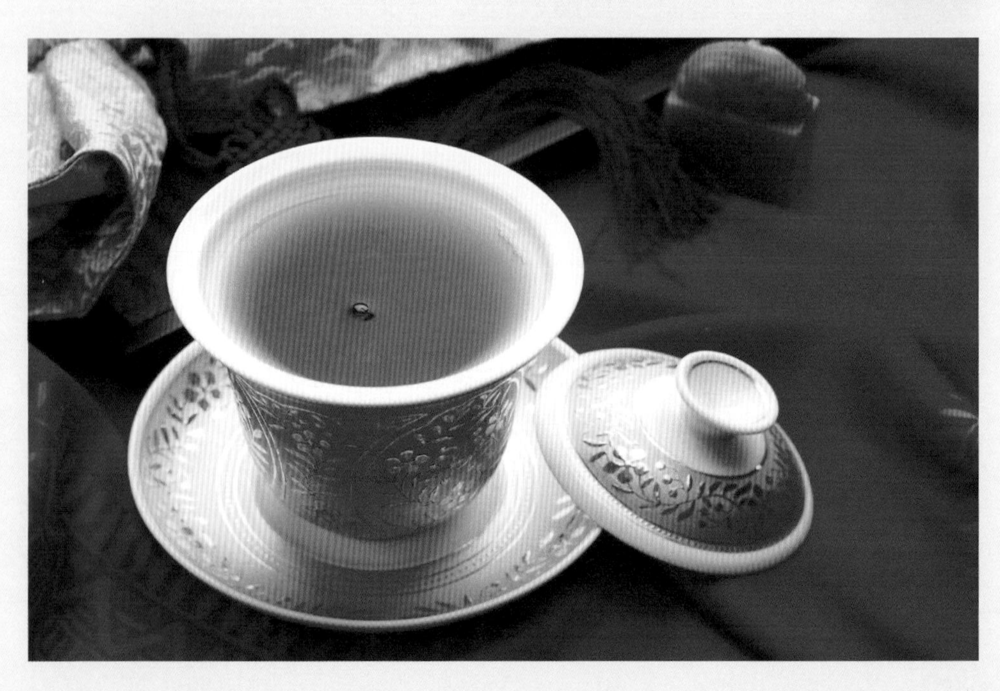

推薦序

尋幽探訪中藥迪化街

中醫藥發展有悠久的歷史，為保障人民的健康及福祉，中醫藥作出許多防治疾病的貢獻。而中藥，是指在中醫藥理論指導下認識和應用的藥物。中藥的認識和使用是以中醫學理論為基礎，由於其來源以植物類藥材居多，以致古來將藥學也稱為「本草」。此外，「中藥學」是專門研究中藥基本理論和各種中藥的品種來源、採製、性能、功效、臨床應用等知識的一門學問，是配伍時的指導原則。

而「中國醫藥研究發展基金會」自1973年創立，主要宗旨為延攬優秀中西醫藥人才，使用最新科學方法與設備從事中醫藥研究，以宏揚固有文化，提供人類維護健康的最大服務。創辦人為陳立夫先生及歷任董事，目前本人在前輩們辛苦建立之基礎上，努力耕耘及繼承發揚。

如今，張永賢教授與藥膳養生達人陳大真有感於現今養生意識的抬頭，且有越來越多人進行食療與藥補來調養身體，故撰寫本書期望能提供大眾正確有效的用藥觀念，並在書中教導民眾挑選重點並附上佳選圖片，以防大眾買到偽藥的問題。

此外，中國醫藥研究發展基金會這幾年為推展認識中草藥，也經常安排外賓參觀台北大稻埕的中藥迪化街行程，以引起大家對台北市發展史及中藥材批發中心的認識。而張永賢教授與陳大真亦有同感，故藉由介紹常見中草藥來引出迪化街

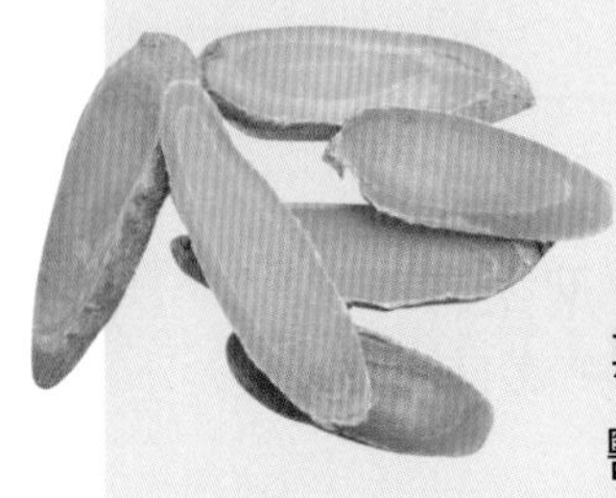

的中藥街特色，希望拋磚引玉引起人們重視。此外，認識中藥及中藥文化是本基金會所鼓勵與支持，故特為寫序推薦，期望民眾不只在年貨大節看買認識中藥，也能進一步發揚中醫藥的傳統文化。

中國醫藥研究發展基金會董事長 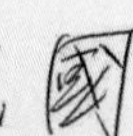

現職：●前衛生署中醫藥委員會主任委員
●中國醫藥大學董事兼任教授
●中華醫藥促進基金會董事

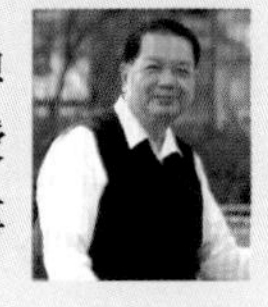

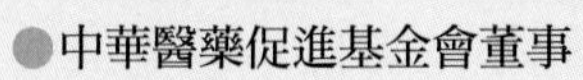

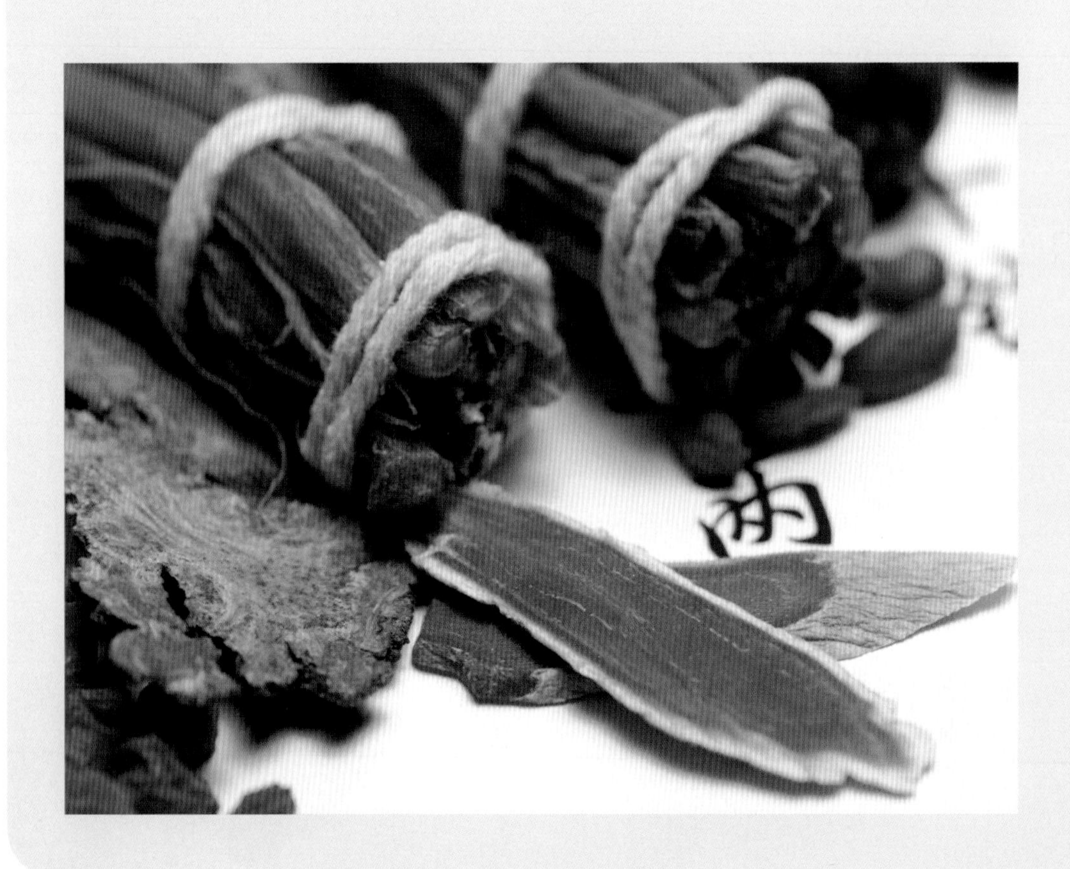

推薦序

藥食同源話養生

迪化街從清末至今，一直是大稻埕商圈之核心，該街是台灣地區布帛、中藥及南北貨的最大批發市場。至今迪化街附近一帶的中藥行已有兩百餘家，其中百分之八十是批發兼零售，為台灣最大的中藥批發中心。其巴洛克風格建築與中國傳統藥行的強烈對比，甚至比韓國漢城東大門區京東中藥、韓藥市場及香港之文咸西街及東陸街更具特色。

中醫藥是我國最具代表性的傳統文化，而自古即有藥食同源之說，意即將中藥當作食物來調補身體，藥物如人參、當歸、山藥、蓮子、薏仁、白果、胖大海、羅漢果、枸杞子，藥膳如四神湯、四物湯、八珍湯、十全大補湯等，已逐漸成為國人日常飲食的一部分。

本書作者之一的張永賢教授為中國醫藥大學中醫學系的第一屆畢業生，隨後在德國漢堡大學取得博士學位，返國後在學校及附設醫院服務，先後擔任學校推廣教育中心主任、物理治療系主任及副校長，在醫院也擔任針灸科主任及醫院副院長，張永賢與本人張永勳雖僅一字之差，但由於他是中醫，而我則屬於中藥領域，所以經常被誤認為親兄弟，但我也不否認，故常以大哥相稱。

而永賢更是學校中最為勤勞、認真的教授，每次到國外考察，都會揮筆疾振寫出考察心得的報告，且精湛發表無不讓人點頭讚嘆。此外，永賢教授在授課之餘，亦從事中醫門診，並對校內同仁針對中醫藥等相關問題也都熱心輔導、傾囊相授。然而，眼見獨具文化特色的迪化街漸趨萎

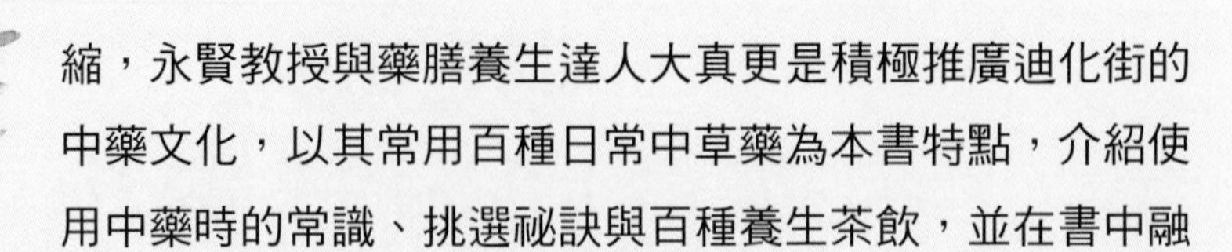

縮，永賢教授與藥膳養生達人大真更是積極推廣迪化街的中藥文化，以其常用百種日常中草藥為本書特點，介紹使用中藥時的常識、挑選祕訣與百種養生茶飲，並在書中融入迪化街的特殊風情，一覽此區從古至今的輝煌歷史，為一本兼具實用與文化特色的養生用書，且其圖文並茂的紮實內容，為民眾選購中藥與製作養生茶飲的最佳指南。

中國醫藥大學中國藥學暨中藥資源學系教授 張永勳

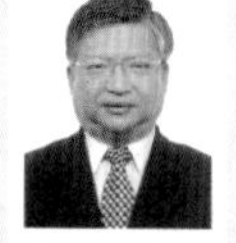

現職：●行政院衛生署中藥藥物諮詢委員會委員
●行政院衛生署中醫藥委員會委員
●行政院藥品諮詢委員會專家

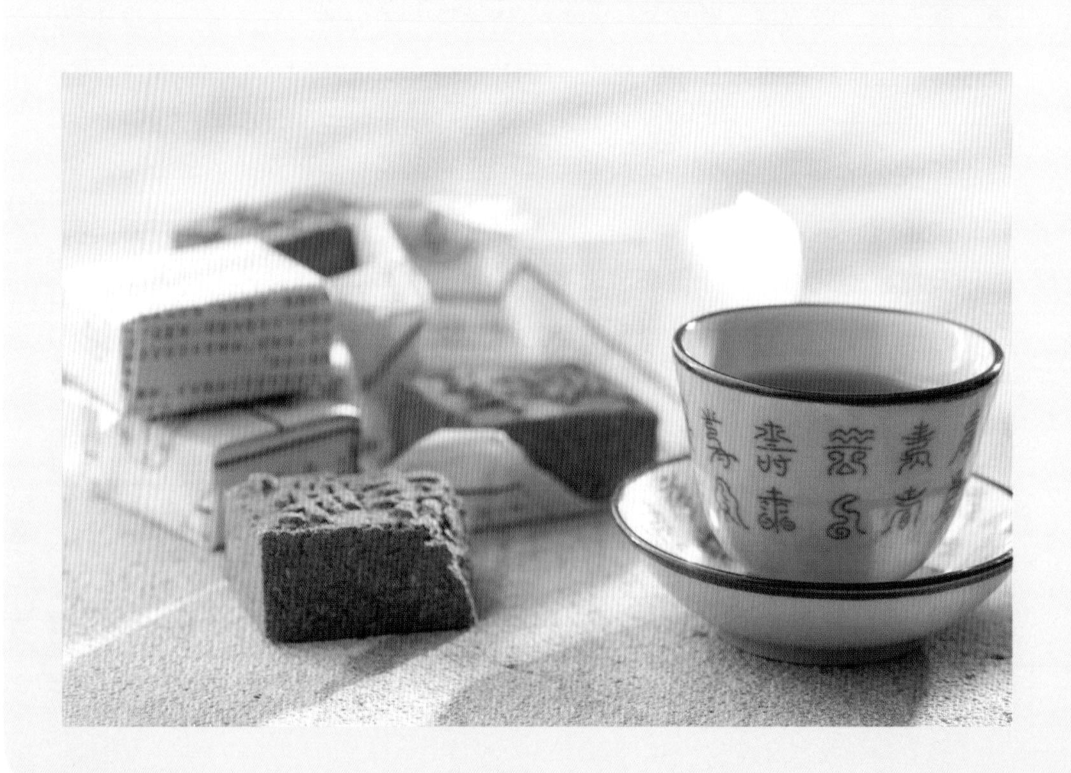

作者序

喚起迪化街中藥之根

台灣早期發展的歷史，有「一府二鹿三艋舺」之稱，雖在台南、鹿港和艋舺（萬華）尚保存不少古色古香的建築，但是中藥批發商集中在一條街道的特色，卻只有在台北大稻埕迪化街上，並且「父子相授，師徒相傳」的風俗增添其「傳承」的意義！然而，經過時代不斷地演變，特有的華麗浮雕巴洛克建築逐漸老舊，因此現代化的建築也開始毗鄰而居，不僅古味逐漸流失，甚至有些中藥店也不再經營，「傳承」的重要意義已開始淡出。因此，為保有迪化街的中藥文化特色，無論是建築或行商皆能響應，以致撰寫本書期望能再次將迪化街推向國際。

台北大稻埕歷史至今有160年，迪化街中藥行也有115年歷史。在大稻埕160年的歷史當中，大稻埕曾經繁華鼎盛，是個充滿傳奇故事的地方。從清末到日治時期間，大稻埕無論在經濟、社會、文化活動上，都占舉足輕重的地位，而迪化街至今尚可見到熱絡的商業交易，尤其在年底的年貨大節之時。

此次與擅長藥膳養生的專家陳大真書寫本書，使大家能更加認識中醫藥，除了欣賞古色古香的華美建築，更可在充滿中藥的香氣中，喚起老台北城市記憶的根，也呼應世界衛生組織（WHO）對於傳統醫藥的重視及政策發展。由於藥食同源，中藥材有些可作為保健食品，為之養生調理，甚至可發展出「生物科技」；然而，當疾病發生時，仍需經由中醫師診療為佳。

而本書所精選的中藥材皆是由前台北市中醫師公會理事長陳俊明醫師夫婦提供拍攝，在此致上感謝。同時也感謝中醫師公會全聯會名譽理事長林昭庚教授，中國醫藥研究發展基金會董事長張成國教授，及中國醫藥大學中國藥學暨中藥資源學系張永勳教授寫序推薦。期望本書能使讀者獲益良多，在養生保健的同時，亦能將迪化街再推高峰！

中國醫藥大學中醫學院教授 張永賢

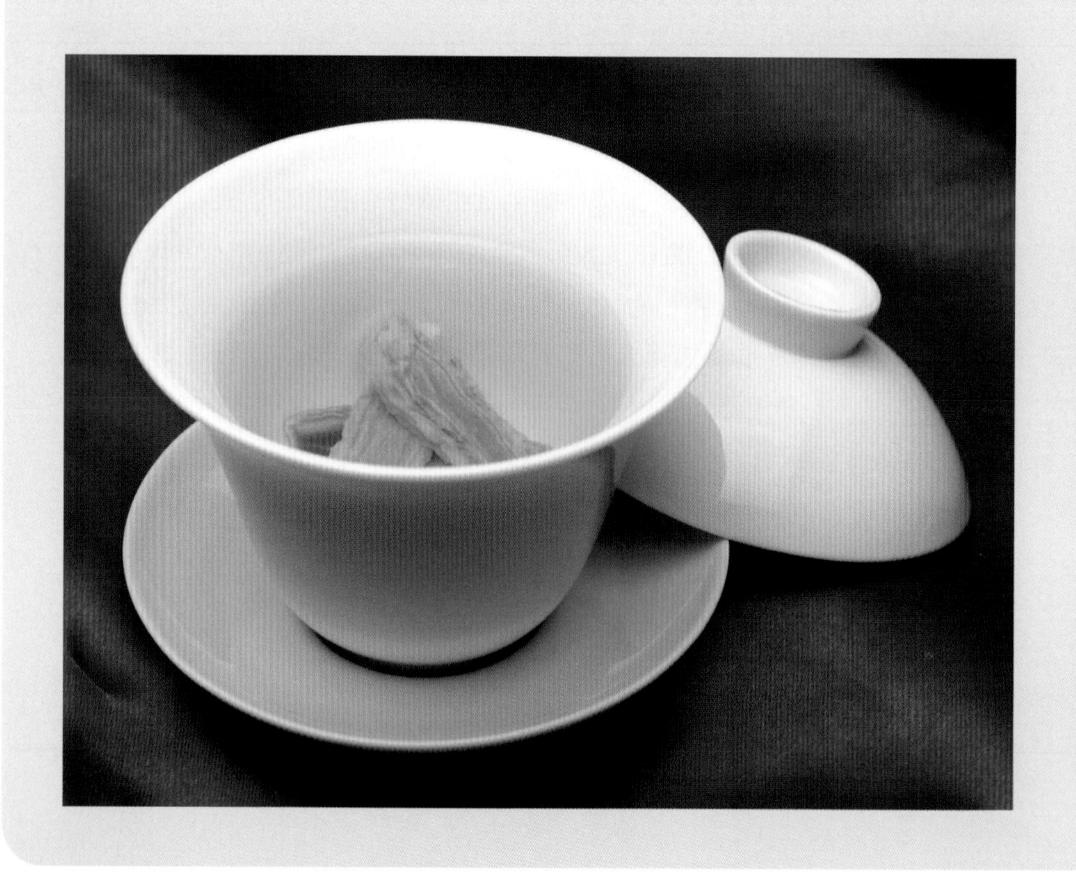

作者序

健康養生不求人

現今迪化街，除了是大家購買南北貨、中藥材、布匹常去的地方之外，更多了來自日本、韓國等外國觀光客，儼然成為一個著名的觀光景點，其迪化街旁的霞海城隍廟，每逢假日，香客必絡繹不絕，香火鼎盛。後又因台北捷運蘆洲線開通，方便了旅客的往來，帶動周邊商機。而當地古色古香的建築，道地質佳的中藥，亦吸引著民眾去一探究竟。

其實，本書除了讓民眾瞭解中醫藥的基本知識外，也對台北市迪化街的過去和發展進行了完整的介紹，讓大家在使用中藥的同時，亦能知曉台灣北部中藥集散地的歷史和變遷。書中主要說明迪化街常用一百種養生中草藥的基本常識，將其歸經、使用方法、禁忌等逐一介紹，並附上精美圖片以供民眾作為挑選優質藥材的依據，讓大家更易於分辨。而簡易的茶飲、粥食更是配合忙碌現代人所精心挑選出來的養生食譜，讓中草藥的養生餐也能自然的融入生活裡。

此次能與張永賢教授共同撰寫本書，實為榮幸！並感謝前台北市中醫師公會理事長陳俊明夫婦提供道地、質優的藥材，以及資深員工在百忙之中的撥空協助。另要感謝陳明村賢伉儷提供其精心收藏的杯盤器具與古董擺飾，以增加茶飲、粥食拍攝的精緻性。而本人亦秉持對中醫藥的熱愛和信念，希望此書能提升大眾挑選藥材的優質度，並達到養生防病的作用！

藥膳養生達人 陳大真

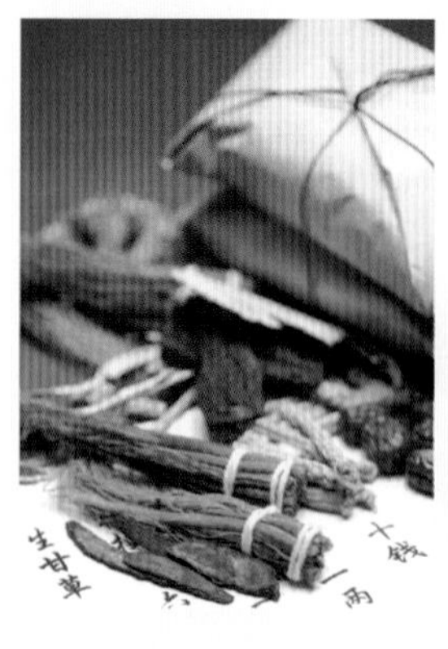

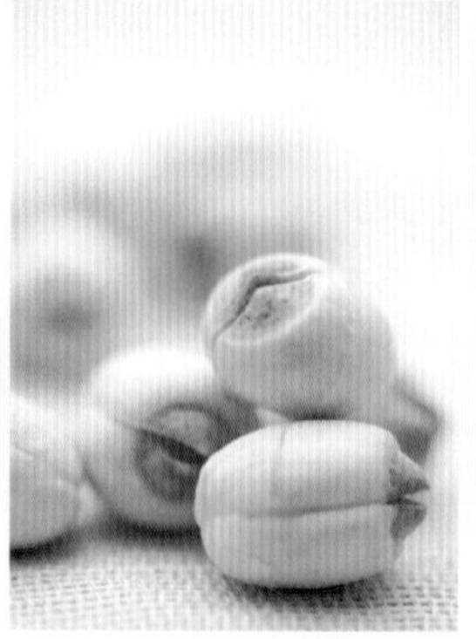
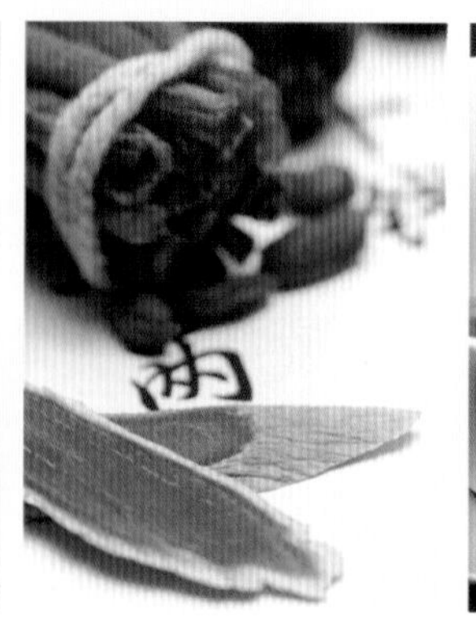
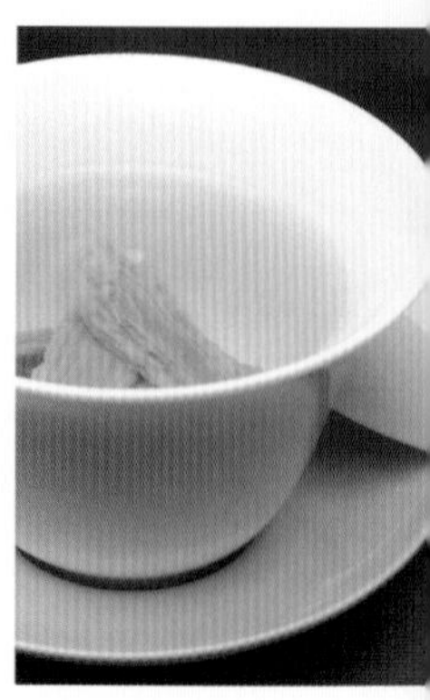

CONTENTS 目錄 CONTENTS

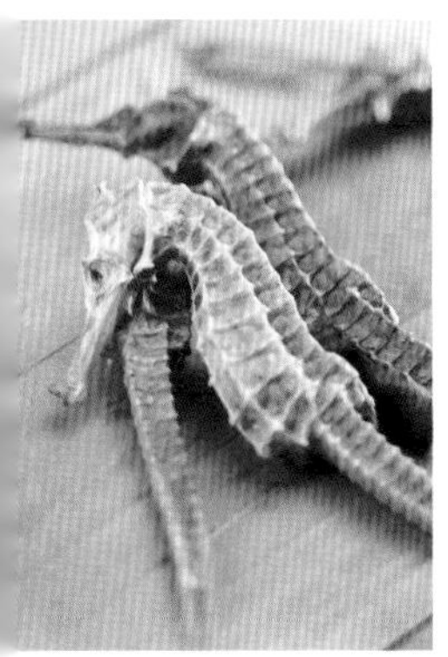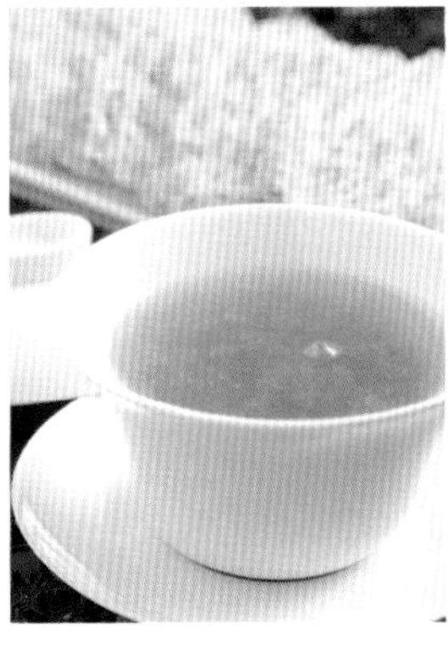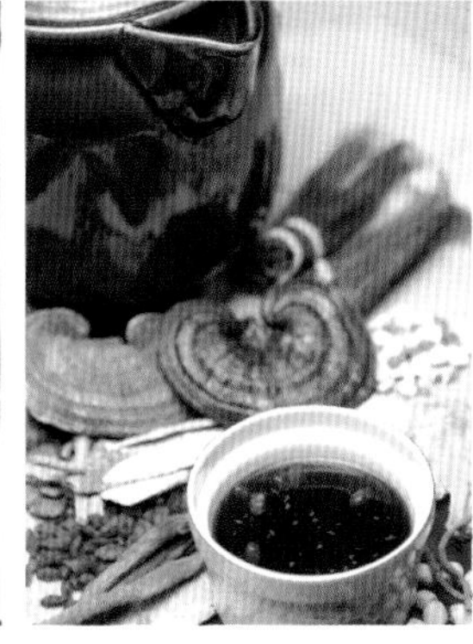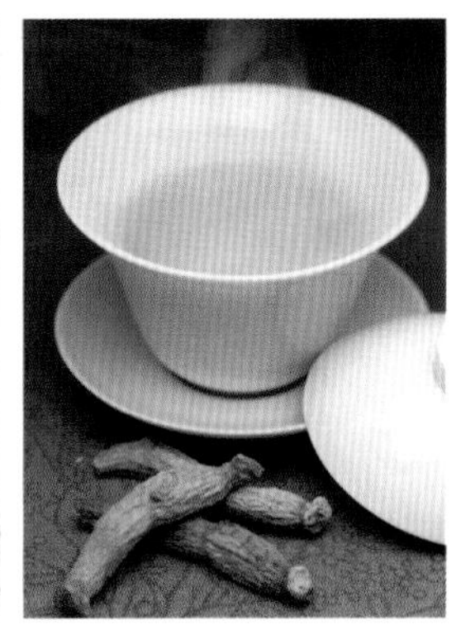

CONTENTS **目 錄** CONTENTS

Part 3

嚴選迪化街TOP100養生中草藥

漫遊中藥香迪化街
～藏匿百年藥店

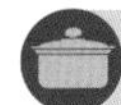

第一章 補益養生藥材

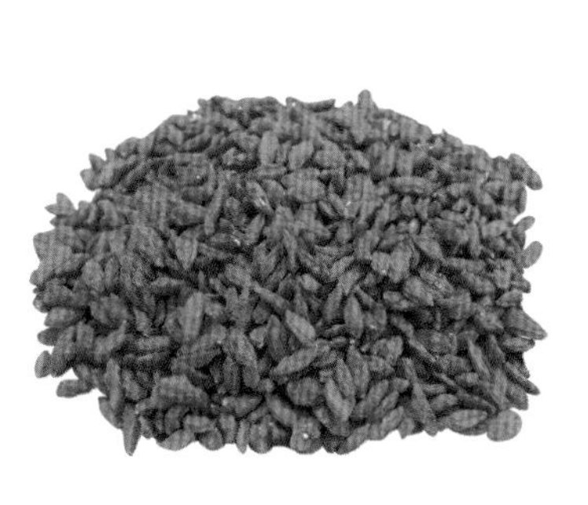

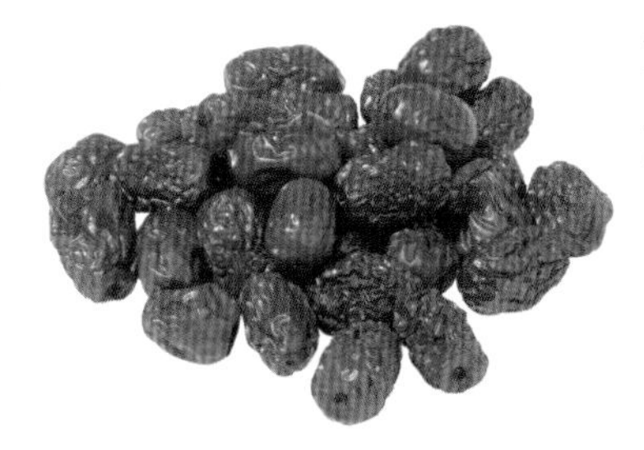

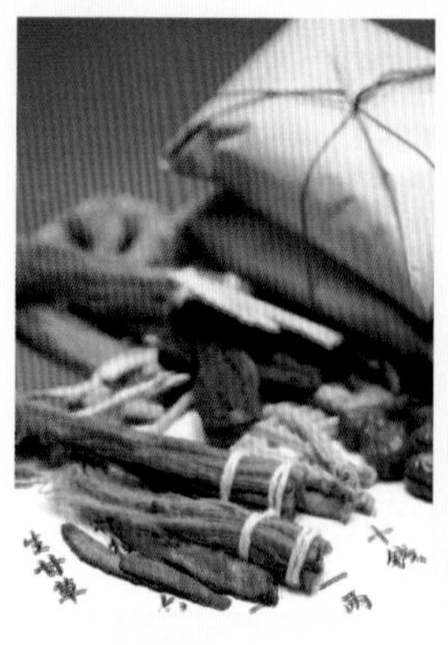
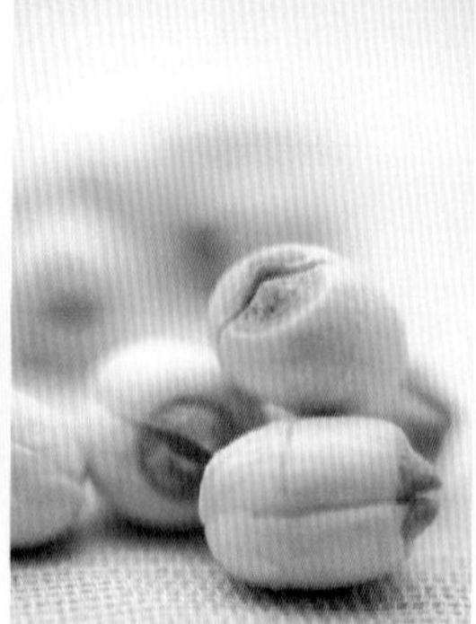
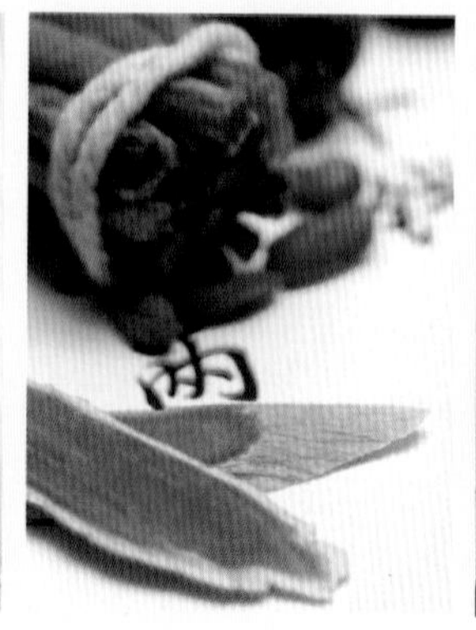
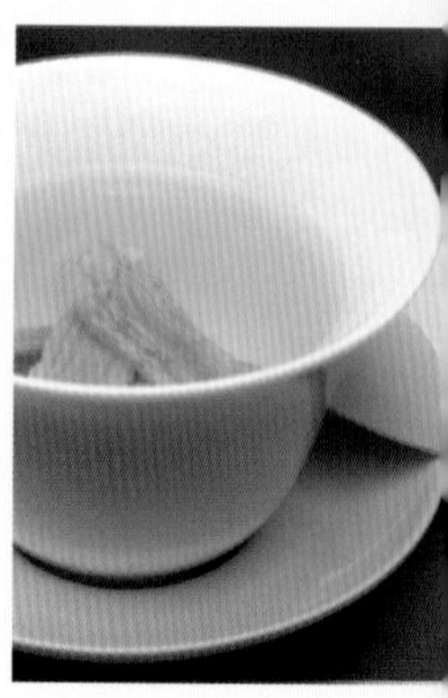

目錄

CONTENTS CONTENTS

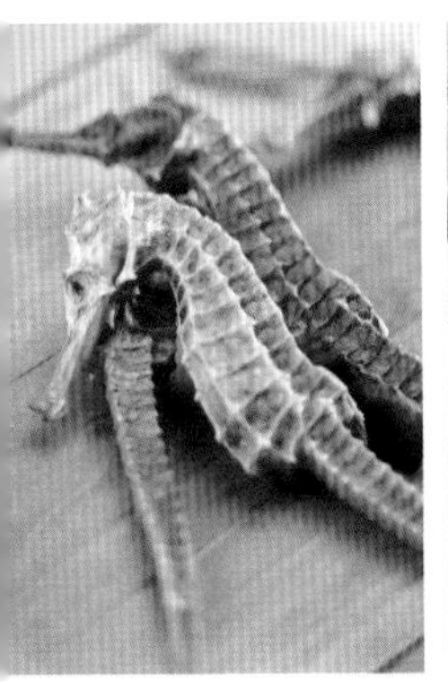
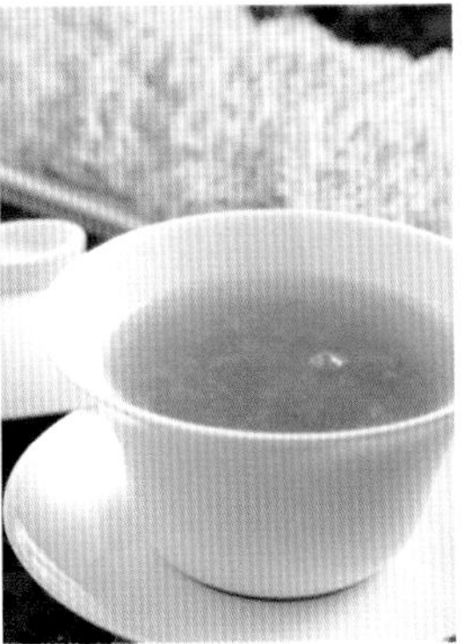
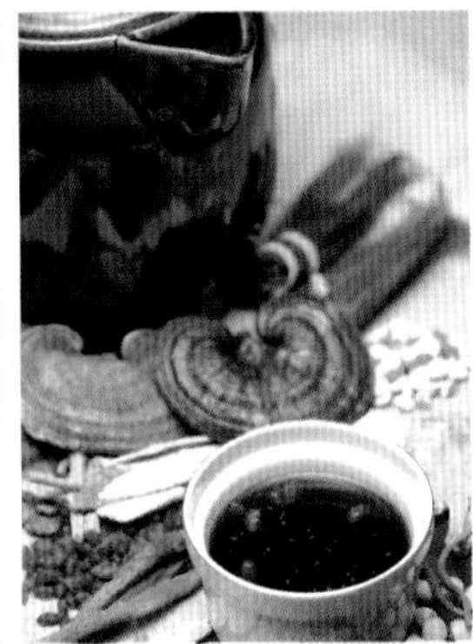
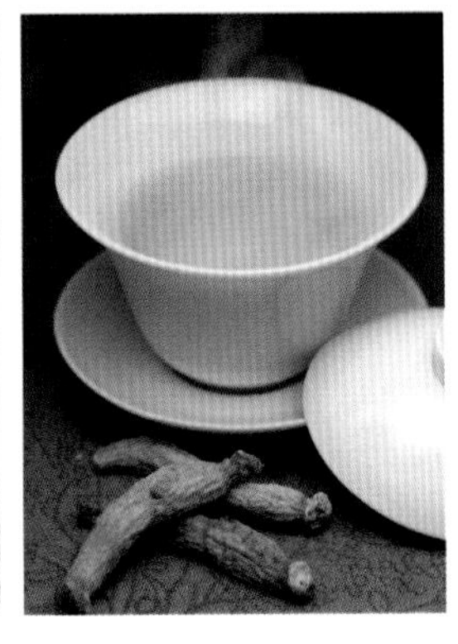

CONTENTS 目錄 CONTENTS

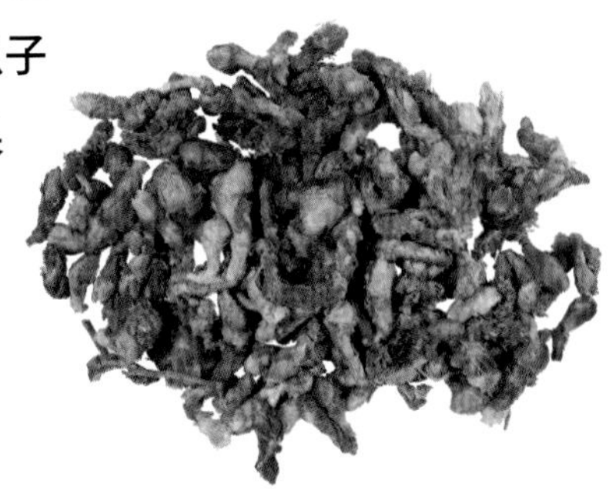

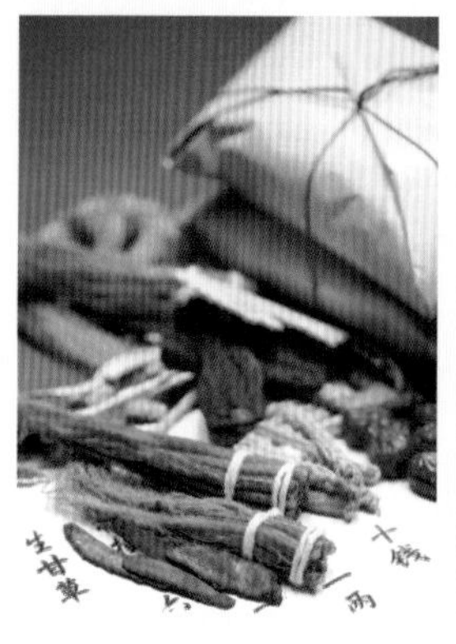

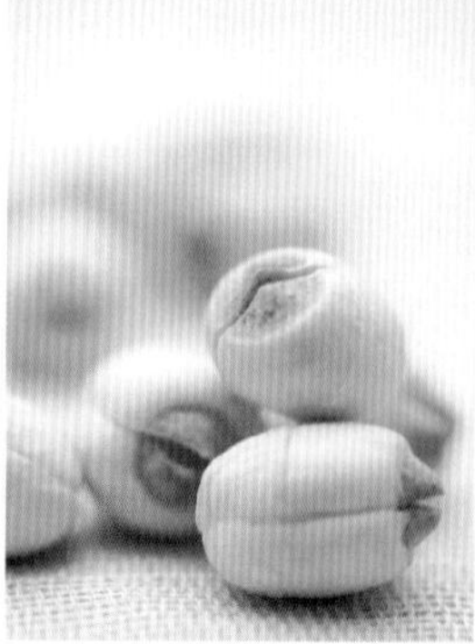
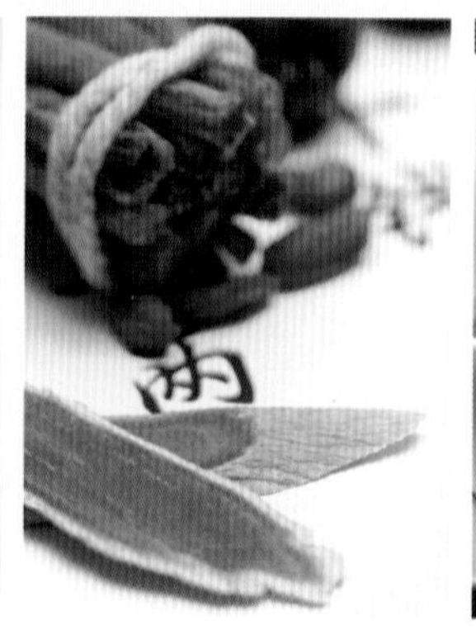
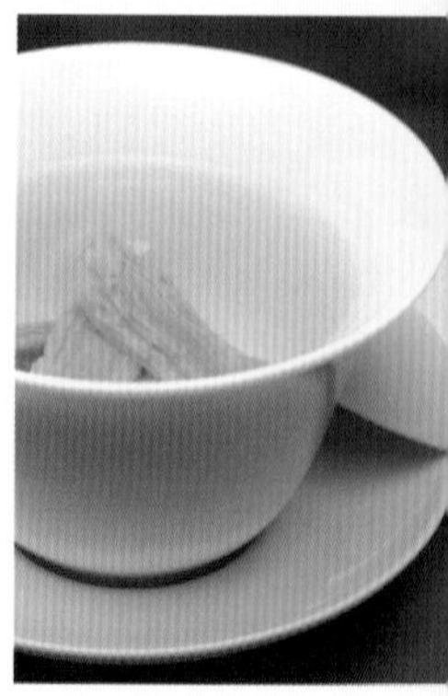

CONTENTS # 目錄 CONTENTS

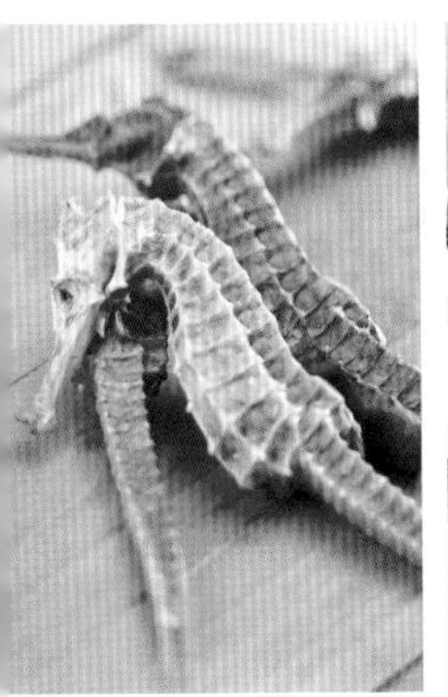
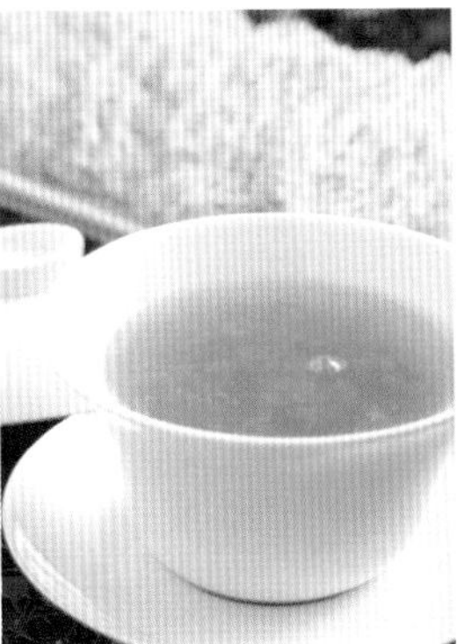
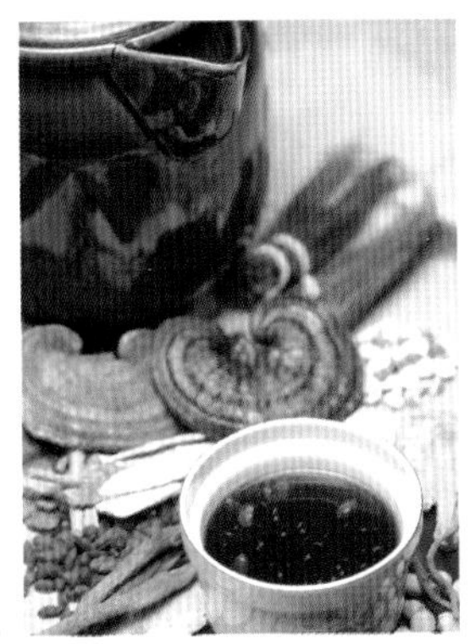
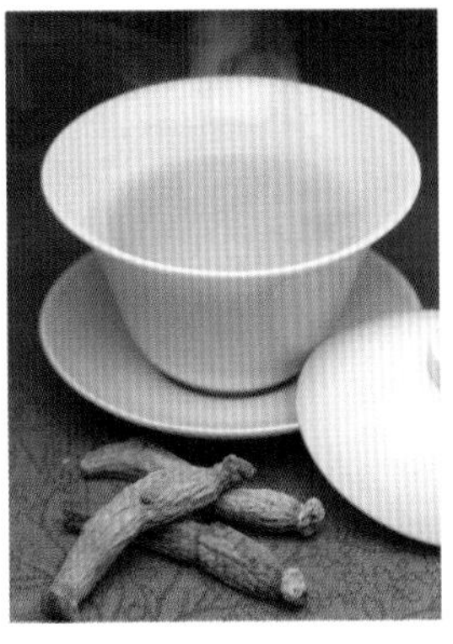

CONTENTS 目錄 CONTENTS

附錄：中草藥常識大開講

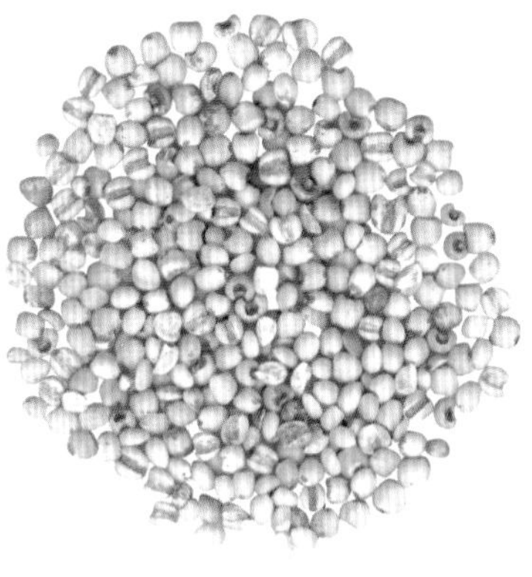
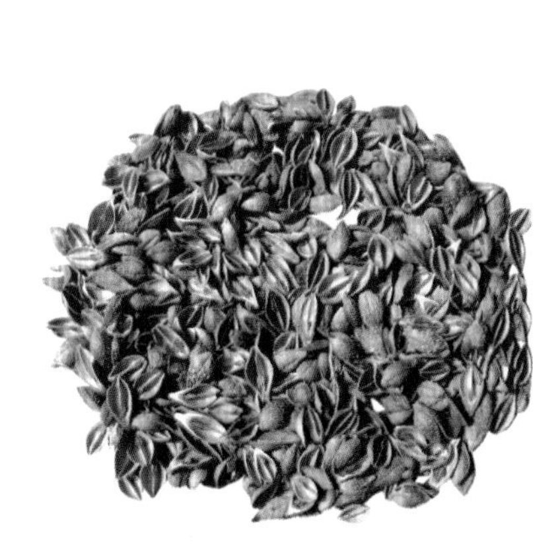

漫遊中藥香迪化街

～見證迪化街的歷史印記

早期的台灣發展有「一府二鹿三艋舺」之稱，後來台北盆地最早的物產集散地「新莊」被下游的「艋舺」（即萬華）取代，「大稻埕」也因而興起。早在1853年，林石藻率領艋舺泉州同安人遷至「大稻埕」。因當時空地多，有足夠的空間來曬稻穀，故將此地稱為「大稻埕」。後來，當地人民沿河邊開始建立街肆，利用淡水河對外貿易，並開放為通商口岸，使西方船舶可直入大稻埕，外商便以「大稻埕」為中心，設立洋行營商。接著，台灣巡撫劉銘傳在此推動近代化建設，從事茶、糖、樟腦等運輸，並完成從大稻埕至基隆的鐵路工程，使其成為國際商業區。到了清末時，因大稻埕與大陸港口的貿易有密切往來，奠定了台北發展的根基。

而「迪化街」是大稻埕最早的市街，更是台北市現存最完整也是最具歷史意義的老街，並且光復後，當地仍為南北貨、中藥和布帛批發商的集中地，並因同行逐漸聚集，壯大了其多元性與集中性，因而使「迪化街」成為全省最大的批發零售市場。

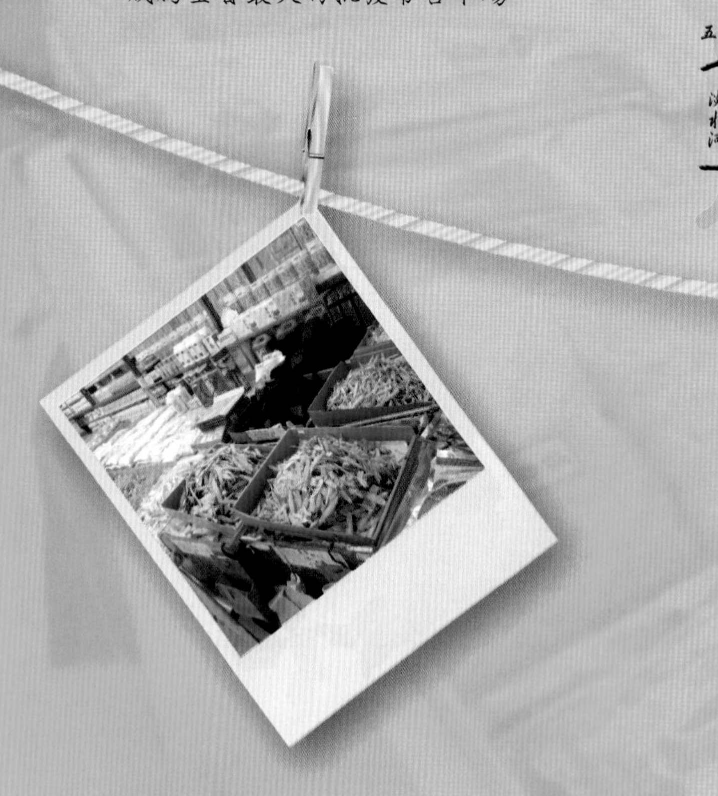

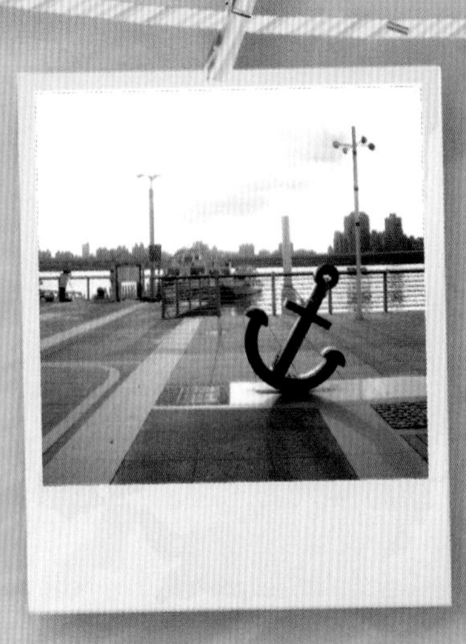

採買中草藥養生觀念開講

- 簡單學，中藥材屬性
- 簡單調，方劑的必備知識
- 簡單懂，必知用藥禁忌

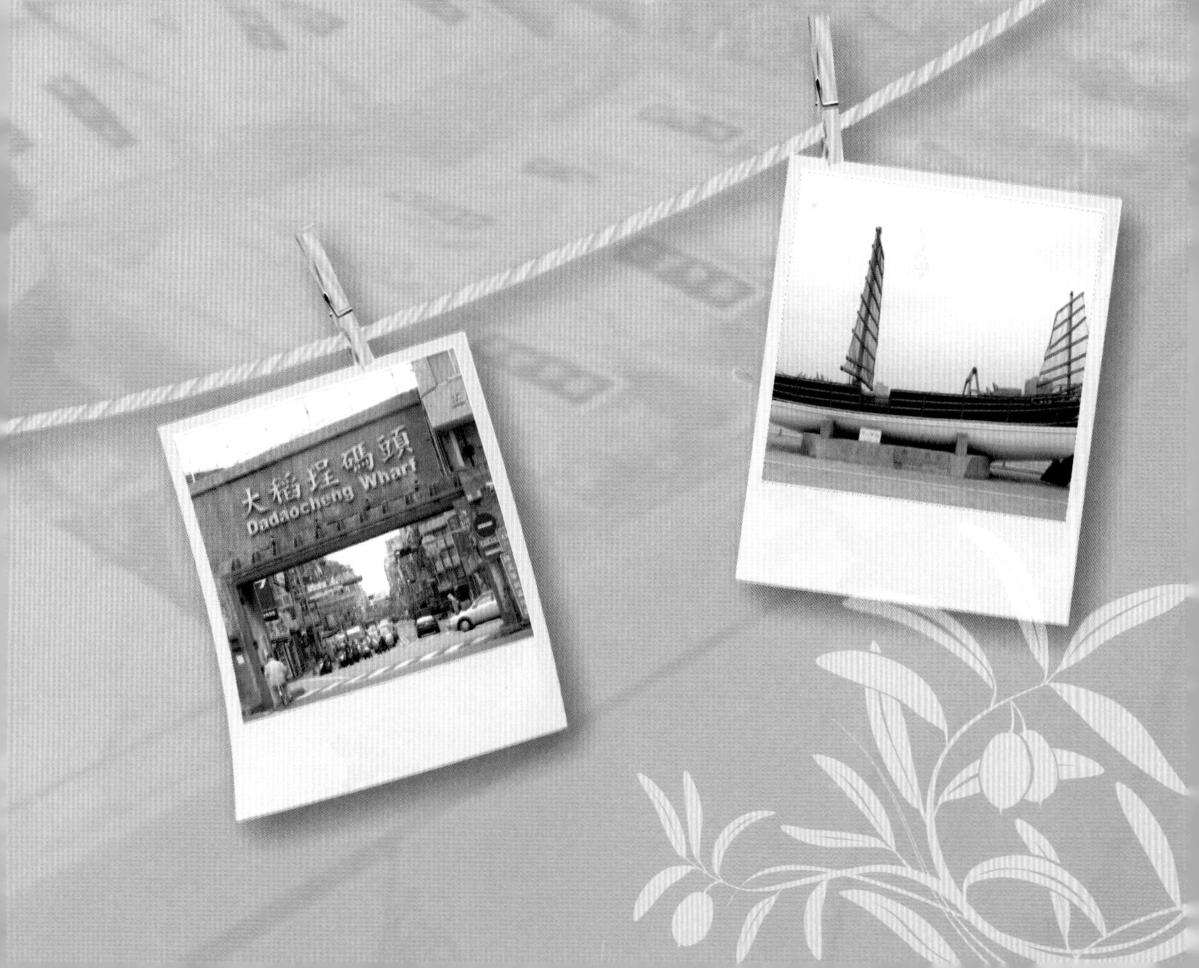

Herbal Medicine 簡單學，中藥材屬性

中醫師認為，藥物具有「四氣五味」、「升降沉浮」與「歸經」的作用，而根據病症及其發展趨勢、個人體質的不同，中藥使用將因人而異。事實上，病症可分為熱證、寒證、虛證、實證，若再依其病症的上升、下行、表裡虛實的診斷，將能看出病症在體內的發展程度，此時再搭配個人體質對症下藥，將可一舉除去病根。因此，在採買中藥前，一定要先瞭解中藥的基本常識，如此才能達到保養身體、療癒疾病的功效。

學點藥物的「四氣五味」

「四氣五味」指的是藥物的性味。而四氣則指藥物的寒、熱、溫、涼四種特性，故又稱「四性」。其中，寒涼和溫熱是兩種對立的藥性，而寒與涼、熱與溫之間只是程度上的不同，意即寒性、熱性比涼性與溫性的藥效又更強了一些。而中醫的治病原則，就是依據「熱者寒之，寒者熱之」的用藥處方來治療。

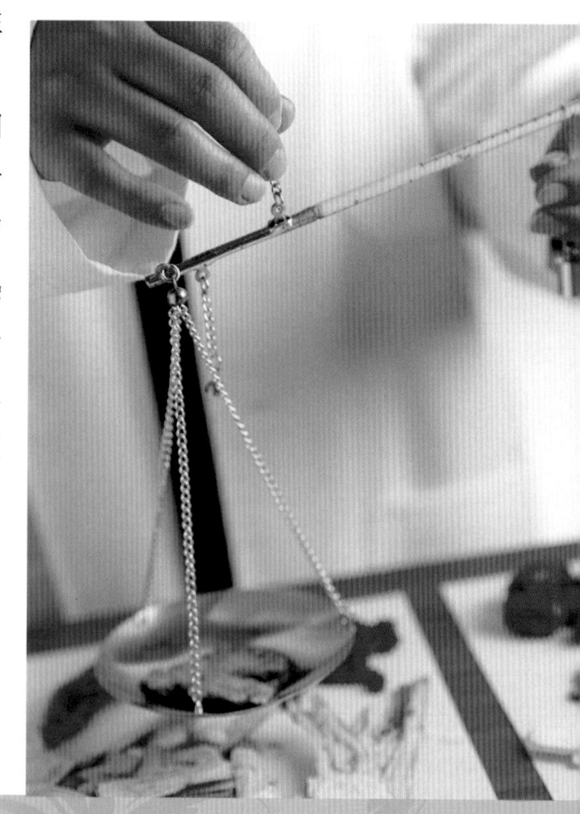

一般寒涼藥如黃連，多具清熱、解毒、瀉火、涼血、滋陰等作用，主治各種熱證。溫熱藥如肉桂，多具溫中、散寒、助陽、補火

等作用，主治各種寒證。而除此四性外，還有寒熱偏性不明顯、藥性平和的平性，如山藥、蓮子，能健胃開脾、強身補虛，適用於各種體質。

中藥四氣對照表

四氣	藥性作用	適合病症	藥材範例
寒涼	多具清熱、解毒、瀉火、涼血、滋陰等作用。	主治各種熱證所出現的症狀。	● 黃連 ● 大黃 ● 生地黃
熱溫	多具溫中、散寒、助陽、補火等作用。	主治各種寒證所出現的症狀。	● 肉桂 ● 炮附子

而五味原指藥物的辛、甘、酸、苦、鹹五種味道，後拓展為體現藥物功能歸類的標誌。其五味解說如下：

辛味 如細辛，有發散解表、行氣行血的作用。

一般解表藥、行氣藥、活血藥多具辛味，主治表證和氣滯血瘀證。

甘味 如甘草，有滋補和中、調和藥性及緩急止痛的作用。

一般滋養補虛、調和藥性及止痛藥，多具甘味，主治虛證、痛證。

酸味 如山楂，有收斂固澀的作用。

一般止汗、止咳、止瀉、固精藥，多具酸味，主治多汗、久咳、瀉痢、遺精、遺尿等證。

苦味 如黃連，有清泄、燥濕的作用。

一般清熱、瀉火、通便、燥濕藥，多具苦味，主治熱證、火證、濕證。

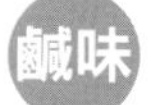鹹味 如玄參，有瀉下、軟堅散結的作用。

一般軟化堅硬、消散結塊、瀉下通便藥物，多具鹹味，主治大便燥結等證。

除五味之外，還有「淡味」及「澀味」。淡味具有滲濕、利尿的作用，而一般滲濕利尿藥，多為淡味，故主治水腫、小便不利等證。而澀味與酸味作用相似，有收斂固澀的作用。事實上，每味藥既有氣又有味，在氣和味的不同組合下，藥物作用也將有明顯的區別。

中藥五味對照表

五味	藥物作用	藥材範例	對應五臟	主治症狀	代表藥劑
辛	發散解表、行氣行血。	細辛	肺	主治表證和氣滯血瘀證。	● 解表藥 ● 行氣藥 ● 活血藥
甘	滋補和中、調和藥性及緩急止痛。	甘草	脾	主治虛證、痛證。	● 滋養補虛藥 ● 調和藥性藥 ● 止痛藥
酸	具有收斂固澀的作用。	山楂	肝	主治多汗、久咳、瀉痢、遺精、遺尿等證。	● 止汗藥 ● 止咳藥 ● 止瀉藥 ● 固精藥
苦	具有清泄、燥濕的作用。	黃連	心	主治熱證、火證、濕證。	● 清熱藥 ● 瀉火藥 ● 通便藥 ● 燥濕藥
鹹	具有瀉下、軟堅散結的作用。	玄參	腎	主治大便燥結等證。	● 軟化堅硬藥 ● 消散結塊藥 ● 瀉下通便藥

學點「升降沉浮」

藥物的升降、沉浮，為兩種對立的藥性；用以治療疾病，其原則應與疾病所表現的趨向相對。而「升」為上升、升提，可治病勢下陷；「降」是下降、降逆，可治病勢上逆；「浮」是升浮、上行發散，可治病位在表；「沉」是重沉、下行泄利，可治病位在裡。

一般來說，升浮藥有升陽舉陷、發散表邪、宣毒透疹（使疹子發出的解毒法）、湧吐（利用藥物引起嘔吐，排除體內毒素、宿食的方法）、開竅等作用，多用於表證、下陷證、痘疹等。沉降藥則有清熱瀉下、降逆止嘔、止呃、潛陽熄風、收斂、平喘等作用，多用於裡證、積滯、嘔呃、咳喘等。

此外，藥物的升降沉浮與藥物本身的性味有密切關係。一般來說，升浮藥物大多具有辛味、甘味和溫、熱性；沉降藥物大多具有苦、酸、鹹味和寒、涼性。而藥物的升降沉浮還受其質地輕重、炮製、配伍等因素所影響。

藥物質地： 一般花、葉、枝、皮等質輕藥物大多為升浮藥；種子、果實、介殼、礦石等質重的藥物，大多為沉降藥。

炮製方式： 藥物經過酒製則升、薑製則散、醋炒則斂、鹽製則下行。

藥物配伍： 藥物的配伍也能使升降沉浮發生改變，如升浮藥在搭配沉降藥時，會隨之下降；沉降藥在搭配升浮藥時，也會隨之上升。

因此，當人們在服用中藥時，應配合病勢發展來選用相應藥物治療，並留意藥物的升降沉浮會隨著上述因素而改變。

升浮沉降對照表

藥　性	藥物屬性	作　用	主治病症
升浮藥	味屬辛味、甘味，性屬溫、熱性，且多為花、葉、枝、皮等質輕藥物。	升陽舉陷、發散表邪、宣毒透疹、湧吐、開竅等作用。	多用於表證、下陷證、痘疹等。
沉降藥	味屬苦、酸、鹹味，性屬寒、涼性，且多為種子、果實、介殼、礦石等質重藥物。	清熱瀉下、降逆止嘔、止呃、潛陽熄風、收斂、平喘等作用。	多用於裡證、積滯、嘔呃、咳喘等。

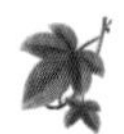

學點藥物「歸經」

「歸經」就是指藥物對人體某一臟腑的選擇性作用，即作用點或靶器官。一般認為，每一證候都是臟腑或經絡發病的表現，任何疾病均可藉由辨證來分析其發病的臟腑部位，進而將治療該臟腑、經絡病證的藥物歸入其經，故此種藥物便稱為「引經藥」。

「引經藥」一般可分為十二經的引經藥、六經的引經藥、病症的引經藥、局部或是穴位的引經藥。以十二經的引經藥來說，桔梗、升麻引手太陰肺經；細辛、黃連引手少陰心經；白芷、石膏引手陽明大腸經；升麻、蒼朮引足太陰脾經；白芷、葛根引足陽明胃經；木通、竹葉引手太陽小腸經；肉桂、細辛引足少陰腎經；羌活引足太陽膀胱經，柴胡、丹皮引手厥陰心包經；連翹、柴胡引手少陽三焦經；川芎、青皮則引足厥陰肝經；柴胡引足少陽膽經等。

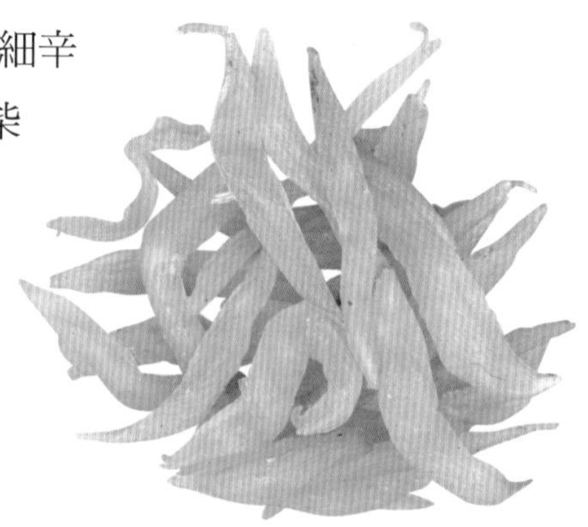

而六經引藥則包含「太陽經」用羌活、防風；「陽明經」用升麻、葛根；

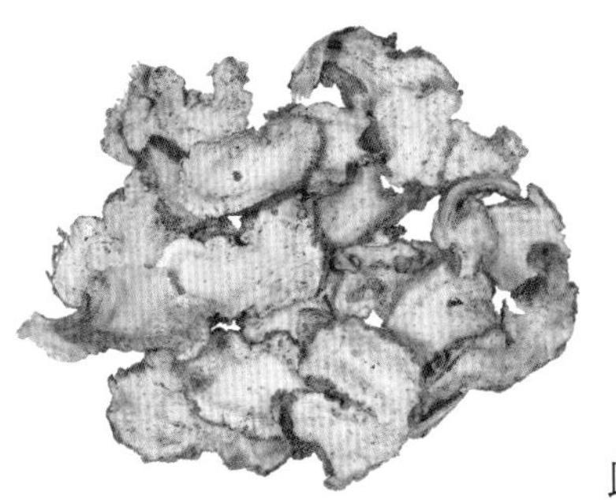

「少陽經」用柴胡；「太陰經」用蒼朮；「少陰經」用獨活，「厥陰經」則用細辛、川芎等。另外，病症的引經藥則是如治療相關肺病時，用桑白皮以引藥入肺經等。

此外，「臟腑學說」亦是藥物歸經的主要依據，而「歸經學說」則是臟腑學說在具體運用中藥時的指導原則之一。如麻黃入肺經，能發汗解表，宣肺平喘；黃連主入心經，能瀉心火，除心煩而安心神，如臨床上用黃連阿膠湯治療陰虛火旺的失眠時，每奏良效。另外，酸棗仁入心經，有養心、益肝、安神之效，還能鎮定情緒、安眠，故對症運用引經藥，將能有效改善病症。

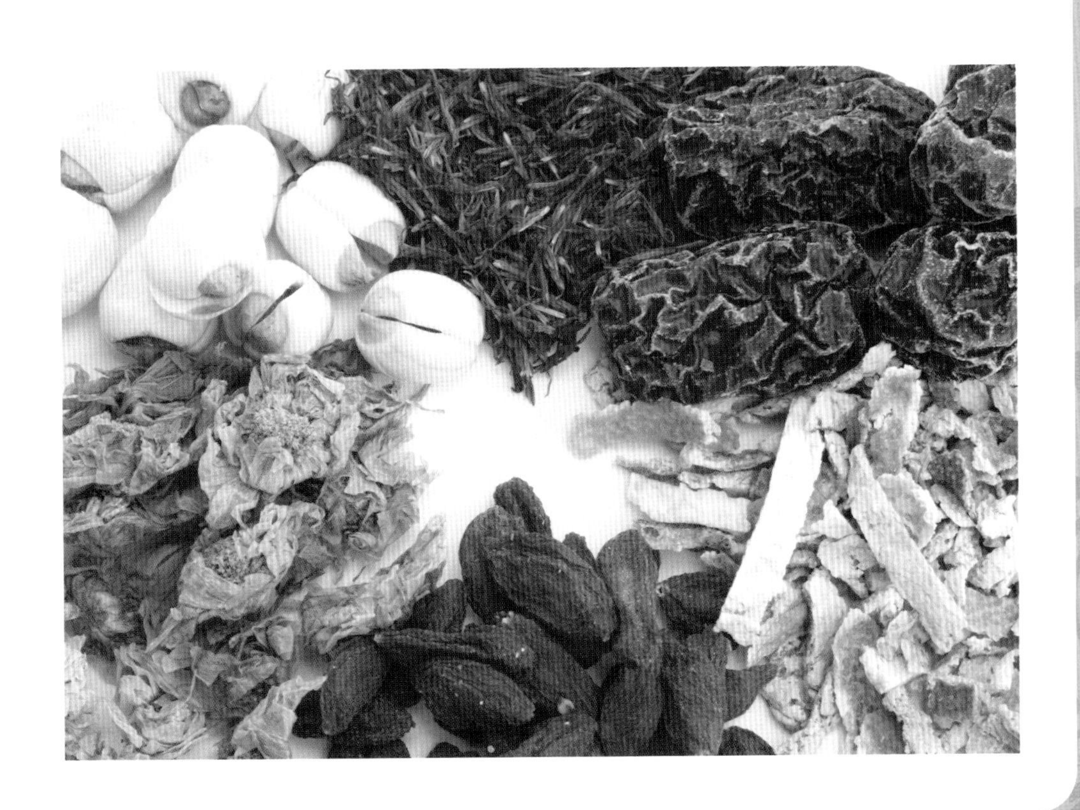

人體十二經絡圖

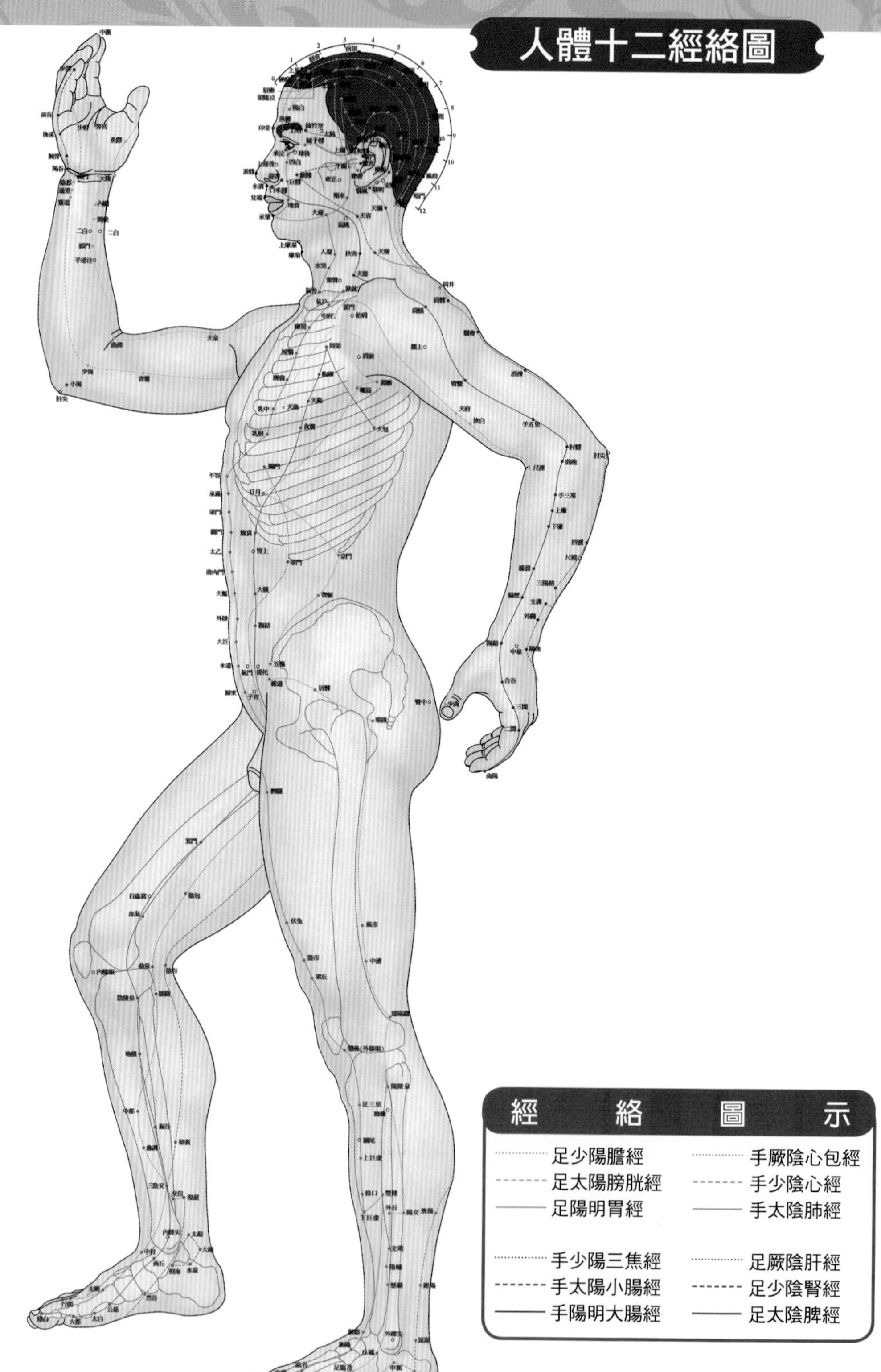
經絡圖示
足少陽膽經
足太陽膀胱經
足陽明胃經
手厥陰心包經
手少陰心經
手太陰肺經
手少陽三焦經
手太陽小腸經
手陽明大腸經
足厥陰肝經
足少陰腎經
足太陰脾經

Herbal Medicine 簡單學，方劑的必備知識

「君臣佐使」的方劑原則

專業人士在配伍中藥時，必須具備方劑內組成原則的知識，而大眾也可從其原理中，瞭解中藥方劑的君、臣、佐、使，是如何相互搭配以增加藥性，進而為自己的健康把關，多一份保障。

事實上，其原則最主要有兩大主軸：一是必須先辨證之後，再立法處方；二是以《黃帝內經》提出的君、臣、佐、使為組成方劑的依據。而有關《黃帝內經》提出的處方原則——君、臣、佐、使，是其用藥規律的最高準則，為從眾多方劑的用藥方法、主次配伍關係等因素中，總結出符合一般配藥原則的指南。

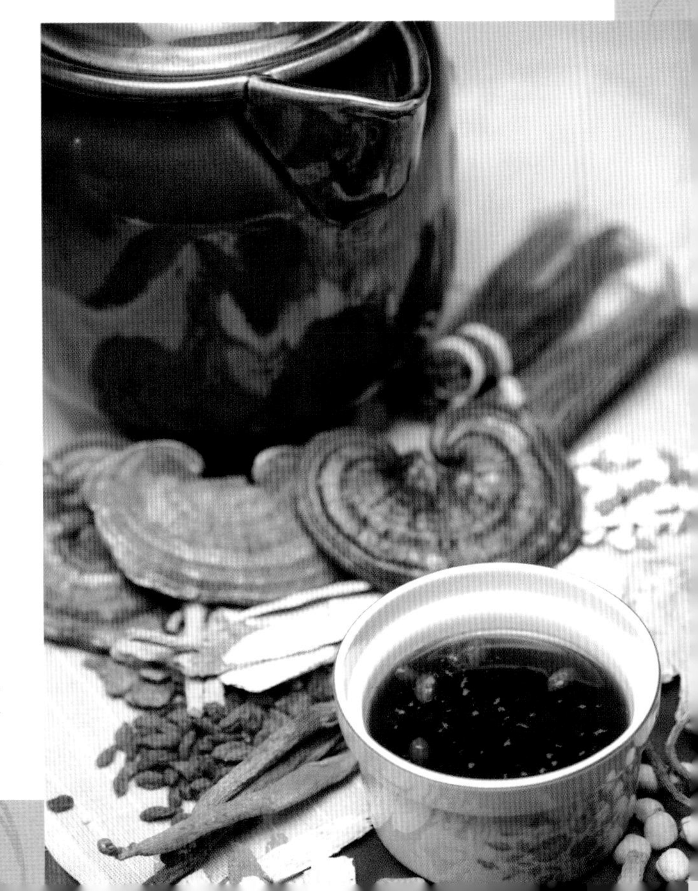

君 即處方中，針對主病或主證產生主要作用的藥物，為一方中的核心。如「麻黃湯」中的麻黃；「白虎湯」中的石膏。

臣 輔助君藥以加強治療主病或主證的藥物，或者針對兼病或兼證產生主要作用的藥物。如「麻黃湯」中的桂枝；「白虎湯」中的知母。

佐 有佐助藥、佐制藥與反

佐藥的區別。

佐助藥： 即配合君、臣藥以加強治療作用，或直接治療次要症狀的藥物。如「麻黃湯」中的杏杜；「銀翹散」中的牛蒡子、桔梗。

佐制藥： 即用以消除或減弱君、臣藥的毒性，或能制約君、臣藥等強烈之性的藥物。如「大烏頭煎」中的蜂蜜；「小青龍湯」中的五味子。

反佐藥： 即當病重邪甚而出現抗藥時，配選與君藥性味相反而又能在治療中產生相乘作用的藥物。亦可理解為在治純寒證時，於熱劑中加些寒品，以免熱性上升，不肯下降，如加豬的膽汁於熱藥中，引入肝腎之類；治純熱證時，於寒劑中加些熱藥以行散之，避免凝閉鬱遏之患，如左金丸用吳茱萸。此外，也有為避免病勢格拒，而將「寒藥熱服，熱藥寒服」等方式，此亦為反佐之意。

使 具有調和諸藥與引經藥的含義。

調和諸藥： 即具有調和方中諸藥作用的藥物，如「麻黃湯」中的甘草。

引經藥： 即引藥直達病灶的藥物，如「八正散」中的燈心草。

《素問・至真要大論》曰：「主病之謂君，佐君之謂臣，應臣之謂使。」正是對此一抽象原則的總結，並也反映出其對大眾的實質意義與用藥的依據性。因此，中國醫學史上的金元四大家之一李杲曰：「主病之謂君，兼見何病，則以佐使藥分別之，此制方之要也。」便呼應了《黃帝內經》的說法。

正所謂「無規矩不能成方圓」，因此在配置處方的用藥時，便會決定何藥為君、為臣、為佐使，並在配伍時遵循「君、臣、佐、使」的原則，方能組合出主次分明，配伍嚴謹且療效可靠的藥方。

中藥用量的拿捏

中藥的用量依使用方法主要分為內服和外用的劑量，可其依療效的發揮進行區分：

凡是不能發揮出療效的劑量，統稱為「無效量」，而剛好出現療效的劑量則稱為「最小有效劑量」，能出現療效最大的劑量則稱為「極量」，介於最小有效劑量和極量之間者，就是在臨床上能有效發揮的治療量，對大多數人來說最適宜，故稱為「常用量」。而本書的用量就是以「常用量」作為標準。

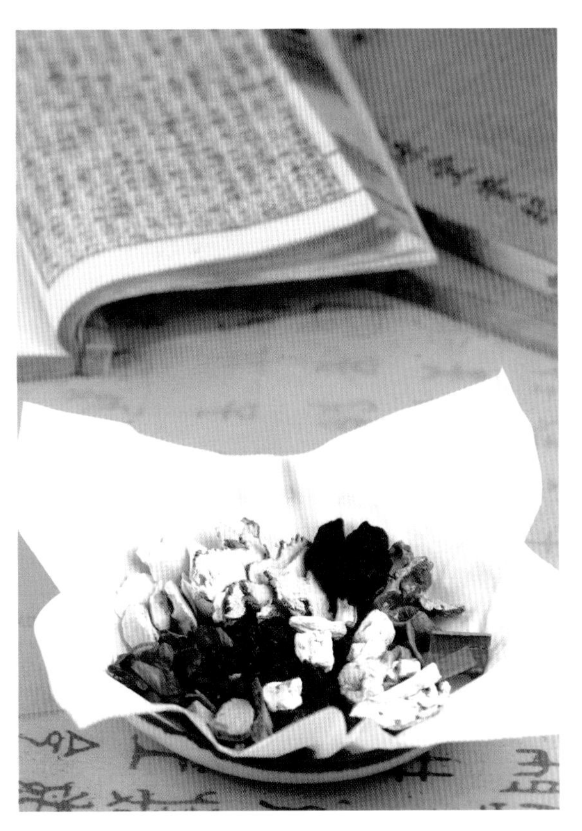

然而，根據病情的輕重、不同的藥性，其用量亦可斟酌加減。一般來說，滋補性藥材通常質地較堅硬、體重、味淡、性平，而用量可能較大。但芳香或是解表的藥材通常質鬆、體輕、味濃，用量上較少。因此，用量的多寡將因個人的體質而有所差異，所以在服用中藥前最好洽詢中醫師，以給予適當的診斷與治療。

Herbal Medicine 簡單懂，必知用藥禁忌

在調配藥物時，除了對症下藥外，也要考慮個人體質、身體狀況、配伍禁忌等因素，並在服藥時，避免吃會削弱藥效的食物，如服用溫補藥時，應少吃蘿蔔或喝茶，以免降低功效。故以下用藥禁忌，讀者一定要有所瞭解，才能有效調養身體！

藥材與飲食禁忌

在吃中藥時，不建議同時服用西藥與某些食物，如茶、牛奶、咖啡等，以免影響藥效；若要服用，至少須間隔兩小時以上方可進食。此外，在食用中藥期間，應避免吃生冷、寒性、豆類、肉食等不易消化的食物，以免增加腸胃負擔；而若是服用寒涼藥或清熱涼血藥時，則應盡量避免喝酒，或是少吃有胡椒、咖哩、辣椒等刺激性食物，以防降低藥性。而針對一些藥材，尚有其飲食禁忌，如人參忌白蘿蔔；鱉甲忌莧菜、地黃；茯苓忌醋；蜂蜜忌生蔥；何首烏忌蔥、蒜；麥門冬忌鯽魚。故服用中藥時，應注意平時的飲食宜忌。

個人病情的用藥禁忌

針對不同體質及病情者，在服用藥物的期間，必須調整日常生活習慣及飲食，故有以下症狀的患者，應注意此時的用藥禁忌。

熱性病：在治療期間，應忌辛辣、油膩飲食。

慢性病：服藥時，忌食生冷食物。

傷風感冒或是小兒出疹未透者：在服藥期間，不宜食用生冷、酸澀、油膩的食物。

水腫病患：在治療期間，應少吃鹽巴，以免水分停留體內而導致嚴重水腫。

氣滯引起的胸悶、腹脹氣：治療期間不宜食用豆類製品，以免增加腹部脹氣。

寒證：病患在使用藥物的期間，應提供溫熱食物，而不宜食用生冷食物。

妊娠用藥禁忌

妊娠用藥禁忌，主要是探討婦女在懷孕期間應禁止服用的藥物。事實上，藥物對孕婦的影響，古代醫藥學家早已有所認識，如在《神農本草經》中即已載有六種可影響胎兒的藥，梁代《本草經集注．諸病通用藥》則提出一項專記影響胎兒的藥物，但上述文獻主要還是從懷孕時的禁忌用藥來分析。其實歸納起來，主要是針對孕婦和胎兒兩方面的影響：即對母體本身和產程不利，以及影響胎兒的發育。因此，無論從用藥安全，還是優生優育的角度來認識，準父母們都應當重視與留意。

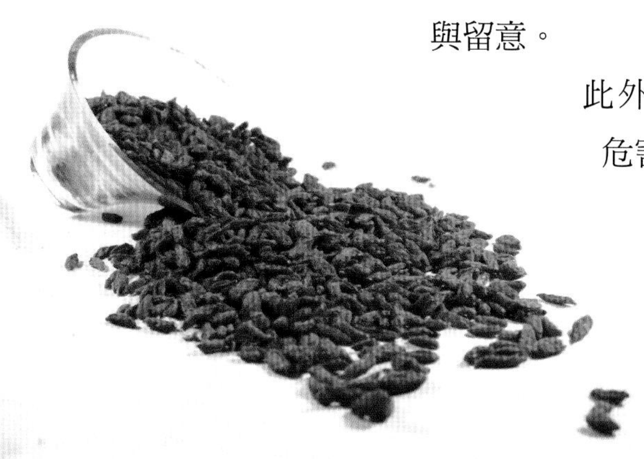

此外，妊娠禁忌藥對孕婦的危害程度，可依臨床經驗來區分：一般可分為禁用與慎用兩類。屬於禁用藥者多屬毒性劇烈、藥性峻猛的藥物；而慎用藥則主

要是活血祛瘀、行氣、攻下、溫裡等其功效中的部分藥物。故在懷孕期間服用中藥時，應多加留意，以免傷及母體與胎兒。

禁用藥材：水銀、砒霜、雄黃、輕粉、斑蝥、馬錢子、蟾酥、川烏、草烏、藜蘆、瓜蒂、巴豆、甘遂、大戟、芫花、牽牛子、商陸、麝香、乾漆、水蛭、虻蟲、三棱、莪朮等。

慎用藥材：牛膝、川芎、紅花、桃仁、薑黃、牡丹皮、枳實、枳殼、大黃、番瀉葉、蘆薈、芒硝、附子、肉桂等應謹慎使用。此外，中醫臨床上所提出的妊娠禁忌藥，尤其是禁用藥類，如無特殊必要，應儘量避免使用，以免發生醫療意外。即便孕婦患病而必須使用慎用類藥材，也應注意辨證的準確性，以掌握劑量與療程，透過適當的藥物炮製和配伍，可減輕藥物對孕婦的危害，以保護母體與胎兒健康並達到治病的效果。

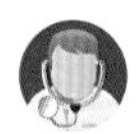

配伍禁忌

中醫古書《神農本草經》指出：「勿用相惡、相反者。」此為中醫配伍藥物的禁忌，意即一些藥物的搭配不僅不能治病，反而會使病情加重，甚至危及生命。且中藥配伍的「相惡」與「相反」，其所導致的後果並不相同。以「相惡」來說，其配伍將減弱藥物的某些功效，但又是中醫藉此牽制藥物效用的配伍關係，故非絕對禁忌。例如人參惡萊菔子（蘿蔔子），但對脾虛的食積氣滯之證，卻會因單用人參益氣，而不能改善積滯脹滿的症狀，但若單用萊菔子消積導滯，則又會使氣虛的症狀加重。因此，將人參和萊菔子合用，則會使藥效相輔相成，達到益氣、消積導滯的效果。

正所謂「相反為害，深於相惡性」，故「相反」的配伍方式，將會產生副作用或增加藥物的毒性反應而危害患者健康，甚至危及生命。因此

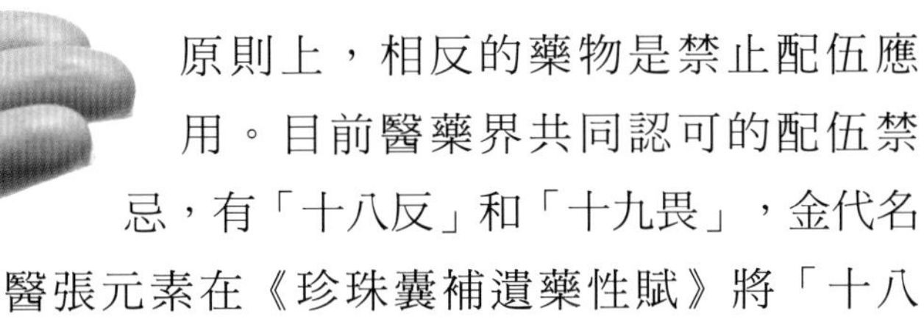

原則上，相反的藥物是禁止配伍應用。目前醫藥界共同認可的配伍禁忌，有「十八反」和「十九畏」，金代名醫張元素在《珍珠囊補遺藥性賦》將「十八反」以及「十九畏」編成歌訣，其詳細歌詞如下：

《十八反藥歌》：「本草明言十八反，半蔞貝蘞芨攻烏，藻戟芫遂俱戰草，諸參辛芍叛藜蘆。」

解讀十八反：

烏頭反貝母、瓜蔞、半夏、白蘞、白及，

甘草反甘逐、大戟、海藻、芫花，

藜蘆反人參、沙參、丹參、玄參、細辛、芍藥。

《十九畏藥歌》：「硫黃原是火中精，朴硝一見便相爭；水銀莫與砒礵見，狼毒最怕密陀僧；巴豆性烈最為上，偏與牽牛不順情；丁香莫與鬱金見，牙硝難和京三陵；川烏草烏不順犀，人參最怕五靈脂；官桂尚能調冷氣，若逢石脂便相欺。大凡修合看順逆，炮爁炙煿莫相依。」

解讀十九畏：

硫黃畏樸硝，水銀畏砒霜。

狼毒畏密陀僧，巴豆畏牽牛。

丁香畏鬱金，川烏、草烏畏犀角。

牙硝畏三棱，官桂畏石脂，人參畏五靈脂。

漫遊中藥香迪化街

～台灣近代建築史的代表

台北大稻埕至今有一百六十年的歷史，其中從城隍廟到民生西路口，舊稱為「南街」，現在是迪化街中藥行最密集之處，亦是國內中藥的重要批發、零售市場，故此地經常成為國內研究學者、外賓的實地教學、參訪之處。

自古以來，中藥代表著中華文化的傳統，故亞洲區多有中藥街的代表。例如，香港有「高陞藥材街」、韓國首爾有「京東藥令市場」、韓國大邱則有「大邱藥令市場」，而台灣當然有台北大稻埕的「中藥迪化街」。其當地為了配合1910年的「市區改正」計畫，故道路取直拓寬，房屋的外觀也出現重大改變，從原先樸實的閩南式店鋪，加入仿歐美的繁華「巴洛克」（Barroco）裝飾，形成今日中西相錯的建築特色，但由於房屋逐漸老舊，以致重建，故對比風格已不如原先強烈。

儘管迪化街發跡地——大稻埕的早期繁榮不在，且商機逐漸轉移至大賣場、超市和百貨公司等地，但由於台灣大稻埕迪化街的中藥材批發中心保留了巴洛克建築，故中藥迪化街發揮其別具特色的一面。

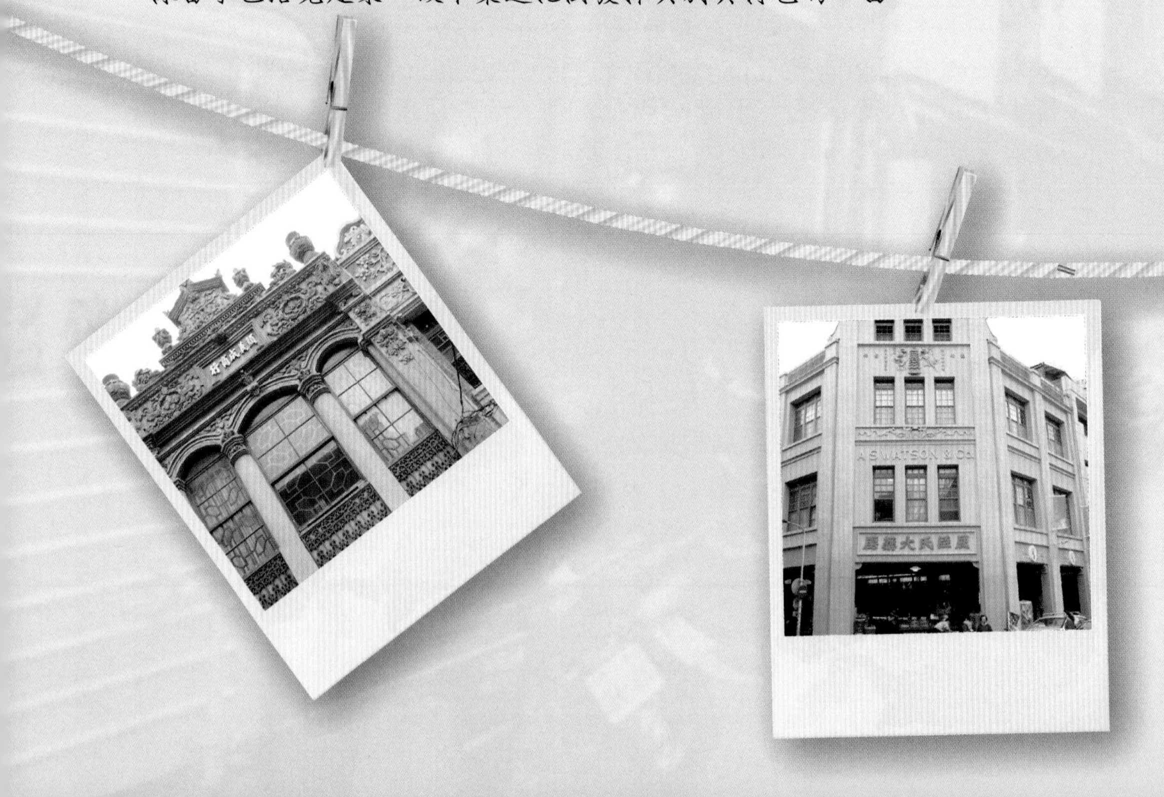

煎煮養生中藥祕訣

- 簡單煎，最有療效煎煮法
- 簡單存，藥材的保存和儲藏

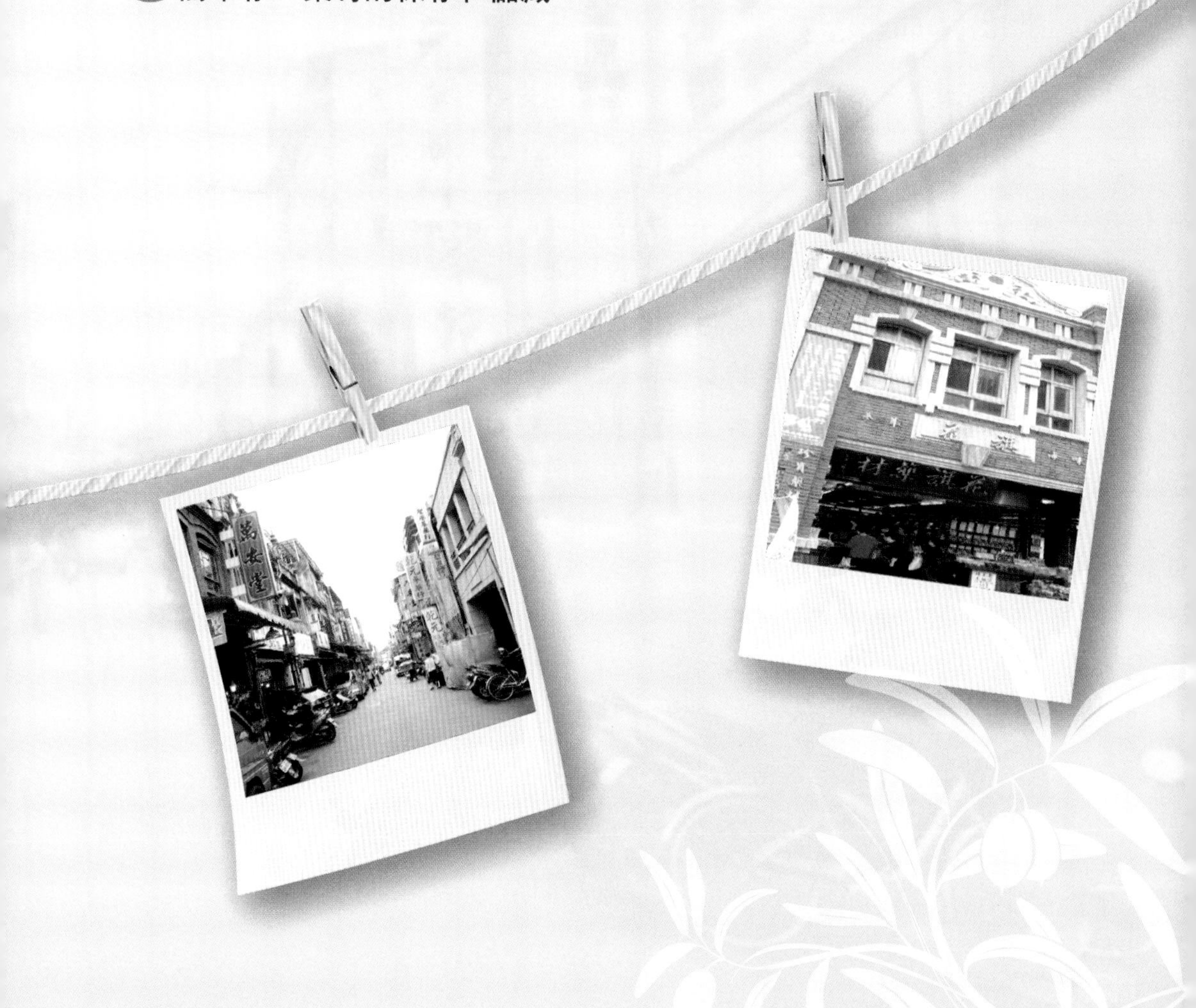

Herbal Medicine

簡單煎，最有療效煎煮法

煎藥方式的恰當與否，對整體藥效的影響很大，因此在瞭解藥材屬性，及其保養功效後，將能掌握煎煮藥材的訣竅發揮最佳效果！故在煎煮藥材前，應先了解基本常識，如煎藥器具、水量、火候與煎煮次數、煎法等以免煎煮不當導致藥效盡失，甚至出現危及人體的有害物質。

*煎藥器具

陶瓷砂鍋

由於砂鍋能均勻受熱，故可縮短煎煮時間。此外煮出來的湯劑不僅品質較好，且性質穩定，不會與藥物發生化學作用，並具有保溫效果；而在價格方面，當然也較便宜。但缺點是砂鍋容易乾裂，煎煮時又容易黏鍋，所以必須時時看顧、攪拌。而為了避免藥材過多時不易煎煮，最好選購容量較大的砂鍋以防水滾溢出，保存時也要小心，以免摔破。

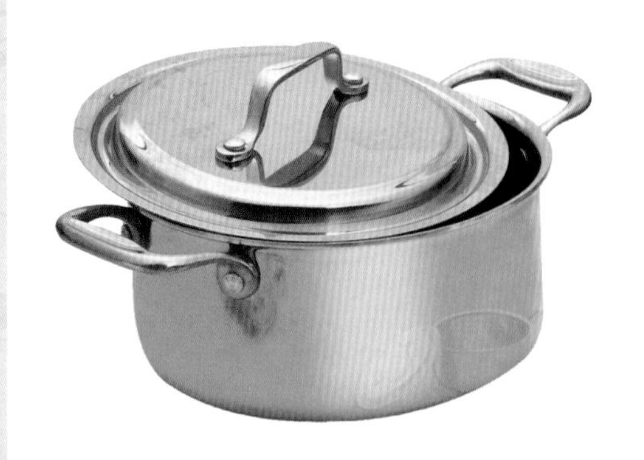

一般塘瓷不鏽鋼鍋

不鏽鋼鍋雖然有受熱不均勻的缺點，但因是金屬，所以煎煮時間不長；並且，因不鏽鋼材質的性質穩定，不容易破裂，因此較堅固耐摔；但缺點是鍋具容易因附著藥劑顏色而變色。

自動煎藥鍋

目前市面上的中藥房或是中醫診所，大部分都有賣自動煎藥鍋，其主要好處在於節能、省時，以及免去人力看顧，甚至在煎煮完成後會自動保溫，是忙碌現代人的不錯選擇；但是最大缺點在於不能表現文火或是武火，故需要短時間以武火煎煮的解表方劑，將會影響其藥效。

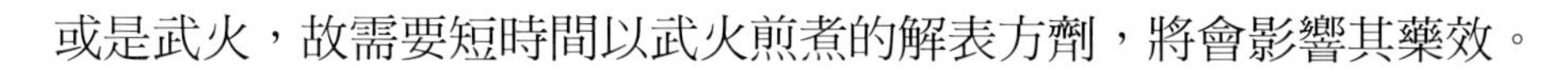

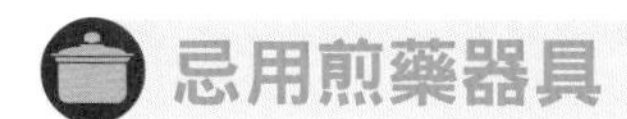

忌用煎藥器具

鐵、銅、鋁鍋等材質在煎煮加熱的過程中，會與中藥的多種化學成分產生反應而影響藥效，故應禁止使用。舉例來說，如何首烏、五倍子、白芍、大黃等中藥都含有一種稱為「鞣酸」，又稱「單寧酸」(Tannin)的化合物，此化合物會與鐵或其他重金屬形成不溶於水的鞣酸鐵或是其他鹽類，服用後將對人體產生危害。此外，中草藥裡的有效成分生物鹼，又會因鞣酸的流失而無法溶於水中，進而降低原先的藥性。

以下將介紹鐵鍋、銅鍋與鋁鍋煎煮藥材時所出現的不良影響，民眾應禁止使用其鍋具煎藥，以免危害健康：

- **鐵鍋**：鐵鍋在煎煮過程中會釋出鐵，並與藥材裡的不飽和脂肪酸結合成不飽和脂肪酸鐵沉澱，這將使藥材中的療效盡失，並且服用後還有傷及肝、腎及腦的危險，故應避免使用鐵鍋煎煮。
- **銅鍋**：在煎煮過程中會釋放微量銅離子，並與部分藥劑形成鹼式碳酸銅而影響藥性。
- **鋁鍋**：鋁鍋因不耐酸、不耐鹼，故容易析出鋁離子，若長期服用含鋁離子的中藥，將容易引發身體不適與病症，故煎藥時應避免使用鋁鍋。

＊水量

一般在煎煮藥材時，其水量應浸沒藥材約2~5公分為佳，並浸泡30分鐘後再煎。而頭煎的水量通常可淹過藥材約4公分，二煎通常較少些，約3公分左右；但如果藥物的吸水性很強可再酌量增加。舉例來說，通常補益藥總量較多，頭煎和二煎不要超過5公分，而解表藥的頭煎水量以不超過5公分為限，而二煎的水量與藥材齊平即可。但水量多寡與否還是以藥材的功效而定，最好在拿藥之後，詢問中醫師、藥師等專業人員的煎煮方式。

＊火候與煎煮次數

將藥材鍋置於火上加熱煎煮時，首先應以武火煮沸後，再改用文火保持沸騰狀態30分鐘，接著以紗布過濾出煎液（頭煎）；而剩餘藥渣再加水煎20分鐘，其濾液作為二煎備用。一般來說，一劑藥通常要煮兩次，但有些厚重或滋補性藥材，則可煎到三次。

＊六種煎煮法

先煎（註：須先煎煮的藥材）

煎煮方式：通常是礦石類、貝殼類等質地堅硬的藥材先煎。一般加水後用武火加熱至沸騰，15~20分鐘後，再加入其他藥材共煎。

後下（註：須最後煎煮的藥材）

煎煮方式：一般解表性藥材必須以此方式煎煮。另外，含較高揮發油成分的藥材，如紫蘇葉、薄荷葉、杏仁、砂仁、荳蔻、鉤藤等，可於其他藥材沸騰10~15分鐘後再放進鍋內，煎煮5~10分鐘即可。

包煎（註：放入紗布袋煎煮）

煎煮方式：凡有黏性的藥材，因加熱後容易變成糊狀而較難過濾，或是藥材因有細毛而不容易去除，導致服用時刺激喉嚨不舒服，故此類藥材應放入紗布袋裡綁緊，才能和其他藥材一起共煎；此外，像是種子類、礦石類或是粉末類等藥材也應包煎，才可方便服用。

另煎（註：不與其他藥材共煎）

煎煮方式：有些貴重藥材需要另外煎煮以取其汁液，然後併入其他合煎的藥材內服用，才能發揮藥效。如人參、鹿茸等。

沖服（註：研成細粉後沖服）

煎煮方式：有些貴重藥材因用量少可研成細粉，加入藥汁沖服。如麝香、牛黃、珍珠等。

烊化（註：膠類藥材應先溶化）

煎煮方式：一些膠類藥材，如阿膠、龜板膠、鹿角膠等，若跟其他藥材混煎，會因其具有黏性，容易附著在其他藥材而影響藥效，故應先將膠類藥材放入鍋內，以適量水慢慢溶化，或是隔水加熱溶化，再併入藥液合用。

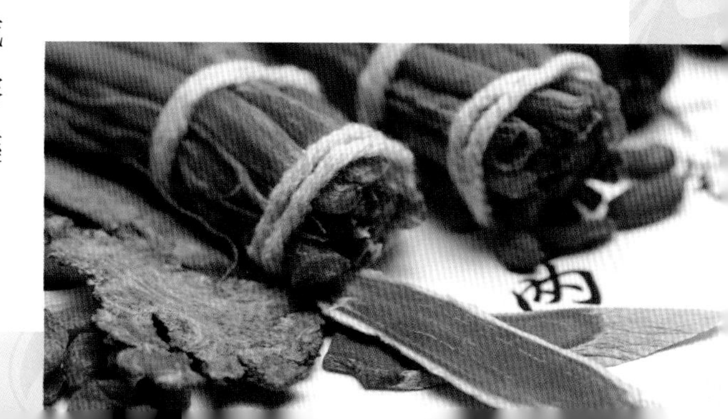

Herbal Medicine 簡單存，藥材的保存和儲藏

藥材品質的好壞，除了與加工和採收有密切關係外，其保存和儲藏方式也會對中藥品質產生直接影響。由於藥材種類繁多，外觀形狀複雜，因此所含的成分和藥性各不相同，若在儲藏過程中沒有妥善看顧，將會影響其藥效，甚至造成藥材的損毀，故以下將介紹一般中藥常見的七種變異現象，民眾可依此辨別中藥品質的好壞，避免選到劣質藥材，防止對身體產生不良危害！

NG 劣質藥材

1. 蟲蛀

指藥材因生蟲而被蛀蝕的現象，有的藥材會在中間形成空洞，有的則會被蛀空或只剩下粉末。

2. 發霉

藥材的表面或是內部寄生黴菌，這將使得中藥完全變質。

3. 變色

藥材色澤出現變化，例如顏色由深轉淺，或是顏色由淺轉深等，這都是藥材變色的特徵。

4. 泛油

又稱「走油」，意即乾燥的中藥材因表面發軟而出現油狀物質，並出現顏色變深、產生油膩味等變質現象，諸如種子類藥材或是含油量較高的藥材較容易發生。

5. 風化

當結晶體藥材和乾燥空氣接觸後，會因風化作用而逐漸化成粉末。礦物類藥材尤其容易發生此狀況。

6. 氣味散失

意指藥材原有的氣味逐漸消失或減少，較常見於含揮發油的藥材，例如檀香、沉香等。

7. 腐爛

動植物類的藥材較容易發生腐爛情形，尤其是新鮮的藥材更容易受到細菌感染而腐爛發臭。

事實上，要維持藥材的品質，通常會以潔淨、乾燥、密閉性佳的容器保存，尤以玻璃罐、瓷器最好。避免選用木製品或塑膠罐，因其透氣材質會使空氣進入而使中藥變質，故不宜用這種方式保存。另外，其存放容器應盡量以能容納一公斤以下的藥材與乾燥劑為佳，以免空間過大而降低乾燥效果或因藥材相互擠壓而導致藥材氧化、變質，故在保存藥材前應先具備其相關知識，才能維持中藥的品質及其功效。

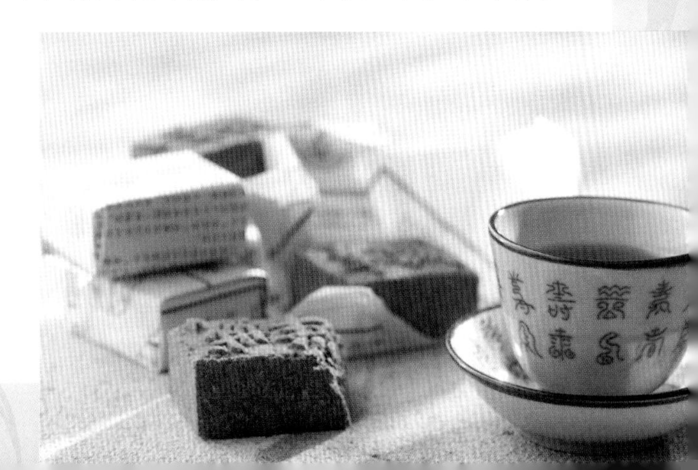

漫遊中藥香迪化街
～藏匿百年藥店

每當辦年貨或到中秋節時，大家總會想到熟知耳聞的「迪化街」，因其南北貨種類繁多，故採買人潮總是絡繹不絕。尤其台北大稻埕迪化街更是號稱台灣中藥行最密集的地區，其中更藏匿百年老店，諸如乾元堂、六安堂等，都是從清朝開始營業至今的老字號藥材行。

「乾元行」初創（西元1896年）時，迪化街上的中藥行寥寥可數。當時，藥材是由南北貨業者兼帶而來，後來因藥材種類繁多，需要專業人士來判斷藥材品質，因而與南北貨分開引進，並自行從香港、上海、日韓等地進口。

此外，迪化街的中藥皆盛傳一個文化，意即「師徒相傳，父子相授」，而「乾元行」即是典型的傳統代表，許多學徒出師後，便在附近租店開業，因而在南街一帶聚集旺盛。到了日據時期，迪化街一帶已是台北主要藥材批發地。後來光復歷經了數十年的擴張，現已聚集一百多家中藥行，其中百分之九十是批發商，是全省最大的中藥批發中心。

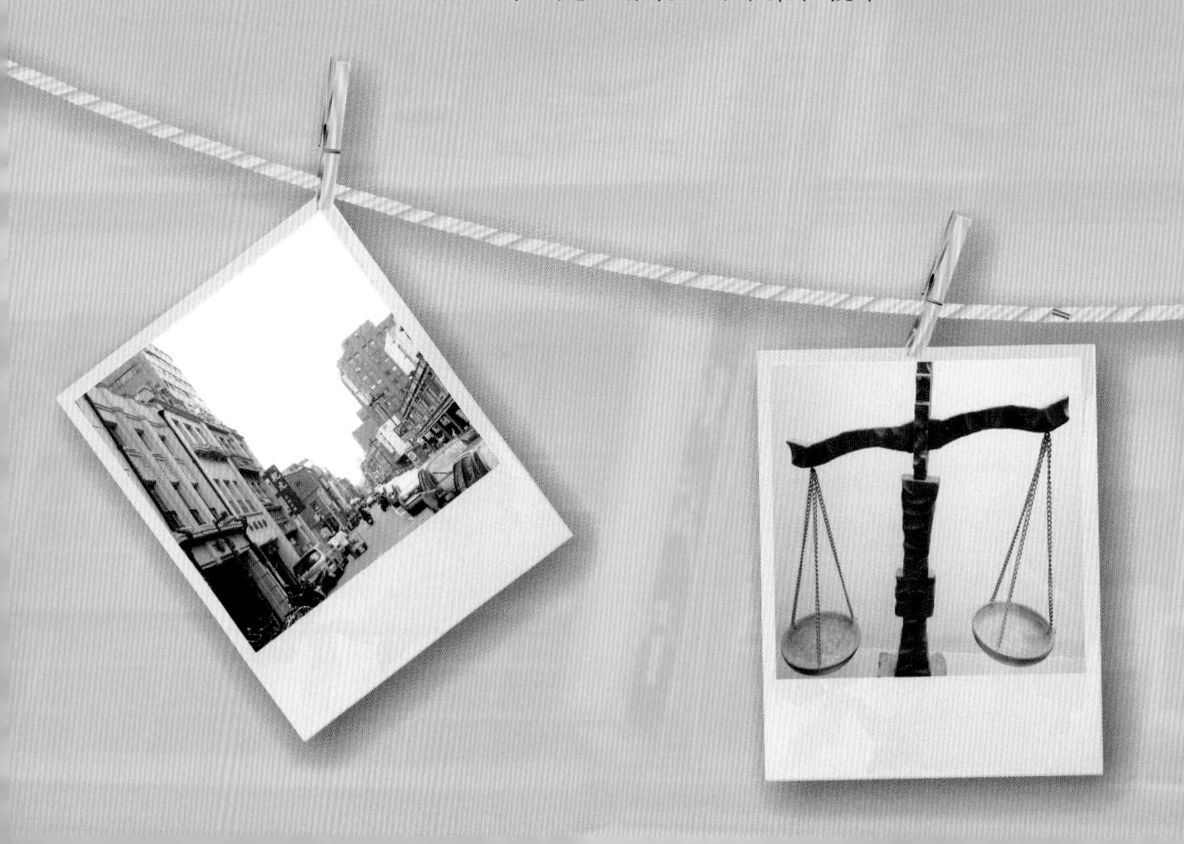

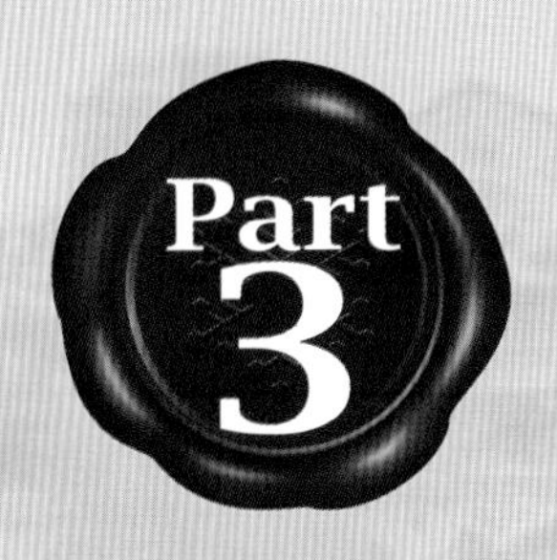

嚴選迪化街TOP100養生中草藥

- 第一章 補益養生藥材
- 第二章 安神平肝養生藥材
- 第三章 理氣理血養生藥材
- 第四章 收澀養生藥材
- 第五章 祛風化痰養生藥材
- 第六章 消導瀉下養生藥材
- 第七章 解表清熱養生藥材

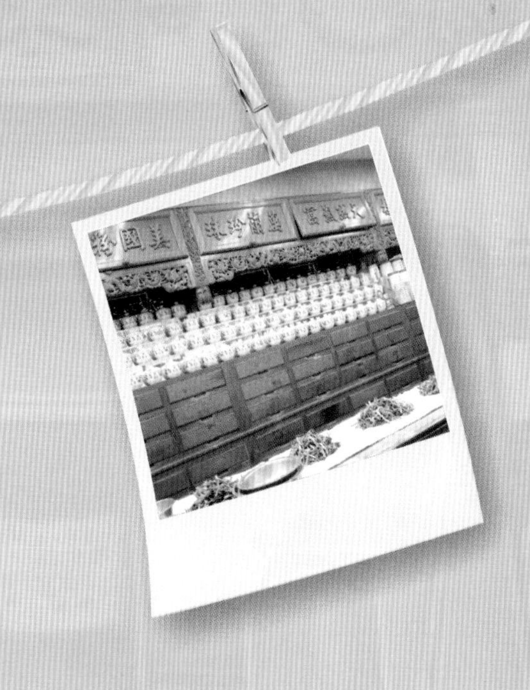

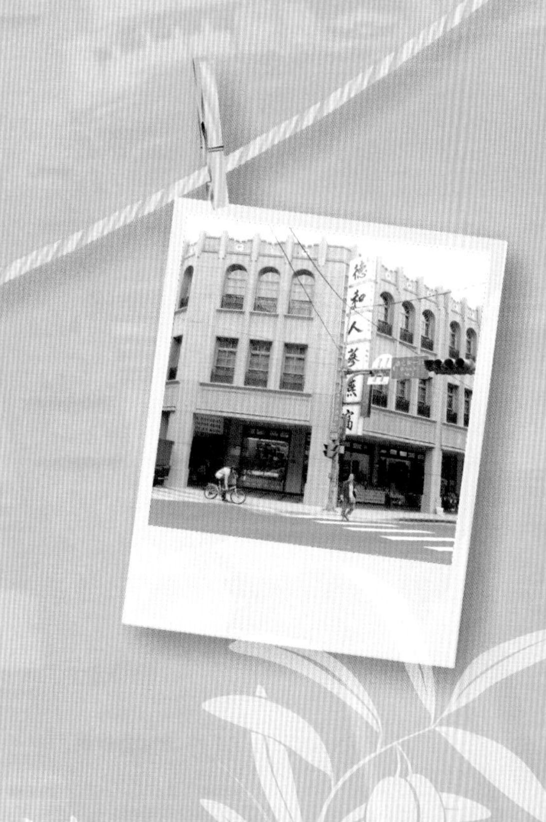

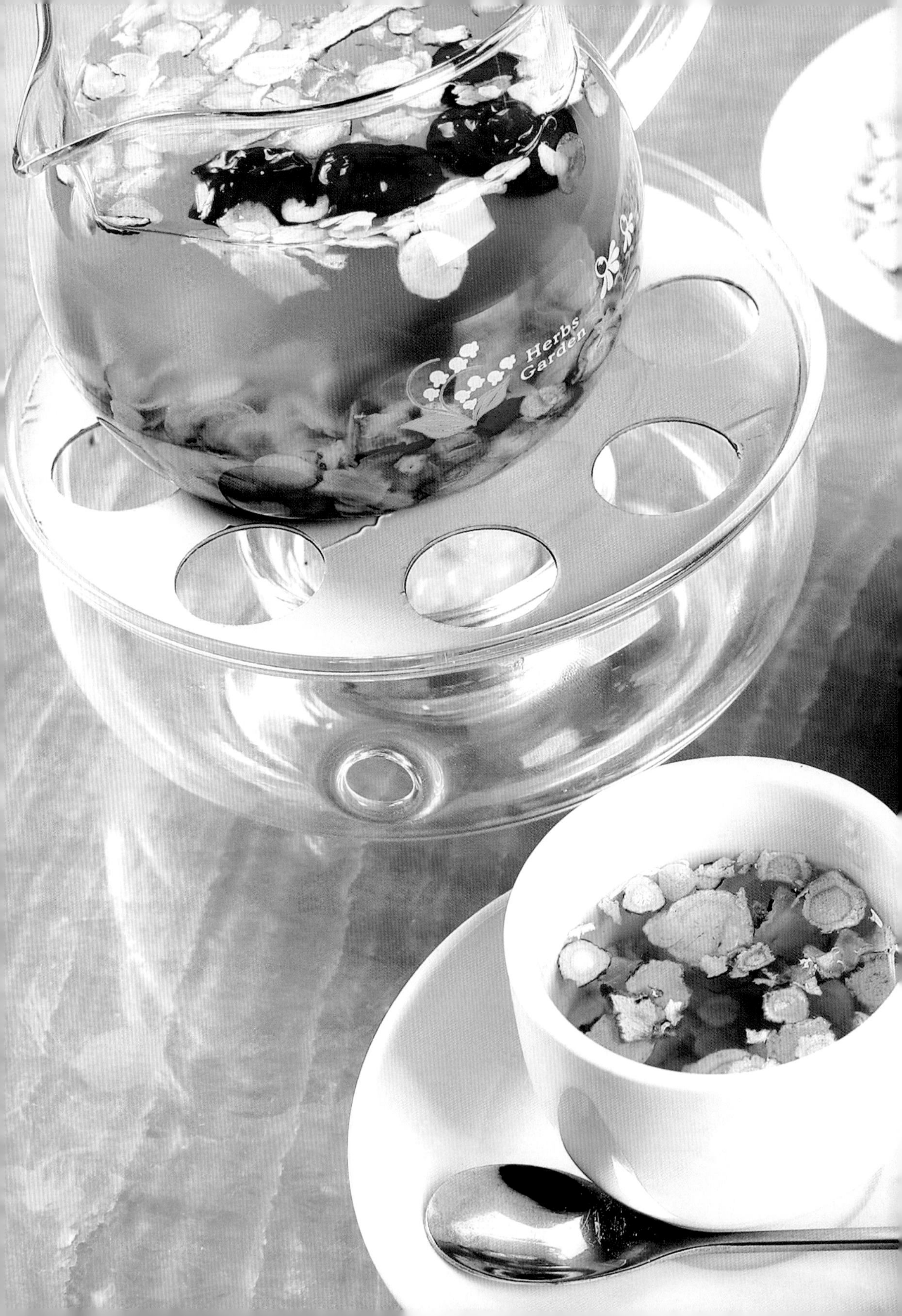
Herbs
Garden

第一章

補益養生藥材

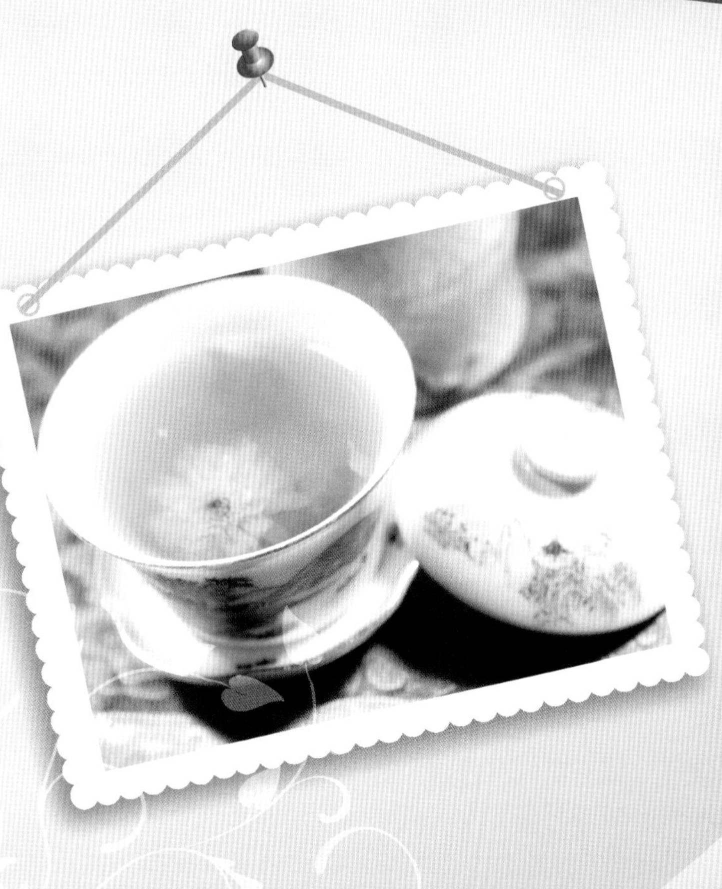

☑ 補氣

☑ 補血

☑ 補陽

☑ 補陰

補益養生藥材

人參

補氣

Ginseng Radix

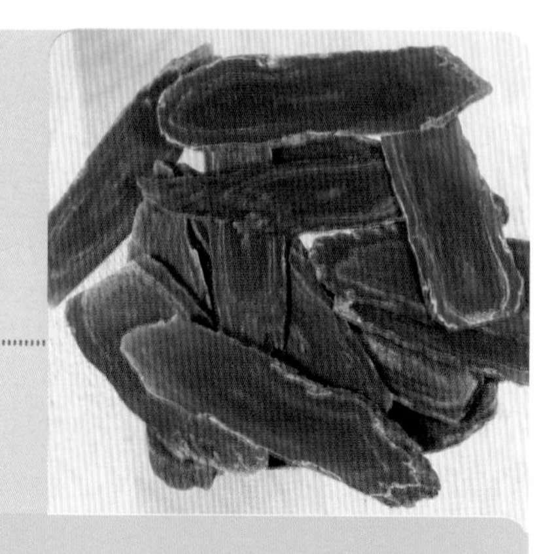

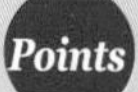 大補元氣，補脾益腎

●別名：圓參、吉林參、高麗參、糖參、白參、紅參

●營養成分：人參皂苷Ra、人參皂苷Rb等多種化合物

YES or NO 食用飲食宜忌	
YES適用者	○ 一般人
	○ 氣虛欲脫者
	○ 肺氣虛弱者
NO不適用者	× 有實證者
	× 熱證者

【考證文獻】：《神農本草經》

【藥用部位】：五加科植物人參之乾燥根。（*Panax ginseng* C. A. Meyer）

【性味】：味甘、微苦，性微溫。

【藥效歸經】：歸足太陰脾經，手太陰肺經。

【養生功效】：補益脾氣，益氣生津，安神益智，大補元氣，扶正去邪。可用於虛勞內傷，發熱自汗，多夢紛紜，中暑中風。

【單味用法】

內服：煎服3~10公克，研末吞服1~2公克。如欲挽救虛脫患者，當用大量人參15~30克，煎汁分數次灌服。

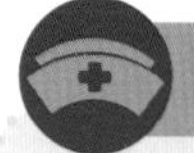

中醫師小叮嚀

本品入煎劑要文火慢煎，因補氣作用較強，故不宜用於實證，高血壓者也不宜多服人參，否則易引起腦充血意外；失眠煩躁而屬實證者，也不宜用人參，否則將使睡眠品質更差；此外，在配伍方面，人參反藜蘆，因此不可共用；而人參補氣，萊菔（俗稱蘿蔔）有破氣之效，故不可同時食用。

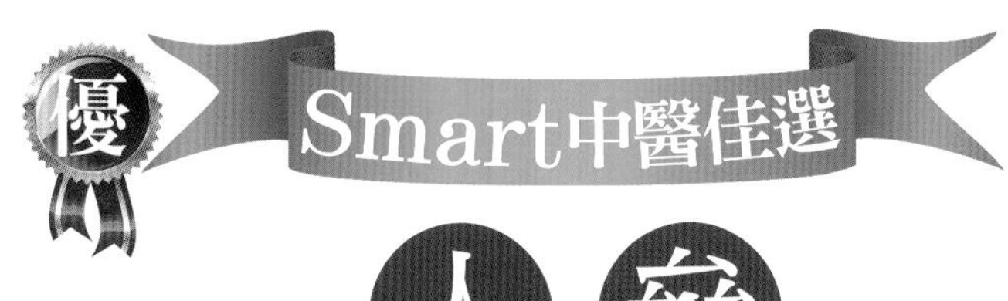

▶人參切片以外形完整，質地結實者，有特異香味，嚼嘗帶苦甜者為佳。

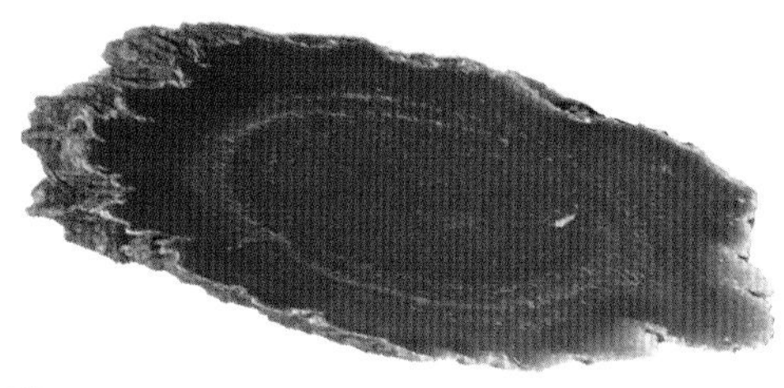

特選 生曬參品種

▶生曬參以外形完整，體乾，身長體長，細紋密且飽滿，外皮呈黃白色，氣味香且濃郁者為佳。

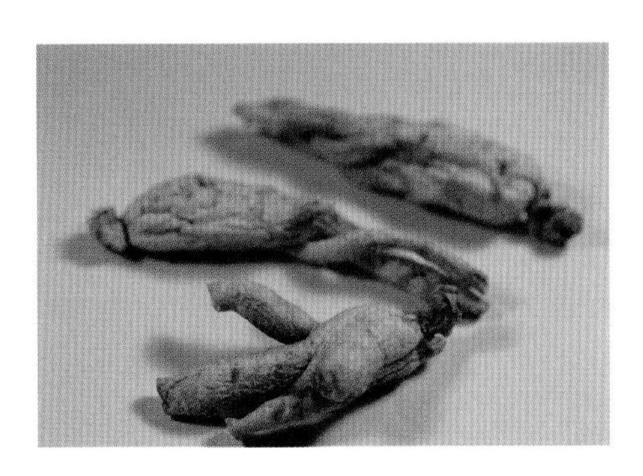

藥材小常識：

生曬參跟人參主要的差別在於生曬參藥性偏涼，生津止渴功效較好，多適用於氣陰不足和口乾舌燥者；而人參藥性偏溫，長於補氣，元氣衰弱者較適合使用。

Best 推薦茶飲

補氣

獨參茶

[強身健體 + 消除疲勞]

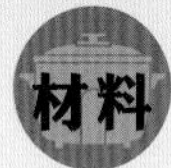

材料 人參切片5~10克

作法
1. 將人參切片放入杯中。
2. 用沸水沖泡，3~5分鐘後即可飲用。

調養功效

可強壯身體，消除疲勞，對容易疲勞者有改善作用。

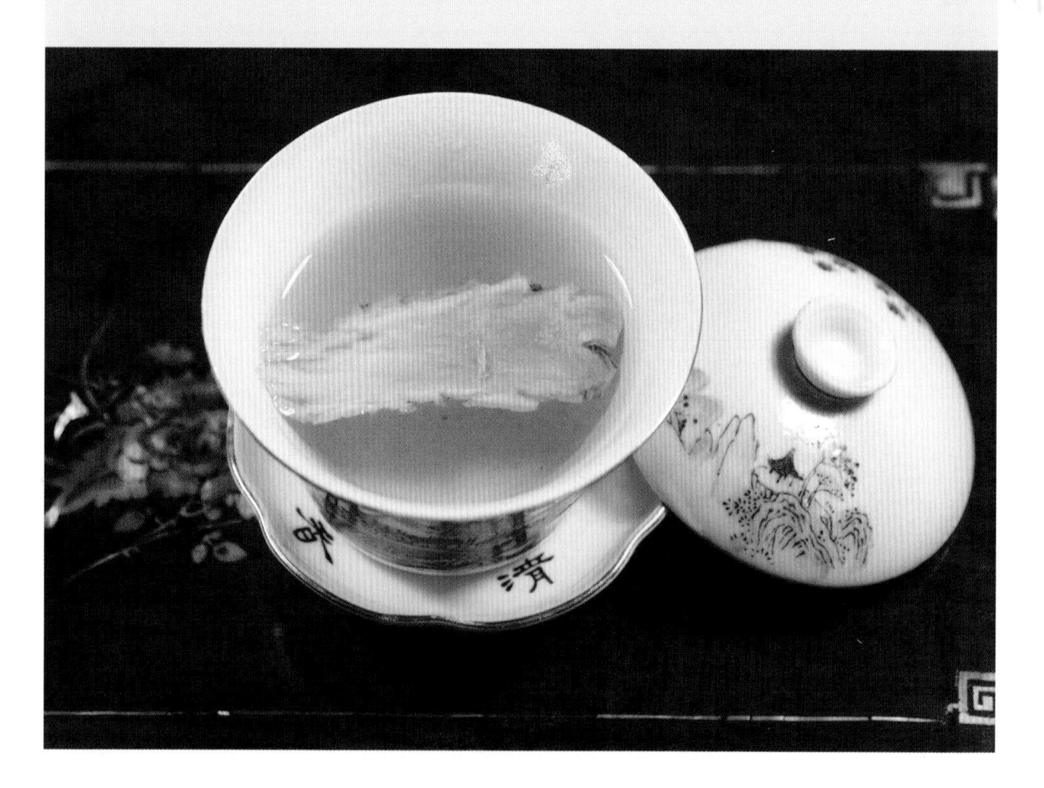

黨參 補氣

Codonopsis Pilosulae Radix

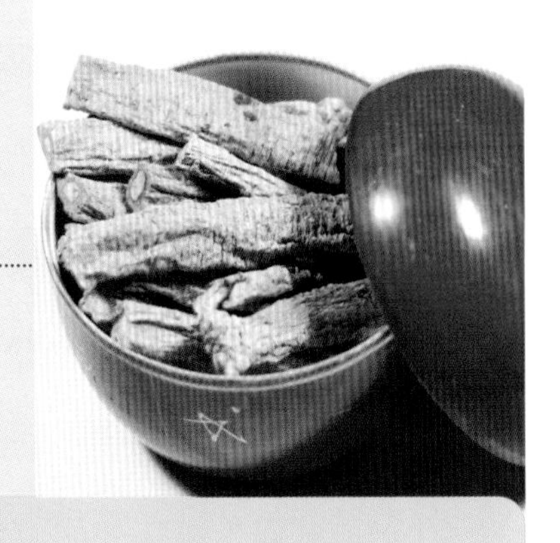

Points 健脾補肺，益氣生津

●別名：上黨人參、防風黨參、黃參、防黨參、上黨參、獅頭參

●營養成分：含大量多醣類、多種必須胺基酸

YES or NO 食用飲食宜忌	
YES適用者	○ 一般人 ○ 中氣不足者
NO不適用者	× 有實證者 × 有熱證者

【考證文獻】：《本草從新》

【藥用部位】：桔梗科植物黨參，素花黨參，川黨參或是管花黨參的根部。（黨參*Codonopsis pilosula* (Franch.) Nannf.；素花黨參*Codonopsis pilosula* (Frach.) Nannf. Var. modesta (Nannf.) L. T.Shen；川黨參*Codonopsis tangshen* Oliv；管花黨參*Codonopsis tubulosa* Kom.）

【性味】：味甘，性平。

【藥效歸經】：歸足太陰脾經，手太陰肺經。

【養生功效】：健脾補肺，益氣生津。黨參補氣作用和人參相似，且價格較便宜，故在補益藥上常被用來取代人參。

【單味用法】

內服：煎服平常可用9~15公克；當有大量需求時，可用到30~60公克，也可以熬膏。

中醫師小叮嚀

有實質性感染病症者忌服，體內氣血不通或是怒火上亢的人禁用。

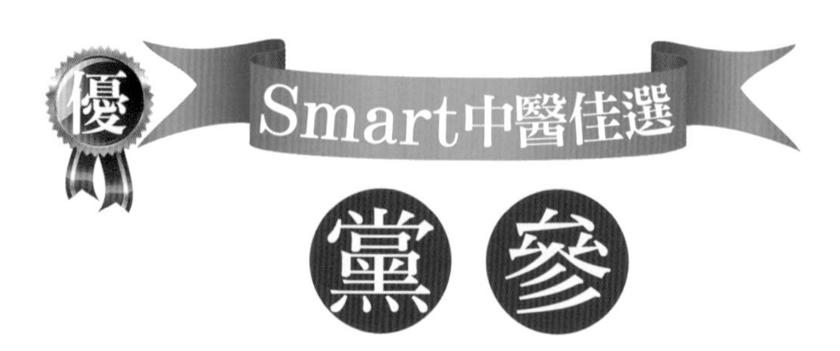

黨參

1. 根條宜粗肥。
2. 外皮緊緻且橫紋多。
3. 外表呈黃色，嚐起味甜者佳。

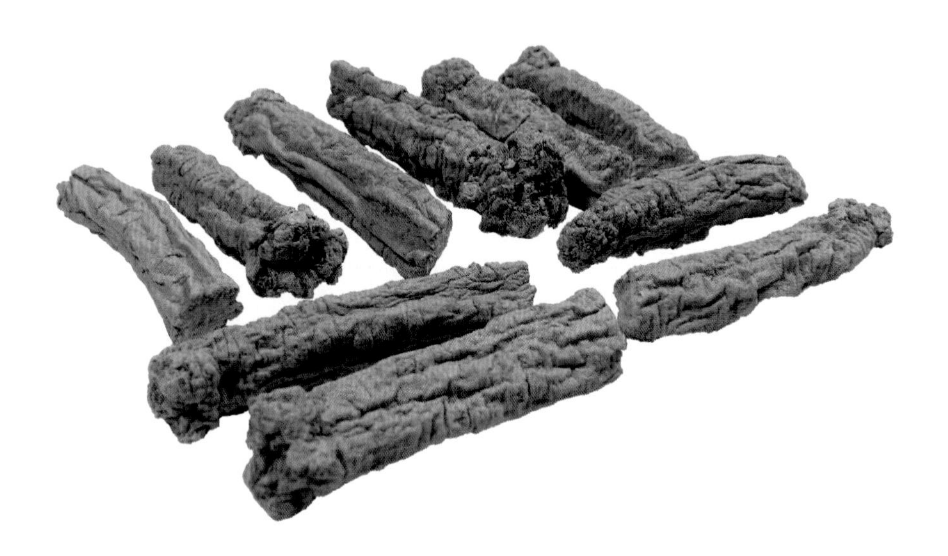

藥材小常識：

黨參與上述人參，兩者相同點在於皆可益氣生津，補益脾肺；而相異點則在於人參的補益功效比黨參強，除了可大補元氣之外，尚可安神增智，益氣壯陽，而黨參則是具有養血的作用。

Best 推薦茶飲

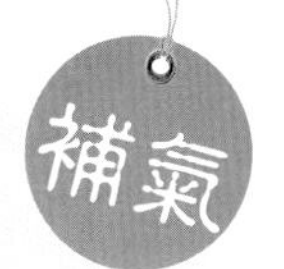

養心茶

[強心補血 + 活血去瘀]

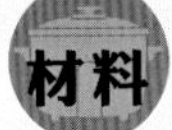

1. 黨參7~10公克
2. 丹參15~20公克
3. 麥冬7~10公克
4. 炙甘草7~10公克
5. 蜂蜜適量

1. 將所有藥材丟入鍋中，加適量水以大火煎煮。
2. 等大火燒開後，轉成小火慢煮3~5分鐘，再依個人口味加入蜂蜜，取其湯汁飲用即可。

調養功效

丹參可活血去瘀，麥冬則能清心潤肺、行水生津，黨參則可健脾補肺，因此可以用來強心、補血，增強心臟的功能。

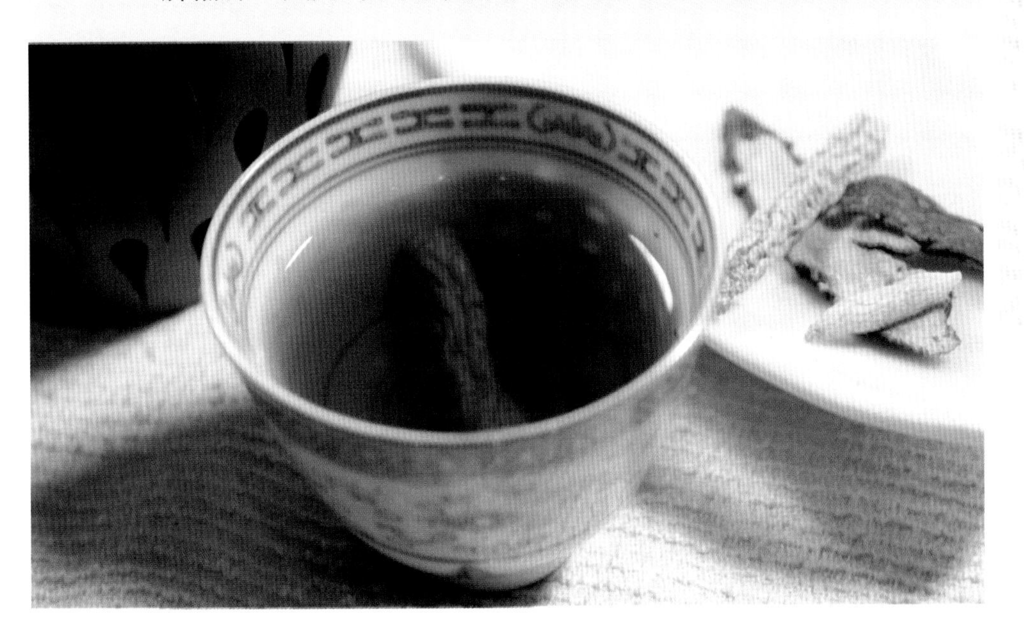

補益養生藥材

西洋參

補氣

Panacis Quinquefolii Radix

Points 養陰補氣，清火生津

別名：西洋人参、洋参、西参、花旗参、廣東人参

營養成分：主要含多種人参皂苷、齊墩果酸和許多揮發油

YES or NO 食用飲食宜忌	
YES適用者	○ 一般人
NO不適用者	× 陰虛火旺者 × 胃有寒濕者

【考證文獻】：《本草從新》

【藥用部位】：五加科西洋參的根。（*Panax quinquefolium* L.）

【性味】：味甘、微苦，性寒。

【藥效歸經】：歸手太陰肺經，足陽明胃經，手少陰心經，足少陰腎經。

【養生功效】：補氣養陰，清火生津，清熱止血。此外，可治療氣血兩虧，失眠健忘者，能益氣養血，寧心安神。

【單味用法】

內服：煎服3~6公克，另可煎湯服之。

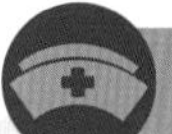

中醫師小叮嚀

忌鐵器和火炒，亦不可和藜蘆同時使用；此外，中陽衰微，胃有寒濕者忌服，而身熱便祕，脈滑有力，一切實證，熱證或是肝陽上亢，陰虛火動者亦忌服。然而，有些人會將西洋參當含片嚼在口中，以為有滋補功效，但沒有對症或過量服用，將產生反效果。並且服用時，最好不要配濃茶或咖啡，以免降低療效。現代藥理研究也指出，西洋參含有許多人參皂苷，對於鎮靜、促進學習記憶、抗疲勞、降血糖、增加免疫功能皆有良好效用。

Smart中醫佳選

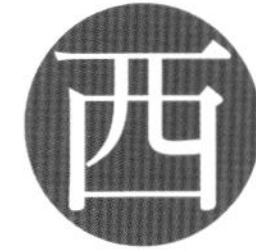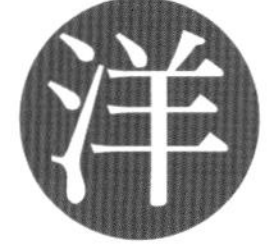西洋參

特選 西洋參等級

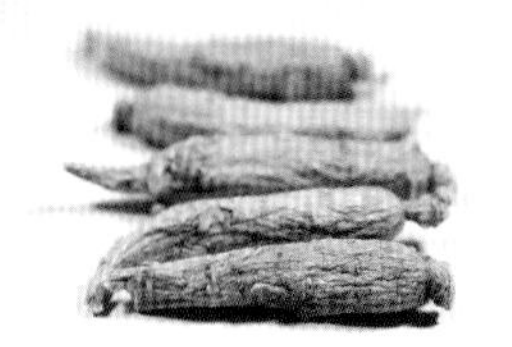

▶ 人工西洋參

纖維通常較紮實，且整根較硬、較重；而主根光滑，鬚根斑則較少，其產量多，故每兩價格在兩百到三百元之間。

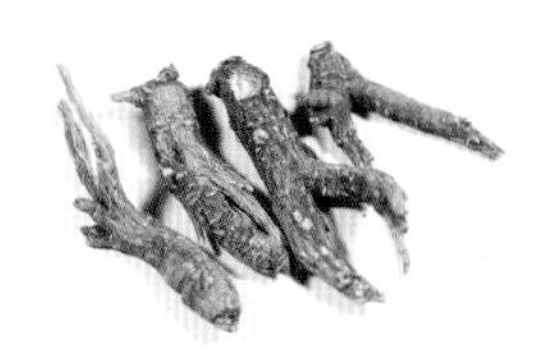

▲ 半野生西洋參

等級介於人工與全野之間，通常為野生的種苗經人採集後，再由人工栽培，每兩價格在七百到一千多元之間。

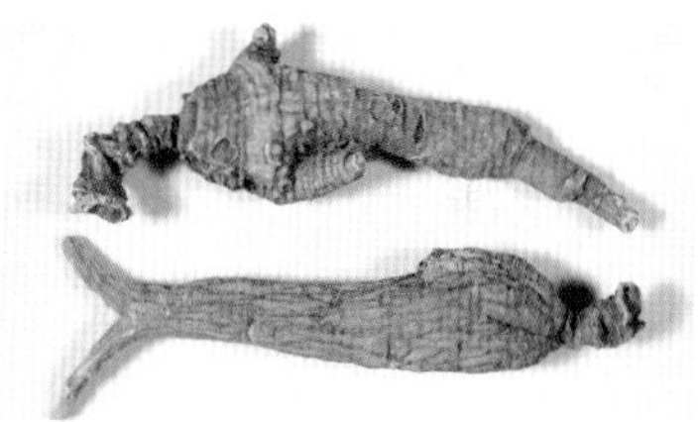

▲ 全野生西洋參

主要為天然生長，其纖維較鬆散也較軟，且整根較輕，而主根較多皺紋，鬚根斑也較多；生長時間久且緩慢；而外形也會依其生長環境有異，如果是在森林者通常較細長，如果是在丘嶺者通常較短胖，但全野西洋參非常少，因在幼苗時期通常就會被採收而成半人工栽培，其每兩價格約莫兩千多元。

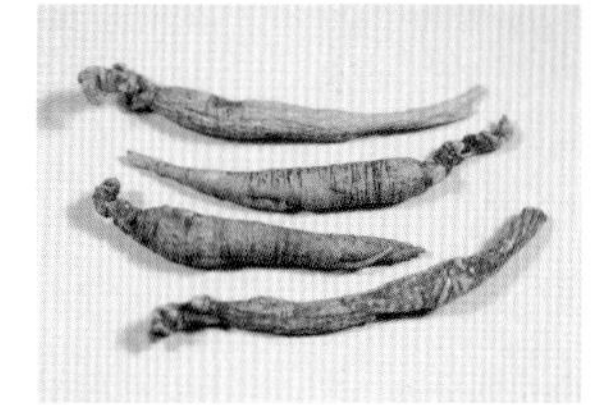

▲ 全野生頂級西洋參

通常為私家藥店收藏，不對外販售。

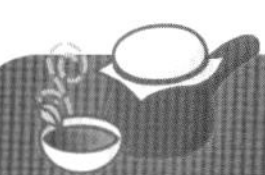

藥材小常識：

西洋參與前述人參之相同點在於兩者皆微苦味甘，都可生津補氣；相異點則為西洋參微寒，有清火之功效，長於養陰清肺；而人參微溫，可大補元氣，益氣壯陽。

Best 推薦茶飲

補氣

養生茶

[潤肺清肝 + 利水消腫]

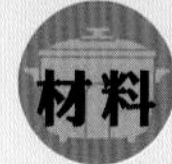

材料

1. 西洋參3~5公克
2. 人參7~10公克
3. 枸杞10~13公克
4. 菊花10~13公克
5. 黃耆10~13公克
6. 大棗3~5顆
7. 陳皮3~5公克

作法

1. 先將全部材料洗乾淨後，放入鍋中並加適量水。
2. 接著以大火煎煮至水滾，再用小火慢燉10~15分鐘即可。

調養功效

主要有潤肺清肝、利水消腫、生津除煩的功效，為一般常用的養生茶飲。

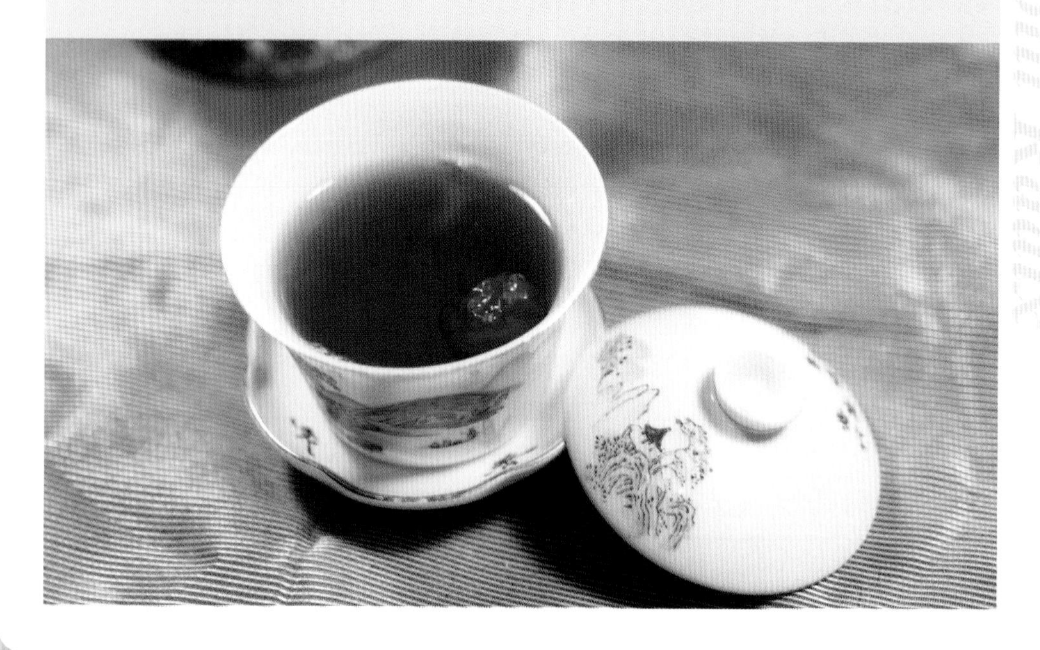

補益養生藥材

甘草

補氣

Glycyrrhizae Radix

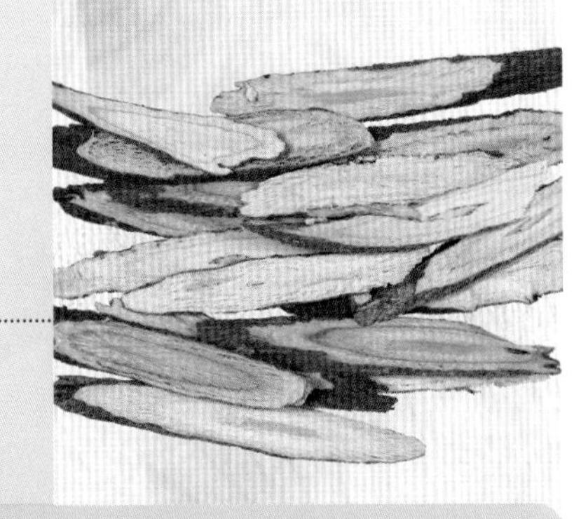

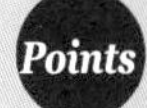
補中益氣，瀉火解毒

別名：國老，粉草，粉甘草，炙甘草，甜草，生甘草

營養成分：含甘草甜素，甘草酸等和多種的生物鹼

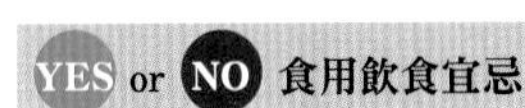

YES or NO 食用飲食宜忌	
YES適用者	○ 一般人 ○ 咽喉腫痛者
NO不適用者	× 痢疾初作者

【考證文獻】：《神農本草經》

【藥用部位】：豆科植物甘草，及其他同屬各種植物的乾燥根及根莖。（*Glycyrrhiza uralensis* Fisch.）

【性味】：味甘，性平。

【藥效歸經】：歸手少陰心經，手太陰肺經，足太陰脾經，足陽明胃經。

【養生功效】：補中益氣，止咳止熱，調和諸藥，緩急止痛，清熱解毒。

【單味用法】

內服：煎服1.5~10公克，或入丸，散。

外用：磨成粉，或煎水洗患處。

中醫師小叮嚀

甘草味甘，故水腫、嘔吐浮腫者忌用。此外，甘草反大戟、芫花、甘遂、海藻，在配伍中藥時應謹慎使用。而在儲存方面，因甘草味極甜，粉性大，所以受潮後，容易生蟲、發霉或變色，故應儲藏在乾燥處以防雨避潮。

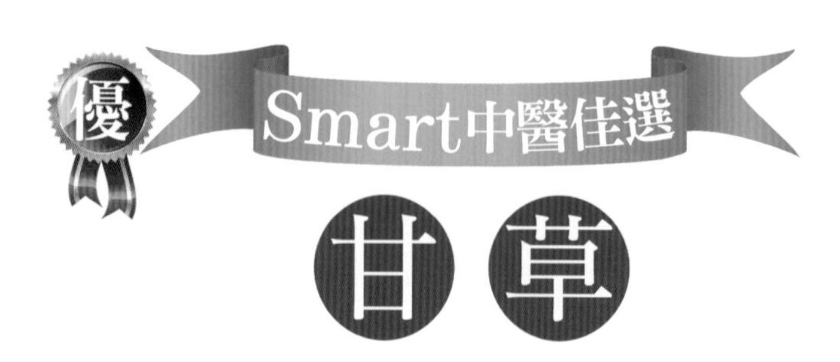

甘草

1. 藥材質地細緻緊密。
2. 外皮呈紅棕色，但斷面為黃色，而肉質為鮮黃者。
3. 質地堅硬，且兩端切齊。
4. 粉性足，嘗起甘甜者佳。

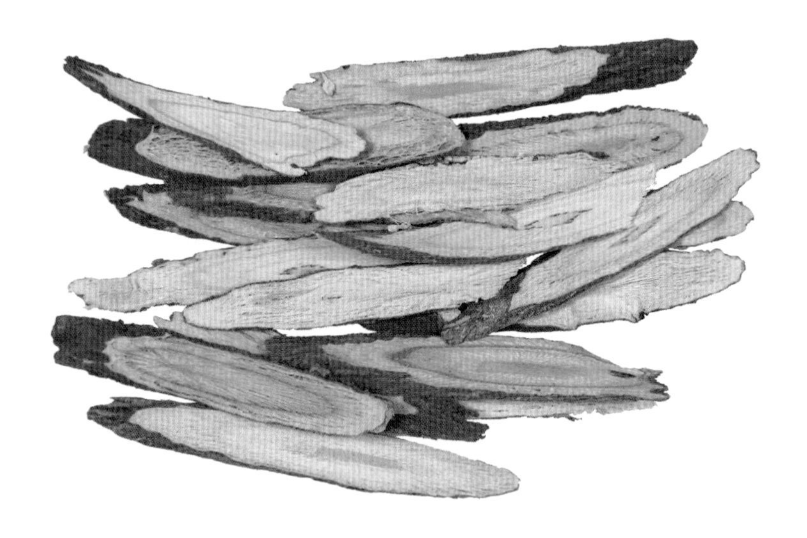

藥材小常識：

甘草與大棗之相同處在於皆有調合諸藥，補中益氣的功效；而相異點則在於甘草甘平，有清熱解毒，祛痰止咳，緩急止痛的效果；大棗則性溫，有安神養血的作用。

Best **推薦茶飲**

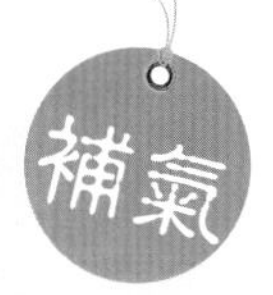

參旗甘草茶

[預防皮膚過敏]

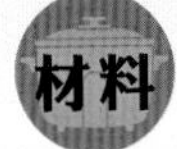

1. 甘草5~10公克
2. 黃耆20~25公克
3. 人參5~10公克

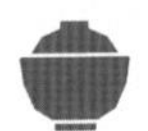

將所有藥材洗淨後，放入杯中以沸水沖泡，加蓋悶約10~15分鐘，取其湯汁即可飲用。

調養功效

可用來預防皮膚過敏，但口乾、舌紅者忌服。

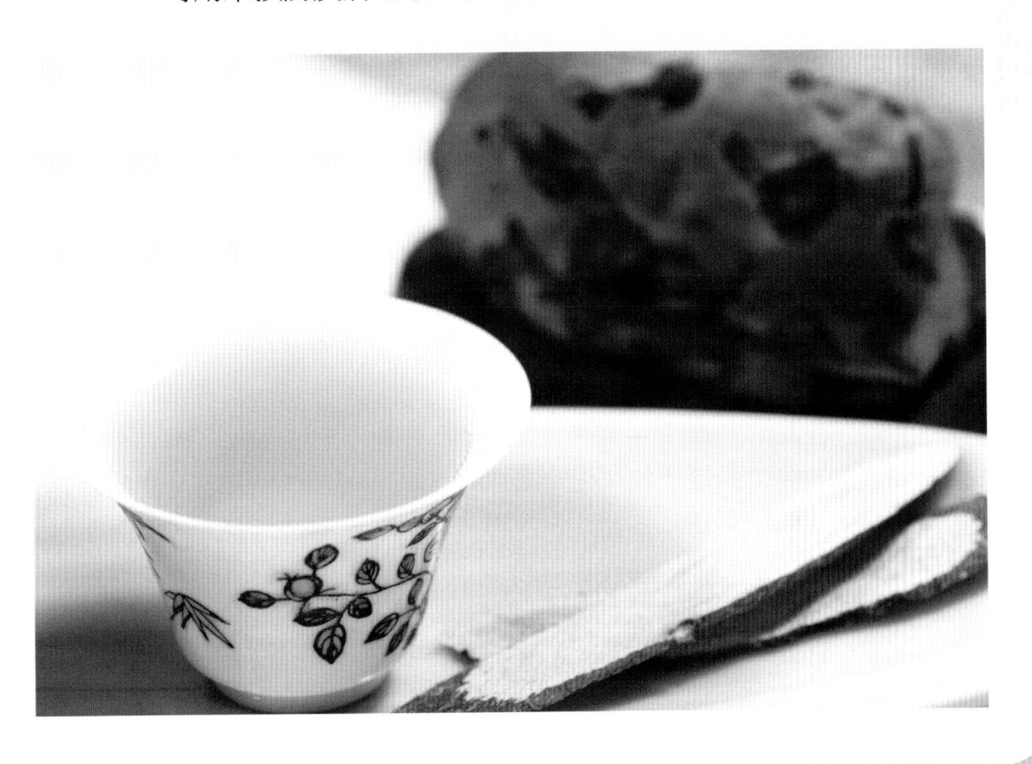

補益養生藥材

黃耆

補氣

Astragali Radix

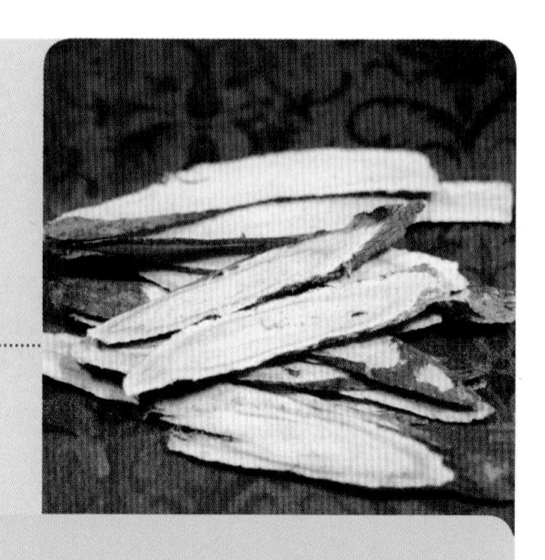

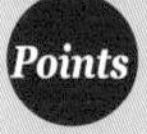

Points 利水消腫，補中益氣

別名：棉耆、棉黃耆、北耆、青耆

營養成分：蔗糖、葡萄糖醛酸、葉酸

YES or NO 食用飲食宜忌	
YES適用者	○ 一般人
	○ 脾胃氣虛者
	○ 氣虛水濕失運之浮腫者
NO不適用者	× 陰虛陽亢者

【考證文獻】：《神農本草經》

【藥用部位】：豆科植物膜莢黃耆的乾燥根。（*Astragalus membranaceus* Bge.）

【性味】：味甘，微溫。

【藥效歸經】：歸手太陰肺經，足太陰脾經。

【養生功效】：補氣升陽，固表止汗，利尿消腫，脫毒生肌。

【單味用法】

內服：煎服9~16公克。

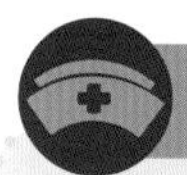

中醫師小叮嚀

黃耆補氣升陽但易於助火，故表實邪盛禁用；陰虛陽亢者，或熱毒尚盛等證，也不宜使用；而高血壓、面部有感染者則應慎用。此外，黃耆依所需藥性不同而分成生品和蜜炙品：其中生品擅於利水消腫，固表止汗，多用於衛氣不固，體虛感冒，水腫等；蜜炙品則補中益氣較強，多用於氣虛力乏者。因此，可依其身體狀況選用。傳統中醫認為黃耆和人參同功，氣虛者服之最佳，生品的固表作用較強，而玉屏風散所用者即為生黃耆、白朮、防風之藥材，以達到固表，抵禦外邪的目的。而根據現代藥理研究指出，黃耆對於降血壓、保肝、抗菌、增強免疫系統等都有不錯效果。

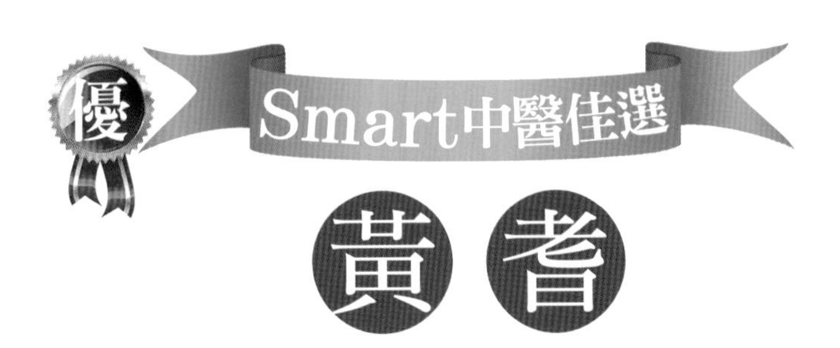

1. 質地堅硬且不易折斷。
2. 切面皮部為白色，木部為黃色且粉性足。
3. 外表無黑心或是空洞者。
4. 味甜，有豆腥味者為佳。

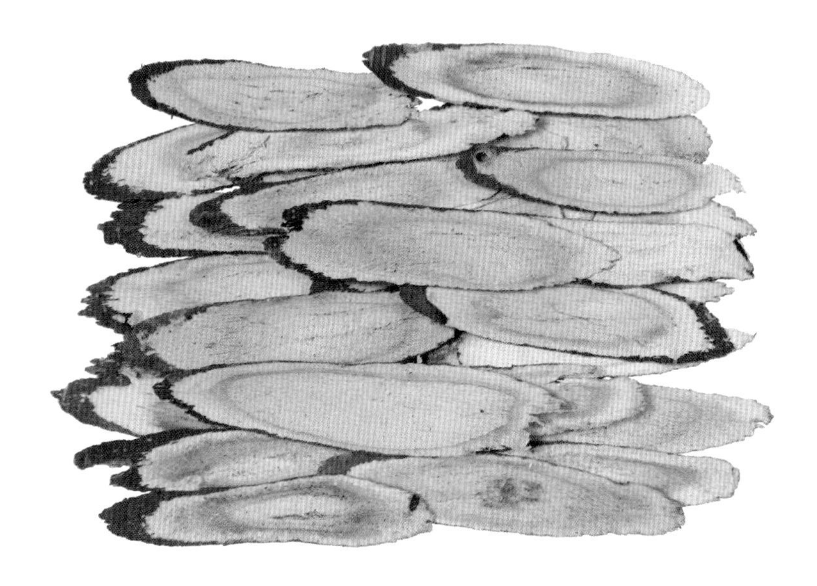

藥材小常識：

常言道：「當歸補血，黃耆補氣。」而黃耆的「耆」是代表所有藥的長老，由此可知黃耆的重要。此外，黃耆在臨床上的應用，如補益脾胃、改善呼吸系統，以及提高免疫力等也有顯著療效。

Best 推薦茶飲

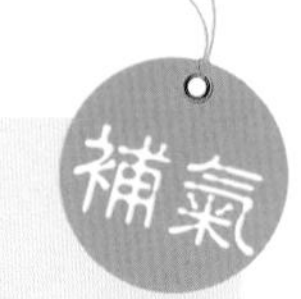

黃耆大棗湯

[補氣健脾 + 消除疲勞]

材料

1. 黃耆20~30公克
2. 大棗3~5顆

作法

將藥材洗淨後，一起放入杯中，用適量沸水沖泡，加蓋悶10~15分鐘即可飲用。

調養功效

有補氣健脾，消除疲勞的作用，適用於食少無力者。

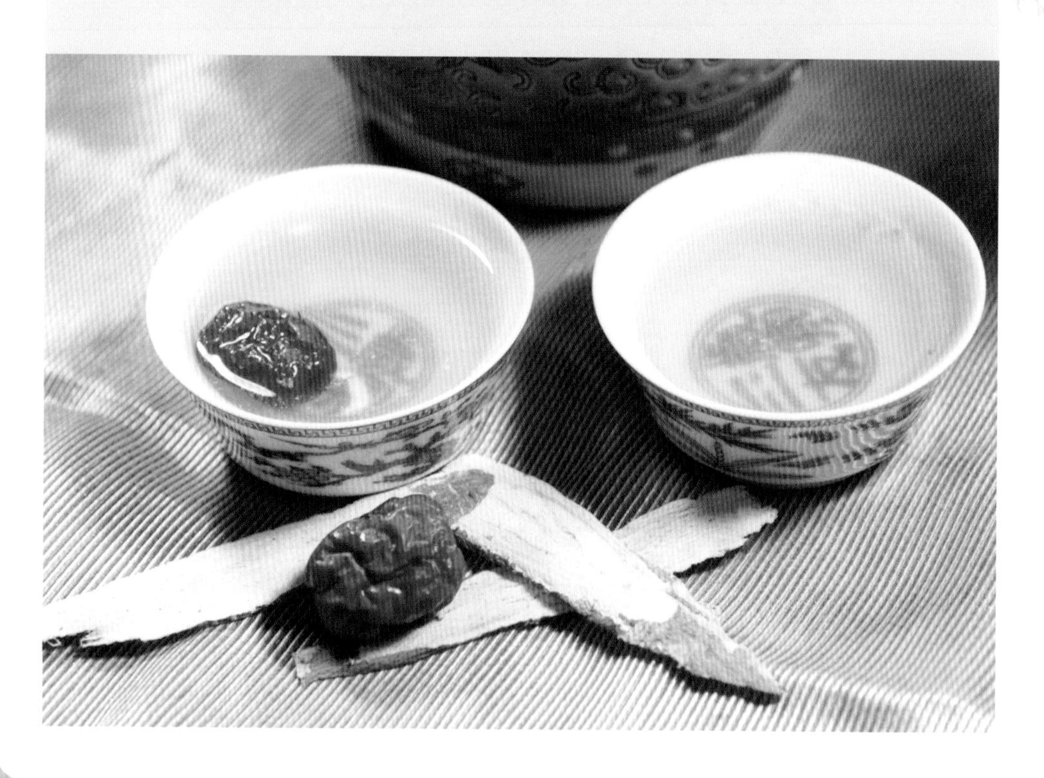

白朮

補氣

Atractylodis Ovatae Rhizoma

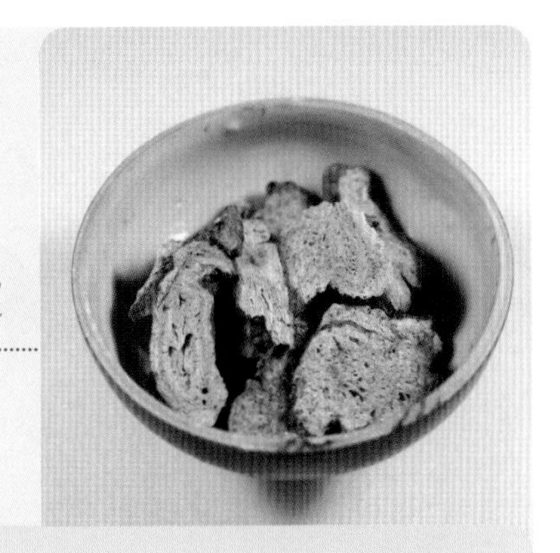

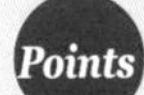 健脾利氣，燥濕利水

別名：土白朮、炒白朮、焦白朮、製白朮

營養成分：白朮三醇、丙胺酸及許多揮發油

YES or NO 食用飲食宜忌	
YES適用者	○一般人 ○脾胃氣虛者
NO不適用者	×陰虛燥渴者 ×氣滯者

【考證文獻】：《神農本草經》

【藥用部位】：菊科植物白朮之乾燥根莖。

（*Atractylodes macrocephala* Koidz.）

【性味】：味甘苦，性溫。

【藥效歸經】：歸足太陰脾經，足陽明胃經。

【養生功效】：補氣健脾，燥濕化痰，利水消腫，胎動不安。

【單味用法】

內服：煎服5~15公克或是入丸。

其他用法：燥濕利水宜生用，補氣健脾者宜炒用，健脾止瀉者宜炒焦使用。

中醫師小叮嚀

凡陰虛燥渴者不宜使用，氣滯脹悶者忌服，陰虛內熱或是口舌乾燥煩渴者亦不宜服用；此外，白朮不可和桃、李、青魚一起使用。而針對白朮的用法，生用者可通便，燥濕利水；炒過後的白朮則可補氣健脾，止汗安胎；炒焦的白朮則有效調養健脾止瀉之症。另外，現代藥理研究指出，白朮對於鎮靜、抗凝血、利尿、抗氧化、提升免疫力等有不錯功效。

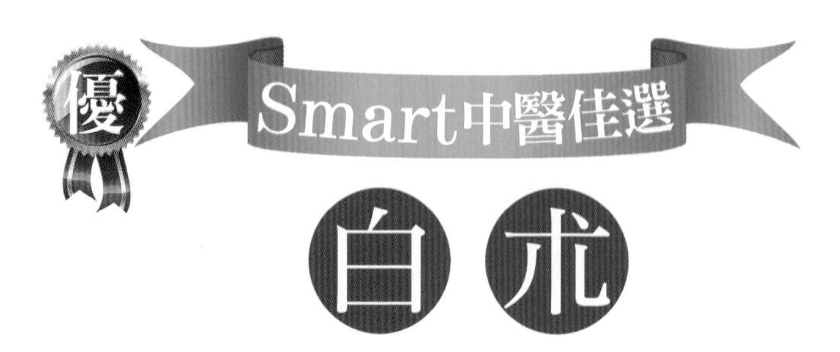

白朮

1. 呈不規則厚片。
2. 斷面呈黃白色。
3. 質地堅硬，外表無空心。
4. 嘗之有香氣者為佳。

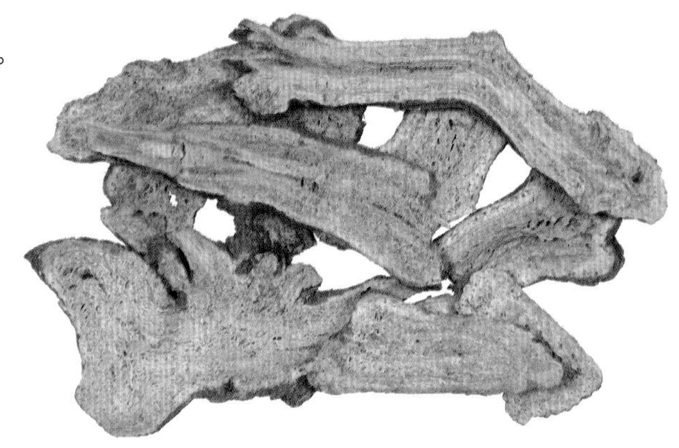

炒白朮

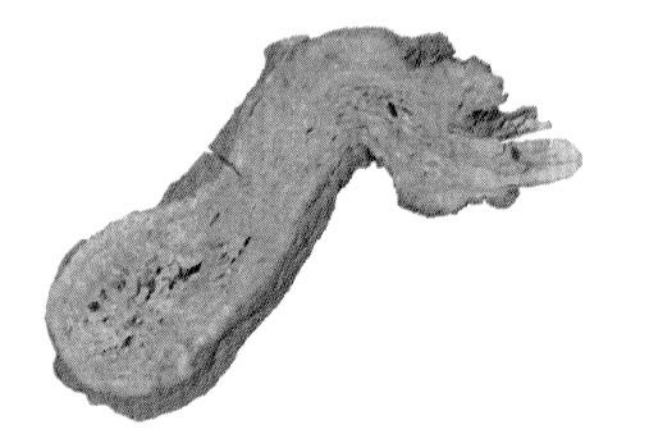

◀其製作過程為先淨選黃土，過篩取細粉，再將黃土倒入鍋中，用中火加熱拌炒至熱，接著投入生白朮片，炒至表面焦黃，並散發香氣後取出，再將炒白朮放涼即可。其功效為健脾、利水。能改善脾虛食少、腹脹泄瀉、痰飲水腫、自汗、胎動不安等症。

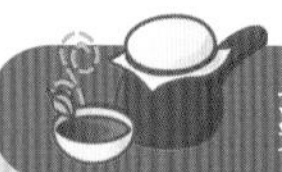

藥材小常識：

在宋代以前，並沒有明確區別蒼朮與白朮；但自宋代以後，才開始將兩者分開，其前者味苦辛，性燥烈；後者味苦甘，性和緩，但無論如何，都以秋季出產為佳，春季則虛軟易壞。

Best 推薦茶飲

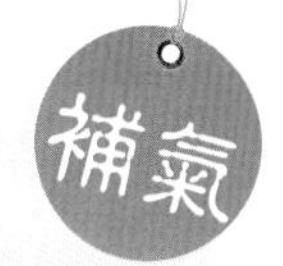

白朮陳皮茶

[潤澤肌膚 + 延緩老化]

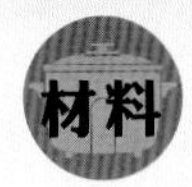

1. 白朮3~5公克
2. 陳皮3~5公克

將兩味藥材放入杯中，以沸水沖泡，加蓋悶5~10分鐘即可飲用。

調養功效

能潤澤肌膚，延緩老化，改善皺紋增加，面色蒼白的作用。

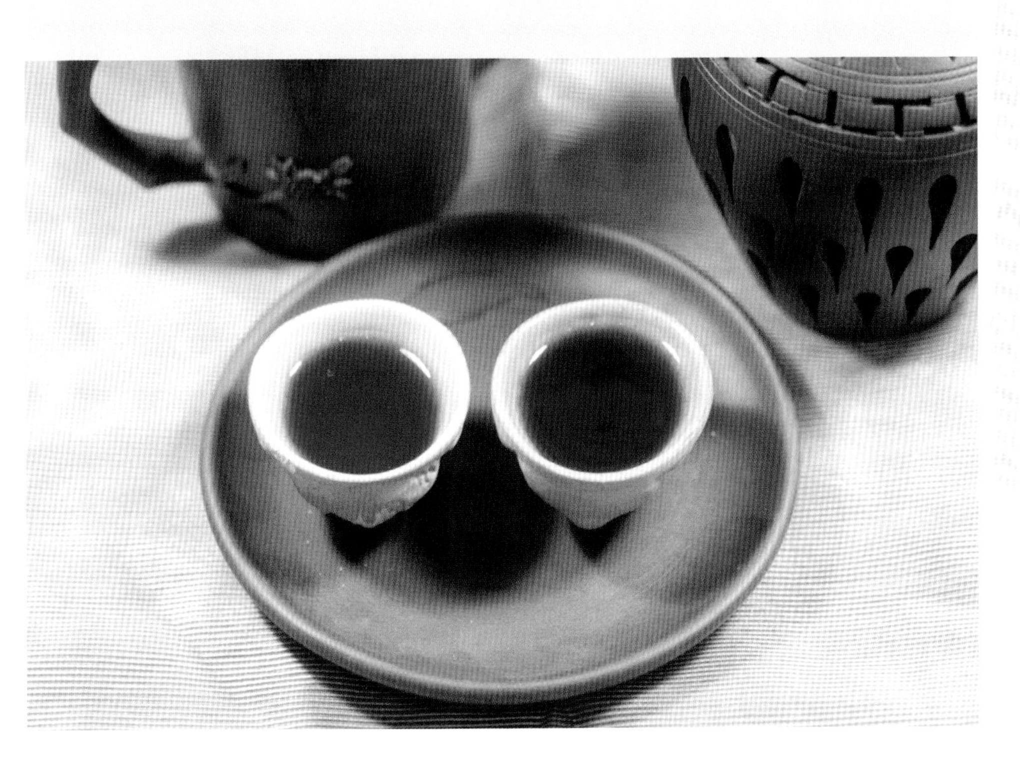

補益養生藥材

山藥

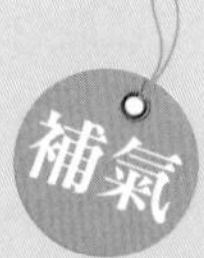

Dioscorae Rhizophora

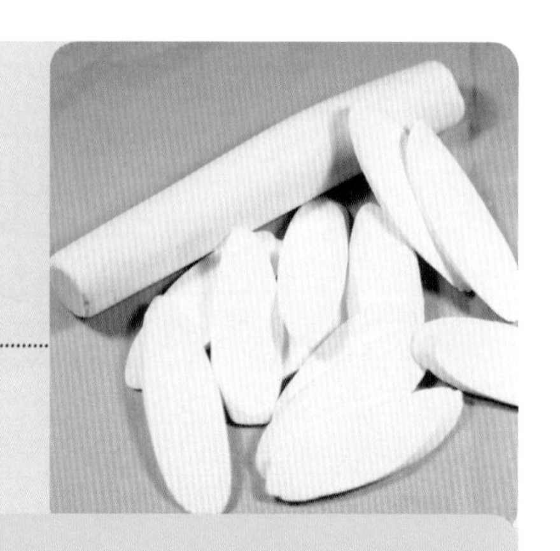

Points 補脾養肺，固腎益精

●別名：薯蕷、懷山藥、懷山、淮山、山蕷、山芋

●營養成分：薯蕷皂苷元、日本薯蕷多糖、精胺酸

YES or NO 食用飲食宜忌	
YES適用者	○一般人
	○肺腎、脾胃虛弱者
NO不適用者	×有實邪者
	×積滯者

【考證文獻】：《神農本草經》

【藥用部位】：薯蕷科植物薯或春薯蕷基隆山藥之乾燥根莖。

（薯蕷*Dioscorea opposita* Thunb.；春薯蕷　*Dioscorea doryphora* Hance；基隆山藥*Dioscorea japonica* Thunb. Var. pseudojaponica (Hay.) Yamam）

【性味】：味甘，性平。

【藥效歸經】：歸足太陰脾經，手太陰肺經，足少陰腎經。

【養生功效】：健脾養胃，強筋骨，補益肺氣。

【單味用法】

內服：25~30公克。

外用：搗爛，塗抹於患處。

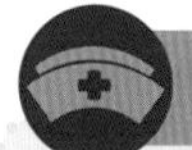

中醫師小叮嚀

有實邪者忌服，體質虛弱，或感冒導致腹瀉者不宜使用；此外，山藥亦不能與甘遂同用。

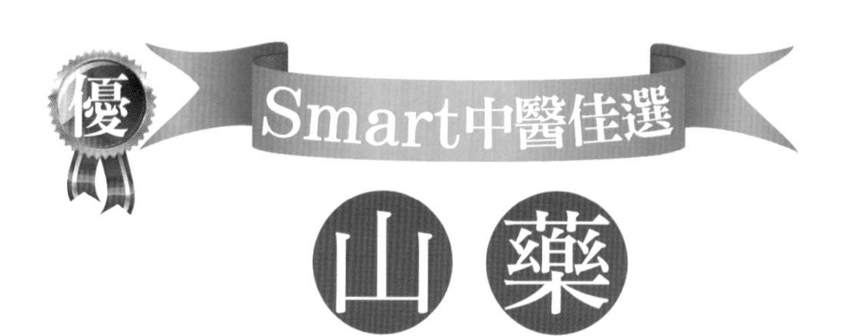

山藥

1. 山藥片呈橢圓形。
2. 顏色潔白。
3. 質地堅硬且粉性足者為佳。

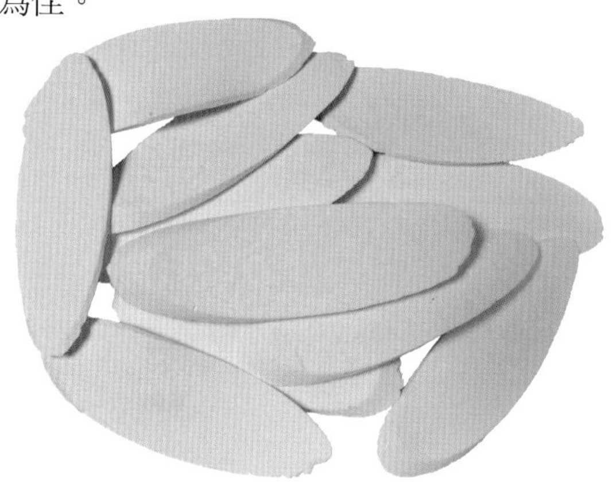

藥材小常識：

山藥本名「薯蕷」，後改名為山藥的主因是為了避諱宋英宗之「曙」和唐代宗之「豫」，故改稱山藥。而山藥除了當作食物料理之外，在中醫療法上也有顯著功效，如強身健體、健胃整腸、止咳消腫等方面都有較佳效果。此外，山藥本身含薯蕷皂苷元、黏液質為主要成分，其內還含有澱粉酶為健脾助胃的活性成分，因此本品不宜和鹼性藥混合，也不可以久煎，否則會失去其活性。山藥因可用來補氣、養陰和止渴，再加上現今研究表示山藥可降低血糖，因此對消渴證者有不錯的改善功效。

Best 推薦茶飲

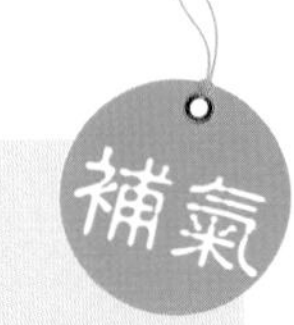

山藥參茶

[紅潤肌膚 + 駐顏抗老]

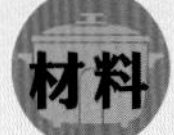

1. 山藥3~5公克
2. 西洋參3~5公克

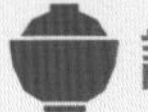

將兩味藥材放入杯中，用沸水沖泡10~15分鐘即可飲用。

調養功效

有紅潤肌膚，駐顏抗老的效果。

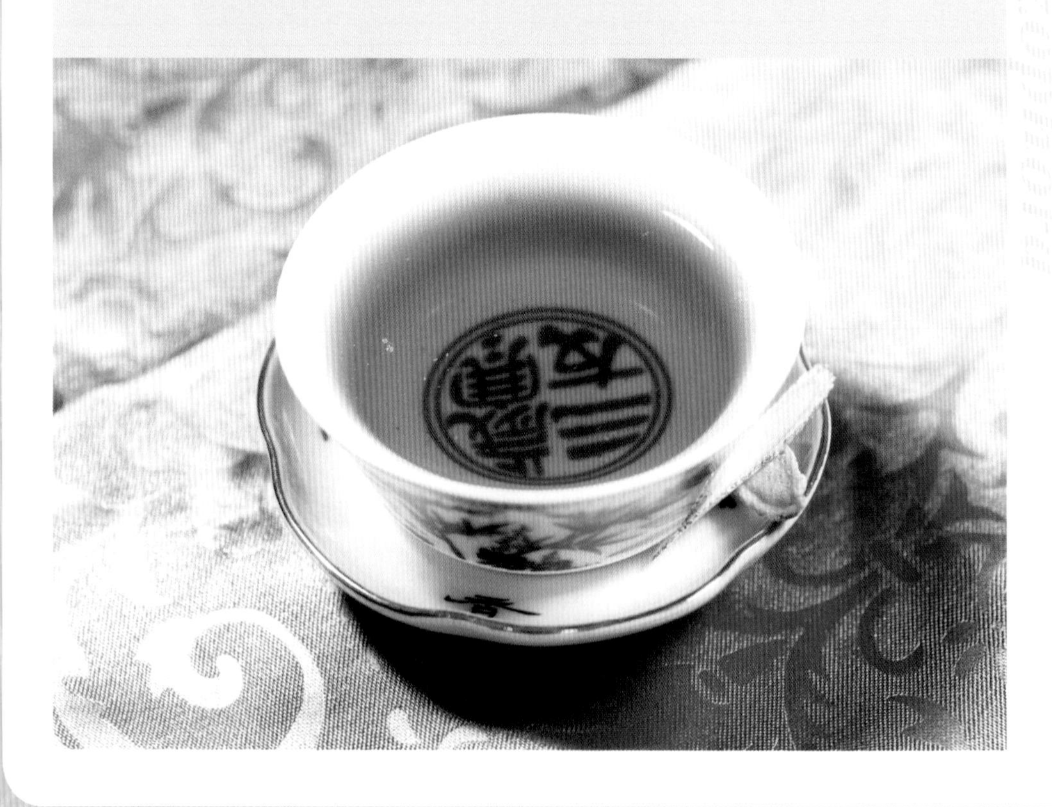

補益養生藥材

大棗

補氣

Zizyphi Sativae Fructus

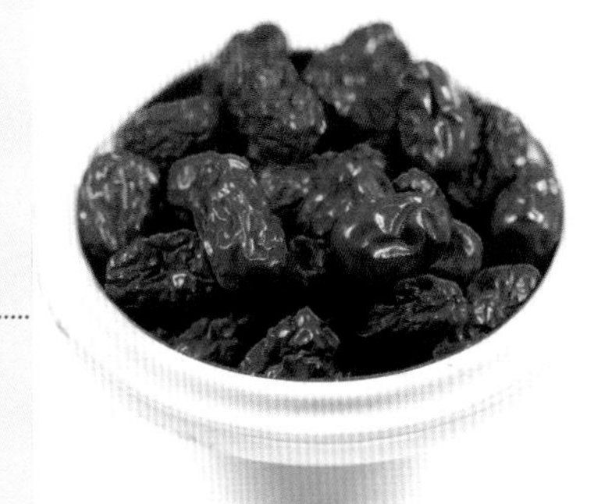

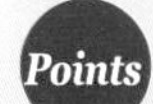 **補脾健胃，安神調營**

●別名：**乾棗、紅棗**

●營養成分：**山楂酸、齊果酸等多種生物鹼**

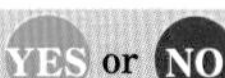 食用飲食宜忌

YES適用者	○ 一般人 ○ 脾虛食少便溏者
NO不適用者	× 胃痛氣閉者 × 女性生理期期間

【考證文獻】：《神農本草經》

【藥用部位】：鼠李科植物棗的乾燥成熟果實。（*Zizyphus jujuba* Mill. var. inermis（Bge.）Rehd）

【性味】：味甘，性溫。

【藥效歸經】：歸足太陰脾經，足陽明胃經。

【養生功效】：補脾益氣，養血安神，補血養顏，緩和藥性。

【單味用法】

內服：煎服10~15公克。

中醫師小叮嚀

有痰濕、咳嗽、便祕症狀、牙齒疼痛者不宜服用。女性在生理期間也應避免服用。此外，大棗因炮製方法不同而有黑棗和紅棗的差別，紅棗通常用來入藥，是採集新鮮大棗之後煮熟，經冷卻再曬乾而成；黑棗的製成則是新鮮大棗煮熟後，經冷卻、曬乾後再放入窖內，以木柴悶火慢慢燻焙至棗皮變皺、發黑而成。目前台灣苗栗縣有大量栽培大棗，並利用新鮮大棗煮成各式各樣的食材，為其大棗鮮品與製品較多之處。

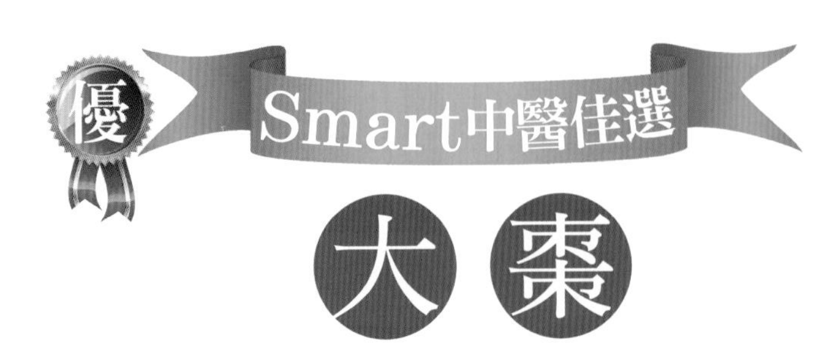

1. 外皮顏色紅，肉質較厚。
2. 外表有油潤感。
3. 棗核小且味甜者較佳。

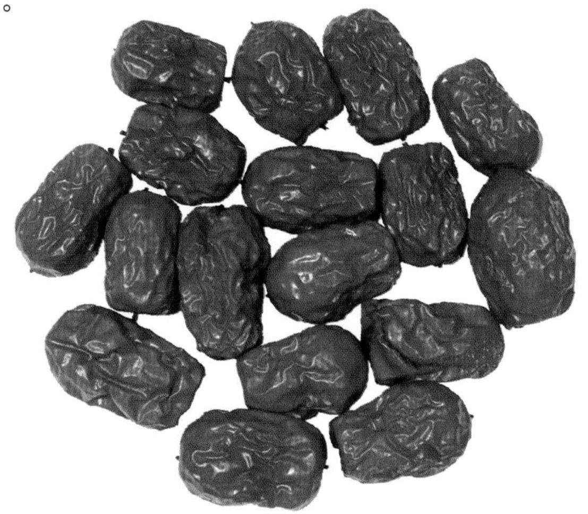

特選 大棗製品

▶ **黑棗**

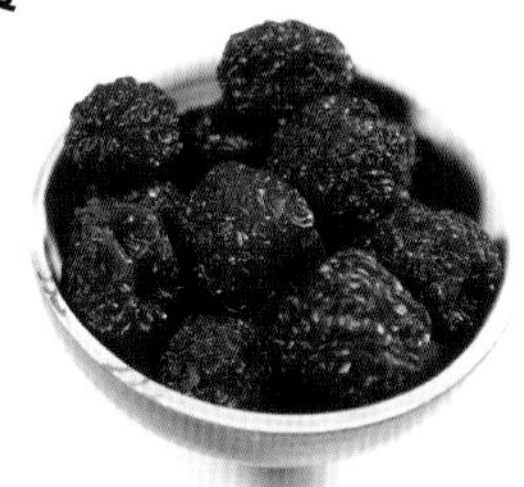

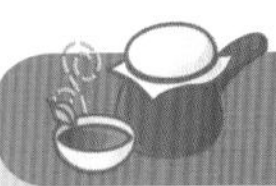

藥材小常識：

大棗與酸棗仁有其相同點，兩者皆為鼠李科，有安神功效；而相異點則在於大棗為成熟的果實，能補中益氣，緩和藥性，而酸棗仁為酸棗的成熟種子，主要為養心安神。

Best 推薦茶飲

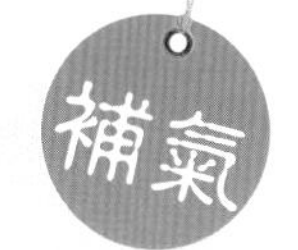

甘麥大棗茶

[養心安神 + 改善失眠]

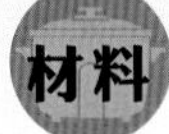

1. 大棗4~8顆
2. 甘草10~15公克
3. 小麥30~40公克

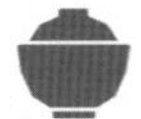

1. 將所有藥材洗淨放入鍋中，加適量水。
2. 先用大火煎煮至水滾，再轉小火慢燉約30分鐘，取其湯汁服用即可。

調養功效

有養心安神的功效，對於心神不安、精神恍惚、睡眠不足或是失眠、心神躁動的人有改善效果。

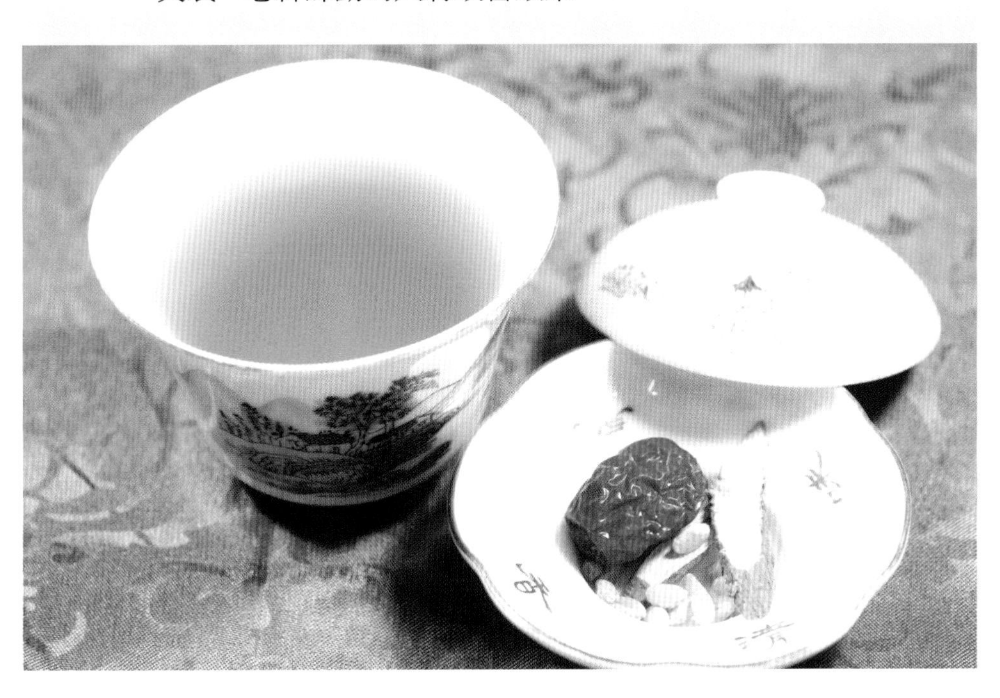

補益養生藥材

黑芝麻

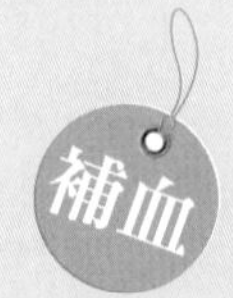

Sesami Semen

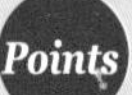

補益肝腎，養血益精

●別名：胡麻、烏麻、烏麻子、油麻子、黑油麻、黑脂麻、小胡麻

●營養成分：芝麻素、芝麻林素、維生素E

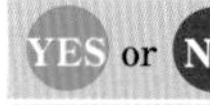

食用飲食宜忌	
YES適用者	○ 一般人
	○ 高血壓者
NO不適用者	× 脾虛者
	× 白帶者

【考證文獻】：《神農本草經》

【藥用部位】：胡麻科植物芝麻的乾燥種仁。（*Sesamum indicum* L.）

【性味】：味甘，性平。

【藥效歸經】：歸足厥陰肝經，足太陰脾經，足少陰腎經。

【養生功效】：補益肝腎，養血益精，潤腸通便。

【單味用法】

內服：煎服9~15公克，或入丸、散。

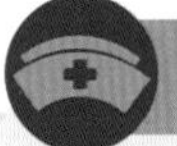

中醫師小叮嚀

脾虛者忌用，精氣不固者勿食；此外，下元不固而陽萎，精滑，白帶者亦忌用。著名的藏族醫學著作《晶珠本草》記載：「芝麻分黑白兩種。除顏色不同外，形狀大小一樣，扁而微橢圓形，上大下小，有稜，用指頭擠壓會泛出油性。」而芝麻性溫、緩、涼、重，能生黑髮，強健體力，幫助消化。據現代藥理研究顯示，黑芝麻對降血糖、抗發炎有不錯的改善作用，還可減少心血管疾病的發生。

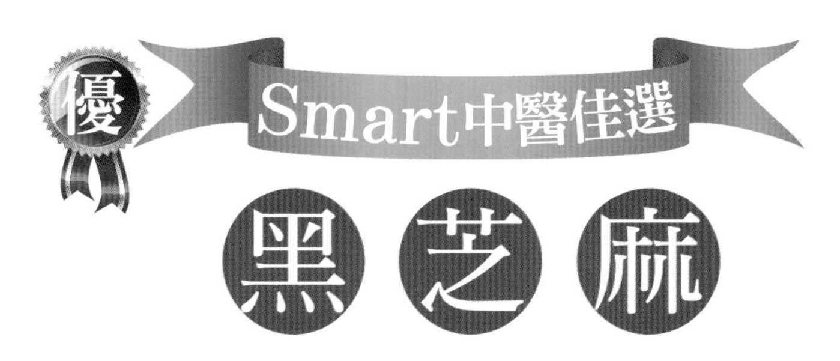

1. 呈扁卵圓形，表皮為黑色者。
2. 顆粒飽滿且不浮於水面。
3. 表面平滑有光澤為佳。

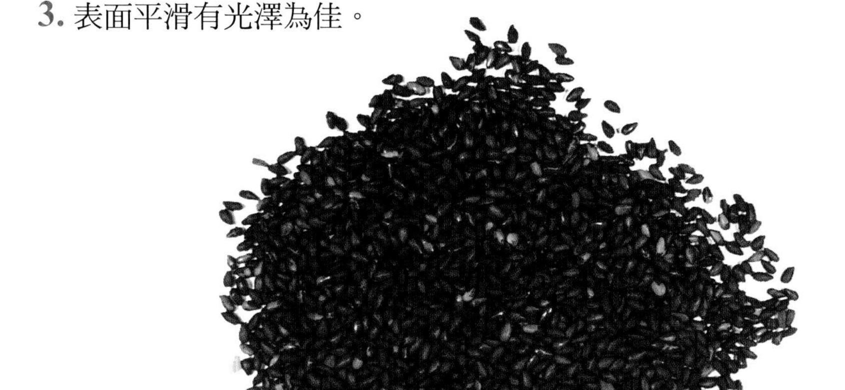

藥材小常識：

唐代女詩人葛鴉兒所寫的《憶良人》：「蓬鬢荊釵世所稀，布裙猶是嫁時衣，胡麻好種無人種，正是歸時底不歸？」其胡麻即是指現在的黑芝麻，因為古代民間傳說認為胡麻要夫妻一起種植才可以生長茂盛；而另有一說表示，丈夫離家的妻子看到別家夫妻一起種胡麻，因而非常想念自己的丈夫，故表面說想一起種胡麻，但實際是希望能見到自己的丈夫，由此可見，胡麻也代表著一種思念情意。

Best 推薦茶飲

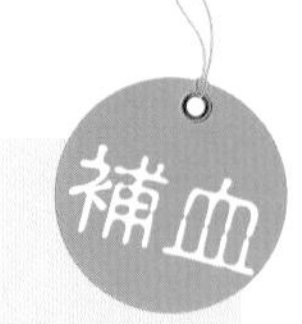

除暈治痛茶

[治療頭暈 + 改善耳鳴]

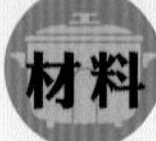

材料

1. 黑芝麻25~30公克
2. 菊花25~30公克
3. 桑葉25~30公克

作法

1. 將黑芝麻炒過後磨碎，將菊花、桑葉洗乾淨，把所有藥材放在布袋裡。
2. 接著，放入鍋中加適量水煎煮，用大火煮到沸滾之後，再轉小火慢煮15~20分鐘，取其湯汁即可飲用。

調養功效

對於頭暈、頭痛、耳鳴等身體不適者有改善作用。

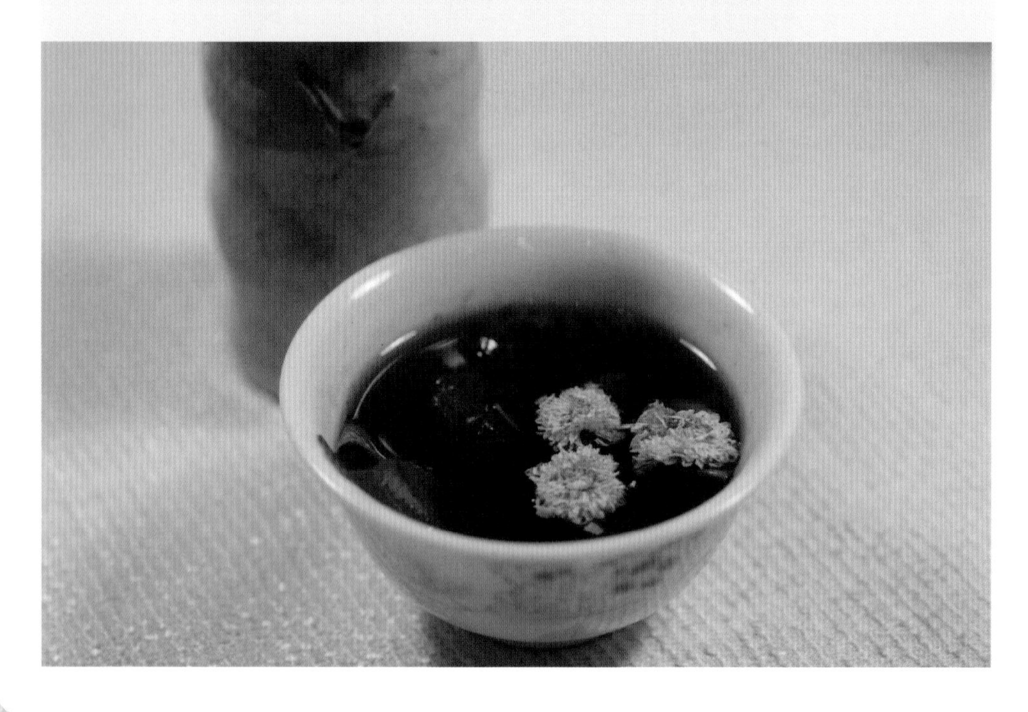

補益養生藥材

枸杞子

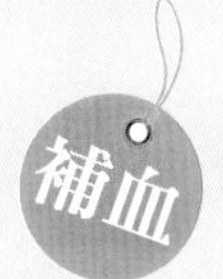

Lycii Fructus

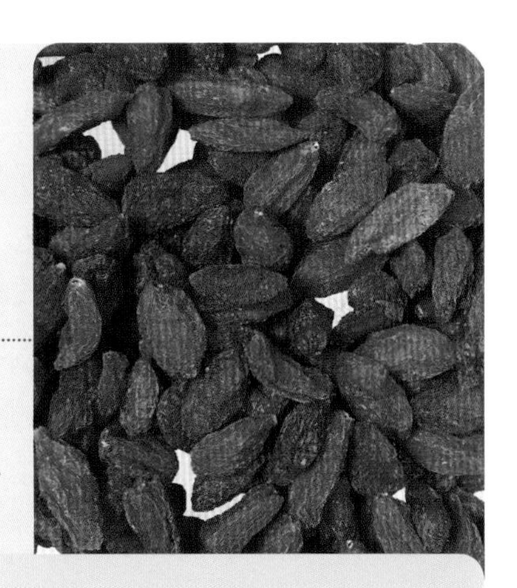

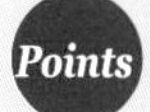

養肝明目，滋腎潤肺

●別名：苟起子、枸杞紅實、甜菜子、西枸杞、狗奶子、枸杞果、地骨子、血杞子、津枸杞

●營養成分：甜菜鹼、酸漿果紅素

YES or NO 食用飲食宜忌

YES適用者	○一般人 ○肝腎不足者
NO不適用者	×外邪實熱者 ×脾虛有濕者 ×泄瀉者

【考證文獻】：《神農本草經》

【藥用部位】：茄科植物寧夏枸杞的乾燥成熟果實。

（*Lycium barbarum* L.）

【性味】：味甘，性平。

【藥效歸經】：歸足厥陰肝經，足少陰腎經，手太陰肺經。

【養生功效】：養肝，滋腎，潤肺。此外，枸杞子還可健腦安神，滋陰養血，為明目之良藥。

【單味用法】

內服：煎服5~15公克，或入丸散，膏，湯。

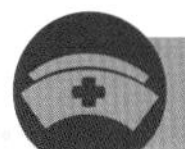

中醫師小叮嚀

外邪實熱，脾虛有濕者慎服，而脾虛便溏者忌服。事實上，最適合吃枸杞子的人是身體虛弱、抵抗力低者，但必須長期服用才能達到改善效果。然而，由於枸杞子溫熱身體的效果較強，故正值感冒發燒、身體有炎症、腹瀉者最好禁用，以免加重不適。而根據現今藥理研究指出，枸杞子對於保肝、降血壓等皆有不錯功效。

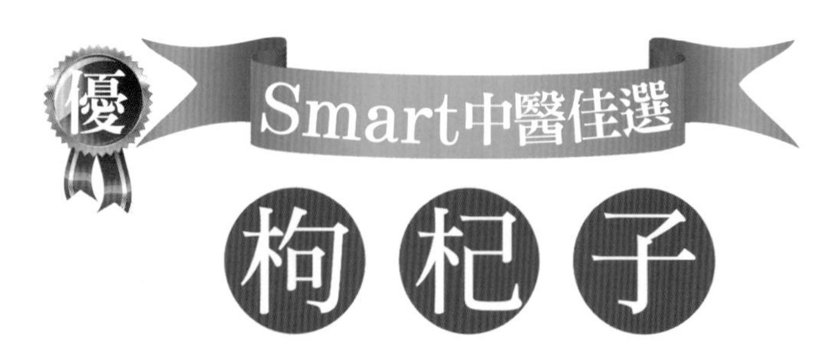

1. 顆粒大，顏色紅潤。
2. 種子少，且質地柔軟者為佳。

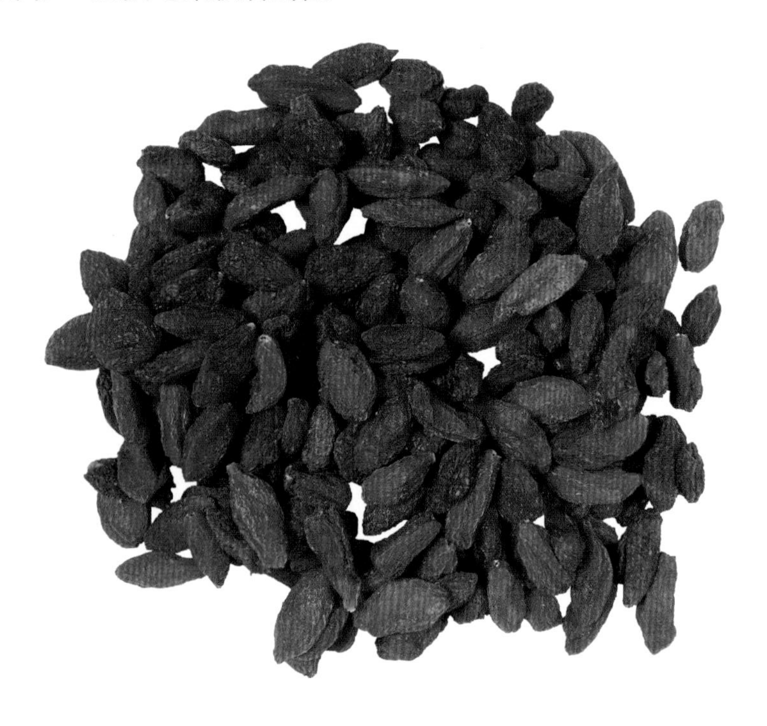

藥材小常識：

枸杞子在五臟中能養腎，對暈眩與眼睛痛、滋養強身、降低血壓者有良好功效，可說是長生不老的代表性藥品。此外，枸杞子亦可直接食用，在料理方面被廣用於湯、沙拉、炒煮菜餚等配料。

Best 推薦茶飲

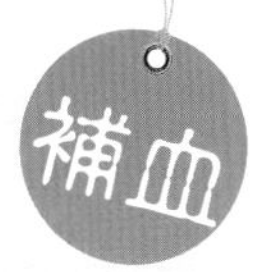

返老還童茶

[滋補肝腎 + 延年益壽]

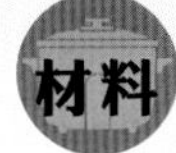

材料
1. 枸杞子10~15公克
2. 何首烏15~20公克

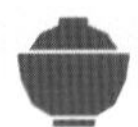

作法 將兩味藥材放入杯中，以適量熱水沖泡，加蓋悶15~20分鐘即可服用。

調養功效

有滋補肝腎、延年益壽之效，對腰痠腿軟、髮鬚早白、體乏無力者有改善作用。

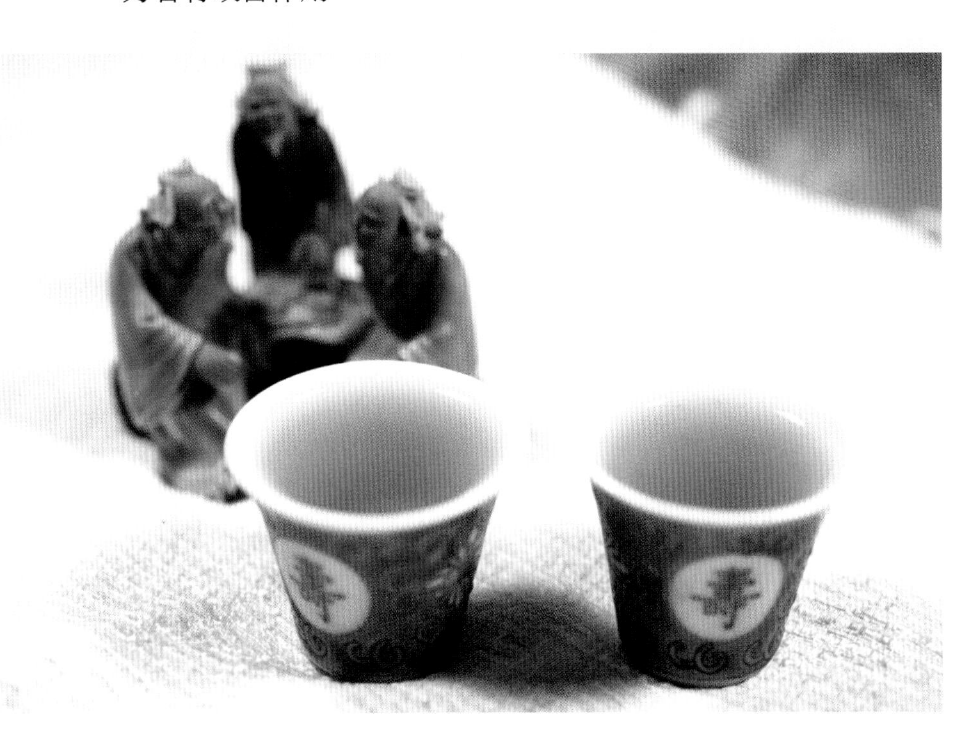

補益養生藥材

龍眼肉

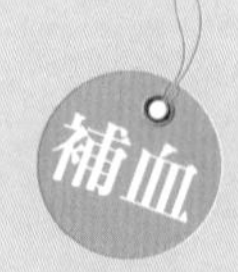

Longanae Arillus

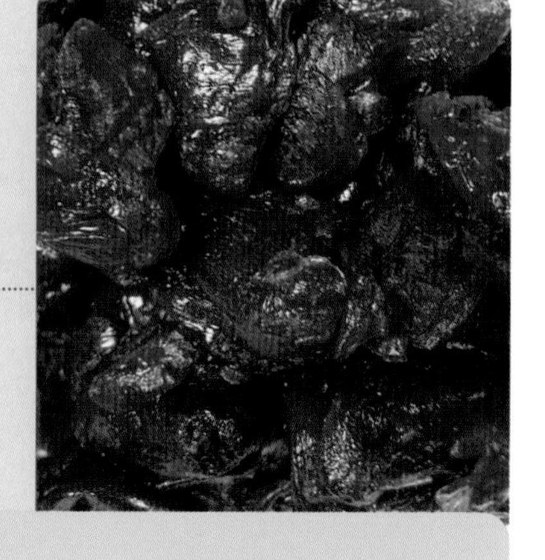

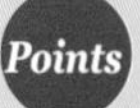

補心益氣，健脾安神

●別名：龍眼、益智、比目、荔枝奴、亞荔枝、木彈、驪珠、燕卵、桂圓、元眼肉、龍眼乾

●營養成分：葡萄糖、蔗糖

YES or NO 食用飲食宜忌	
YES適用者	○ 一般人
	○ 心脾虛損者
NO不適用者	✕ 內有痰火者
	✕ 濕滯停飲者

【考證文獻】：《神農本草經》

【藥用部位】：無患子科龍眼的果肉。

（*Dimocarpus longan* Lour）

【性味】：味甘，性溫。

【藥效歸經】：歸手少陰心經，足少陰腎經，足厥陰肝經，足太陰脾經。

【養生功效】：補益心脾，養血安神，潤肺止咳。而龍眼多用於補心脾、益血氣，滋養寧神，心脾虛弱的健忘失眠者，氣血不足或是體虛力弱者。

【單味用法】

內服：煎服10~15公克，大量可用到30~60公克。

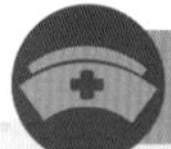

中醫師小叮嚀

有糖尿病者忌用，牙齦浮腫亦勿服用。此外，出現腸滑泄瀉、風寒感冒、消化不良，或是婦女有骨盆腔炎、尿道炎、月經過多的現象時忌食；而有痰火或陰虛火旺者，也應禁止使用。而清代醫家認為：「龍眼氣味甘溫，和大棗相似，但此甘味更重，潤氣尤多，補氣之中更有補血之效。」意指龍眼氣味雖相似，但以功效而論，龍眼補血更佳。

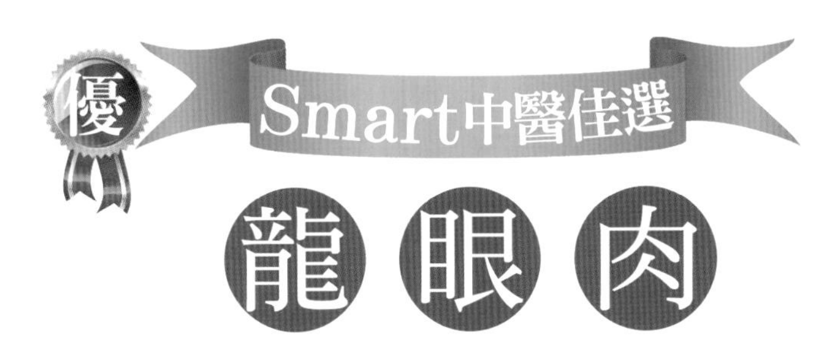

龍眼肉

1. 龍眼肉較大片且肉厚。
2. 質地細緻。
3. 呈黃棕色，半透明狀。
4. 味濃甜者較佳。

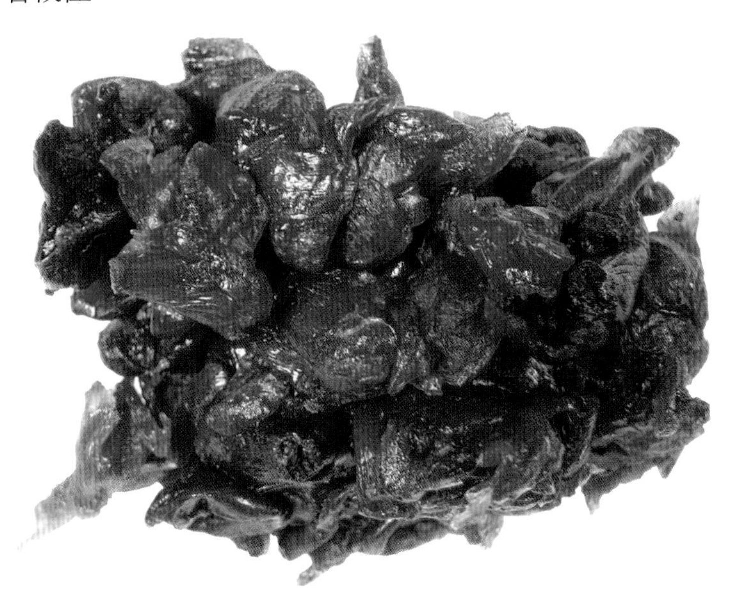

藥材小常識：

中醫認為，龍眼肉有益心脾、補氣血、凝神，治療虛勞、失眠、健忘、驚悸、心悸，對心臟與脾臟的機能有益，可補氣血、安定精神。

Best 推薦茶飲

補血

安眠茶

[養血安神 + 幫助安眠]

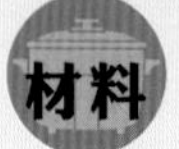

材料

1. 龍眼肉10~15公克
2. 蓮子15~20公克

作法

將蓮子洗乾淨後，用適量水先煮熟蓮子，再加龍眼肉下去煮3~5分鐘即可飲用。

調養功效

此方可養血安神，清心健脾，睡前飲用還能幫助睡眠。

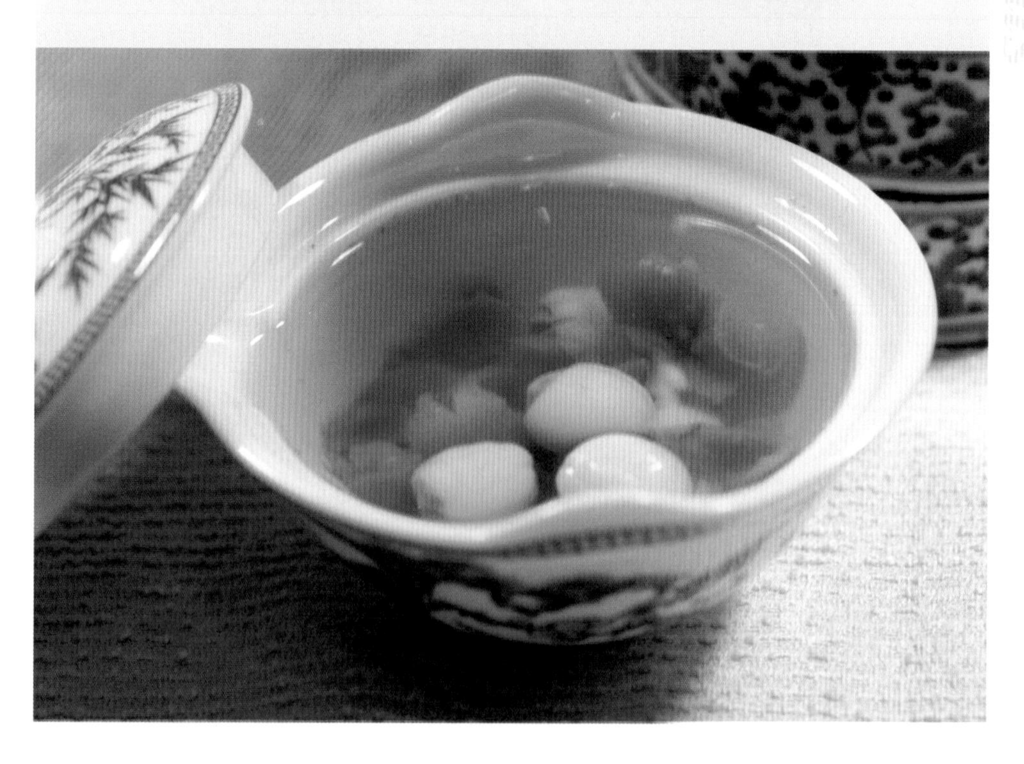

補益養生藥材

當歸

補血

Angelicae sinensis Radix

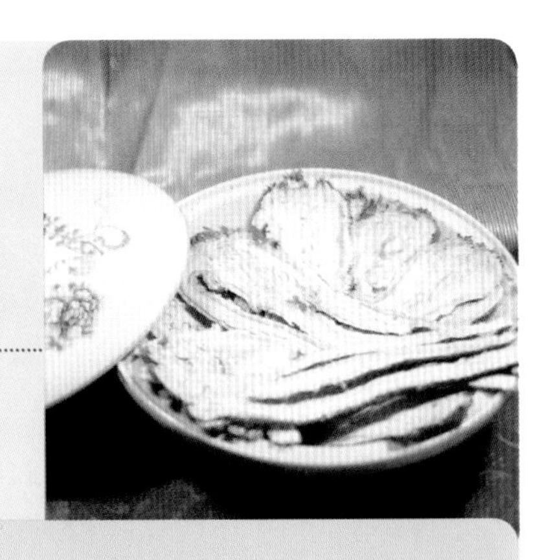

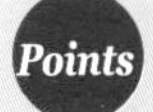

補血活血，調經止痛

別名：川歸、川西歸、西歸、全當歸、秦當歸

營養成分：維生素B_{12}、維生素A、多種揮發油

YES or NO 食用飲食宜忌

YES適用者	○ 一般人 ○ 血虛者
NO不適用者	× 大便溏泄者

【考證文獻】：《神農本草經》

【藥用部位】：繖形科當歸的根。

（*Angelica sinensis* (Oliv.) Diels）

【性味】：味甘辛，性微溫。

【藥效歸經】：歸足厥陰肝經，手少陰心經，足太陰脾經。

【養生功效】：補血和血，潤燥滑腸，調經止痛，降逆止咳，活血止痛。

【單味用法】

內服：5~9公克煎湯或是浸酒，或是入丸散和用之。

中醫師小叮嚀

有慢性腹瀉，大便溏薄的現象須慎服，否則會加重腹瀉症狀；此外，當歸畏菖浦、海藻，故須謹慎使用。而當歸通常用在婦女諸不足，一切血症，或是虛勞寒熱，頭痛腰痛之症。李時珍曾引用南宋陳承對當歸的說法：「當歸治妊娠產後惡血上衝，氣血昏亂者，服之即定，能使氣血各有所歸，恐當歸之名必因此而出矣。」由此觀之，當歸之名應得於其功用。中醫認為，當歸頭能上行而養血，止血；當歸身能中守而養血，和血；當歸尾能下行而活血，化瘀，此為當歸各部位的效用。並且，現代藥理研究也指出，當歸在鎮痛、平喘、降血壓、抗發炎、殺菌等都有不錯的改善效果。

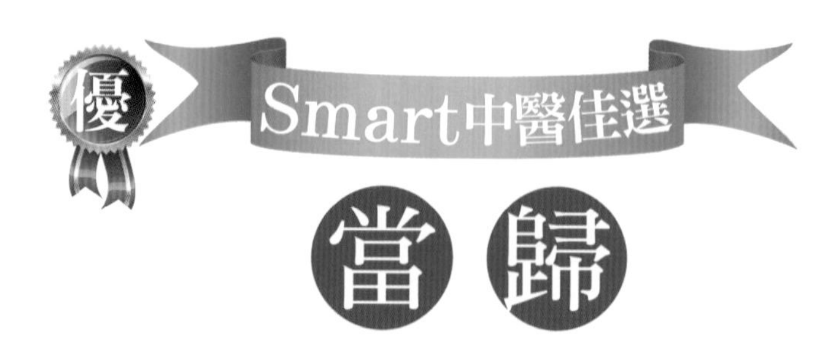

當歸

1. 體長根短。
2. 身乾且外皮金黃具粉性。
3. 肉質飽滿，內部為黃白色者較佳。

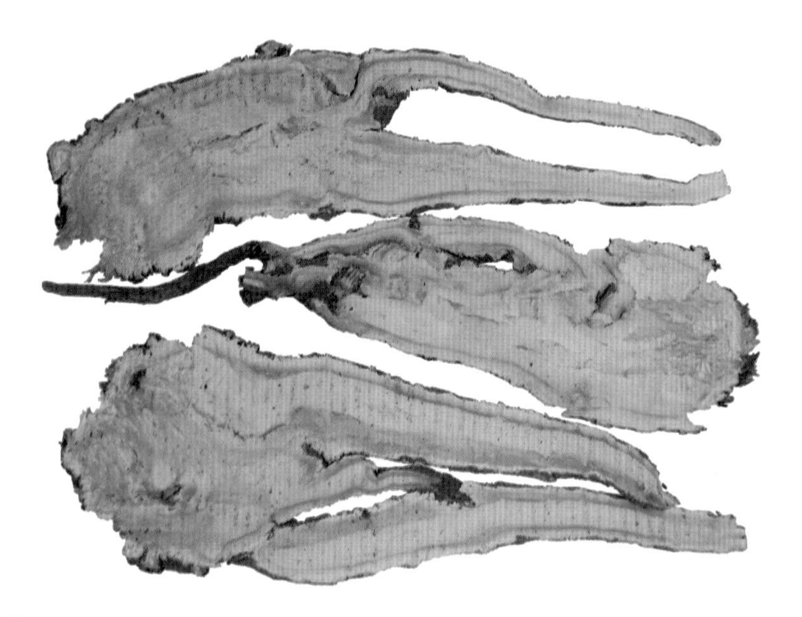

藥材小常識：

當歸自古就是眾所周知的婦女病妙藥，能治療發寒、生理期不順、經痛、更年期障礙等症狀，但因當歸補血，故在經期間應慎用。另外，在晚上或睡前也應避免食用當歸，否則將會導致失眠而影響睡眠品質。

Best 推薦茶飲

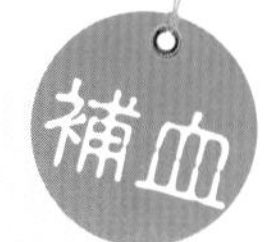

當歸茶

[活血補血 + 紅潤肌膚]

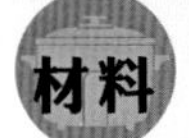

1. 當歸3~5公克
2. 紅棗2~3顆

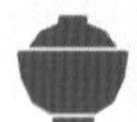

將兩味藥材洗乾淨後放入杯中，再以適量沸水沖泡，加蓋悶10~15分鐘，取其湯汁服用即可。

調養功效

本方可活血補血、紅潤肌膚，有效改善皮膚蒼白、面無血色的現象。

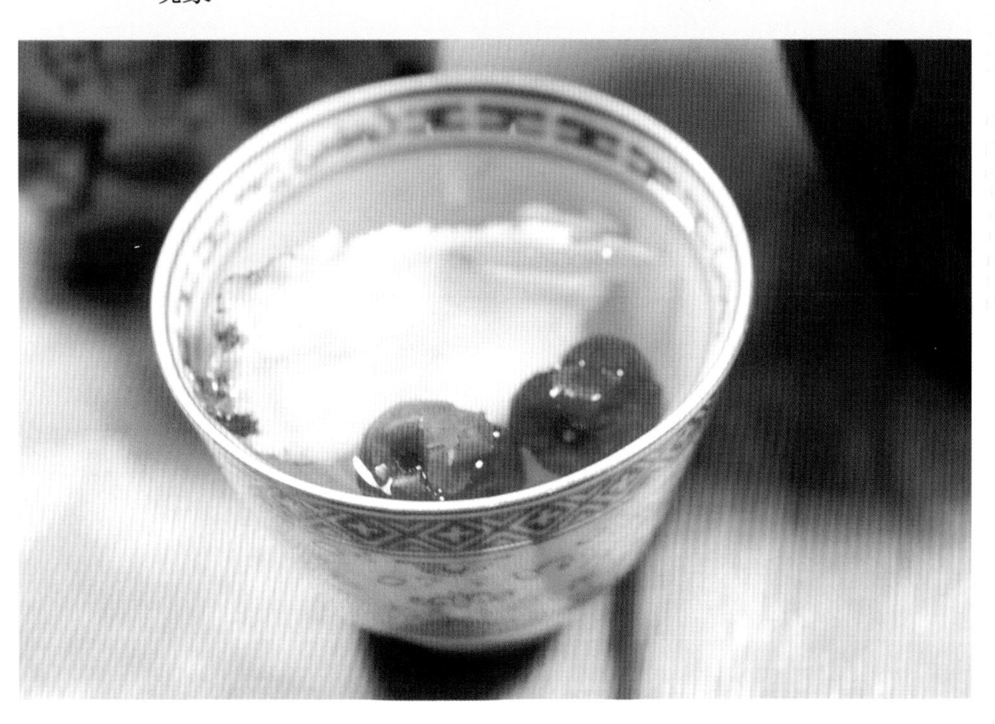

補益養生藥材

熟地

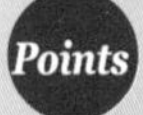

Rehmanniae Preparata Radix

Points 補血滋潤，益精填髓

別名：熟地黃

營養成分：益母草苷、地黃素

YES or NO 食用飲食宜忌	
YES適用者	○ 一般人
	○ 血虛萎黃者
NO不適用者	× 脾胃虛弱者
	× 氣滯痰多者

【考證文獻】：《本草圖經》

【藥用部位】：玄參科植物地黃的乾燥炮製根部。（*Rehmannia glutinosa* (Gaertn.) Libosch EX Fisch.et Mey.）

【性味】：味甘，性溫。

【藥效歸經】：歸足厥陰肝經，足少陰腎經。

【養生功效】：補血滋潤，益精填髓。

【單味用法】

內服：煎服9~30公克，或入丸散，或是浸酒。

中醫師小叮嚀

勿以銅鐵器煮食；而氣鬱之人宜斟酌使用，胃腸虛弱者不可服。此外，熟地忌蘿蔔、蔥白、韭菜，故應謹慎使用。而熟地為滋陰補血之要藥，故可改善因血虛而出現面色萎黃，暈眩心悸，失眠健忘，早生白髮，月經不調等症，並且其滋陰效果可治療肝腎陰虛，腰膝痠痛，口乾舌燥，對於小兒發育遲緩，成人衰老，陽萎等症均可使用。此外，熟地炒炭之後，有不錯的止血功效，故可治療血虛發熱，吐血，咳血，陰虛咳嗽之證。

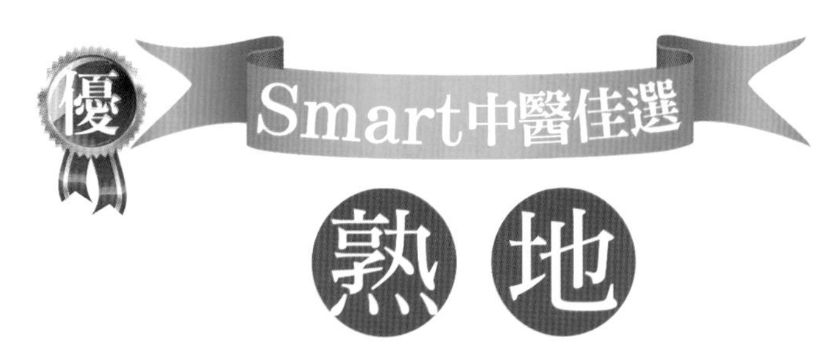

熟地

1. 藥材塊根肥大。
2. 質地軟潤且內外烏黑有光澤者為佳。

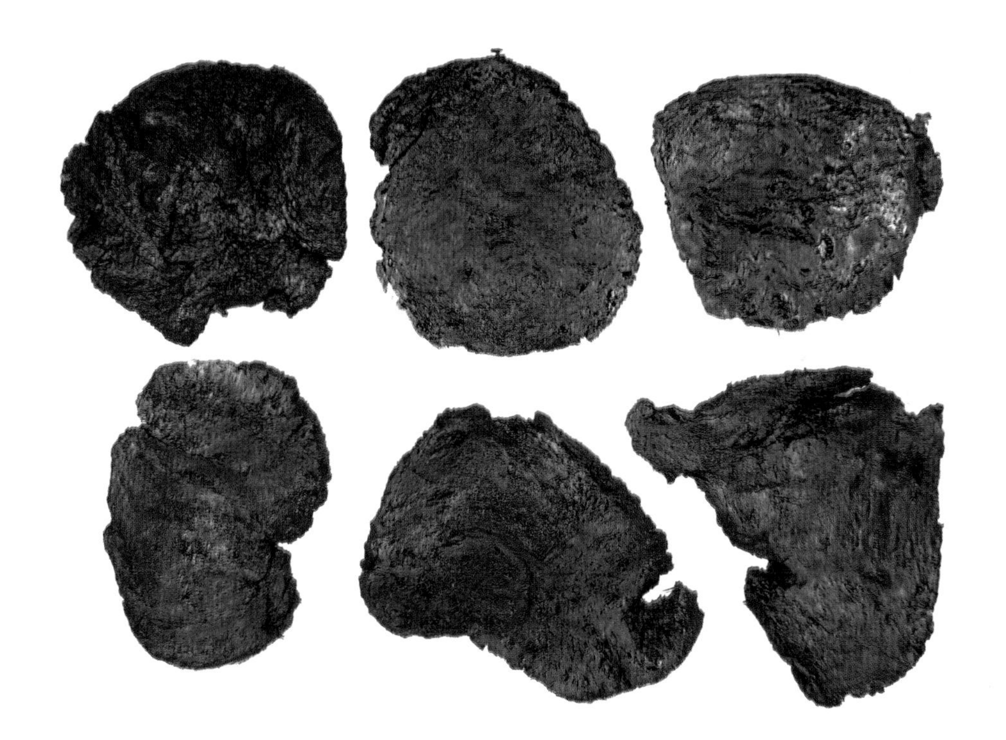

藥材小常識：

在臨床應用上，熟地常用於血虛萎黃、暈眩、心悸失眠、月經不順等症。此外，熟地為補血特效藥，故經常與當歸、白芍同用。

Best 推薦茶飲

補血

人參美容湯

[增強記憶 + 改善多夢]

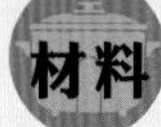

材料

1. 熟地12~15公克
2. 人參8~10公克
3. 白朮8~10公克
4. 黃耆8~10公克
5. 甘草2~3公克
6. 陳皮8~10公克
7. 桂心8~10公克
8. 當歸10~12公克
9. 五味子4~6公克
10. 茯苓8~12公克
11. 遠志8~10公克
12. 白芍10~12公克
13. 生薑2~3片
14. 大棗2~3顆

作法

將上述所有藥材一起放入鍋中，加適量水煎煮30~40分鐘，取其湯汁即可服用。

調養功效

本方適合氣血兩虛、失眠、心悸、多夢健忘、食慾不振、面色不佳、肌肉消瘦、毛髮易脫落的人服用，為一氣血雙補的方劑。

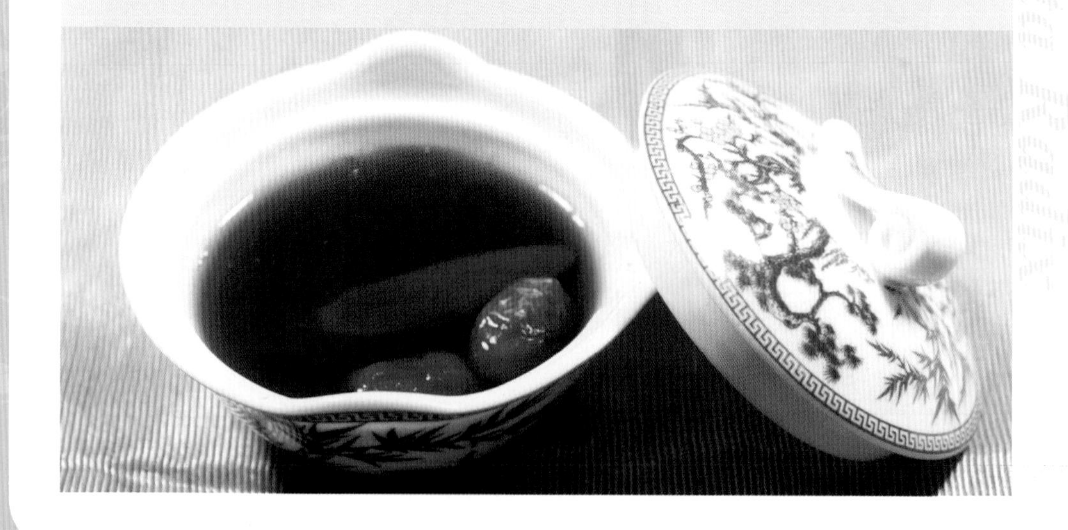

何首烏 補血

Polygoni Multiflori Radix

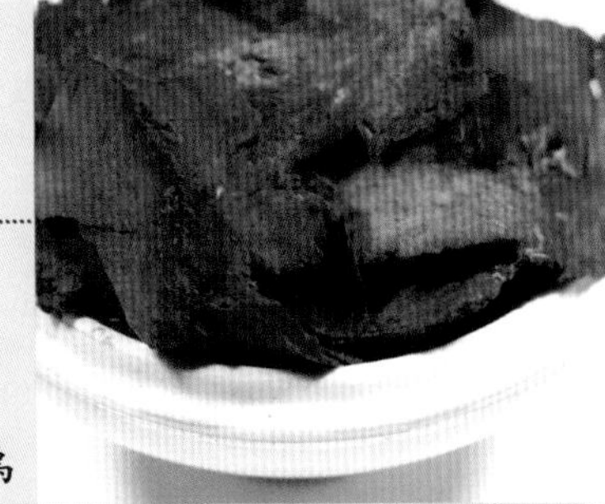

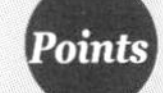

養血滋陰，潤腸通便

別名：地精、馬肝石、山精、夜交藤根、黃花汙根、血娃娃、鐵稱陀、赤首烏、藥首烏、何相公、首烏

營養成分：大黃素、大黃酸等多種蒽醌類化合物

YES or NO 食用飲食宜忌

YES適用者	○ 一般人 ○ 腸燥便祕者
NO不適用者	× 大便清泄者 × 有濕痰者

【考證文獻】：《開寶本草》

【藥用部位】：蓼科植物何首烏的乾燥塊根。（*Polygonum multiflorum* Thunb）

【性味】：味苦、甘、澀，性微溫。

【藥效歸經】：歸足厥陰肝經，足少陰腎經。

【養生功效】：養血滋陰，潤腸通便，截瘧，祛風，解毒。

【單味用法】

內服：煎服9~15公克，熬膏，浸酒，或入丸散。

外用：煎水洗，研末塗之。

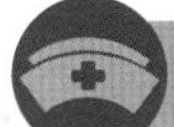

中醫師小叮嚀

忌豬、羊血、蘿蔔、蔥蒜，亦忌鐵煎煮。由於生首烏能通便潤腸，故大便溏泄者不宜使用，而制首烏補益力強，有收澀效果，故痰溼重者忌用。此外，生首烏有截瘧、祛風、解毒通便之效果，因此多用於治療血虛風疹，腸燥便祕者；制首烏因能補肝腎、收澀，且不燥不寒的性質為補益良藥，可改善頭昏眼花，鬚髮早白，腰膝痠軟者。

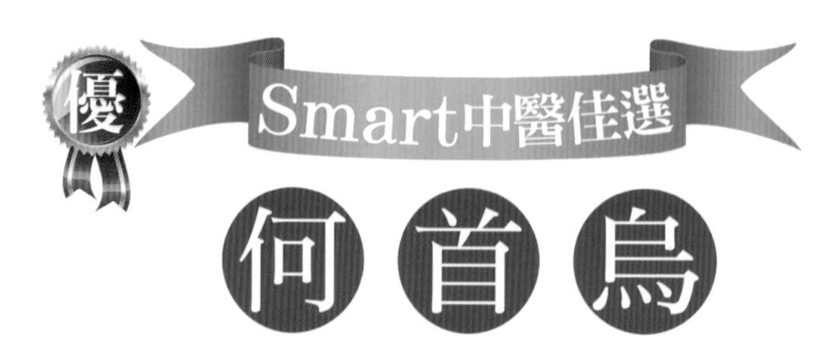

1. 個大且裡紅外黑。
2. 沒有發霉且味微苦。
3. 質重且堅硬，有膠狀光澤。
4. 斷面無裂縫且有粉性者為佳。

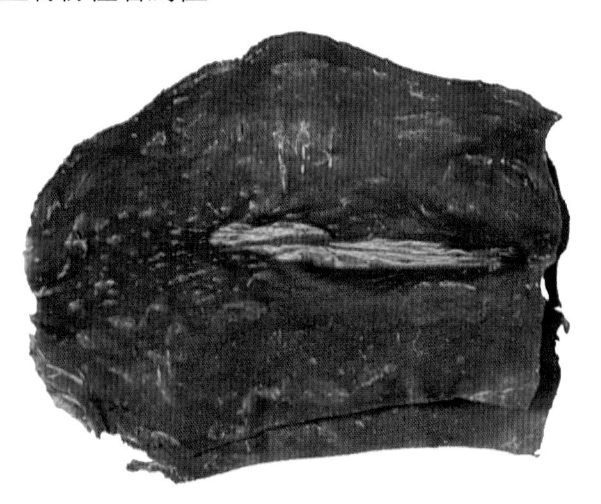

藥材小常識：

何首烏有滋養強壯、止癢、降壓、降膽固醇等作用，也是虛弱體質與高血壓、動脈硬化、乾燥皮膚疾病等症狀的處方。另外，何首烏也以預防白髮著稱，傳說有位姓何的人吃了何首烏的根，結果頭髮不僅如烏木一樣漆黑，甚至還活到一百六十多歲，足見古人對何首烏功效的推崇。

Best 推薦茶飲

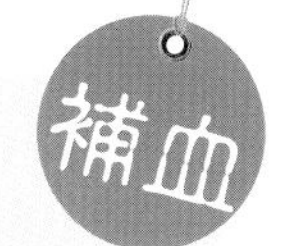

首烏養身茶

[補血活血 + 退火消脂]

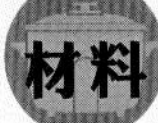

1. 何首烏5~10公克
2. 玉竹15~20公克
3. 炒決明10~15公克
4. 丹參5~10公克
5. 甘草2~5公克

將所有藥材洗乾淨，用適量沸水沖泡，加蓋悶約20~30分鐘，取其湯汁即可服用。

調養功效

玉竹能生津退火，炒決明則能潤腸通便，再加上何首烏的補血、養血，以及丹參的活血，將產生極佳的退火消脂功效。

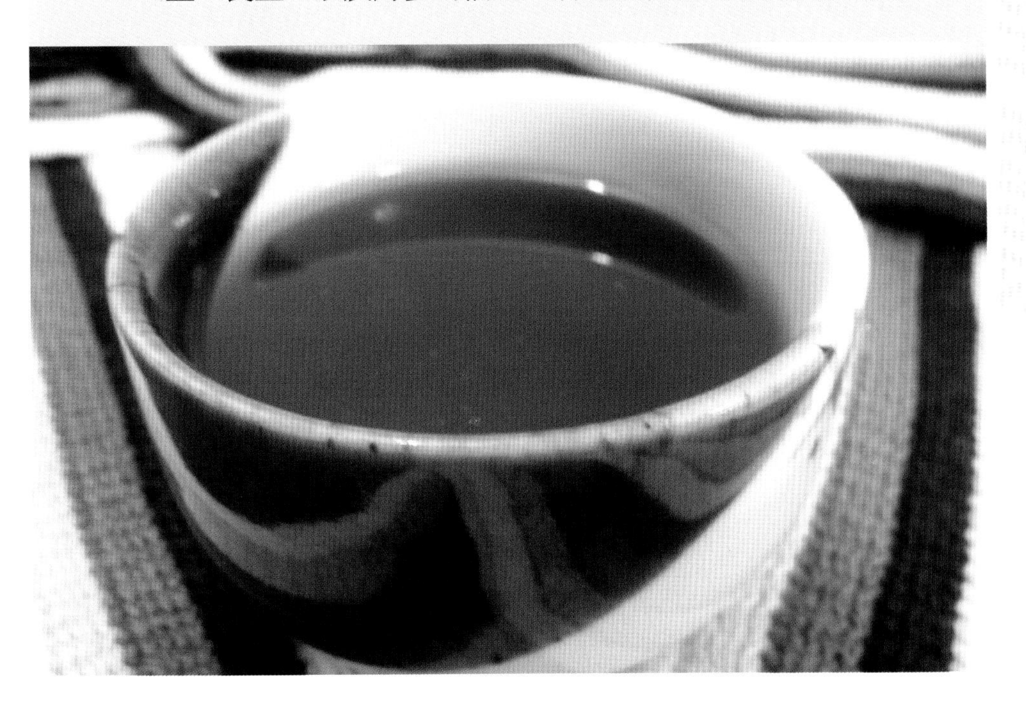

補益養生藥材

白芍

補血

Paeoniae Alba Radix

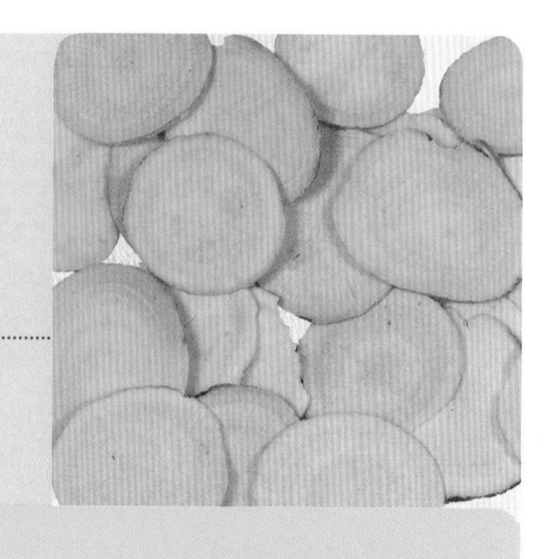

Points 補血合營，緩急止痛

●別名：芍藥、杭芍、川芍、亳芍

●營養成分：芍藥苷、白芍苷

YES or NO 食用飲食宜忌	
YES適用者	○一般人
	○面色萎黃者
NO不適用者	×虛寒證者
	×產後婦女

【考證文獻】：《神農本草經》

【藥用部位】：毛茛科植物芍藥的乾燥根。（*Ranunculaceae Paeonia lactiflora* Pall.）

【性味】：味酸苦，性微寒。

【藥效歸經】：歸足厥陰肝經，足太陰脾經。

【養生功效】：瀉肝火，養血柔肝，緩中止痛，斂陰止汗，月事不調。

【單味用法】

內服：煎服8~14公克，大劑量可到30公克。

中醫師小叮嚀

白芍惡石斛、芒硝；畏硝石、鱉甲、小薊；反藜蘆，故配伍時應注意用藥原則。另外，因白芍有斂血止血的作用，所以婦女產後不可使用，而虛寒腹痛、中寒胃冷者亦不宜單獨使用，以免加重病情。而根據現代藥理研究顯示，白芍對解熱鎮痛、增強免疫力都有不錯功效，故在調理上述症狀時，經常會以白芍入藥。

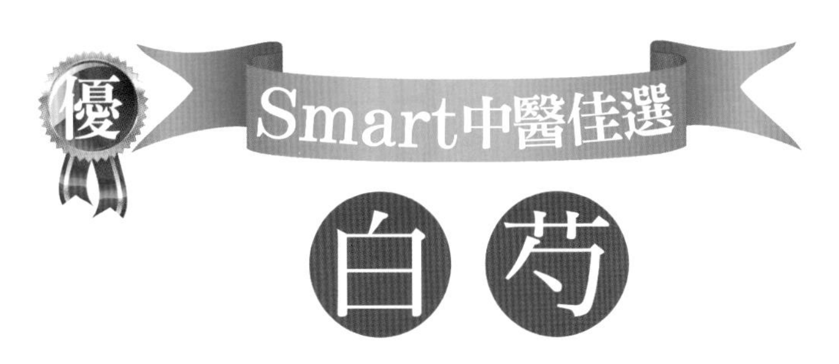

白芍

1. 藥材根粗長，質地堅硬。
2. 斷面為白色，粉性足。
3. 表皮潔淨，無白心或是空隙者為佳。

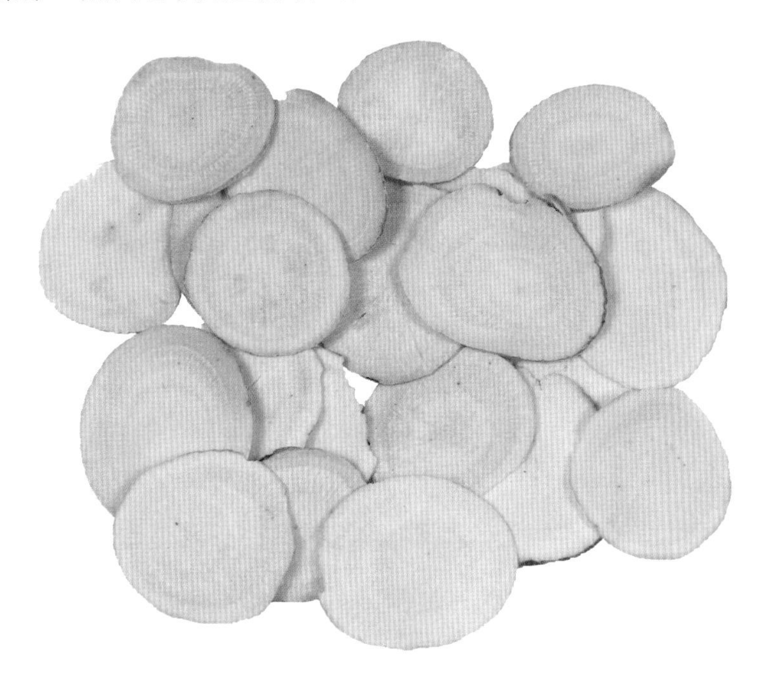

藥材小常識：

白芍與當歸、熟地三種相同點在於皆可補血，而相異點則是白芍補血兼斂陽，且能緩急止痛與平肝；當歸則可補血兼活血而止痛，且能潤腸通便；熟地則長於滋陽，亦有補精益髓之功效。

Best 推薦茶飲

補血

白芍甘草茶

[潤膚增白 + 去斑平瘡]

材料

1. 白芍5~8公克
2. 甘草3~5公克

作法

將兩味藥材放入杯中，用適量沸水沖泡，加蓋悶15~20分鐘即可飲用。

調養功效

本方有潤膚增白，去斑平瘡的功效。

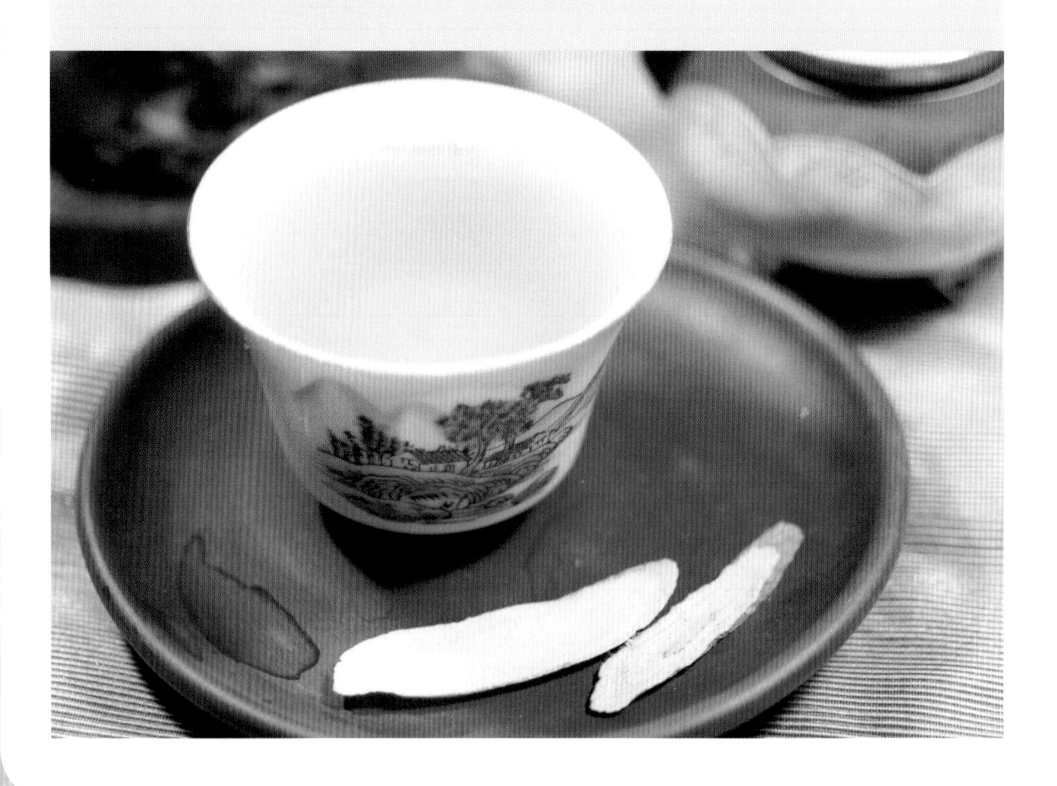

杜仲

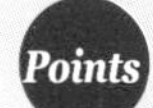

補陽

Eucommia Cortex

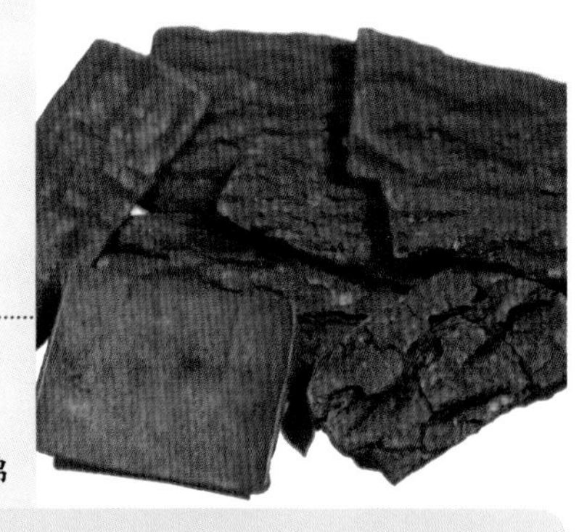

Points 補肝益腎，強筋壯骨

別名：思仲、厚杜仲、炒杜仲、杜仲碳、絲棉皮、木棉

營養成分：杜仲苷、多種木脂素、苷類成分

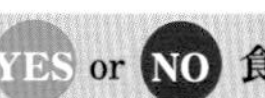

YES or NO 食用飲食宜忌

YES適用者	○一般人 ○肝腎虧虛 ○高血壓患者
NO不適用者	× 陰虛火旺者

【考證文獻】：《神農本草經》

【藥用部位】：杜仲科植物的乾燥樹皮。（*Eucommia ulmoides* Oliv.）

【性味】：味甘，性微辛、溫。

【藥效歸經】：歸足厥陰肝經，足少陰腎經。

【養生功效】：補肝腎，強筋骨，可改善肝腎不足所引起的腰膝痠痛；此外，還可鎮痛、利尿，固經，安胎止血。

【單味用法】

內服：煎服9~14公克，浸酒或是入丸散。

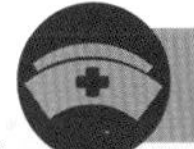

中醫師小叮嚀

因為有溫補作用，所以陰虛火旺者慎服；此外，杜仲惡蛇皮、元參，故要慎用藥材。而生杜仲性溫偏燥，能溫補肝腎，強筋骨，故適用於腎虛的腰傷背痛者；但炒過之後的杜仲，可直通下焦，溫而不燥，有增強肝腎的作用，常用於腎虛腰痛，陽萎遺精和高血壓之人。

此外，台灣市面上依產地和品質的不同可分為川杜仲、貴州杜仲、去皮杜仲等，其中以四川和貴州產的川杜仲因為絲度濃密，且其絲拉扯時強韌不易斷，品質最優。

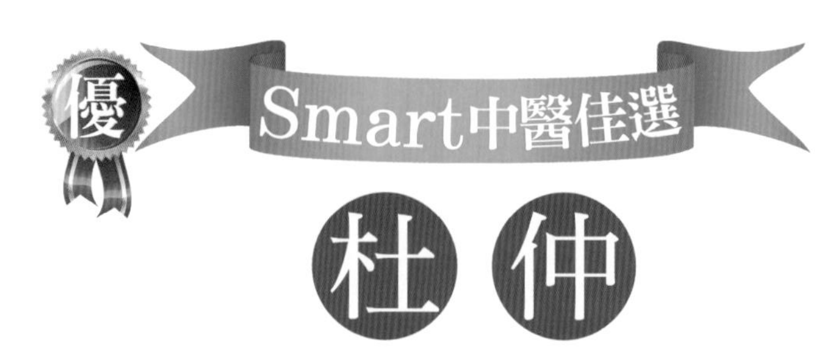

杜仲

1. 外皮厚而大。
2. 折斷時，有富彈性的銀白絲可拉長且不易拉斷。
3. 內面呈暗紫色。
4. 身乾體硬者為佳。

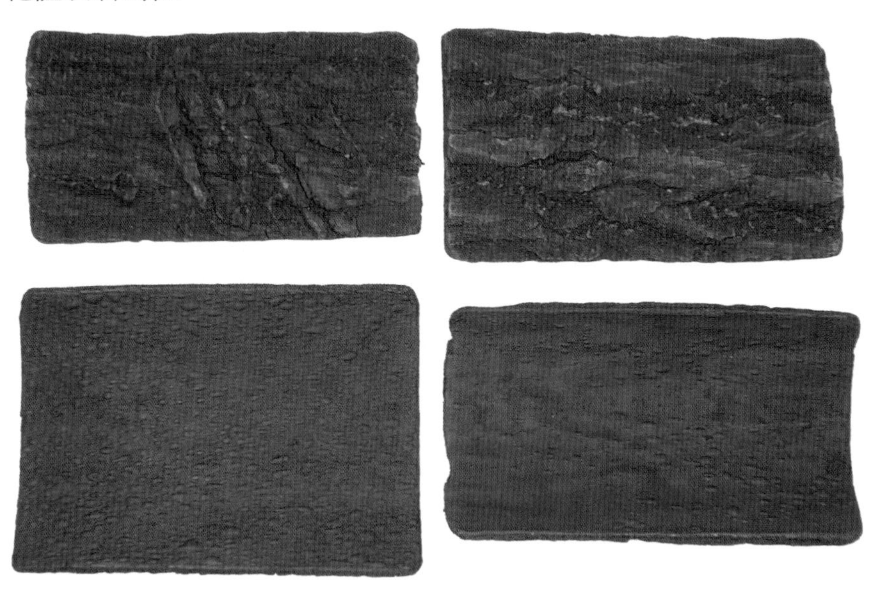

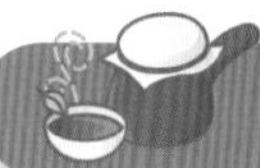

藥材小常識：

杜仲的特徵是葉片與樹皮蘊含馬來乳膠的成分，因此把杜仲的樹皮剝下來，就會出現綿狀態纖維（木棉），而這種乳膠也常被用於絕緣材料與齒科的填充劑等用途。

Best 推薦茶飲

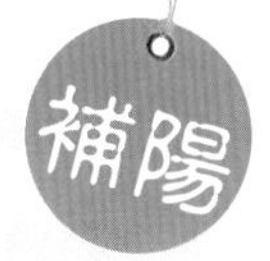

杜仲茶

[潤澤皮膚 + 烏黑毛髮]

材料
1. 杜仲3~5公克
2. 綠茶3~5公克

作法 將杜仲與綠茶一同放入杯中，以適量沸水沖泡，加蓋悶10~15分鐘即可飲用。

調養功效

本方可潤澤皮膚，烏黑毛髮，強健筋骨，改善腰膝痠痛等不適。

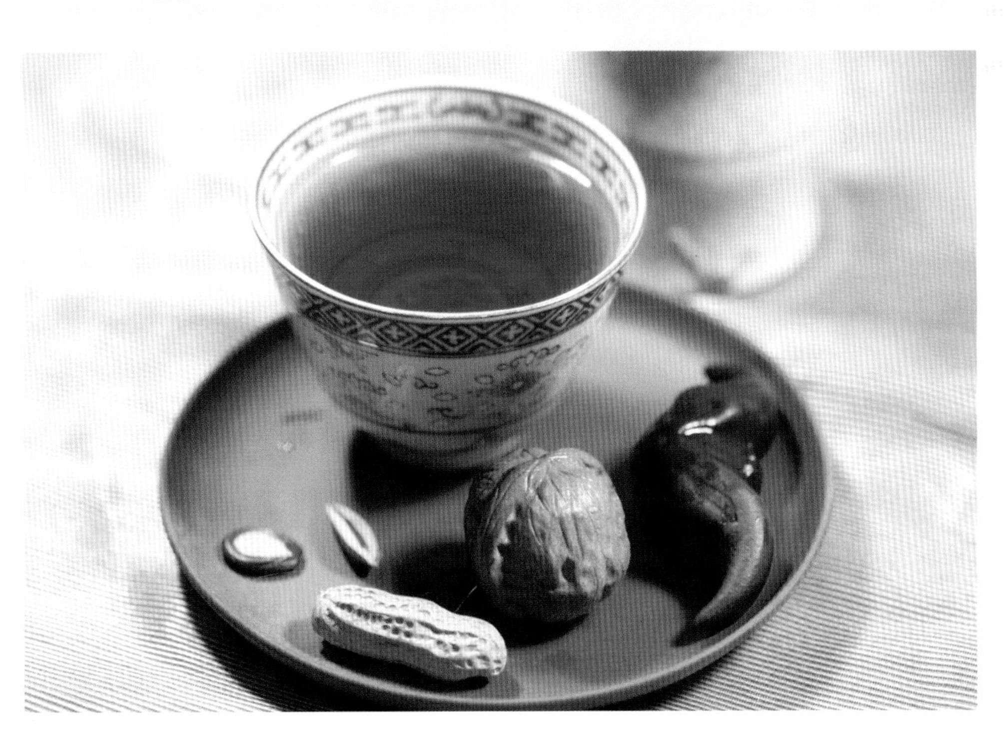

補益養生藥材

冬蟲夏草

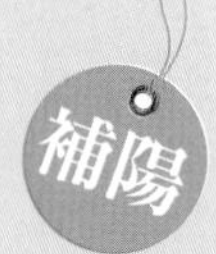

Cordyceps

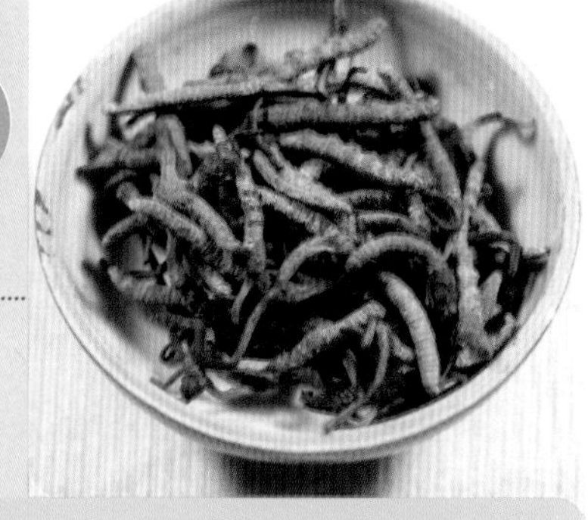

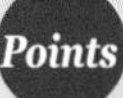
Points 補腎益精，保養肺氣

●別名：蟲草、夏草冬蟲、冬蟲草

●營養成分：天冬胺酸、穀胺酸、磷、納、鉀

YES or NO 食用飲食宜忌	
YES適用者	○一般人
	○陽萎遺精者
NO不適用者	×有表邪者
	×陰虛火旺者

【考證文獻】：《本草從新》

【藥用部位】：肉座菌科冬蟲夏草菌的子座和其寄生蟲體的複合體。（*Cordyceps sinensis* (Berk) Sacc.）

【性味】：味甘，性溫。

【藥效歸經】：歸手太陰肺經，足少陰腎經。

【養生功效】：保肺氣，實腠理，補腎益精，能增強免疫力和體力；還可降低膽固醇，延緩老化，消除疲勞等功用。

【單味用法】

內服：煎煮內服居多，量約5~10公克，或入丸、散。

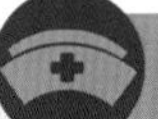

中醫師小叮嚀

陰虛火旺，溫熱症，化膿性感染者不宜使用。有表邪者應慎用。此外，病後體虛且恢復緩慢者，並出現自汗畏寒等情形，可將其加入鴨、雞、豬肉等燉服，有補虛扶弱之效。

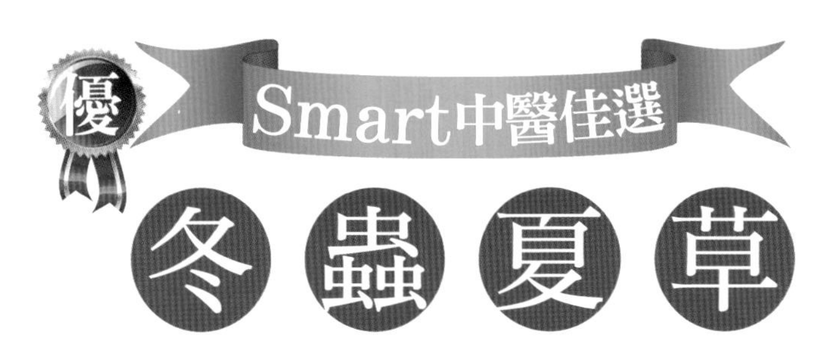

1. 蟲體色澤黃亮，豐滿肥大。
2. 斷面呈黃白色。
3. 子座短小者為佳。

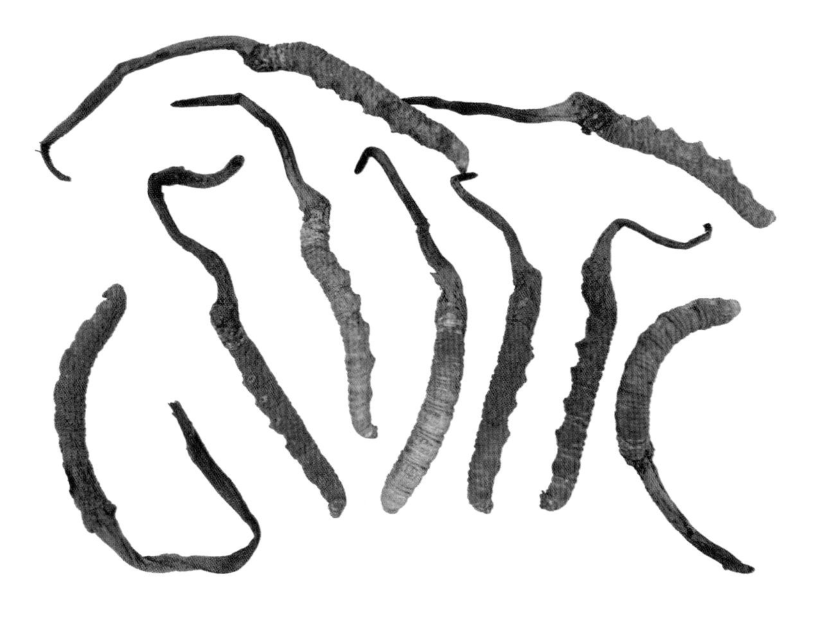

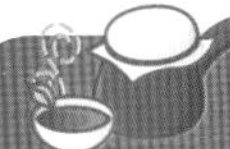

藥材小常識：

冬蟲夏草的形成是因蝙蝠蛾（鱗翅類）等昆蟲的幼蟲冬天潛伏在地底，幼蟲身上寄生了麥角菌等蕈類細菌，然後幼蟲被吸收養分而死，到了夏天，從幼蟲的部分屍體開始像草一般由地面上長出菌柄，這就是冬蟲夏草形成的原因。

Best 推薦茶飲

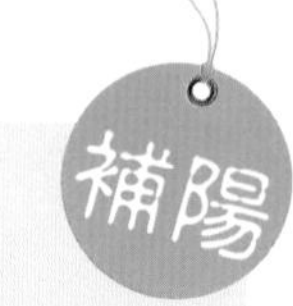

蟲草強身茶

[強身壯體 + 補氣益腎]

材料
1. 冬蟲夏草2~5公克
2. 太子參8~10公克

作法 將上述兩種材料一起放入杯中，以沸水沖泡，加蓋悶15~20分鐘即可飲用。

調養功效

具有強身壯體，補氣益腎的功效，多適用於體弱多病，年老體衰者。

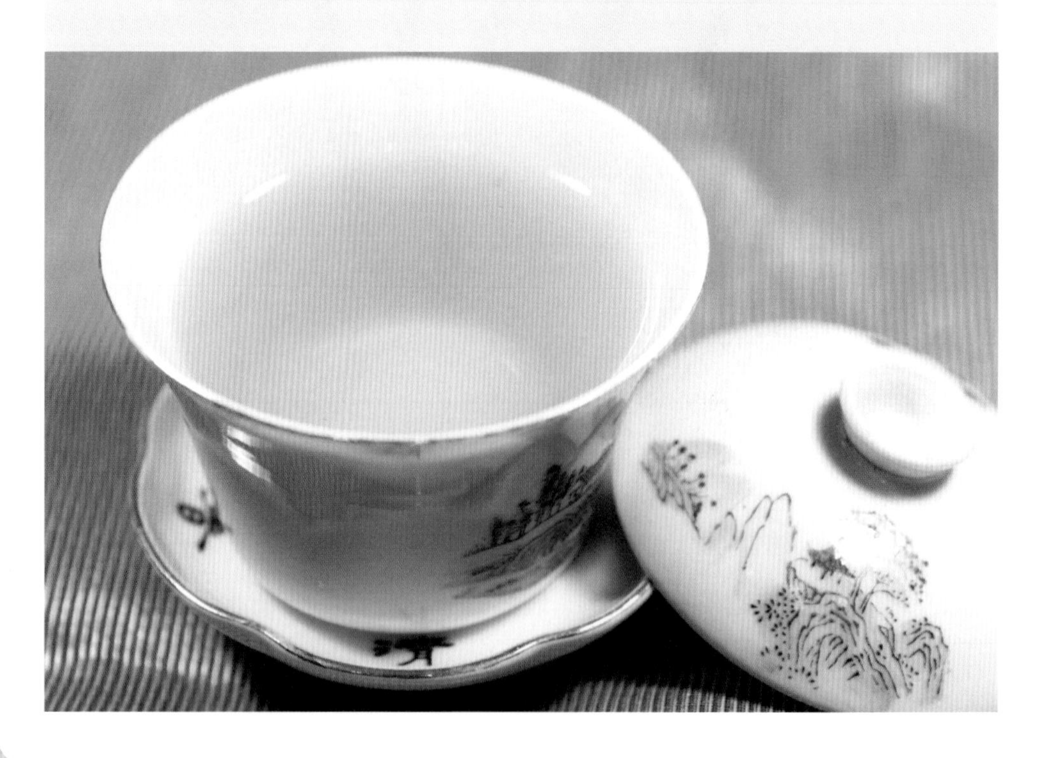

補益養生藥材

海馬

補陽

Hippocampus

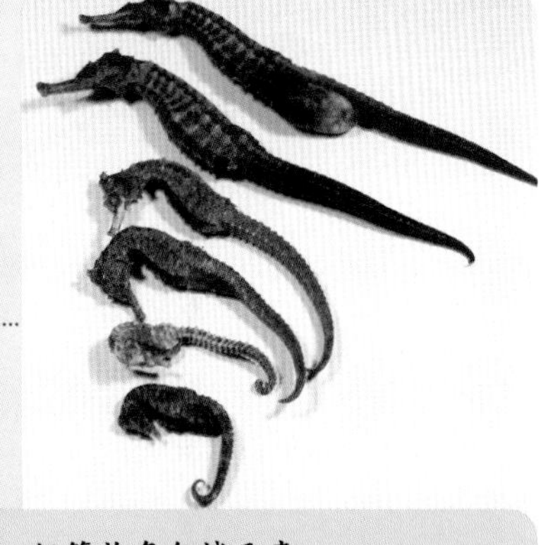

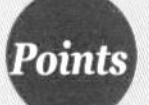
補腎壯陽，散結消腫

別名：海龍

營養成分：含谷胺酸，天冬胺酸等多種胺基酸和鈉、鐵、錳等許多無機元素

YES or NO 食用飲食宜忌	
YES適用者	○ 一般人 ○ 血氣痛者
NO不適用者	× 孕婦 × 陰虛陽亢者

【考證文獻】：《本草綱目拾遺》

【藥用部位】：海龍科克氏海馬或是大海馬或是刺海馬除去內臟的乾燥身體。（海馬*Hippocampus kalloggi* Jordan et Snyder；大海馬*Hippocampus kuda* Bleeker；刺海馬*Hippocampus hidtrix* Kaup）

【性味】：味甘，性溫。

【藥效歸經】：歸足厥陰肝經，足少陰腎經。

【養生功效】：補腎壯陽，通經活血，鎮靜安神，舒經活骨。

【單味用法】

內服：煎服9~25公克。

外用：研磨成粉塗抹在患處。

中醫師小叮嚀

孕婦和陰虛火旺者忌服。在食療方面，因具有溫腎壯陽，散結消腫的作用，故對精神衰敗，陽萎，宮冷不孕，遺尿頻尿，具有較佳的改善效果。

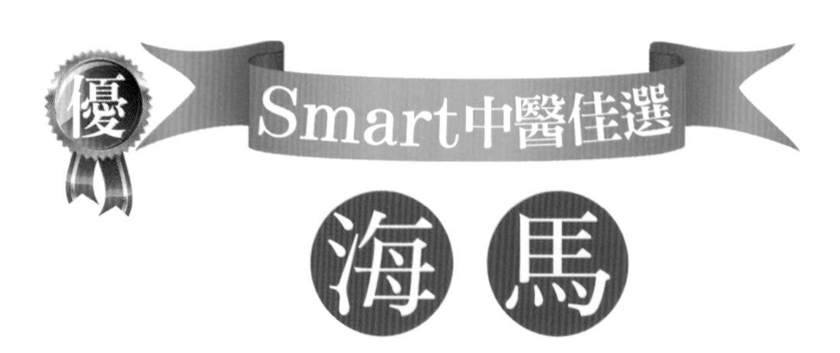

1. 體大且全身完整。
2. 骨質堅硬。
3. 顏色黃白、無蛀者為佳。

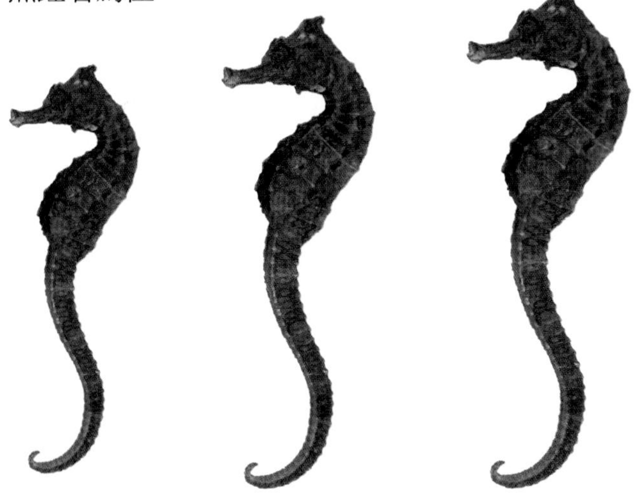

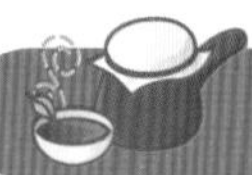

藥材小常識：

海馬通常可分成大、中、小三等，其中頭尾齊全，體彎曲，全長15~30公分以上者為一等貨；再者為黃白色，頭尾齊全，7~15公分者為次等貨；接著黃白色或是顏色近暗褐色者，體長小於7公分者為最低等貨。而以功效來說，海馬除了有溫暖小腹的明顯作用外，還有收縮子宮的功效，故能治療各種婦科疾病，甚至是男性的前列腺炎等，但孕婦應忌服，以免出現流產情形。

Best 推薦茶飲

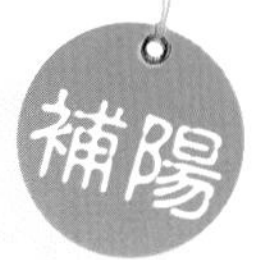

海馬煎

[補腎壯陽 + 舒筋活絡]

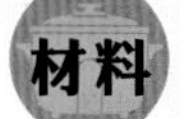

1. 海馬15~20公克
2. 白糖適量
3. 黃酒適量

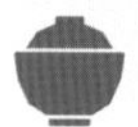

1. 將海馬切成薄片，放入鍋中加入適量水煎煮。
2. 接著，酌量加黃酒去味，最後取其湯汁，依個人喜好加白糖飲用即可。

調養功效

主要用於補腎壯陽，舒筋活絡，對於中風後遺留的下肢癱瘓有改善功效。

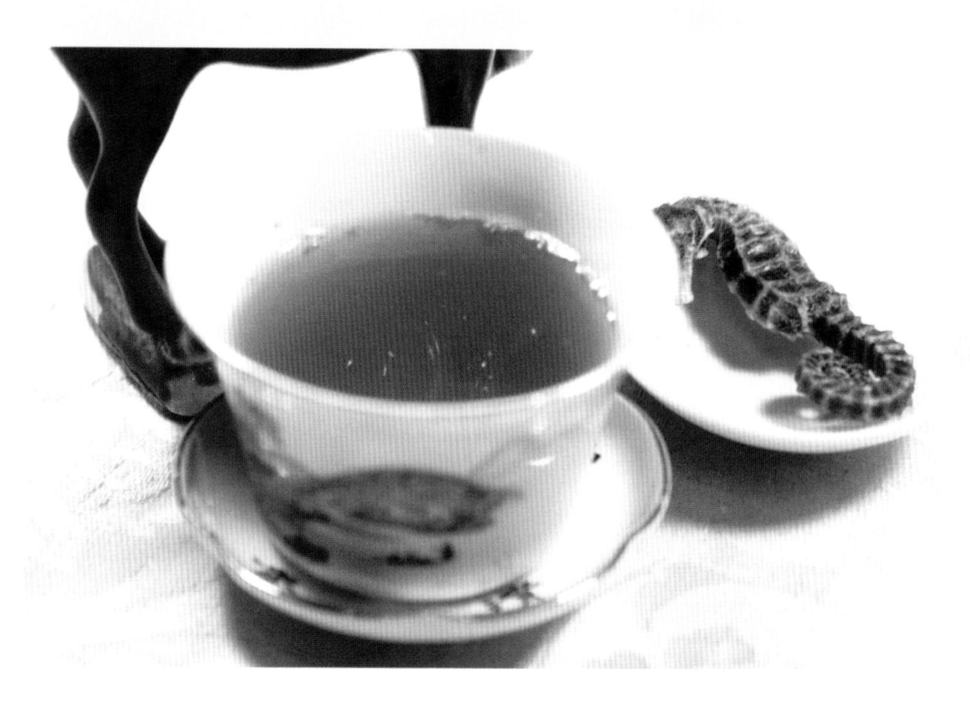

補益養生藥材

鹿茸

補陽

Cervi Pantorichum Cornu

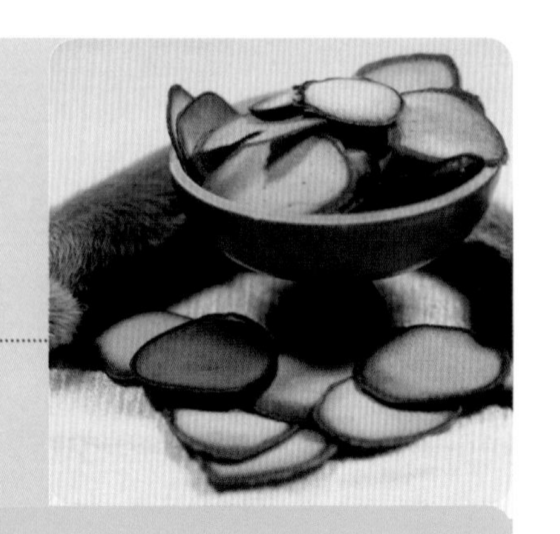

Points 壯陽益精，強精托毒

別名：鹿茸

營養成分：甘胺酸、丙胺酸等多種胺基酸

YES適用者	○ 一般人
	○ 腎陽不足者
NO不適用者	× 胃火旺者
	× 外感熱者

【考證文獻】：《神農本草經》

【藥用部位】：鹿科梅花鹿或是馬鹿及台灣水鹿的雄鹿未骨化帶絨毛的幼角。（梅花鹿*Cervus Nippon* Temminck；馬鹿*Cervns elaphus* L.；台灣水鹿*Rusa unicolor* Bechstein）

【性味】：味甘鹹，性溫。

【藥效歸經】：歸足厥陰肝經，足少陰腎經。

【養生功效】：有益精強壯的功效，且因可補肝腎，所以有強筋健骨，固崩止帶的功用。此外，亦可用於腎陽不足和精血氣虛所引起的陽萎，筋骨乏力，頭暈耳鳴等不適。

【單味用法】

內服：燉服時，其用量約1~4公克，直接含服的用量為0.5~1公克或入丸，散，或是泡酒。

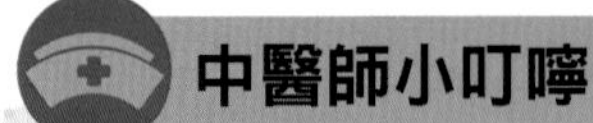

陰虛陽亢，內熱盛者忌服。高血壓者不宜服用。若使用後出現口乾、流鼻血、心跳加速等現象，應立刻停止。

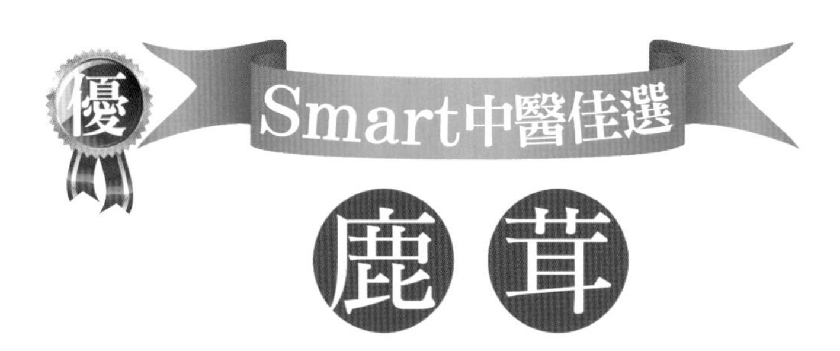

鹿茸

1. 個大，外形美觀。
2. 鹿角分叉對稱且角直立。
3. 呈紅棕色或紅黃色密生細茸毛，不易剝離且質地柔軟。
4. 切面為棕紫色，無蜂窩狀細孔且不起筋者為佳。

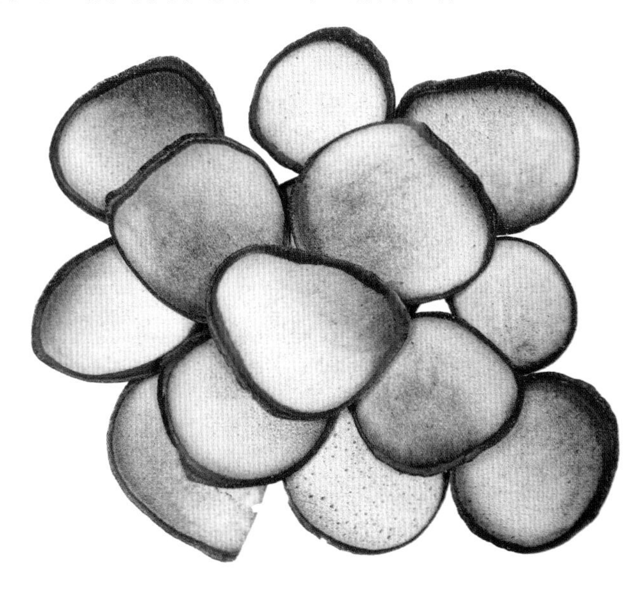

藥材小常識：

鹿茸對增進人體鈣的吸收、骨頭生長，以及加強心臟、肌肉的功能都有良好作用，此外鹿茸所富含的鹿茸精（即雄性激素及少量女性卵泡激素）與膠質、蛋白質，對女性健康與兒童的生長發育均有益處。

Best 推薦茶飲

補陽

鹿茸藥酒

[強身健體]

材料

1. 鹿茸15~20公克
2. 人參15~20公克
3. 枸杞子15~20公克
4. 山藥15~20公克
5. 高粱酒1斤（600毫升）

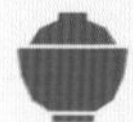

作法 將上述藥材切片，用1斤高粱酒浸泡49天即可。

調養功效

有強身健體的效果，但高血壓患者忌服。

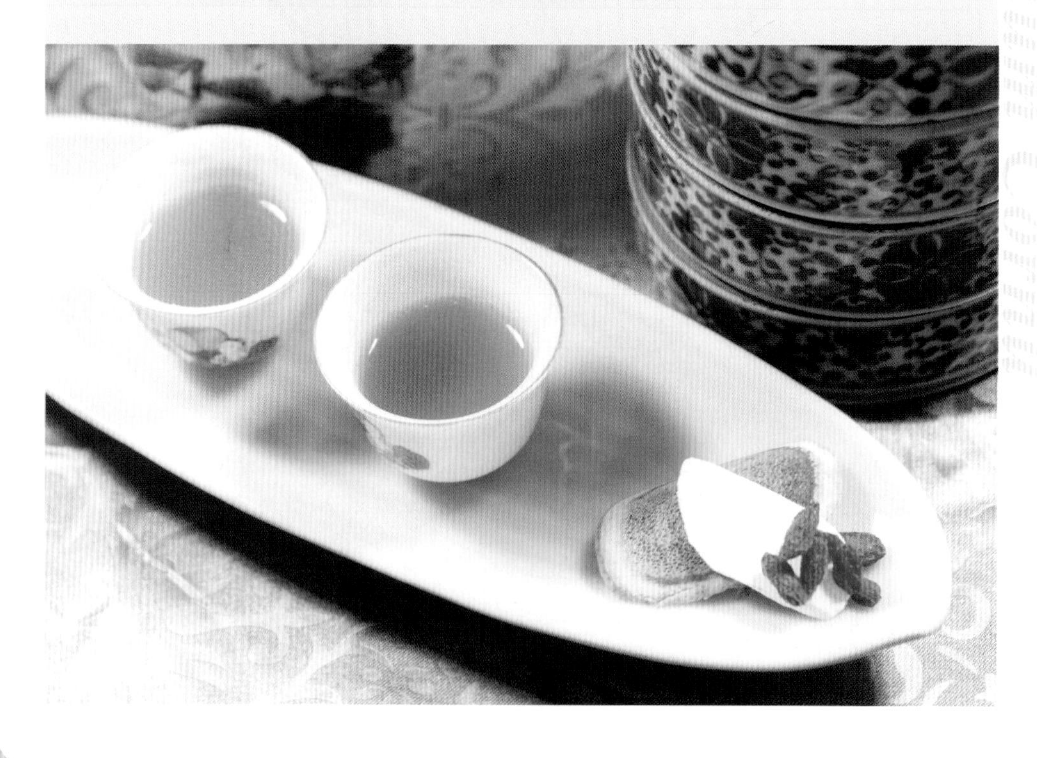

補骨脂

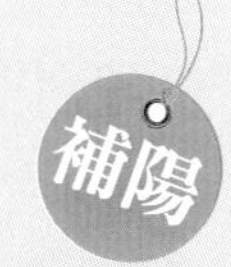

Psoraleae Fructus

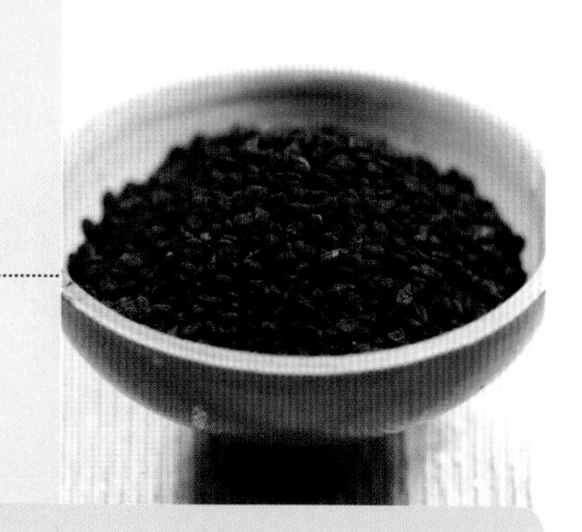

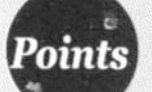

納氣平喘，補腎助陽

●別名：胡韭子、破故紙、補骨鴟、黑故子、胡故子、吉固子、黑故子

●營養成分：補骨脂素、揮發油

YES or NO 食用飲食宜忌	
YES適用者	○一般人 ○脾腎陽虛泄瀉者
NO不適用者	✕陰虛火旺者 ✕便結者

【考證文獻】：《雷公炮炙論》

【藥用部位】：豆科植物補骨脂之乾燥成熟果實。（*Psoralea corylifoia* L.）

【性味】：味辛、苦，性溫。

【藥效歸經】：歸足少陰腎經，手厥陰心包經，足太陰脾經，足陽明胃經，手太陰肺經。

【養生功效】：補腎助陽，納氣平喘，溫脾止瀉。

【單味用法】

內服：煎服6~15公克，或入丸、散。

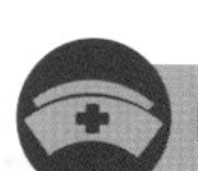

中醫師小叮嚀

補骨脂性質溫燥，傷陰助火，故陰虛火旺者忌服，大便祕結者禁用。此外，因補骨脂有致光敏作用，故當內服或外塗皮膚時，應防止日曬，倘若被日光或紫外線照射，將使局部皮膚出現色素沉澱的現象，應當多加留意。而補骨脂依所需藥性可分為生品和鹽製品，生品辛熱而燥，溫腎助陽功效較好，長於溫補脾腎，止瀉痢，多用於脾腎陽虛，但長期服用可能會造成口乾、舌燥、咽痛等傷陰現象；而鹽製品辛竄之氣較緩和，不傷陰，可引藥入腎，增加補腎納氣之效，多用於陽萎、滑精、遺尿之症狀。

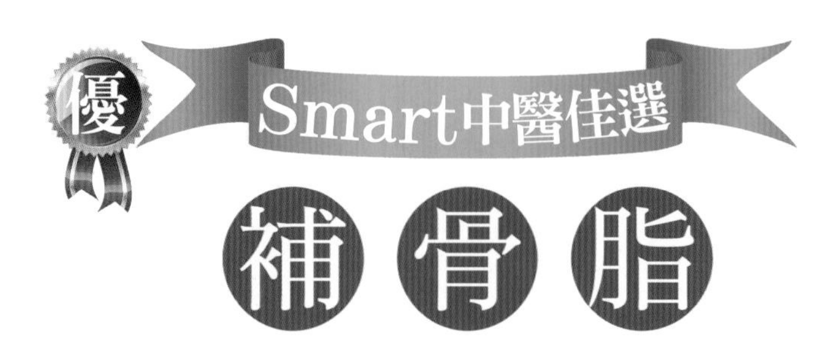

補骨脂

1. 顏色黑，且顆粒均勻。
2. 體型飽滿、堅實且無雜質者為佳。

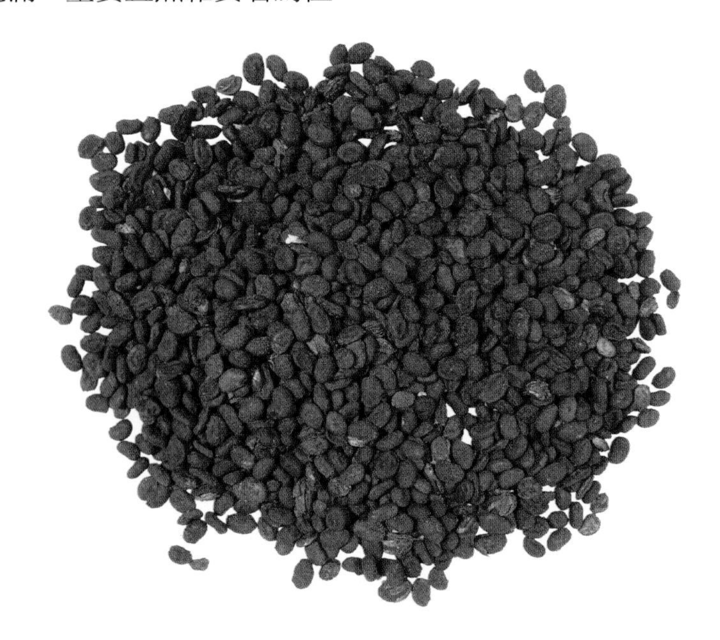

藥材小常識：

「補骨脂」的稱呼是指其功能，意即具有壯筋骨、益元氣、補腎助陽、溫脾止瀉的作用，據傳唐朝相國的鄭愚，其水土不服的症狀就是用補骨脂治療。另外，胡人原稱其為「婆固紙」，但人們誤傳為「破固紙」，因而另得其名。

Best 推薦茶飲

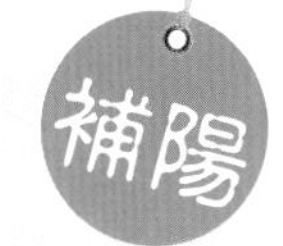

杜仲補骨飲

[補益腎虛 + 改善腰痛]

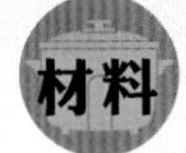

材料
1. 補骨脂5~10公克
2. 杜仲1~5公克

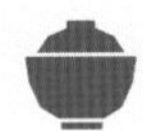

作法 將兩種藥材磨為粉末，加沸水沖泡，即可飲用。

調養功效

對於腎虛腰痛者有改善效果。

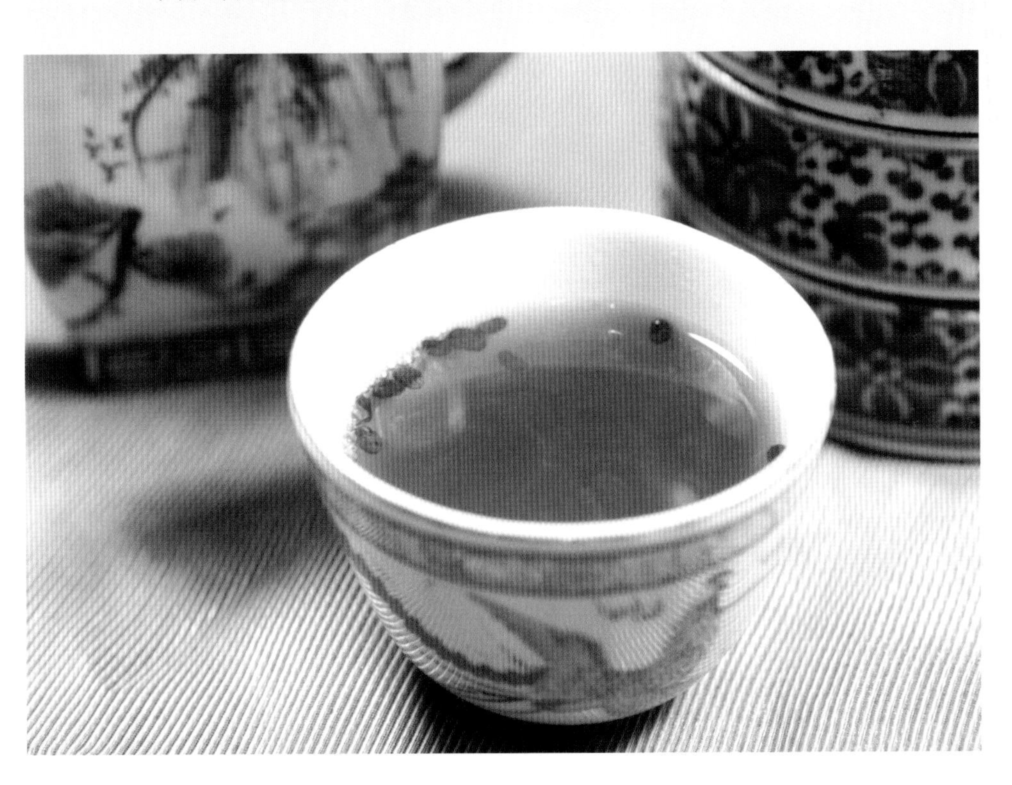

補益養生藥材

肉蓯蓉

補陽

Cistanches Deserticolae Herba

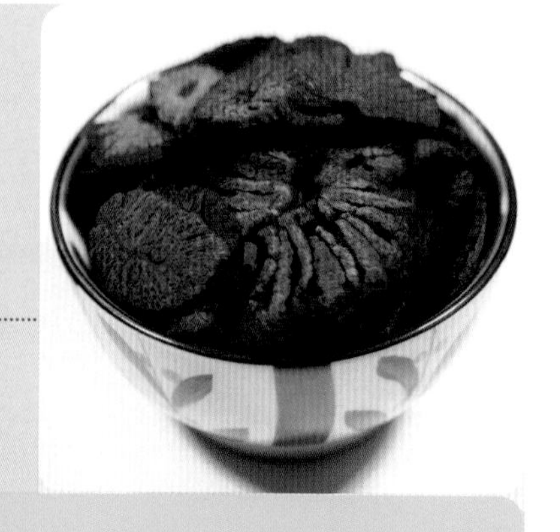

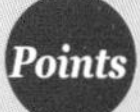

Points 補腎壯陽，潤腸益精

別名：肉鬆蓉、黑司令、縱蓉、地精、馬足、馬芝

營養成分：肉蓯蓉苷、洋丁香苷

YES or NO 食用飲食宜忌	
YES適用者	○ 一般人
	○ 精血虧虛者
	○ 腸燥便祕者
NO不適用者	× 有泄瀉者
	× 陰虛火旺者
	× 陽強易舉者

【考證文獻】：《神農本草經》

【藥用部位】：列當科植物的乾燥肉質莖。（*Cistanche deserticola* Y. C. Ma）

【性味】：味甘鹹，性溫。

【藥效歸經】：歸足少陰腎經，手陽明大腸經。

【養生功效】：補腎陽，益精血，潤腸道通大便，軟堅散結。由於肉蓯蓉質地油潤，故可用於老年人或是女性產後氣血虛弱，津液不足所導致的腸燥便祕，也可做抗老、抗癌的藥物使用。

【單味用法】

內服：以6~20公克煎湯或入丸劑。

其他用法：亦可生用，酒用等兩種方法

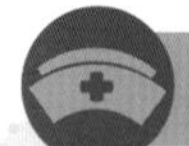

中醫師小叮嚀

忌銅、鐵器煎煮肉蓯蓉。此外，陰虛火旺和大便泄瀉者忌服，胃腸有實熱之大便祕結者也不可服用。而陽強易舉者忌用，另服用期間忌喝茶，以免產生副作用。

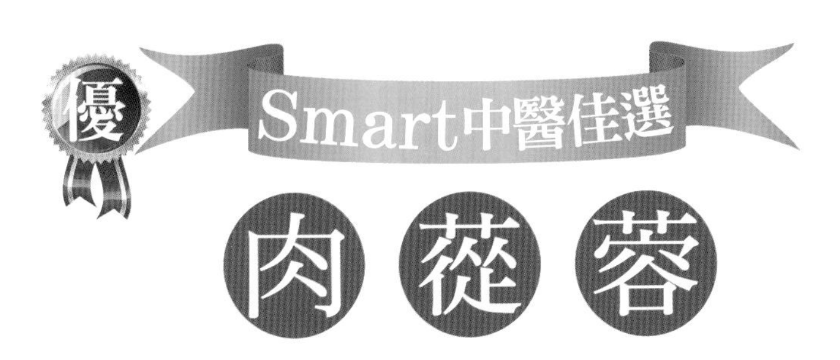

1. 藥材呈條狀且身形粗壯。
2. 其外表密生鱗葉。
3. 質地柔潤者較佳。

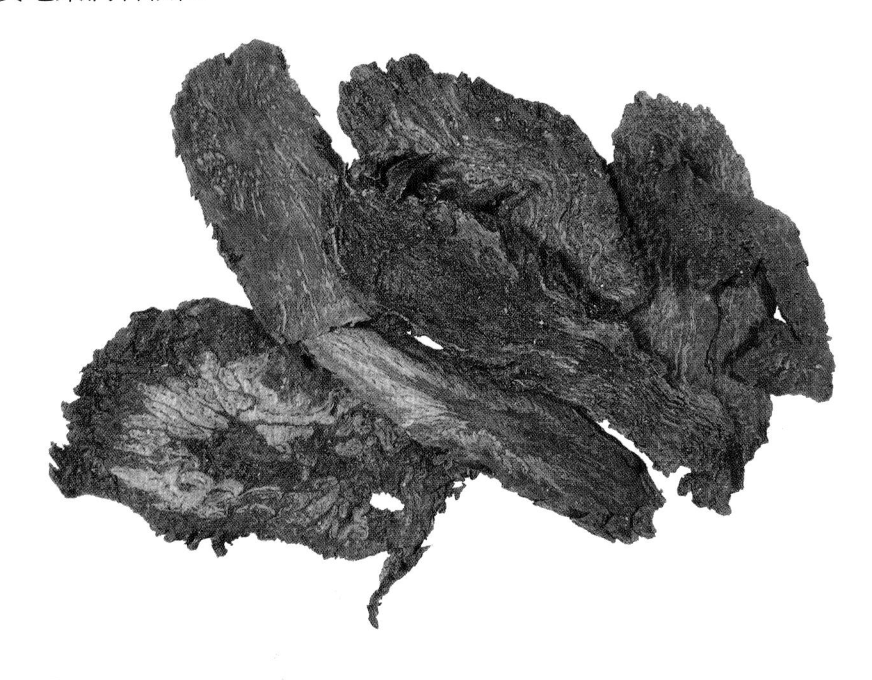

藥材小常識：

在中國西方，其人們多將肉蓯蓉當作食物，只刮去鱗甲，用酒浸洗去黑汁，切成薄片，和山芋、羊肉一起做成羹湯，味道極佳且有益人體，可勝過服用補藥。

Best 推薦羹湯

補陽

山藥蓯蓉羊肉羹

[溫腎助陽 + 改善更年期不適]

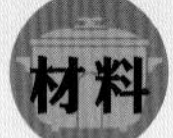

材料

1. 新鮮肉蓯蓉150公克
2. 山藥50公克
3. 羊肉100公克
4. 雞精、鹽適量

作法

1. 將新鮮肉蓯蓉去鱗，用酒洗淨。
2. 接著，將肉蓯蓉和山藥、羊肉一起煮成羹，再加少量的鹽和雞精調味即可。

調養功效

此方可溫腎助陽，對更年期婦女的不適症狀有較佳的改善效果。

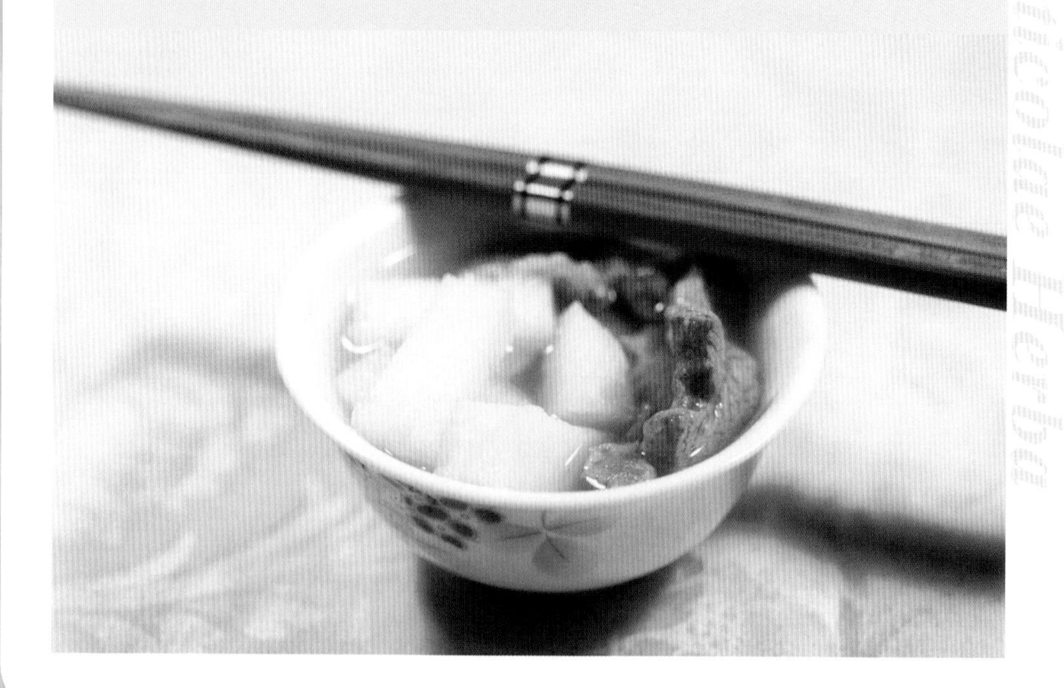

補益養生藥材

淫羊藿

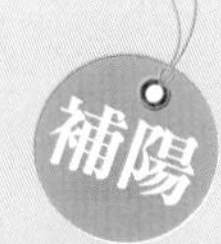

Sagittate Epimedium

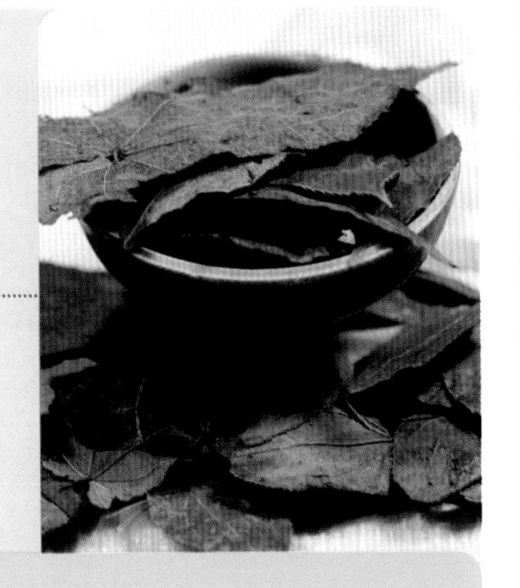

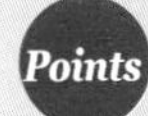

補腎壯陽，強筋健骨

別名：仙靈脾、黃連祖、放杖草、棄杖草、三叉風、桂魚風、鐵耙頭、鯽魚風、羊藿葉、羊角風、三角蓮、雞爪蓮、牛角花、銅絲草

營養成分：淫羊藿黃酮苷、淫羊藿苷

YES or NO	食用飲食宜忌
YES適用者	○ 一般人 ○ 腎陽虛的陽萎者 ○ 不孕者
NO不適用者	× 陰虛者

【考證文獻】：《神農本草經》

【藥用部位】：小檗科植物淫羊藿或是前葉淫羊藿或是箭葉淫羊藿同屬植物。（淫羊藿*Epimedium brevicornum* Maxim；前葉淫羊藿*Epimedium sagittatum.*；箭葉淫羊藿*Epimedium wushanense.*）

【性味】：味辛甘，性溫。

【藥效歸經】：歸足厥陰肝經，足少陰腎經。

【養生功效】：補腎壯陽，祛風除濕，強筋健骨。

【單味用法】

內服：煎湯3~10公克，浸酒膏或入丸散。

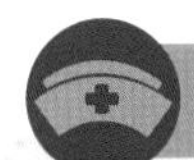

中醫師小叮嚀

陰虛而相火易動者禁服。此外，淫羊藿尤其對腎虛病患的免疫功能低下有改善效果；並具有抗缺氧、鎮靜、鎮咳、祛痰等作用。

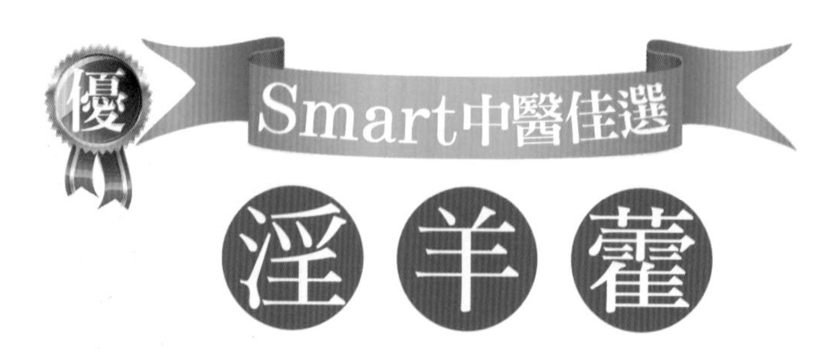

1. 其葉片外形整齊、有細毛。
2. 邊緣無破碎者為佳。

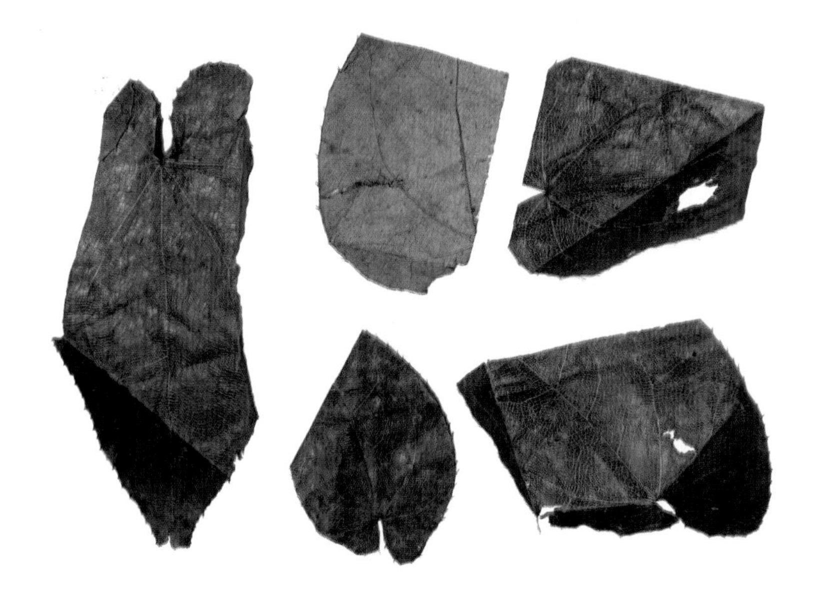

藥材小常識：

淫羊藿可分成生品和調製品兩種：生品有祛風濕作用，多用於中風偏癱，小兒麻痺的症狀；而調製品為用羊脂炒過的淫羊藿，所以表面較光亮，其溫腎助陽的作用較強，多用於不孕或陽萎。

Best 推薦茶飲

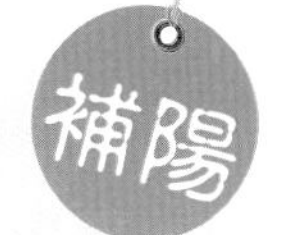

淫羊藿茶

[補益腎虛 + 益精壯陽]

材料 淫羊藿20~25公克

作法 將淫羊藿放入杯中，用沸水沖泡，加蓋悶約20~25分鐘，取其湯汁即可飲用。

調養功效

對於腎虛陽萎，腰膝冷痛者有改善的功效；此外，陰虛火旺者要小心服用，此茶不可過量飲用，否則會消耗精氣。

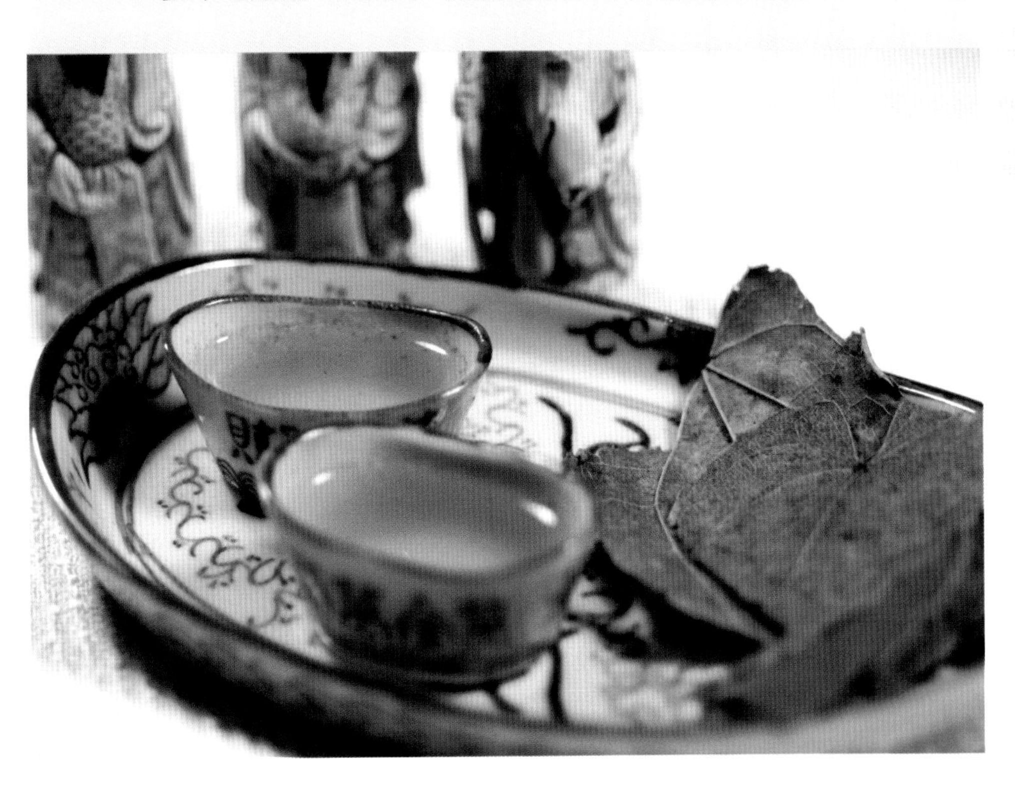

補益養生藥材

菟絲子

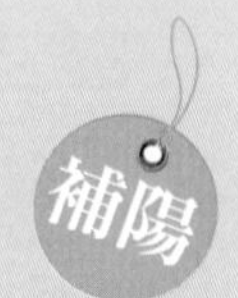

Cuscutae Semen

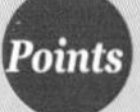

補骨益精，養肝明目

●別名：菟蘆、複實、赤網、野狐漿草、火焰草、金線草、野狐絲、黃絲草、纏豆藤、豆馬黃、吐血絲、莫娘藤

●營養成分：槲皮素、金絲桃鹼

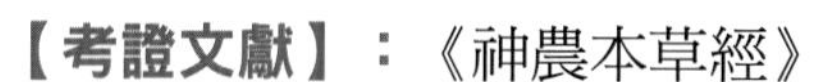

YES or NO 食用飲食宜忌	
YES適用者	○ 一般人
	○ 腎虛腰痛者
NO不適用者	× 孕婦
	× 血崩者
	× 便結者

【考證文獻】：《神農本草經》

【藥用部位】：旋花科植物菟絲子的乾燥成熟種子。

（*Cuscuta chinensis* Lam.）

【性味】：味甘苦，性平。

【藥效歸經】：歸足厥陰肝經，足少陰腎經，足太陽膀胱經。

【養生功效】：補腎益精，養肝明目，安胎。用於目昏，陽萎，遺精，腰膝痠軟等症狀。

【單味用法】

內服：煎服10~15公克，或是研末用做水洗。

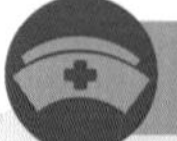

中醫師小叮嚀

陰虛火旺，大便燥結，小便短赤者不宜使用。此外，菟絲子依其所需藥性可分成生品和鹽炒製品，其生品性溫，以養肝明目的效力較強，常用於目暗不明的症狀；而鹽炒製品則因不溫不寒，平肝補腎，常用於陽萎，遺精，胎元不固者。

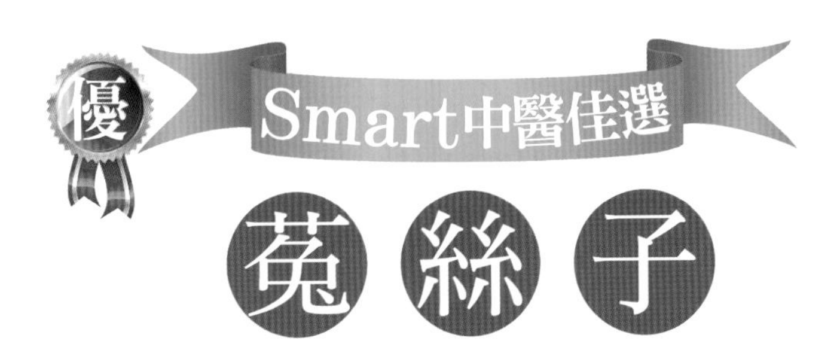

菟絲子

1. 顆粒大且飽滿。
2. 顏色呈棕黃。
3. 無雜質泥土且乾淨者為佳。

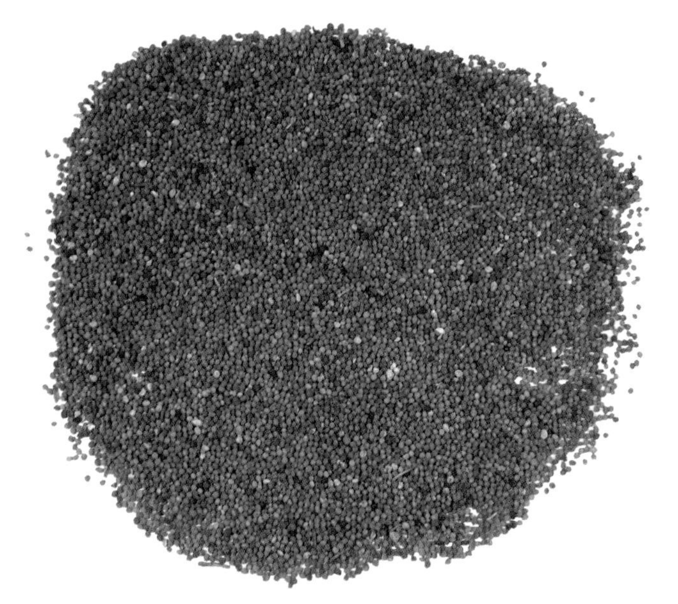

藥材小常識：

菟絲子可滋陰補陽，維護頭髮健康，使其烏黑柔順，且能改善貧血，滋養眼睛，以及脾胃虛弱所導致的腹瀉。而根據現代藥理研究顯示，菟絲子對於降血壓，興奮子宮，延緩老化，提高免疫功能，調節內分泌等都有極佳作用。

Best 推薦茶飲

補陽

菟絲子茶

[改善口渴 + 補益肝腎]

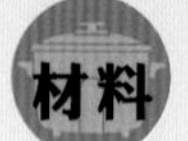

材料

1. 菟絲子10~15公克
2. 冰糖適量

作法

將菟絲子放入鍋中，加適量水煎煮15~20分鐘，取其湯汁，依個人喜好加入適量冰糖即可飲用。

調養功效

對於消渴不止者有改善功效，並具有補益肝腎，明目降壓等作用。

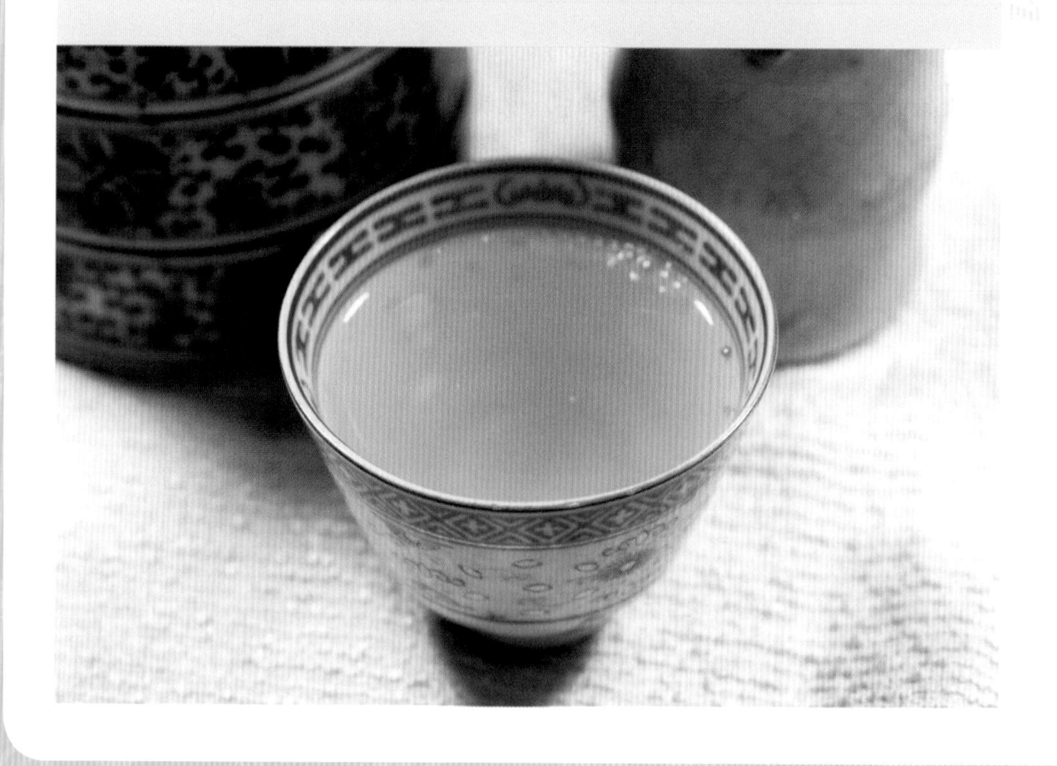

續斷

補陽

Dipsaci Radix

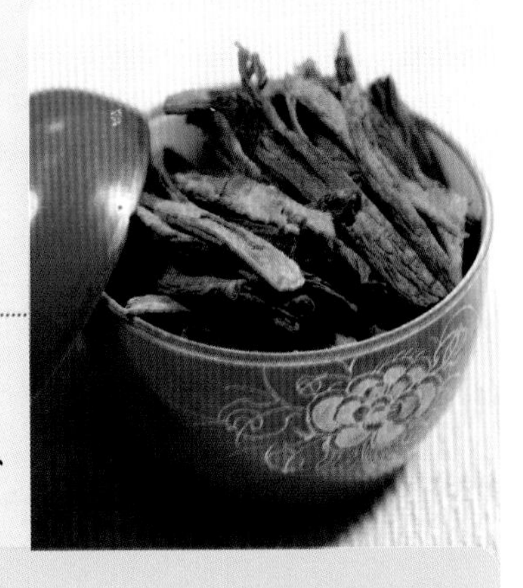

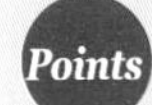

強筋補腎，調血止崩

●別名：接骨、南草、接骨草、和尚頭、川斷、川蘿蔔根、小續斷、山蘿蔔

●營養成分：當藥苷、馬錢子苷

YES or NO 食用飲食宜忌	
YES適用者	○ 一般人 ○ 肝腎虛弱者
NO不適用者	× 初痢者

【考證文獻】：《神農本草經》

【藥用部位】：續斷科川續斷或續斷的根。（川續斷*Dipsacus asper* Wall.；續斷*Dipsacus japonicus* Miq.）

【性味】：味苦辛，性微溫。

【藥效歸經】：歸足厥陰肝經，足少陰腎經。

【養生功效】：補肝腎，強筋骨，調血脈，止崩漏。

【單味用法】

內服：煎服6~15 公克，或入丸、散。

外用：鮮品適量，搗碎敷。

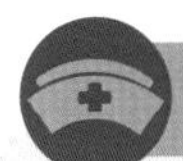

中醫師小叮嚀

以配伍來說，地黃為之使，惡雷丸，故宜配合原則使用。而續斷依其所需藥性而有生品、酒製、鹽製三種，其中生品多用於補肝腎、通血脈、強筋骨，可改善筋骨疼痛；酒製品則有通血脈、強筋骨之作用，多用於跌打損傷；鹽製品則可引藥下行，增強補肝腎作用，多用於肝腎不足、腰膝痠軟者。

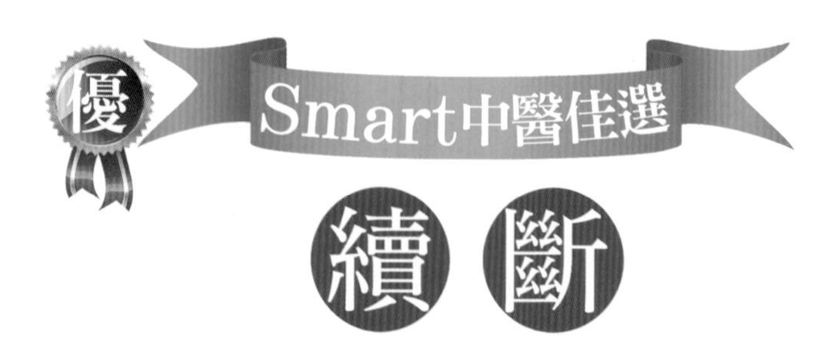

續斷

1. 身形呈條狀且粗，質地較軟。
2. 皮部呈綠褐色為佳。

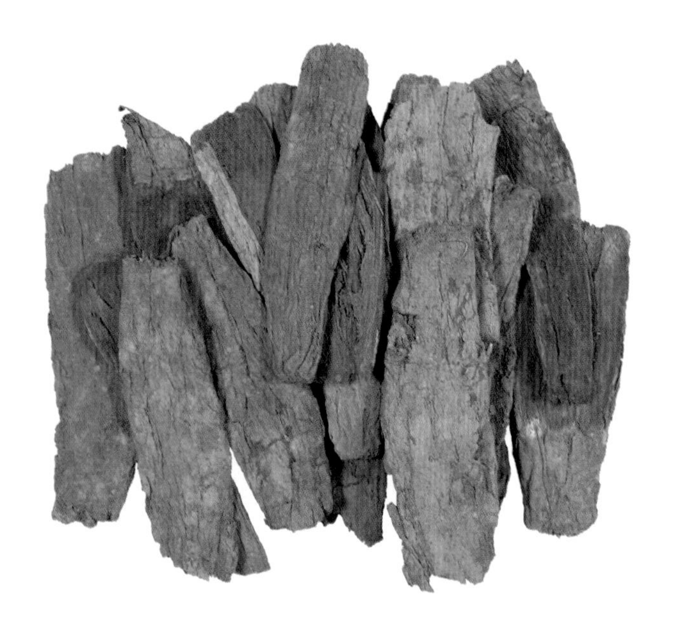

藥材小常識：

續斷有增強免疫與止血的作用，並能使細胞組織增生。此外，當出現骨折損傷，續斷可加快骨頭生長使其癒合，為一促進骨頭增生的良好要藥。

Best 推薦茶飲

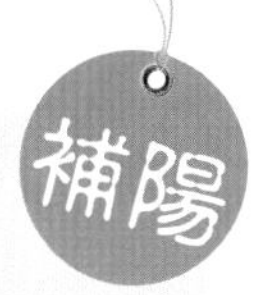

續斷牛膝茶

[補益腎虛 + 改善腰痛]

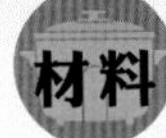

1. 續斷15~20公克
2. 牛膝15~20公克
3. 木瓜15~20公克

作法 將所有藥材先洗乾淨，放入鍋中加適量水煎煮40~60分鐘，取其湯汁飲用即可。

調養功效

本方對於腎虛腰腿疼痛者有不錯的改善效果。

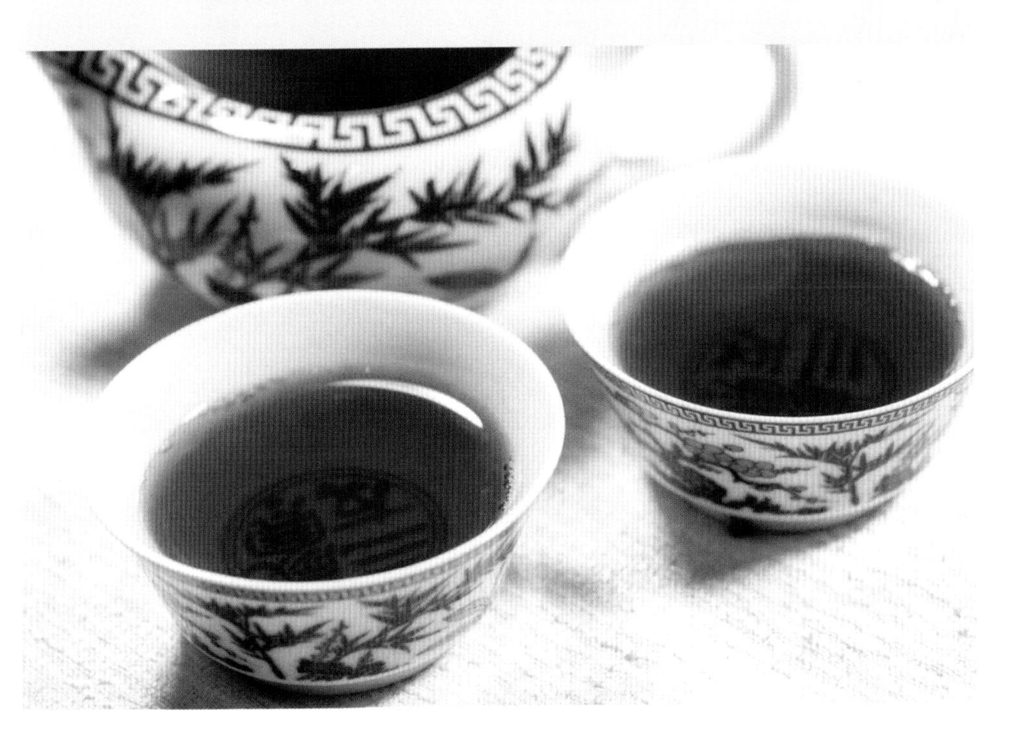

補益養生藥材

骨碎補

補陽

Drynariae Fortuei Rhizorae

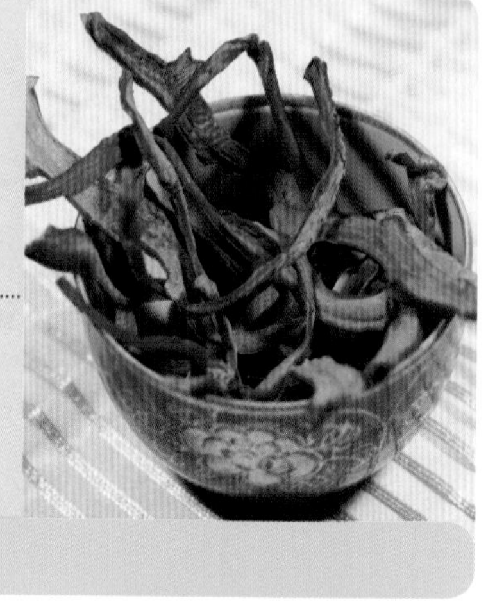

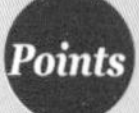

Points 補腎強骨，活血止痛

●別名：猴薑，猢猻薑，石毛薑，過山龍，碎補，樹蜈蚣，地蜈蚣，黃爬山虎，搜山虎，肉碎補，猴掌薑

●營養成分：柚皮苷、羊齒烯

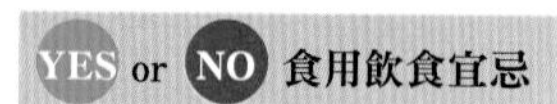

YES or NO 食用飲食宜忌	
YES適用者	○一般人
	○腎虛腰痛腳弱者
NO不適用者	×陰虛內熱者
	×血虛有火者

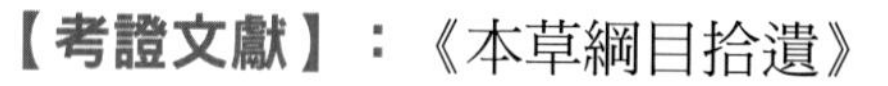

【考證文獻】：《本草綱目拾遺》

【藥用部位】：槲蕨科植物槲蕨、秦嶺槲蕨、光葉槲蕨或崖薑蕨的乾燥根莖。（植物槲蕨*Drynaria fortunei* (Kunze) J. Smith；秦嶺槲蕨*Drynaria baronii* (Christ)Diels；光葉槲蕨*Drynaria propinqua* (Wall.) J. Smith；崖薑蕨*Pseudodrynaria coronans* (Wall.) Ching）

【性味】：味苦，性溫

【藥效歸經】：歸足厥陰肝經，足少陰腎經

【養生功效】：補腎強骨，活血止痛

【單味用法】

內服：煎服10~20公克，或入丸、散。

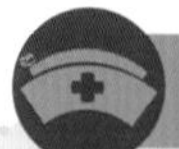

中醫師小叮嚀

陰虛內熱和無瘀血者慎服骨碎補。

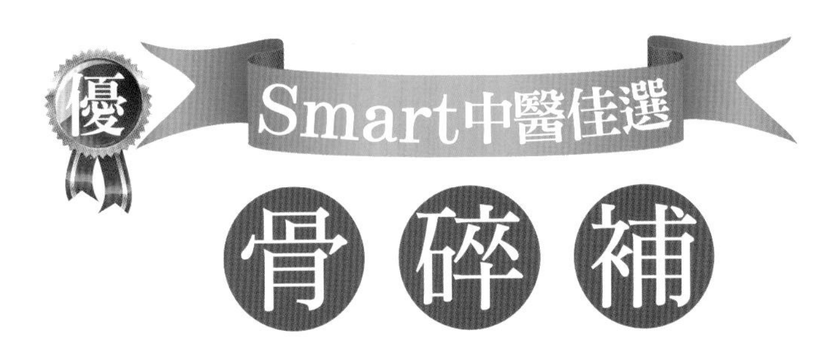

1. 呈條形且外形粗大。
2. 外皮為棕色者較佳。

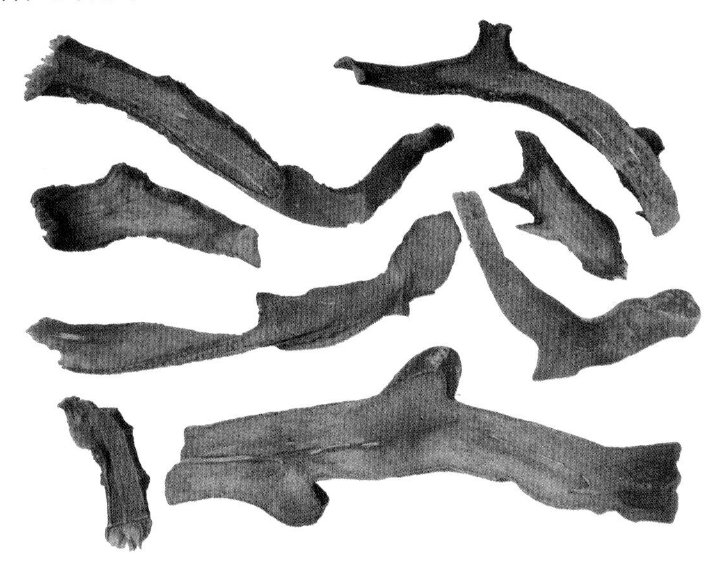

藥材小常識：

骨碎補本名「猴薑」，後來開元皇帝曾用它來治療傷折、骨碎補，療效甚佳，所以將其命名為「骨碎補」。此外，骨碎補在市面上通常分新鮮品和乾品，並以乾品較為常見，以條寬大，棕色，足乾者為佳；鮮品則以斷面為白色較佳，通常認為鮮品的效用比乾品好，但尚未有研究可證實。

Best 推薦茶飲

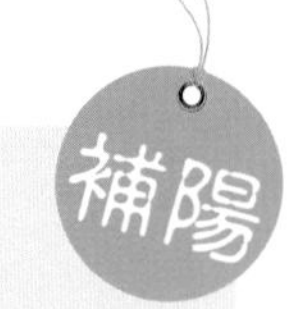

骨碎補茶

[溫經通脈 + 活血定痛]

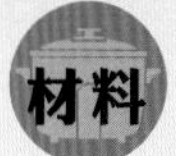

材料

1. 骨碎補35~40公克
2. 桂枝10~15公克

作法

將所有材料洗乾淨後，放入鍋中，加適量水煎煮約30~40分鐘，取其湯汁即可飲用。

調養功效

有溫經通脈，活血定痛之功效，但孕婦忌用，以防流產。

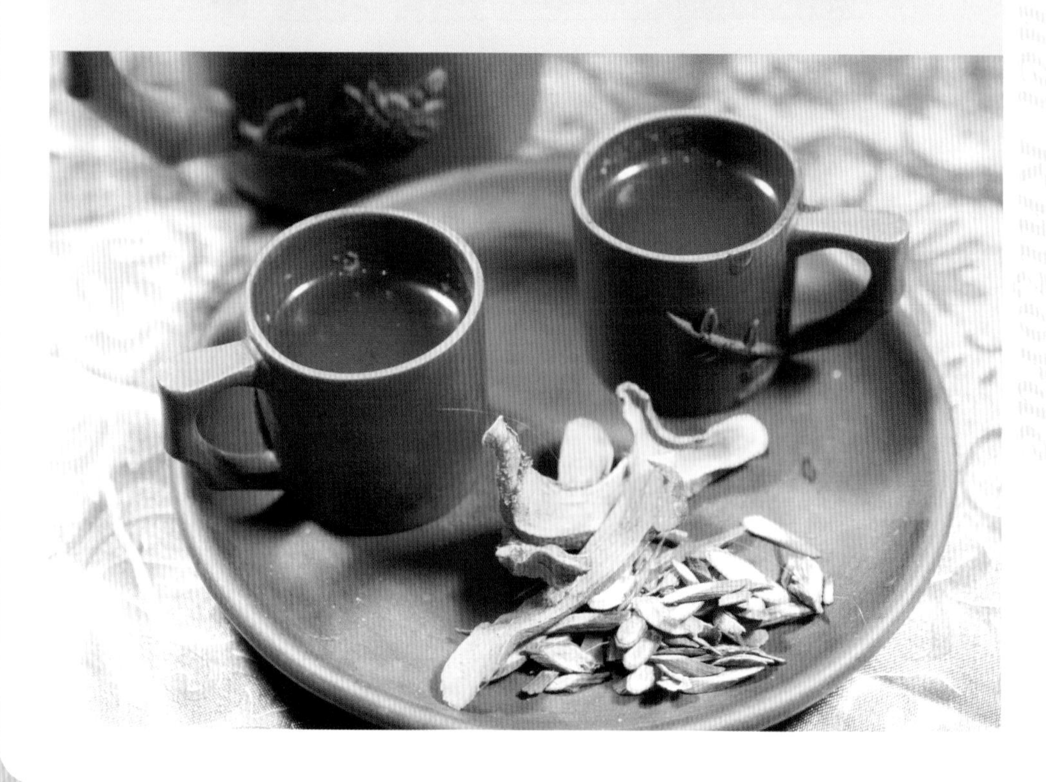

蛤蚧

補陽

Gecko

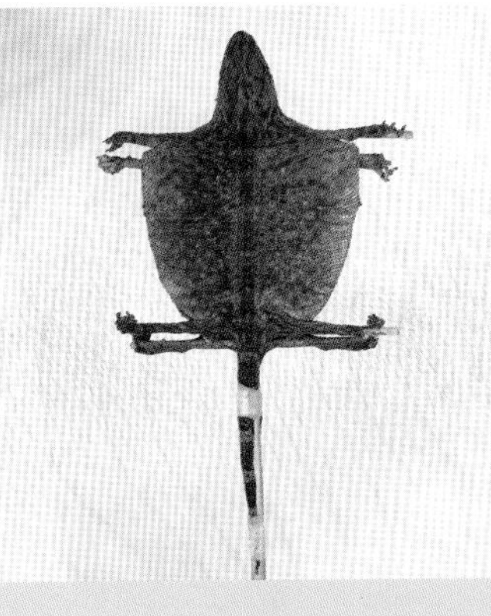

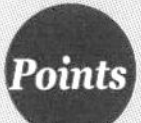 益腎補肺，定喘止咳

別名：大壁虎、仙蟾、蚧蛇

營養成分：膽鹼、甘胺酸、谷胺酸

YES or NO 食用飲食宜忌

YES適用者	○ 一般人
	○ 腎陽不足者
NO不適用者	× 外感風寒者
	× 陽虛火旺者

【考證文獻】：《雷公炮炙論》

【藥用部位】：守宮科蛤蚧除去內臟的乾燥品。（*Gecko gecko* L.）

【性味】：味鹹，微溫，有小毒。

【藥效歸經】：歸手太陰肺經，足少陰腎經。

【養生功效】：補肺益腎，納氣定喘，陽萎遺精，小便頻數，虛勞肺萎，延緩衰老，抗發炎。

【單味用法】

內服：煎服3~6公克，或入丸散。也可單用酒泡服用。

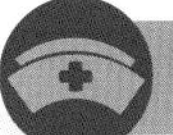

中醫師小叮嚀

外感風寒所引起的咳嗽者不可使用蛤蚧。此外，蛤蚧不可和藜蘆和其製劑同用，以免出現副作用。而蛤蚧與前述之冬蟲夏草有相同功效，其兩者皆可補腎陽，益精血，補腎肺、定喘咳的作用；而相異點則在於冬蟲夏草味甘性平，能止血化痰並偏補肺陽，蛤蚧則是味鹹溫，能補肺腎之氣而有平喘之功。

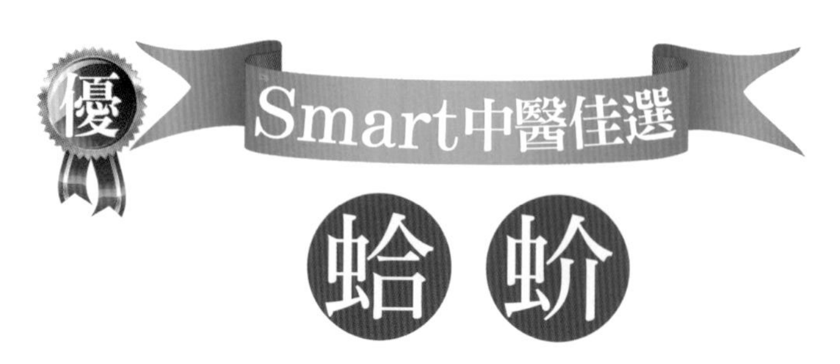

蛤蚧

1. 以身大且完整者。
2. 頭尖，有五肢和尾全。
3. 無蟲蛀、身形無破碎者較佳。

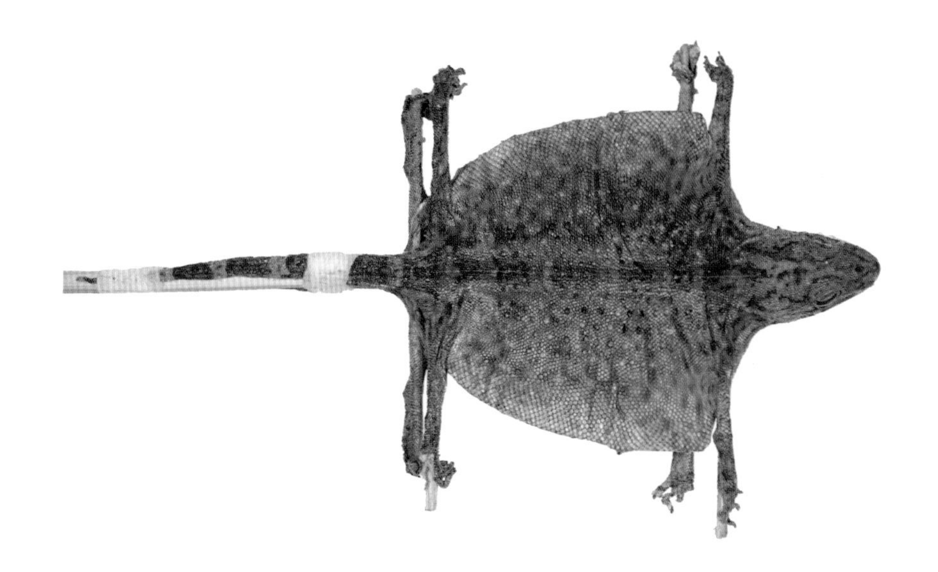

藥材小常識：

蛤蚧通常以梧州蛤蚧的品質最好，且體型較越南、海南島者大。海南島的蛤蚧，其表面有紅點，梧州蛤蚧的色澤較青。而目前市面上，多是雌、雄一對綁在竹子上，一隻長尾一隻短尾，一起販售。

Best 推薦湯飲

補陽

蛤蚧瘦肉煲

[納氣定喘 + 補肺益腎]

材料

1. 蛤蚧2個
2. 瘦肉100公克
3. 川貝10~15公克
4. 鹽，薑片適量

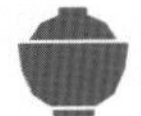

作法

1. 把蛤蚧洗乾淨，浸溫水5小時，入沸水汆燙後撈出切塊。接著，再將川貝浸水半小時。
2. 把蛤蚧放入沸水鍋中煮20分鐘，再將瘦肉塊、川貝、薑片放入鍋中，煲1小時至全熟，最後放入鹽調味即可。

調養功效

有納氣定喘，補肺益腎之功效。

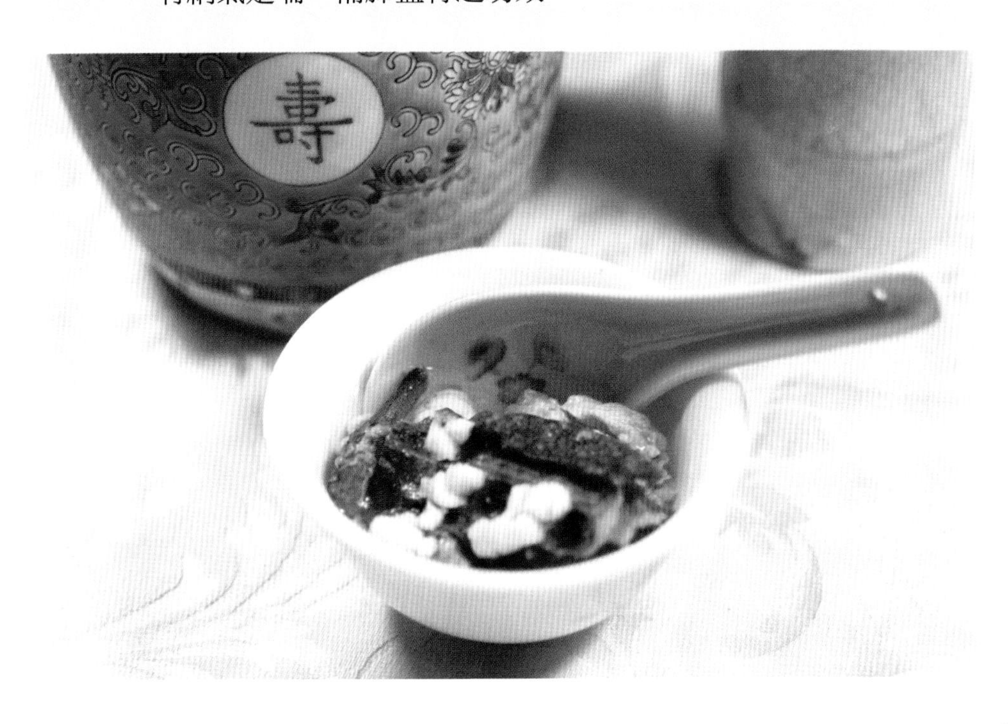

補益養生藥材

黃精

補陰

Polygonati Sibirici Rhizoma

Points 補脾益氣，滋腎填精

●別名：鹿竹、垂珠、菟竹、戊己芝、雞格、仙人餘糧、氣精、玉竹黃精、土靈芝、老虎薑、雞頭參、賴薑

●營養成分：皂苷、多醣類等化合物

YES or NO 食用飲食宜忌	
YES適用者	○一般人
	○陰虛肺燥者
NO不適用者	×中寒泄瀉者
	×痰濕者

【考證文獻】：《名醫別錄》

【藥用部位】：百合科植物多花黃精、黃精或滇黃精的乾燥根莖。

（多花黃精*Polygonatum cyrtonema* Hua；黃精*Polygonatum sibiricum* Delar. ex Redoute；滇黃精*Polygonatum kingianum* Coll. et Hemsl.）

【性味】：味甘，性平。

【藥效歸經】：歸足太陰脾經，手太陰肺經，足少陰腎經。

【養生功效】：養陰潤肺，補脾益氣，滋腎填精。

【單味用法】

內服：煎服10~15公克，或入丸、散。

中醫師小叮嚀

由於黃精性質滋膩，易助濕邪，故脾虛有濕中寒泄瀉，且咳嗽痰多者忌服。

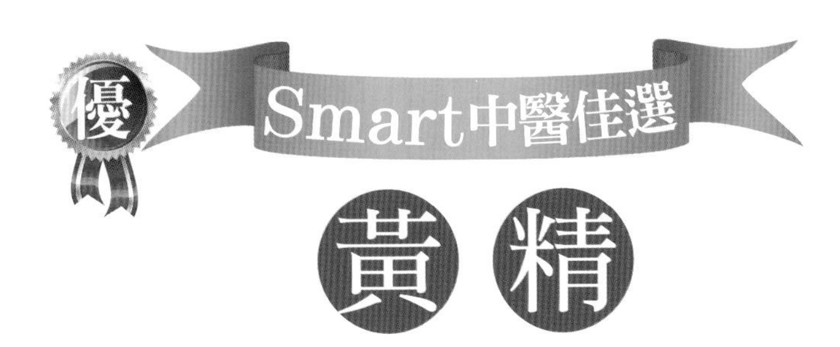

1. 藥材個大肥厚。
2. 外表顏色為淡黃至黃棕，且明亮。
3. 嘗起味甜者較佳。

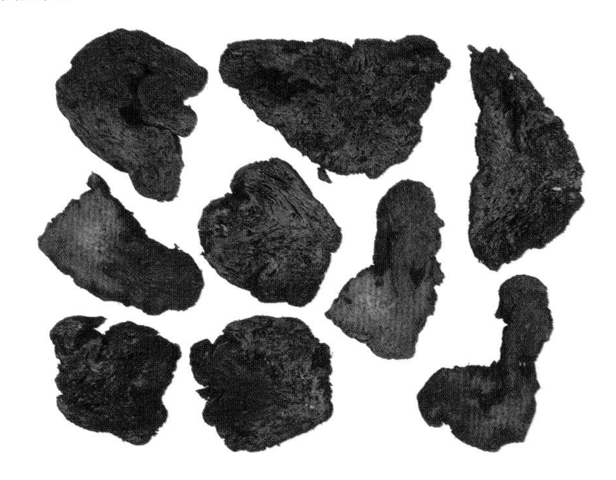

藥材小常識：

由於黃精屬於芝草一類，又是療效極佳的要藥，再加上吸取了坤土的精華，所以古時人們將其命名為「黃精」。此外，根據臨床研究證實，黃精具有增強免疫力、抵抗衰老、耐缺氧、抗疲勞、加強代謝功能、降血糖等作用，對人體健康具有重要性。此外，黃精又名「神仙百歲草」，顧名思義即是服用後可使人長壽，身強體壯。而黃精經過九蒸九曬之後，可去除生品的麻味，使其滋而不膩，對補腎益血有更好功效。

Best 推薦茶飲

補陰

黃精冰糖煎

[補虛強身 + 改善白帶]

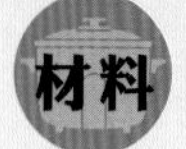

材料

1. 黃精30~35公克
2. 冰糖適量

作法

將黃精放入鍋中，加適量水煎煮60~80分鐘，取其湯汁，再依個人喜好加入適量冰糖即可飲用，黃精亦可食之。

調養功效

對於陰虛、乾咳、咳血、婦女白帶過多者，常服可以補虛強身。

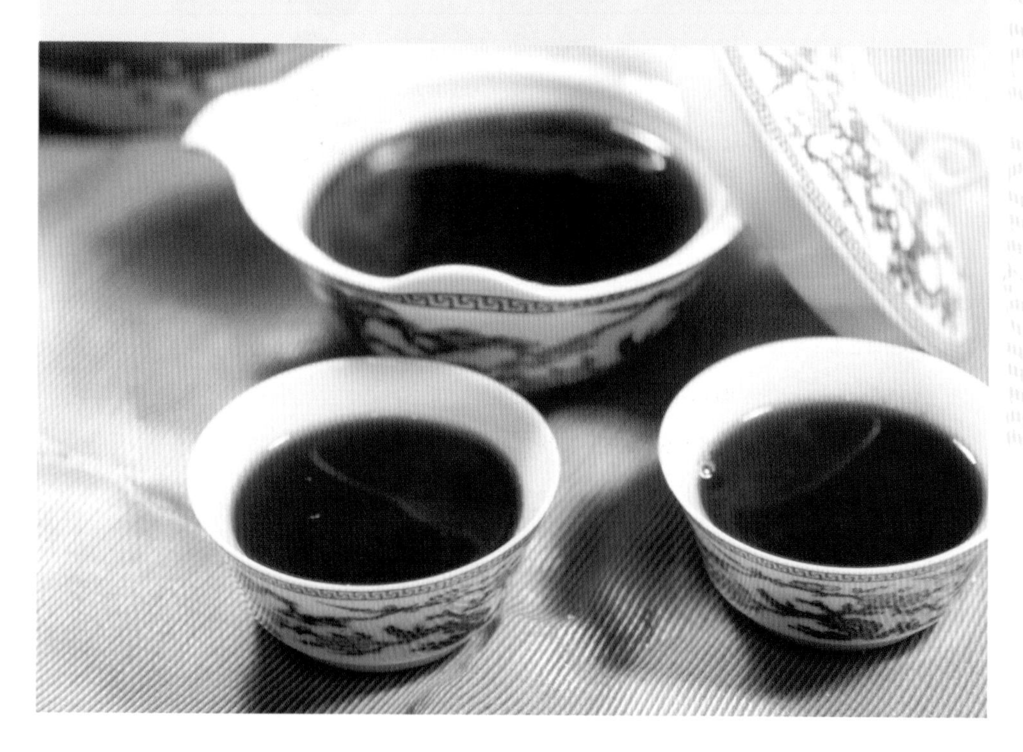

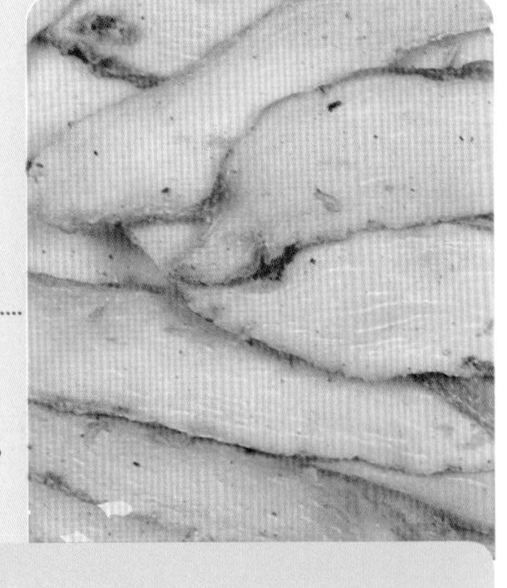

玉竹

補陰

Polygonati Odorati Rhizoma

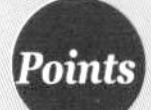

Points 滋陽潤肺，生津養肺

●別名：葳蕤，尾參，肥金牛草，一粒雪，肥玉竹，連竹，西竹

●營養成分：含玉竹黏多醣，玉竹果聚醣等多種糖類

YES or NO 食用飲食宜忌	
YES適用者	○ 一般人 ○ 陰虛肺燥者
NO不適用者	× 痰濕氣滯者 × 腹脹者

【考證文獻】：《吳普本草》

【藥用部位】：百合植物科玉竹的乾燥根莖。（*Polygonatum odoratum* (Mill.) Druce）

【性味】：味甘，微寒。

【藥效歸經】：歸手太陰肺經，足陽明胃經。

【養生功效】：養陰潤肺，養胃生津，除煩止渴，虛勞發熱。

【單味用法】

內服：煎服6~15公克。或入丸散。

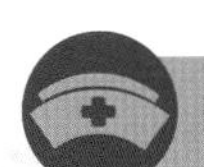

中醫師小叮嚀

陽衰陰盛，脾胃有痰，腹脹者忌服。此外，玉竹與黨參合用，能改善心肌缺血的症狀。明代醫書《本草綱目》也記載：「葳蕤主風溫自汗灼熱，脾胃虛乏。」故常煮粥服用，可改善溫熱病與肺陰不足所引起的咳嗽，又或是胃陰不足而導致傷津口渴等症狀，甚至也會將玉竹拿來當香料，如新加坡有名的肉骨茶即是。

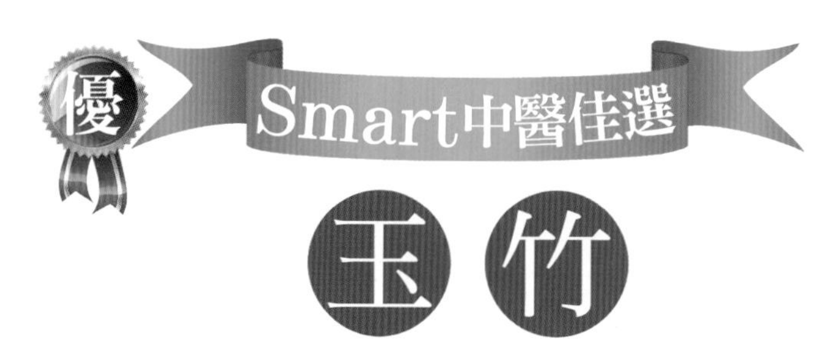

玉竹

1. 藥材長條且顏色鮮黃明亮。
2. 質地結實。
3. 嘗起糖分足，尤以味甜者佳。

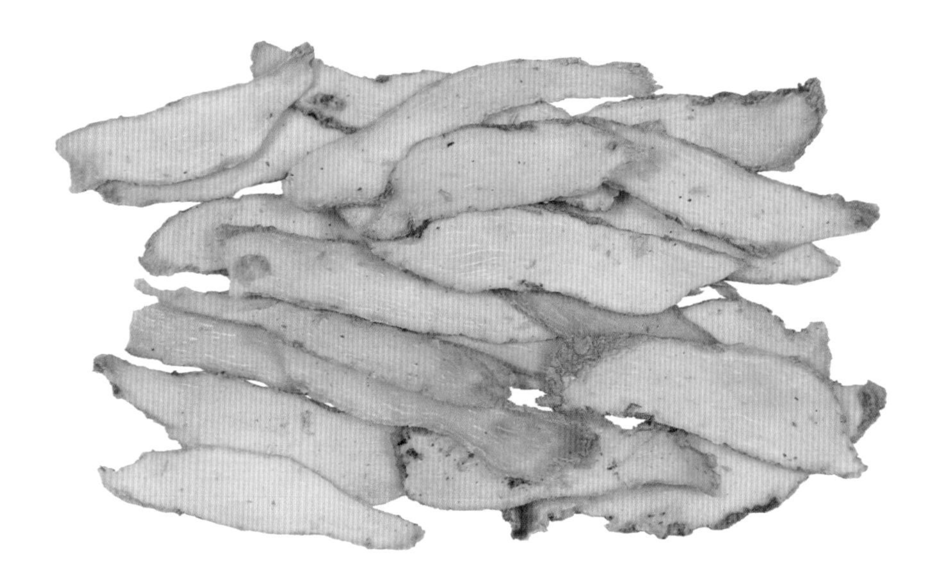

藥材小常識：

玉竹的成分有皂角貳配糖體等多種醣類。有強壯、強精、升壓作用，在中醫方面主要是用來解喉嚨乾渴與頻尿、糖尿病及滋養強壯藥等用途。

Best 推薦茶飲

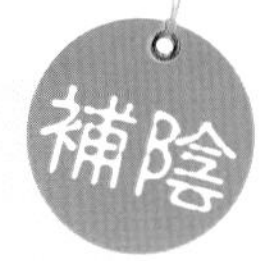

山藥降糖飲

[補氣養陰 + 生津止渴]

材料

1. 玉竹30~50公克
2. 山藥80~100公克

作法 將兩味藥材洗淨後，放入杯中以適量沸水沖泡，加蓋悶15~20分鐘即可飲用。

調養功效

有補氣養陰，生津止渴之效，適用於糖尿病人口渴欲飲者。

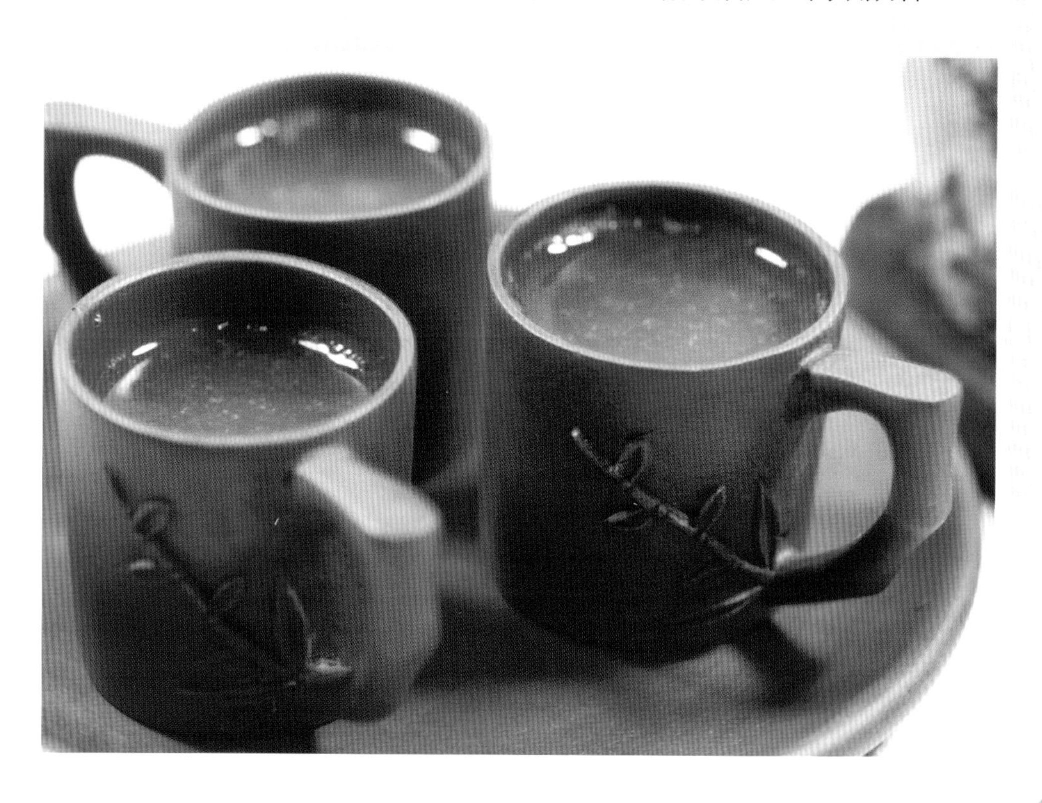

補益養生藥材

麥門冬

補陰

phiopogonis Radix

Points 清心除煩，益胃生津

●別名：不死藥、禹餘糧

●營養成分：麥冬皂苷、薯蕷皂苷、麥冬黃酮

YES or NO 食用飲食宜忌	
YES適用者	○ 一般人
	○ 胃陰虛者
NO不適用者	× 虛寒泄瀉者
	× 寒痰咳喘者

【考證文獻】：《神農本草經》

【藥用部位】：百合科植物麥冬的乾燥塊根。（*Ophiopogon japonicus* (L.f.) Ker-Gawl.）

【性味】：味甘、微苦，性寒。

【藥效歸經】：歸手太陰肺經，足陽明胃經，手少陰心經。

【養生功效】：滋陰潤肺，益胃生津，清心除煩。

【單味用法】

內服：煎服6~15公克，或入丸、散、膏。

外用：適量，研末調敷。

中醫師小叮嚀

凡是氣弱胃寒、脾胃虛寒泄瀉、濕濁中陰、感冒風寒或寒痰咳喘者均禁服麥門冬，以免加重病情。此外，麥門冬有滋陰養肺的功效，故適用於肺陰不足而有燥熱者，對於慢性支氣管炎、肺結核、咳血、咽喉發炎者有改善效果。本品也有生脈保神，存陰救脫之功效，可用於治療心陽不足、心煩失眠者。

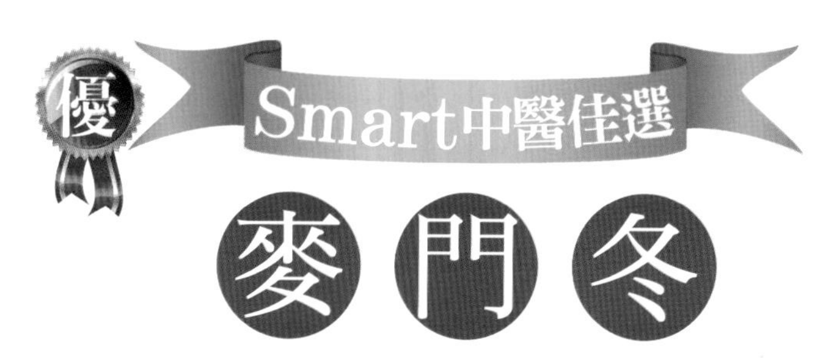

1. 外形肥大，表面呈淡黃白色、完整且為半透明者。
2. 質地較柔軟，散發微微香氣，且嚼之有黏性，無發霉者為佳。但以瘦小，色棕黃，嚼之黏性較小者為次。

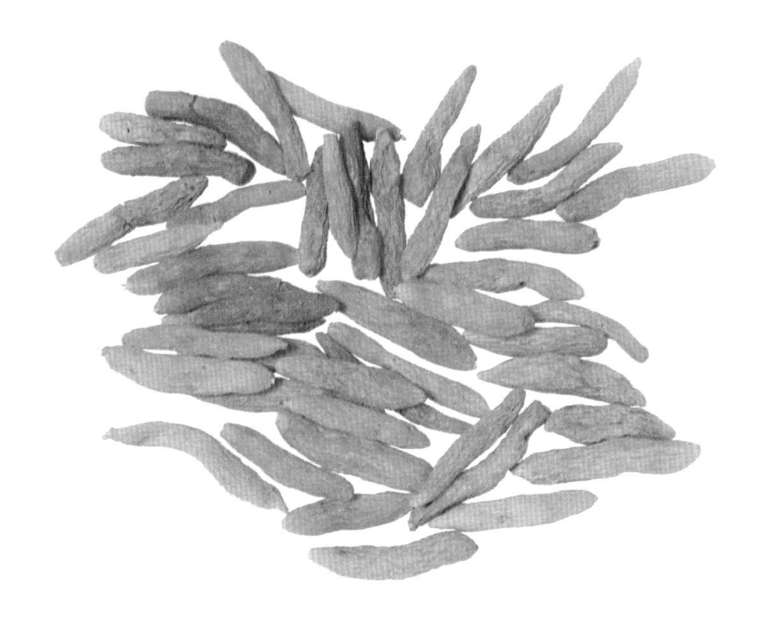

藥材小常識：

「麥門冬飲」是北宋著名文學家蘇東坡最喜歡的飲品，他將麥門東製成具有口腔保健、安神催眠效果的茶飲。並做了一首：「一枕清風值萬錢，無人肯賣北窗眠。開心暖胃門東飲，知是東坡手自煎。」可見蘇東坡對麥門東飲功效之推崇。

Best 推薦茶飲

補陰

生脈飲

[改善氣短 + 調理病體]

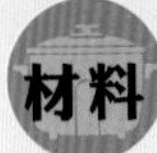

材料

1. 麥門冬10~15公克
2. 人參5~7公克
3. 五味子3~5公克

作法

將所有藥材洗淨，放入鍋中加適量水煎煮20~30分鐘，取其湯汁即可。

調養功效

對於病後虛弱，氣短倦怠的人有改善功效；此外，針對實證或暑熱病邪尚存，或咳而表證未解者，不宜使用。

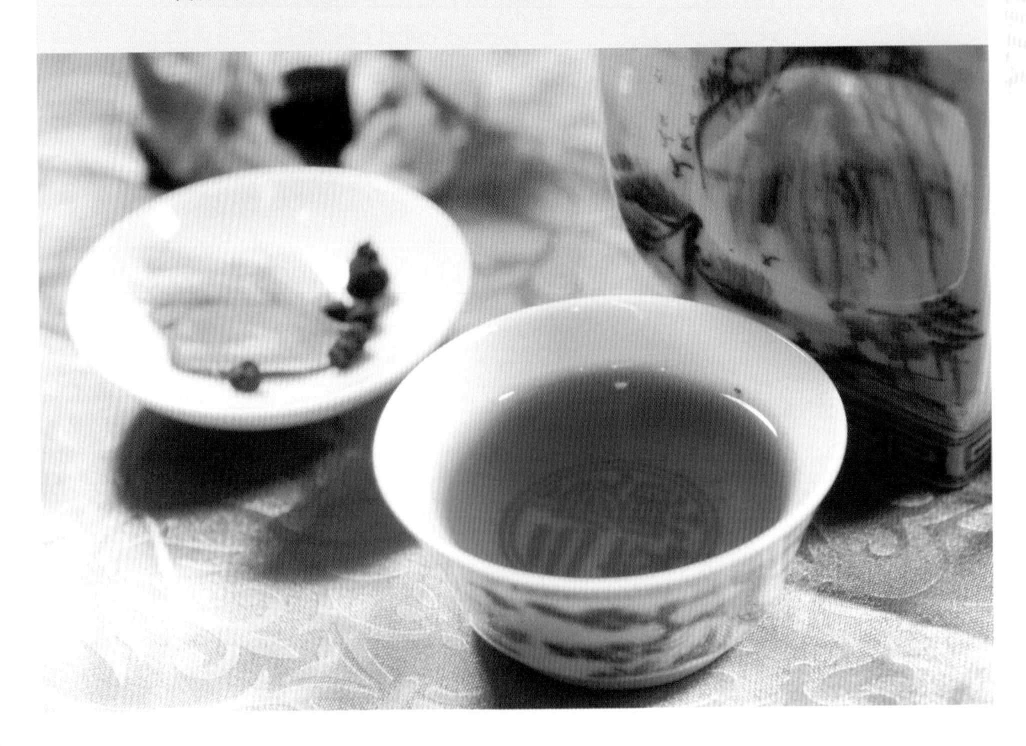

天門冬

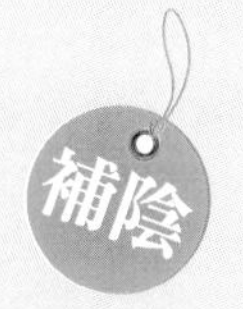

Asparagi Radix

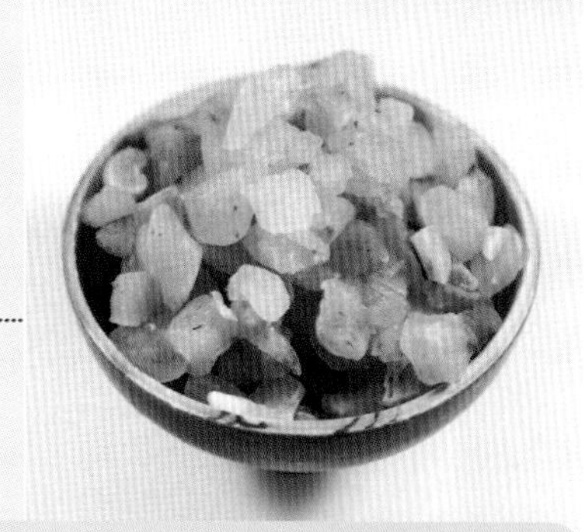

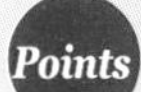

滋陰潤燥，清肺降火

●別名：大當門根、天冬

●營養成分：多醣、絲胺酸

YES or NO 食用飲食宜忌

YES適用者	○ 一般人 ○ 腎陰不足者
NO不適用者	× 虛寒泄瀉者 × 風寒咳嗽者

【考證文獻】：《神農本草經》

【藥用部位】：百合科植物天門冬的乾燥塊根。（*Asparagus cochinchinensis* (Lour.) Merr.）

【性味】：味甘苦，性寒。

【藥效歸經】：歸手太陰肺經，足少陰腎經。

【養生功效】：有滋陰潤燥、清肺降火、潤腸通便的效果。

【單味用法】

內服：煎服5~15公克，熬膏或入丸、散。

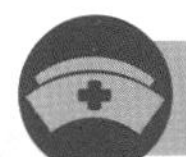

中醫師小叮嚀

脾胃虛寒泄瀉及外感風寒咳嗽者禁服。此外，天門冬具有抗腫瘤活性，以及抑制多種細菌的作用。另外，台灣市面上的天門冬主要為川天門、湖天門、溫天門這三種，其中川天門為貴州，雲南產，因色澤淡黃明亮，枝條較粗且飽滿，所含糖分較多，因此品質最優；而湖天門則是湖北產，黏性較重，根條也較小，兩端尖；溫天門則主產於浙江，色褐黃，黏質性較大，根條則較小，以上為其藥材特色，供大眾分辨。

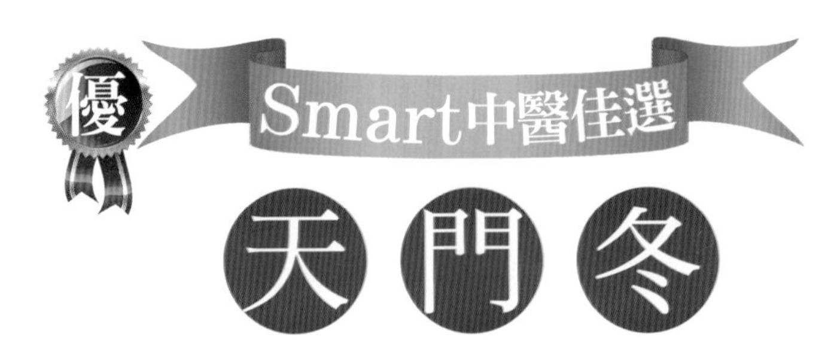

1. 藥身乾燥、個體較大。
2. 體型飽滿且無皮。
3. 藥材呈黃白色且為半透明體者較佳。

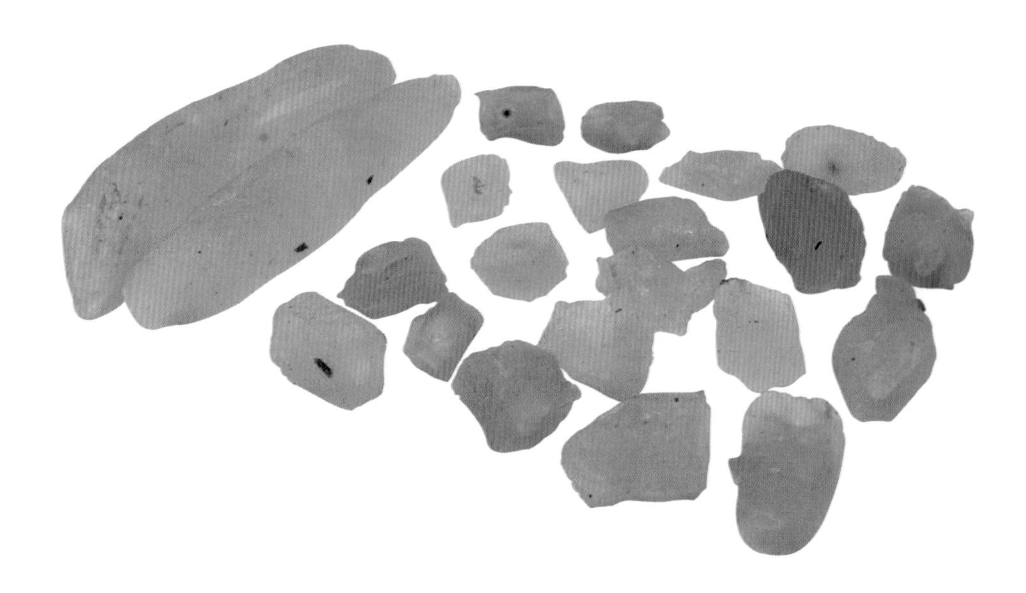

藥材小常識：

天門冬與麥門冬的相同處在於兩者均屬百合科植物，可滋陰清熱，生津潤燥；相異點則是麥門冬性微寒，清熱功效雖然沒有天門冬好，但不會滋膩為其特點；而天門冬性寒，清熱降火較強，但滋膩程度較高。

Best 推薦茶飲

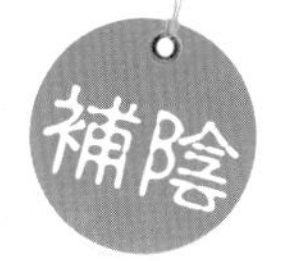

天冬大棗茶

[滋陰潤燥 + 駐顏抗皺]

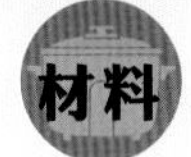

1. 天門冬3~5公克
2. 紅棗2~4顆

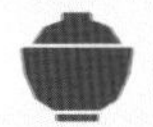

將兩味藥材洗乾淨放入杯中，以適量沸水沖泡，加蓋悶10~15分鐘即可飲用。

調養功效

可紅潤面容，滋陰潤燥，有駐顏抗皺的作用。

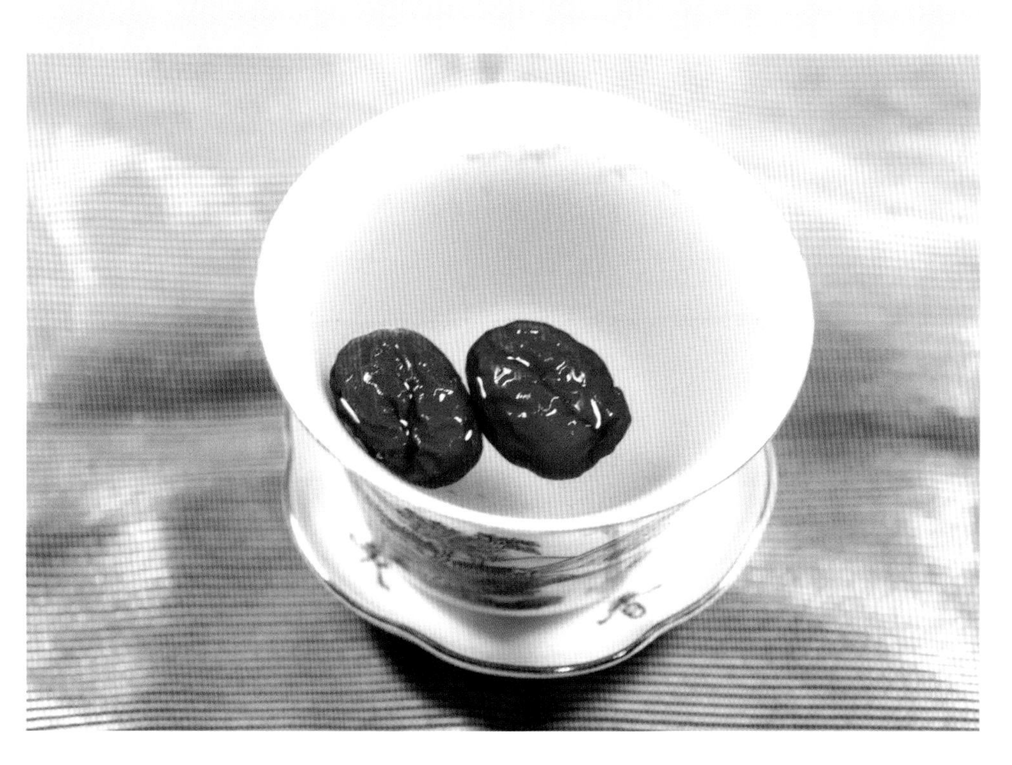

補益養生藥材

百合

補陰

Lilii bulbus

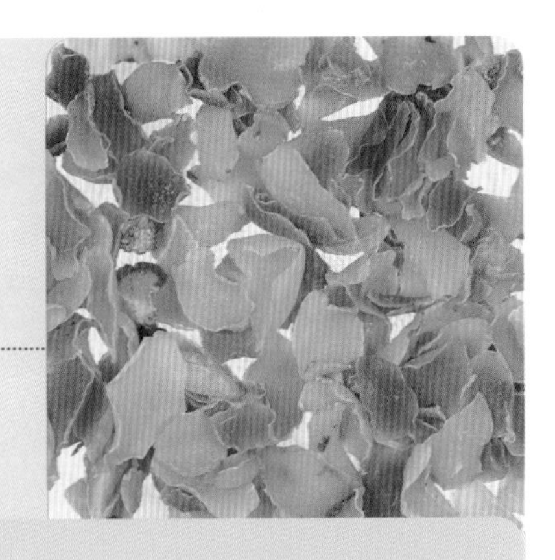

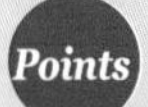

Points 養陰潤肺，清心安神

●別名：中庭、重箱、摩羅、強瞿、百合蒜

●營養成分：含百合皂苷等多種化合物

YES or NO	食用飲食宜忌
YES適用者	○ 一般人 ○ 肺陰虛的燥熱咳嗽者
NO不適用者	× 風寒咳嗽者

【考證文獻】：《神農本草經》

【藥用部位】：百合科植物卷丹、百合或細葉百合之乾燥肉質鱗葉。
（卷丹*Lilium lancifolium* Thunb.；
百合*Lilium brownie* F. E.. Brown var. *viridulum* Baker；
細葉百合*Lilium pumilun* DC.）

【性味】：味甘，微苦，性微寒。

【藥效歸經】：歸手少陰心經，手太陰肺經。

【養生功效】：養陰潤肺，清心安神，為常用的補陰藥材。此外，還可止咳平喘，促進呼吸道的暢通作用，以達到祛痰效果。

【單味用法】

多為內服：可煎湯6~15公克，或入丸、散。

外用：適量，搗碎敷。

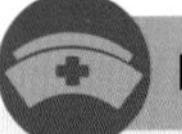

中醫師小叮嚀

感冒風寒咳嗽或是脾胃虛寒者忌服，脾胃虛寒型大便稀薄者也不可使用。此外，長期輕微腹瀉的寒性體質者亦忌用。

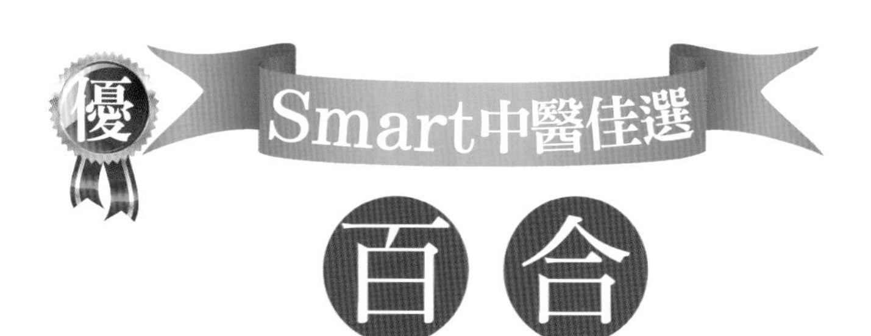

百合

1. 瓣勻且肉質厚。
2. 外表呈黃白色。
3. 質地堅硬且筋少。
4. 觸感細膩者較佳。

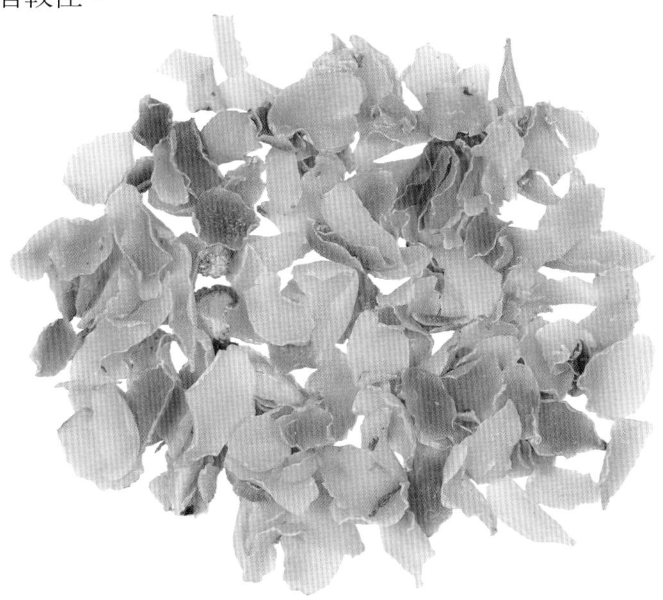

藥材小常識：

百合在中醫來說，有潤肺、鎮咳、安定精神的效能，可用於失眠、更年期障礙等處方，另外歐洲自古就有用百合根來治療婦女病，其療效甚佳；而對於產後婦女，適當食用能有效減輕體重。

Best 推薦養生粥

補陰

百合薏仁粥

[改善乾咳 + 去除心煩]

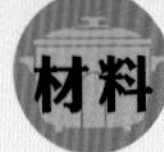

1. 乾百合50~70公克
2. 薏苡仁50~70公克
3. 米50公克

將三者放入鍋中，加適量水，一起熬煮成粥即可。

調養功效

對於乾咳、咳血、心中煩熱者有不錯的改善作用。

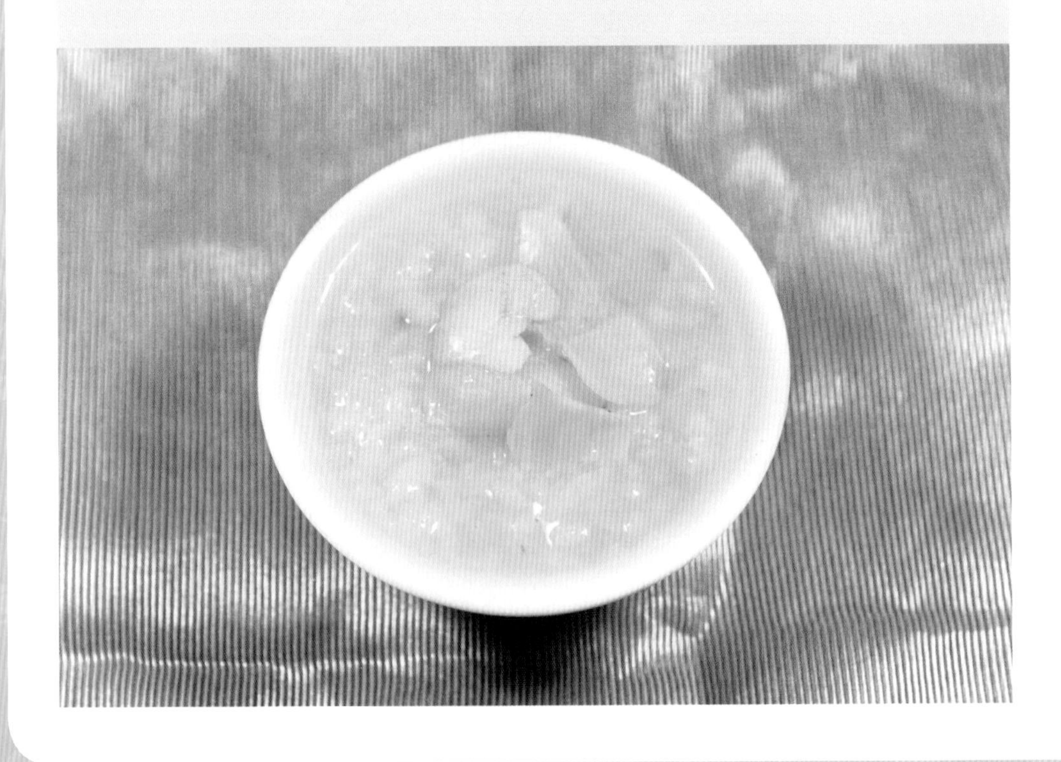

沙參

補陰

Radix Glehnia

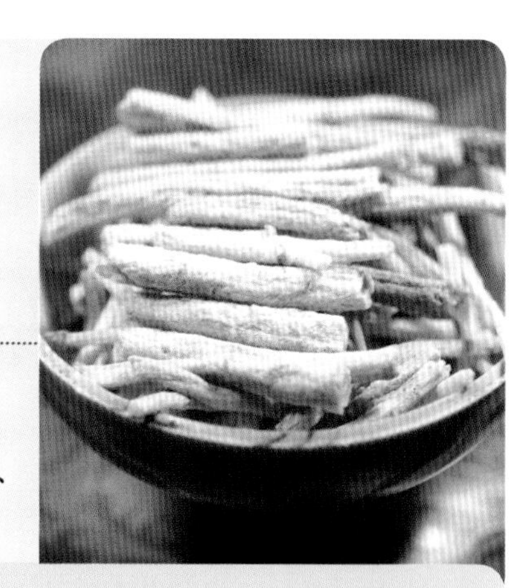

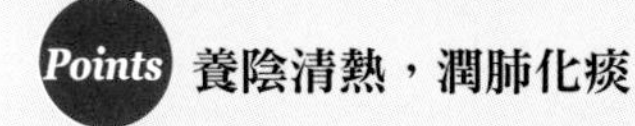

●別名：白沙參、苦心、白參、文虎、羊婆奶、南沙參、桔參、山沙參、北沙參、羊奶

●營養成分：含β-穀甾醇，蒲公英賽酮

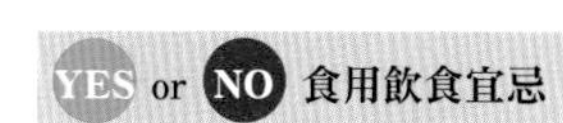

YES適用者	○ 一般人 ○ 乾咳少痰者
NO不適用者	✕ 咳嗽風寒者

【考證文獻】：《神農本草經》

【藥用部位】：繖形科植物珊瑚菜的乾燥根。（*Glehnia littoralis* Fr. Schm. ex Miq.）

【性味】：味甘、微苦，性微寒。

【藥效歸經】：歸手太陰肺經，足陽明胃經。

【養生功效】：養陰清熱，潤肺化痰，益胃生津。

【單味用法】

內服：煎服10~15公克，或入丸、散。

中醫師小叮嚀

風寒咳嗽者禁服；此外，沙參惡防己，反藜蘆，故須謹慎使用。而沙參味甘微苦，為厥陰經之藥，又為脾經氣分藥。因微苦補陰，甘則補陽，故有人以沙參取代人參使用。另外，現代藥理研究指出，沙參對於解熱鎮痛，祛痰，增強免疫系統，抗菌等都有不錯功效。

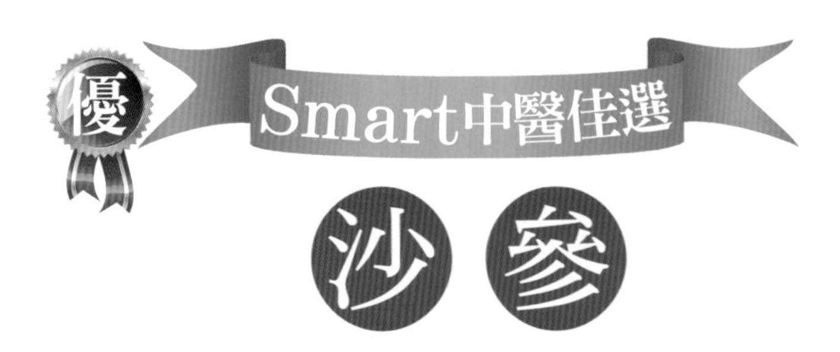

沙參

1. 藥材粗細均勻。
2. 質地堅硬。
3. 外皮去淨，表面光滑且顏色白者為佳。

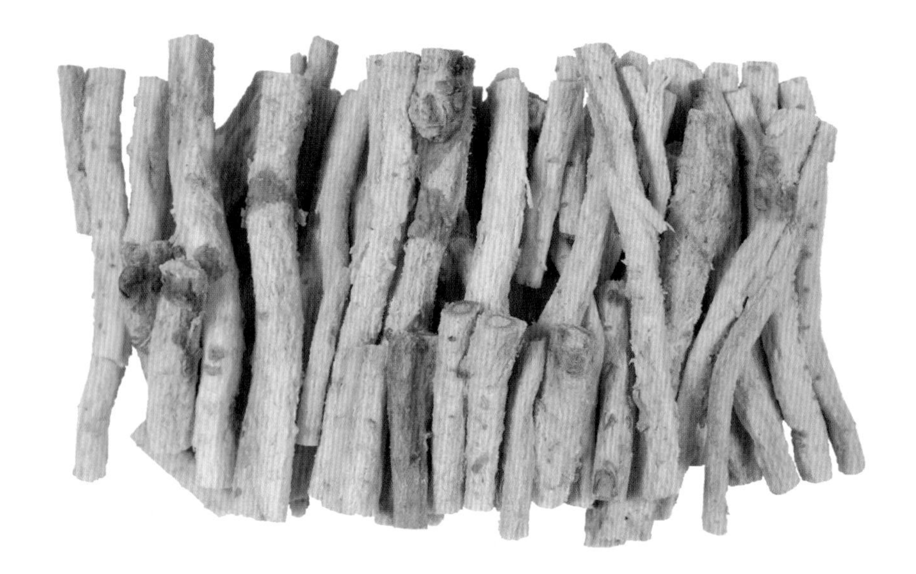

藥材小常識：

沙參可分為北沙參和南沙參兩種，台灣市面上多為北沙參，南沙參則很少，而本圖片所拍攝的為北沙參。其北沙參主產於山東萊陽等地，因此又稱為「萊陽沙參」，為道地藥材，而台灣又將北沙參稱為「泉沙參」。

Best 推薦茶飲

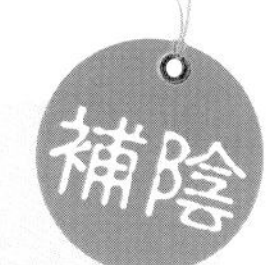

沙參冰糖煎

[潤肺生津 + 改善咳嗽]

材料

1. 沙參25~30公克
2. 冰糖適量

作法 將沙參放入杯中，以沸水沖泡，加蓋悶20~25分鐘，取其湯汁，依個人喜好加入適量冰糖即可飲用。

調養功效

對於肺熱咳嗽者有改善效果。

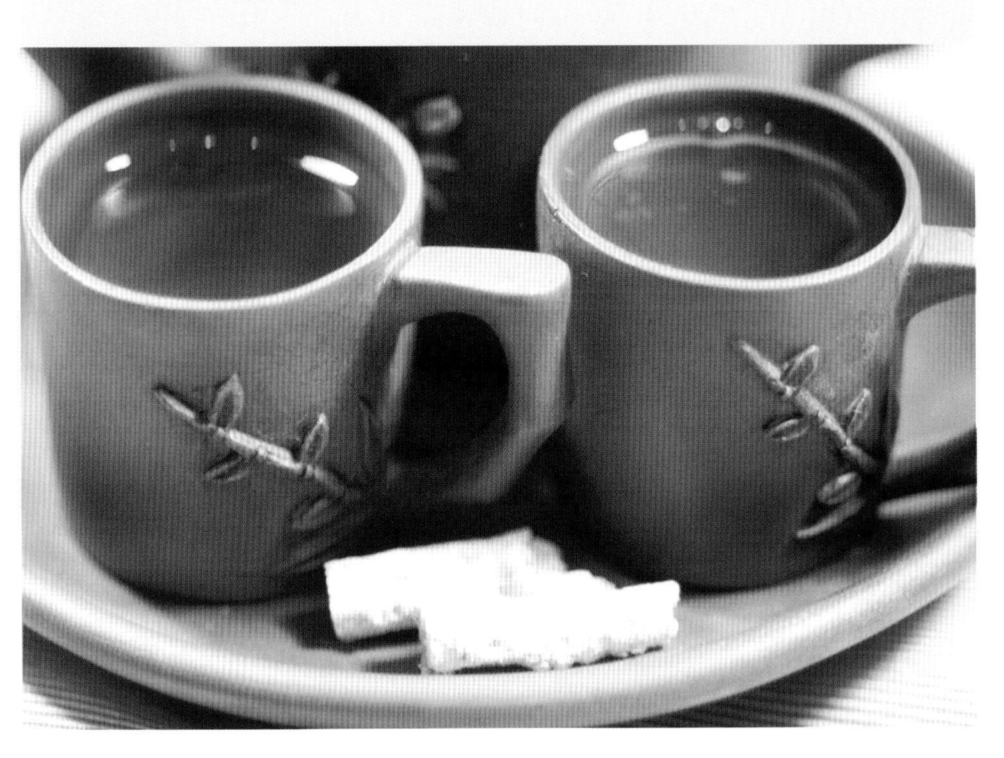

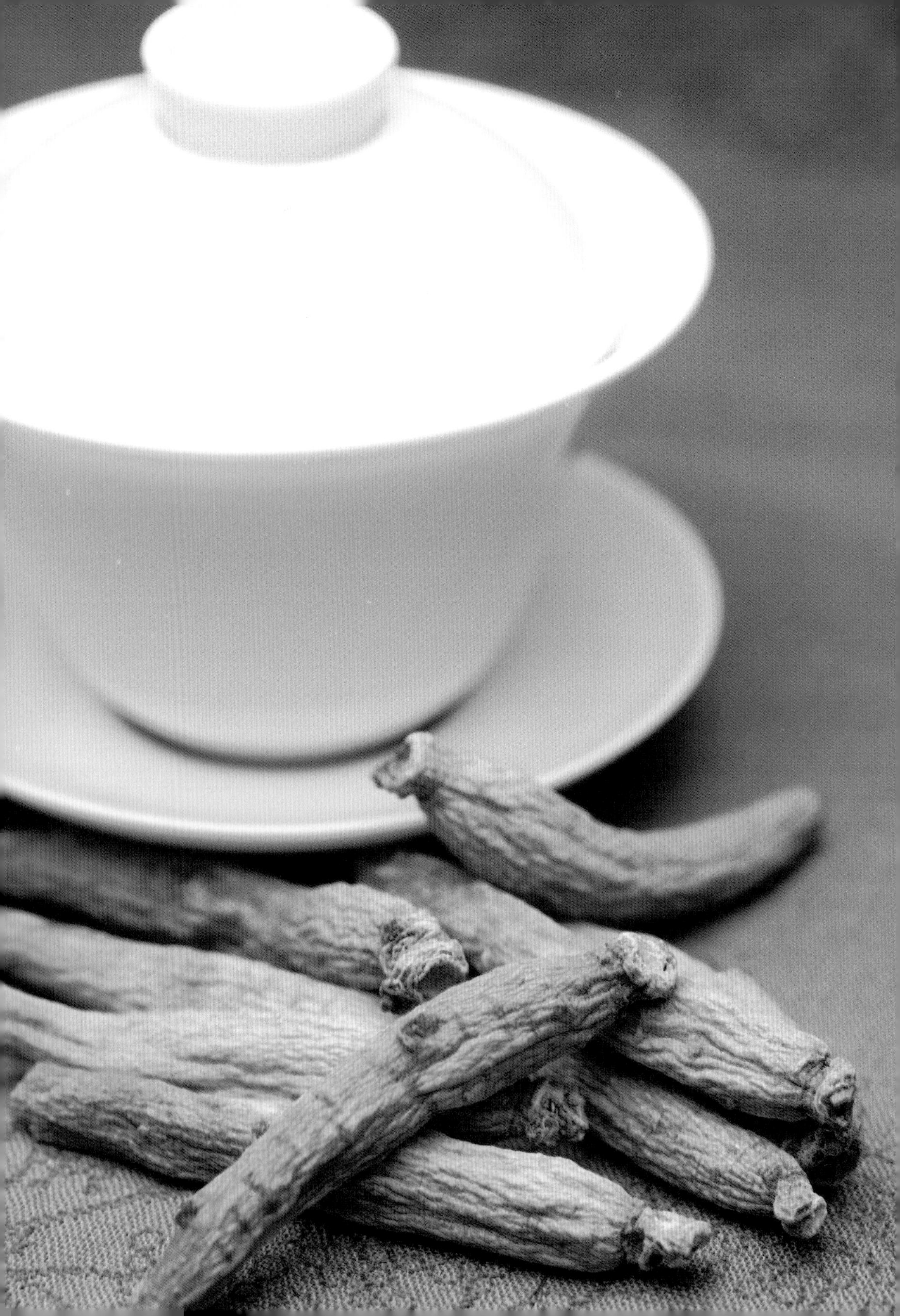

第二章

安神平肝養生藥材

- ☑ 養心安神
- ☑ 平肝熄風

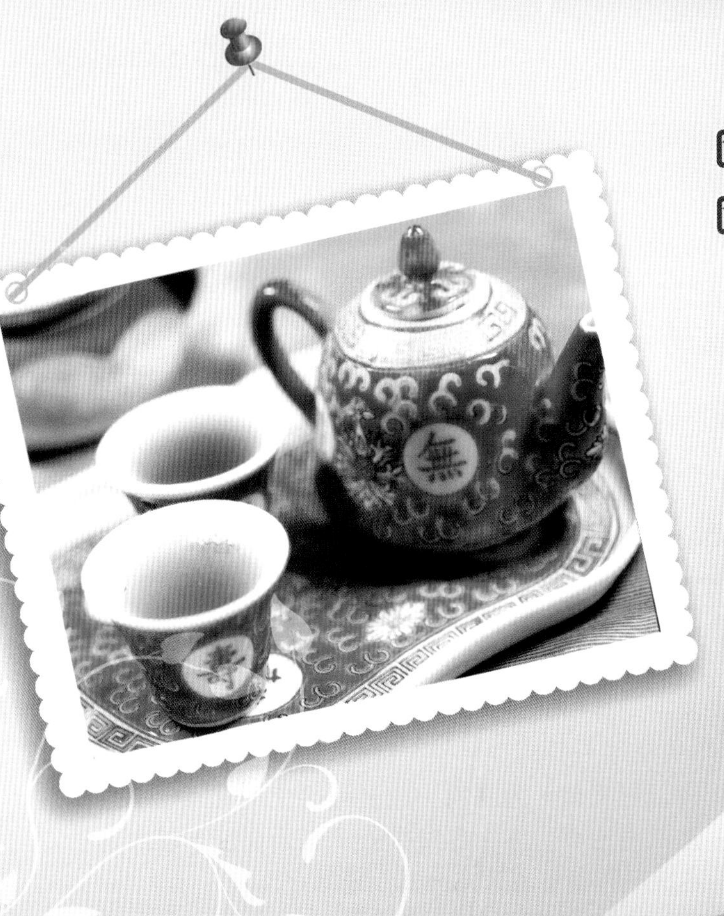

安神平肝養生藥材

靈芝

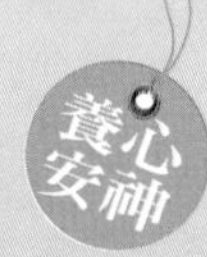

Ganoderma Lucidum seu Sinensis

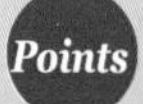

益氣補血，養心安神

●別名：三秀、芝、靈芝草、木靈芝、菌靈芝

●營養成分：精胺酸、色胺酸、靈芝多醣

YES or NO 食用飲食宜忌	
YES適用者	○ 一般人
NO不適用者	× 有實證者

【考證文獻】：《本草綱目》

【藥用部位】：多孔菌科靈芝或是紫芝全株。

（靈芝*Ganoderma lucidum* (Leyss. ex Fr.) Karst.；紫芝*Ganoderma sinensis* Zhao）

【性味】：味甘，性平。

【藥效歸經】：歸手少陰心經，手太陰肺經，足太陰脾經，足少陰腎經。

【養生功效】：益氣血，安心神，健脾胃。另有止咳平喘，滋補之效，多用於心神不安，氣血不足，脾胃虛弱者。

【單味用法】

內服：煎服10~30公克。

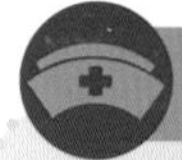

中醫師小叮嚀

實證慎服；此外，靈芝畏扁青、茵陳蒿，故要謹慎使用。而根據臨床研究證實，靈芝具有促進抗體生成、增生免疫細胞，以及增加人體內自然殺手細胞與吞噬細胞的活性，其極佳療效為大眾所認可。

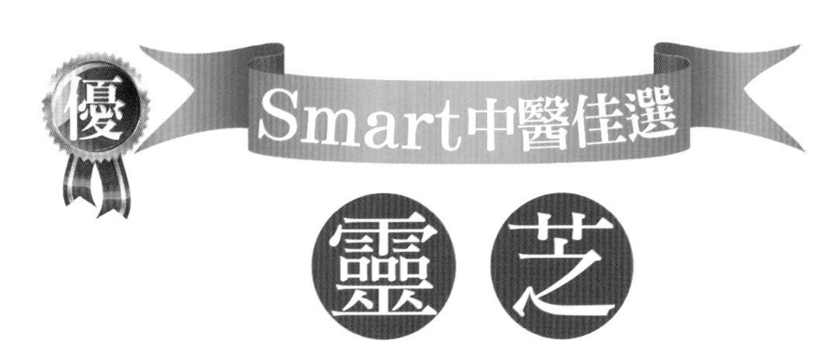

1. 表面為紅褐色至紫褐色。
2. 有漆樣光澤者為佳。

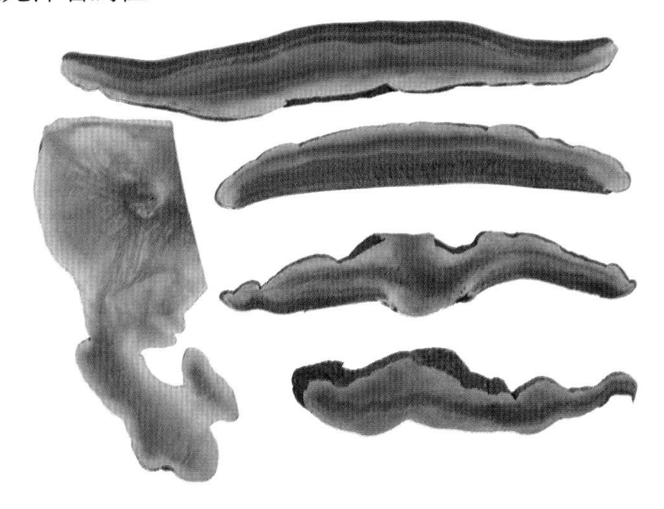

藥材小常識：

關於靈芝有一段傳說，《山海經》曾記載，炎帝的小女兒，名叫瑤姬，才到初嫁之年，就早夭離世。這位滿懷熱情的少女，她的精氣飄到了姑瑤之山，化為莖草，天帝因哀憐其早逝，封她為「烏山雲雨之神」。千年之後來到戰國時期，楚懷王赴雲夢澤畋獵，小憩於高唐館，朦朧中，見一女子婀婀娉娉，款款行來，自言：「我帝之季女，名曰瑤姬，未行而亡，封於巫山之台，精魂為草，實曰靈芝。」因此，傳言靈芝之名實為瑤姬之聲轉變而來。

Best 推薦茶飲

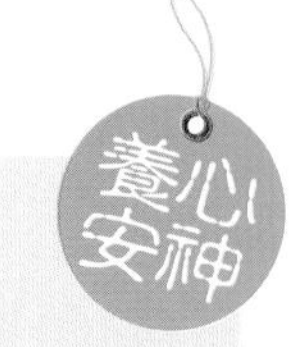

靈芝茶飲

[安神定志 + 補虛強身]

材料
1. 靈芝4~8公克
2. 白糖適量

作法
1. 將靈芝切成薄片，放入鍋中加適量水煎煮兩次，取出湯汁。
2. 合併兩次煎煮的湯汁，飲用前依個人喜好加入適量白糖即可。

調養功效

對於神經衰弱、冠心病者有改善功效，且有安神定志，補虛強身的作用。

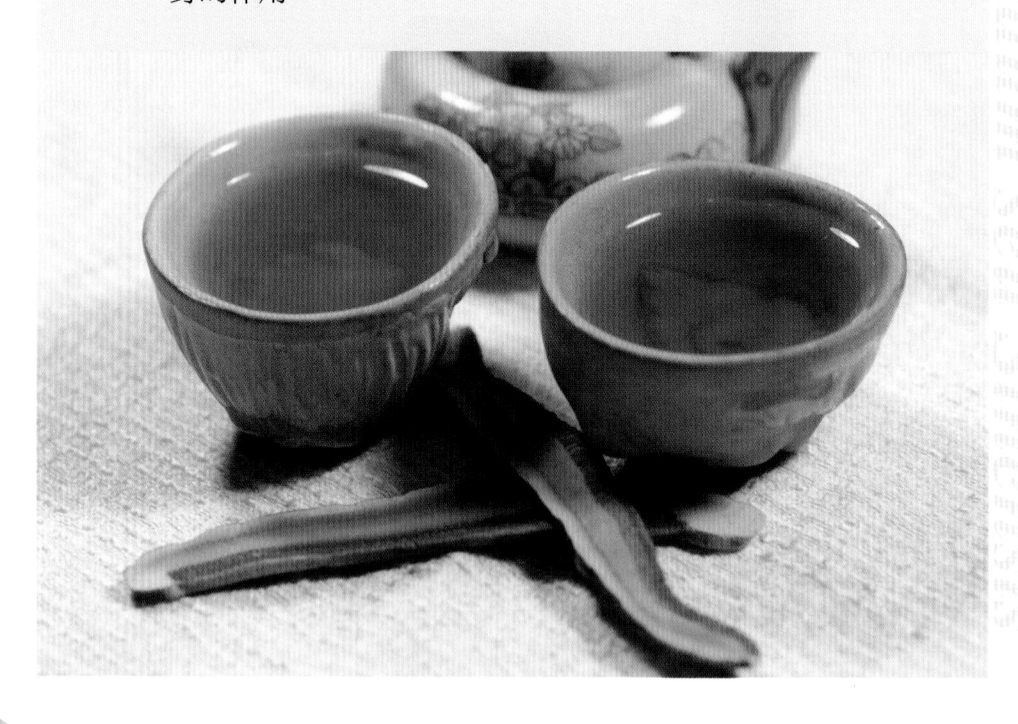

安神平肝養生藥材

遠志

養心安神

Polygalae Radix

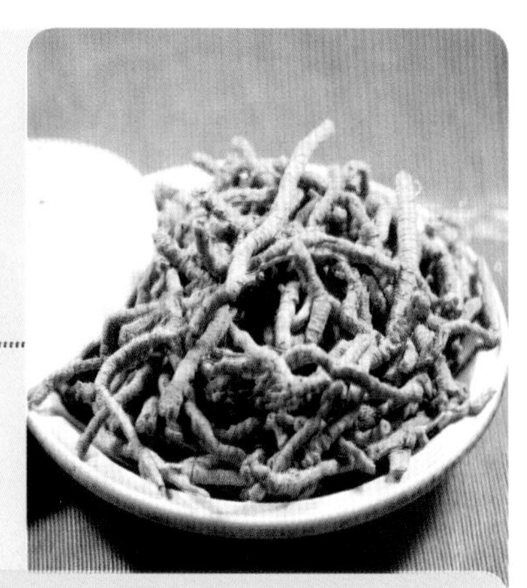

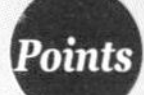 寧心安神，祛痰開竅

●別名：蕀蒬、棘菀、細草、小雞腿、小雞眼、小草根、葽繞

●營養成分：遠志皂苷、遠志素等多種皂苷類化合物

YES or NO 食用飲食宜忌	
YES適用者	○ 一般人 ○ 失眠健忘者
NO不適用者	× 陰虛陽亢者

【考證文獻】：《神農本草經》

【藥用部位】：遠志科植物遠志之乾燥的根或根皮。

（*Polygala tenuifolia* Willd.）

【性味】：味辛、苦，性微溫。

【藥效歸經】：歸手少陰心經，足厥陰肝經，足太陰脾經，足少陰腎經。

【養生功效】：寧心安神，祛痰開竅，解毒消腫。

【單味用法】

內服：煎服3~10公克，浸酒或入丸、散。

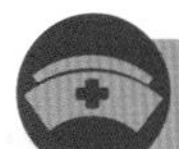

中醫師小叮嚀

心腎有火，陰虛陽亢者忌服，有潰瘍和胃炎者慎服；此外，遠志畏珍珠、藜蘆、蜚蠊、齊蛤，故配伍時須注意。而遠志能寧心安神，故常用於健忘、失眠、記憶力減退、心神不安者；此外，亦可開竅祛痰，治療精神錯亂，神智恍惚者。並且，遠志依其所需藥性不同可分成生品和製品，其生品多外用以消腫為主，可緩解乳房腫脹之痛；而製品通常適用甘草水煎煮，以益智安神為主，多用於失眠、健忘、精神不安者。

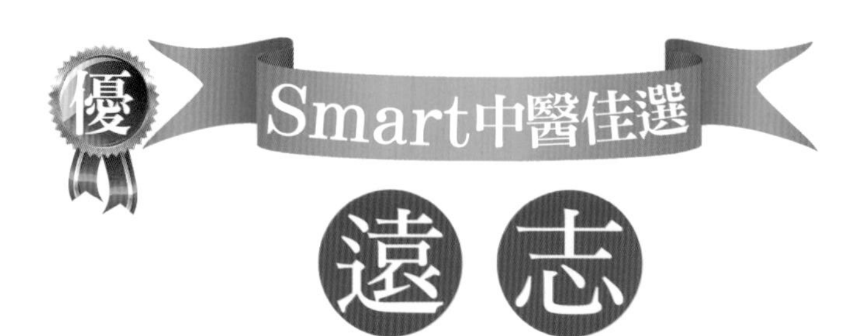

遠志

1. 肉質較厚且粗壯。
2. 外皮細緻且肉白。
3. 遠志無實心者為佳。

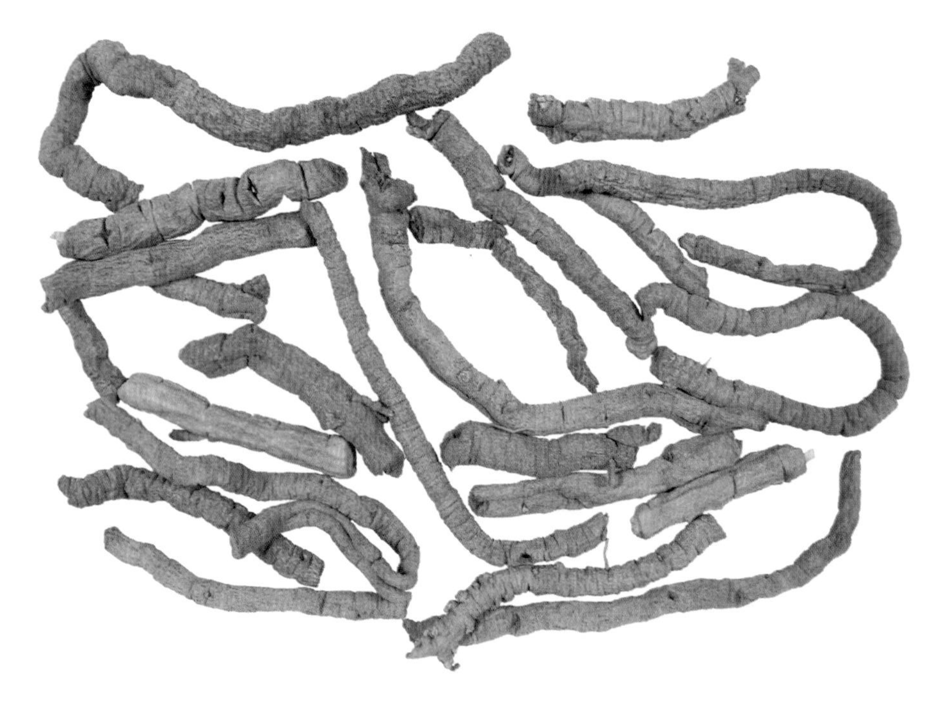

藥材小常識：

使用遠志時，須將心去掉，否則服食後會使人心生煩悶。由於遠志具有益智強志的功效，故有此名稱。

Best 推薦茶飲

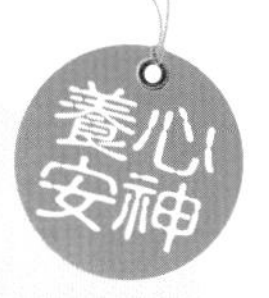

和胃安神飲

[寧心安神 + 改善失眠]

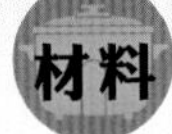

1. 遠志1~3公克
2. 甘草3~5公克
3. 茯苓3~5公克
4. 酸棗仁3~5公克
5. 穀芽1~3公克
6. 陳皮1~3公克

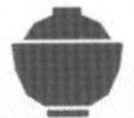

將藥材全部洗乾淨後，放入鍋中加適量水煎煮，待煮沸即可取湯汁服用。

調養功效

有寧心安神、健脾安胃的功效，對於失眠不容易入睡者有改善作用。

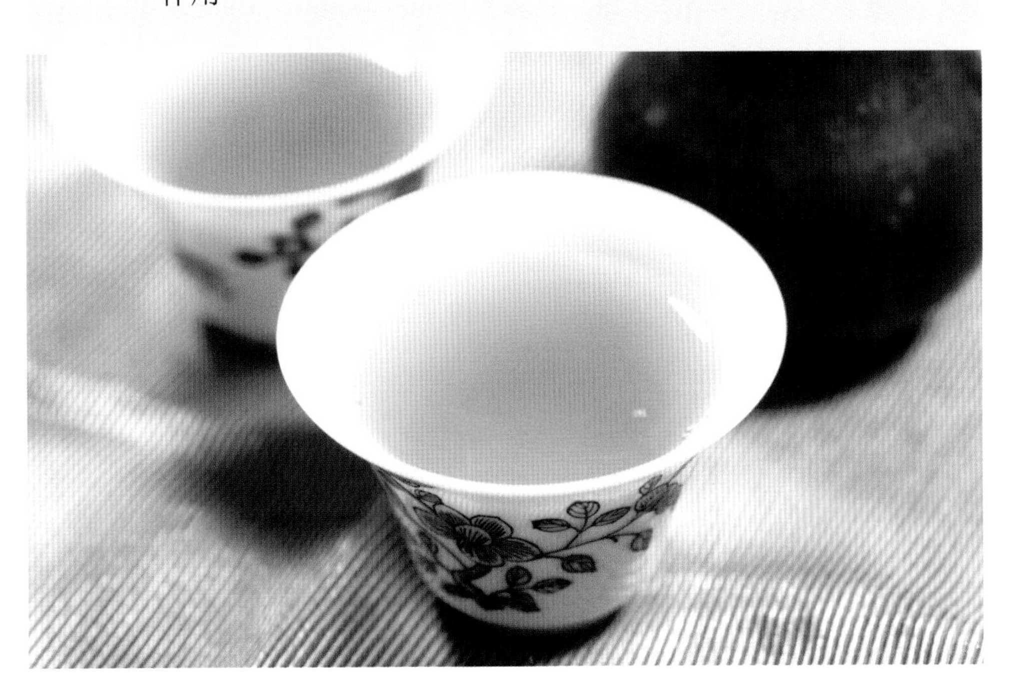

安神平肝養生藥材

天麻

平肝熄風

Gastrodiae Rhizoma

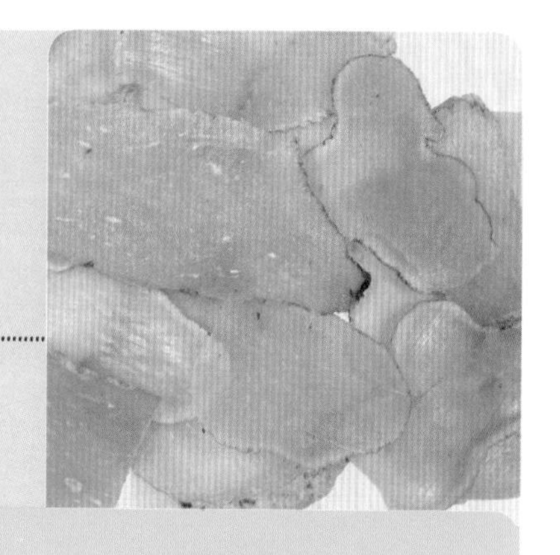

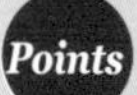

熄風止痙，祛風通絡

●別名：川麻，春天麻，赤箭，鬼督郵

●營養成分：天麻素，香草醇，琥珀酸等化合物

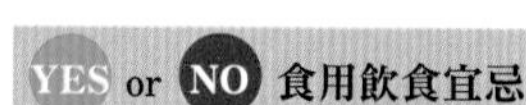

YES適用者	○ 一般人
	○ 眩暈頭痛者
NO不適用者	✕ 氣虛者
	✕ 血虛者

【考證文獻】：《神農本草經》

【藥用部位】：蘭科植物天麻的乾燥塊莖。（*Gastrodia elata* Bl.）

【性味】：味甘辛，性微溫。

【藥效歸經】：歸足厥陰肝經。

【養生功效】：熄風止痛，定驚，祛風止痺，平肝潛陽。對於治療因肝陽上亢所引起的暈眩頭痛，失眠等症狀；以及因風寒所致的關節疼痛，肢體麻痺等，亦有改善效果。

【單味用法】

內服：煎服5~10公克或是入丸。

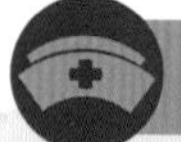

中醫師小叮嚀

氣血兩虛者不可使用天麻。此外，因天麻生用祛風，溫經除痺的效力強；而炙用則緩其燥性，可治療頭痛暈眩，血虛肝旺者。而根據藥理研究顯示，天麻含有天麻素，琥珀酸和大量多醣化合物，對於鎮靜催眠、降血壓等有不錯的改善效果。

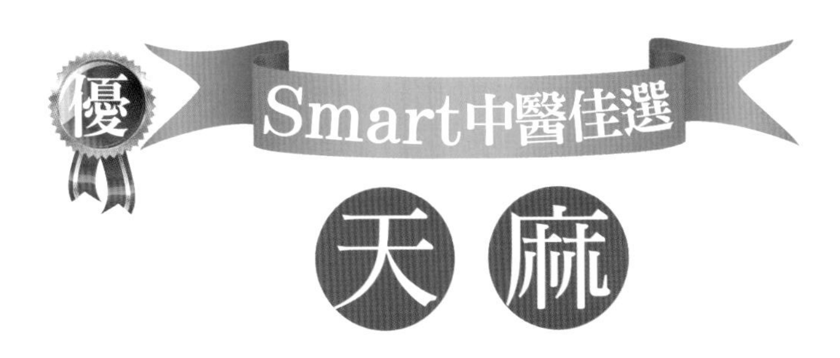

天麻

1. 個體較大且質地堅實。
2. 藥材斷面明亮，呈半透明者為佳；而斷面為中空者次之。

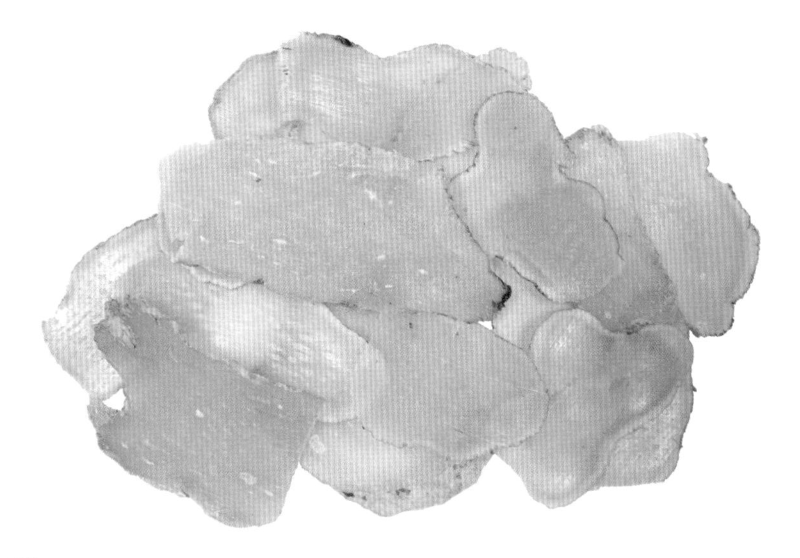

藥材小常識：

天麻最有名的就是「有風不動，無風反搖」，因此古人又稱天麻為「定風草」。經後人研究發現，由於天麻的莖單一直立，當風吹來時，因其接觸面積小故搖晃不大，讓人誤以為沒有受風動搖，然而在陽光充足的晴天，天麻的莖會因受熱變軟而慢慢向下彎曲，所以一點微風就可使之搖晃劇烈，故出現「有風不動，無風反搖」的情況。

Best 推薦茶飲

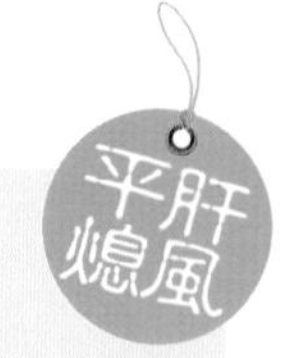

天麻二活飲

[改善頭痛 + 舒緩頸肩]

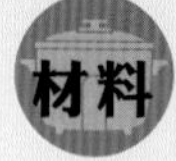
材料

1. 天麻2~5公克
2. 川芎2~5公克
3. 羌活2~5公克
4. 獨活2~5公克

作法

將藥材洗乾淨並切成小塊，放入杯中以沸水沖泡，加蓋悶約15~20分鐘，取其湯汁即可飲用。

調養功效

對於因看電腦太久而引起的頭痛、脖子僵硬、上背疼痛者有改善作用。

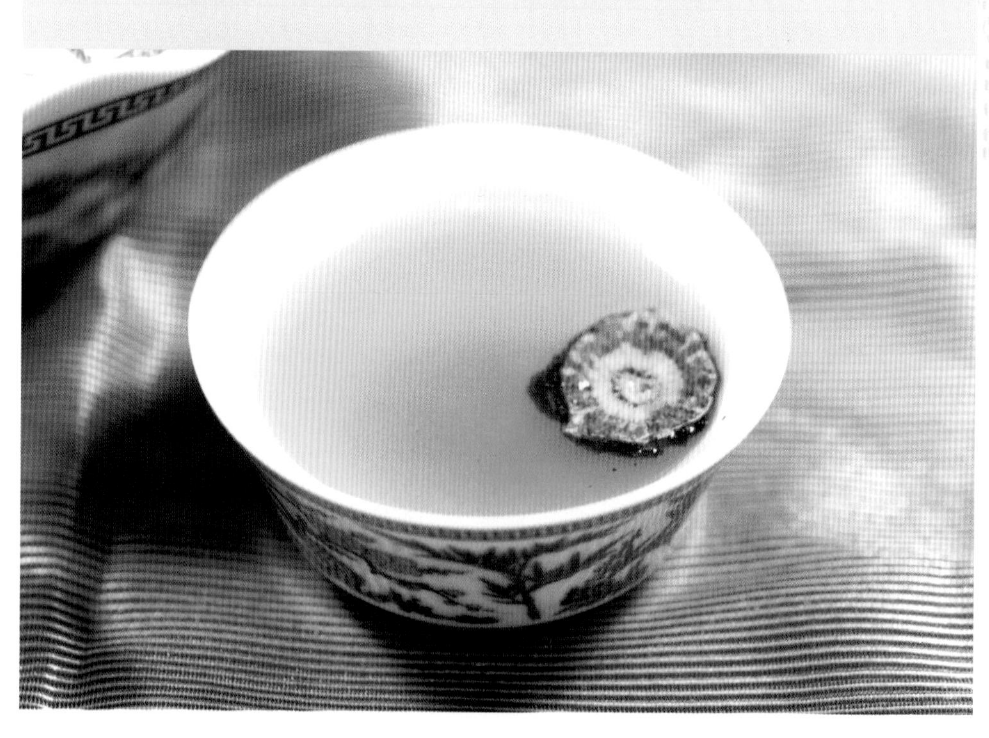

安神平肝養生藥材

珍珠

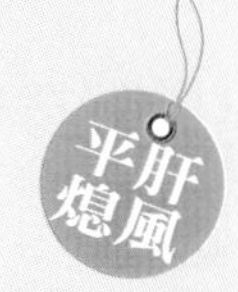

Margarita

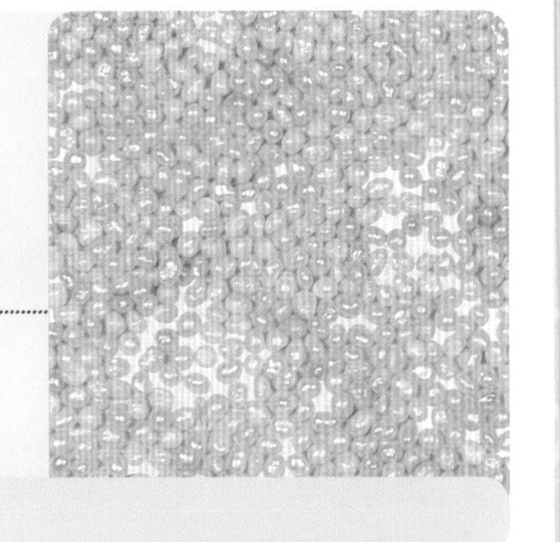

安神定驚，清肝明目

別名：真珠，真珠粉，珠子，蚌珠

營養成分：碳酸鈣，碳酸鎂等多種無機化合物

YES適用者	○ 一般人 ○ 肝陽上亢者
NO不適用者	× 女性妊娠者

【考證文獻】：《開寶本草》

【藥用部位】：真珠貝科動物馬氏真珠貝受到異物刺激而產生的顆粒狀珍珠 。（*Pteria martensii* (Dunker)）

【性味】：味甘鹹，性寒。

【藥效歸經】：歸手少陰心經，足厥陰肝經。

【養生功效】：鎮靜安神，清肝名目，解毒生肌，美白肌膚。主治驚悸怔忡，心煩失眠，驚風癲癇，目赤翳障等症。

【單味用法】

內服：0.5~1公克，或研末入丸散。

外用：研細末吹喉。

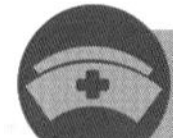

中醫師小叮嚀

孕婦體質虛寒、有流產、早產徵兆者忌用。針對珍珠用法，因其質地堅硬，不溶於水，通常要以「水飛法」使其成為極細粉末，才能被人體吸收，並會放豆腐下去一起煮過，以潔淨珍珠。事實上，「水飛法」主要用於礦物類藥材，像是滑石、朱砂等，其目的是為了去除雜質，潔淨藥物，使其變成較細粉末，並可溶去藥材表面的有毒物質。

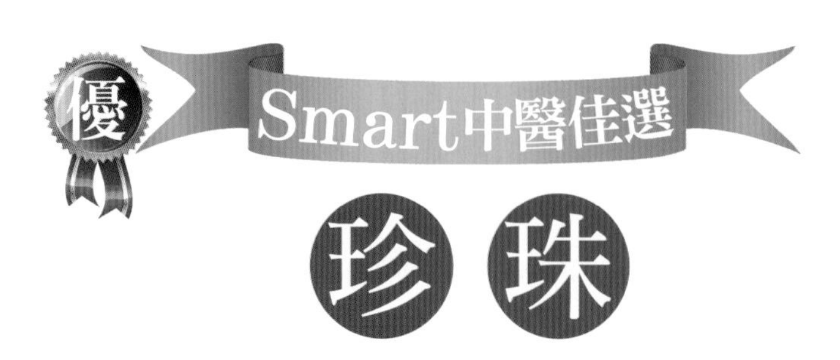

珍珠

1. 顆粒大，且色白。
2. 珠光閃耀。
3. 外表平滑有光澤。
4. 無雜質或是無硬核者為佳。

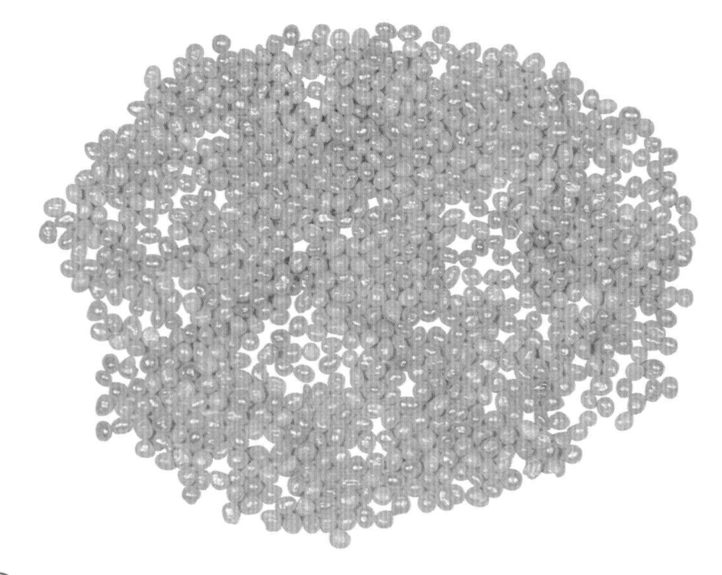

藥材小常識：

珍珠有護膚美容的功效，從唐代盛行至今。珍珠含鈣質，有十多種胺基酸和許多如鋁、銅、錳、鐵……等微量元素，這都是人們不可缺少的營養；此外，透過人體吸收可增強活力，美白皮膚，具有防皺嫩膚的效用。

***Best* 推薦茶飲**

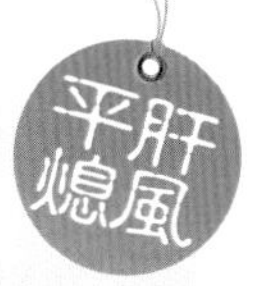

慈禧珍珠茶

[美白駐顏 + 防皺嫩膚]

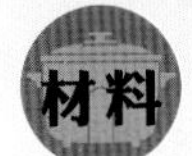
材料

1. 珍珠2~5公克
2. 綠茶2~5公克

作法 將珍珠磨成粉末，連同綠茶放入杯中，以適量沸水沖泡後，加蓋悶約2~5分鐘，取其湯液，加入珍珠粉末即可飲用。

調養功效

可用來駐顏活膚，但不能經常飲用。

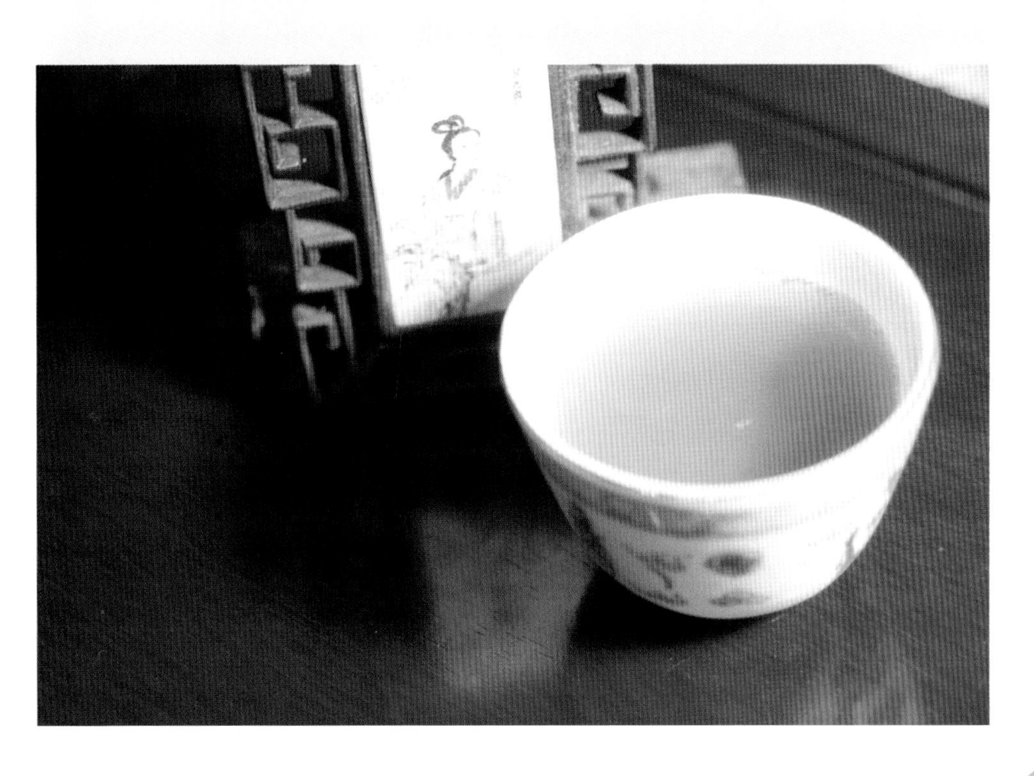

安神平肝養生藥材

鉤藤

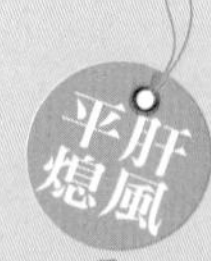

Uncariae Ramulus et Uncus

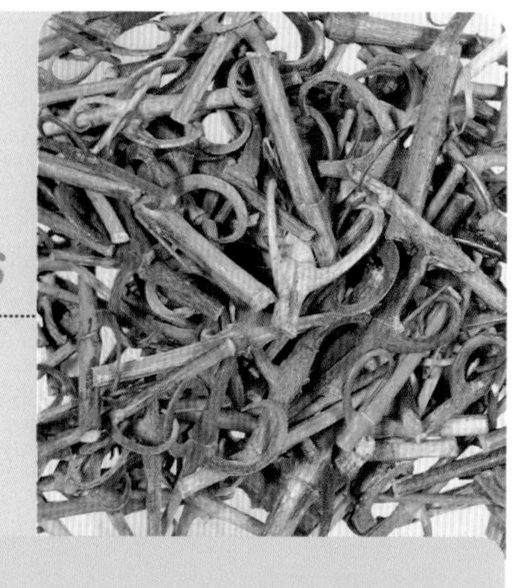

Points 熄風止痙，平肝清熱

●別名：鉤藤鉤子、釣鉤藤、金鉤藤、掛鉤藤、鉤丁、釣藤、鉤耳、雙鉤藤

●營養成分：鉤藤鹼、常春花鹼等多種生物鹼

YES or NO 食用飲食宜忌	
YES適用者	○一般人
	○頭痛眩暈者
NO不適用者	×體虛者
	×無火者

【考證文獻】：《名醫別論》

【藥用部位】：茜草科植物鉤藤、大葉鉤藤、毛鉤藤、華鉤藤或無柄果鉤藤的乾燥帶鉤莖枝。

（鉤藤*Uncaria rhynchophylla* (Miq.) Jacks.；大葉鉤藤*Uncaria macrophylla* Wall.；毛鉤藤*Uncaria hirsuta* Havil.；華鉤藤*Uncaria sinensis* (Oliv.) Havil.或無柄果鉤藤*Uncaria sessilifructus* Roxb.）

【性味】：味甘苦，微寒。

【藥效歸經】：歸足厥陰肝經、手少陰心經。

【養生功效】：清熱平肝，熄風止痙。

【單味用法】

內服：煎湯6~30公克，不宜久煎。或可入散劑。

中醫師小叮嚀

無火者勿服。此外，現代人多藉其平肝之效來調治高血壓，且鉤藤在煎煮過程中，最重要的是在「後下」，因其久煎之後會影響有效成分，與古書所載的「後下」，實有相輔相成之處。

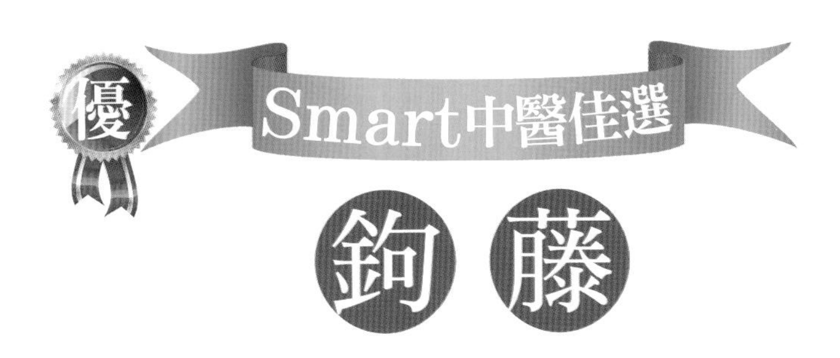

鉤藤

1. 外表有雙鉤，且應鉤平無梗。
2. 色澤紅潤者為佳。

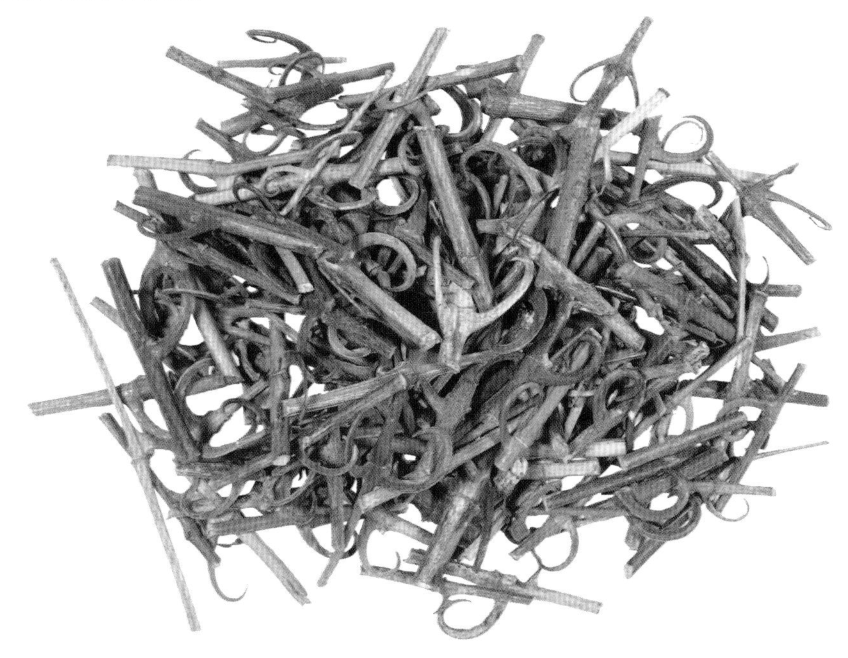

藥材小常識：

鉤藤與天麻的相同點均為平降肝陽，熄風止痙，常相須為用；而相異點在於天麻性平，以熄風止痙為主，尚可祛寒濕；但鉤藤微寒，擅長清肝和心包之火，偏清肝熄風，有清熱功效。

Best 推薦茶飲

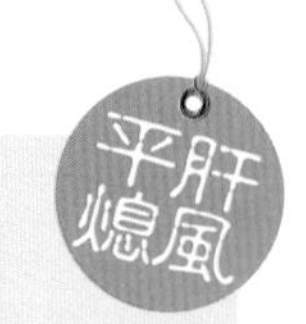

鉤藤菊花茶

[清熱平肝 + 降低血壓]

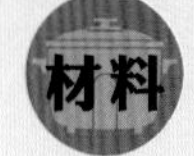

1. 鉤藤5~10公克
2. 菊花10~15公克
3. 夏枯草10~15公克
4. 甘草5~10公克

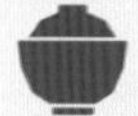

1. 將所有藥材洗乾淨後，先放菊花、夏枯草、甘草三味藥材至鍋中。
2. 接著，加適量水煎煮約20~30分鐘，再加入鉤藤煎煮約2~3分鐘，取其湯汁即可服用。

調養功效

有清熱平肝的功效。對於高血壓出現頭痛、面紅目赤，或血壓容易升高者有改善作用。

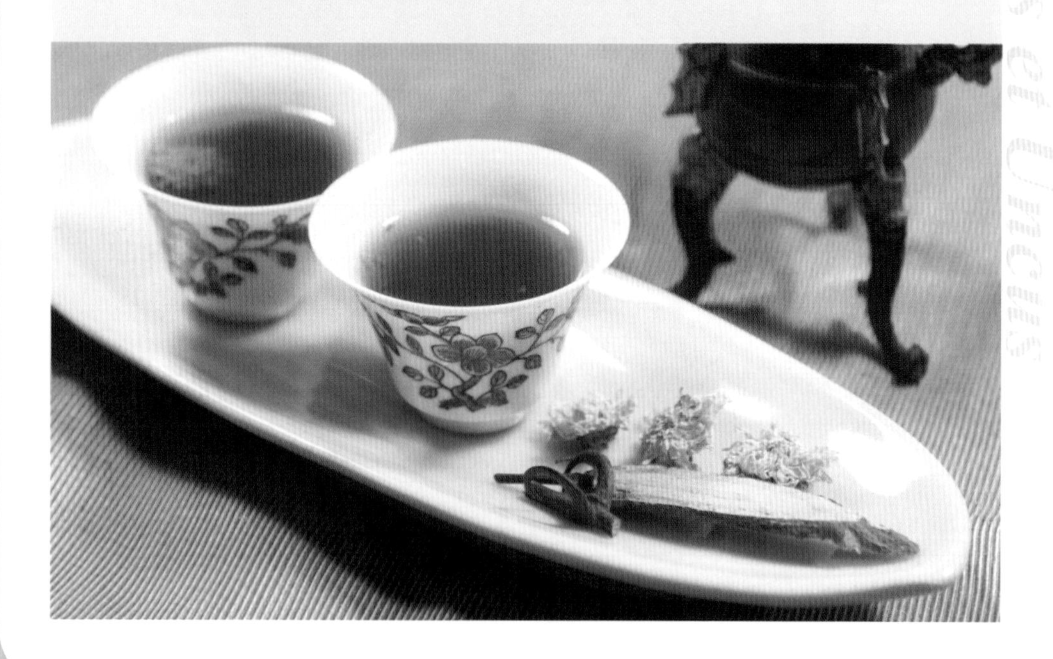

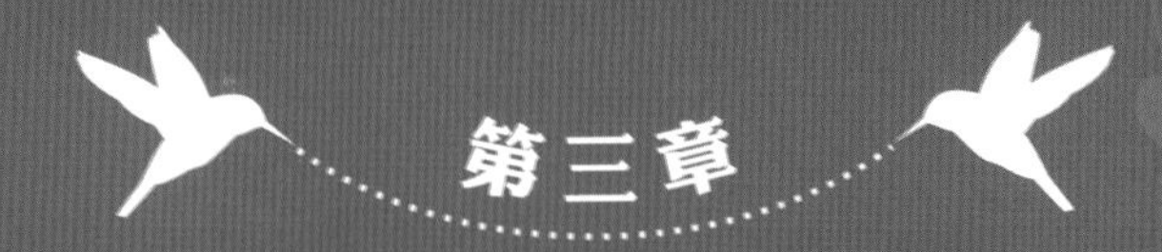

理氣理血養生藥材

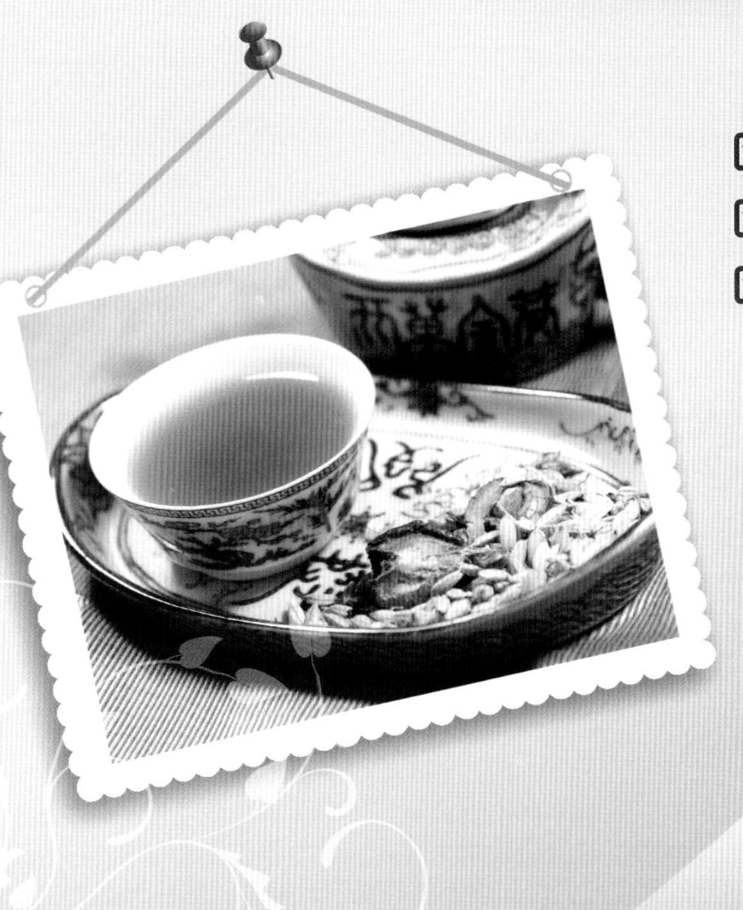

- 理氣
- 止血
- 活血祛瘀

理氣理血養生藥材

陳皮

理氣

Citri Reticulatae Pericarpium

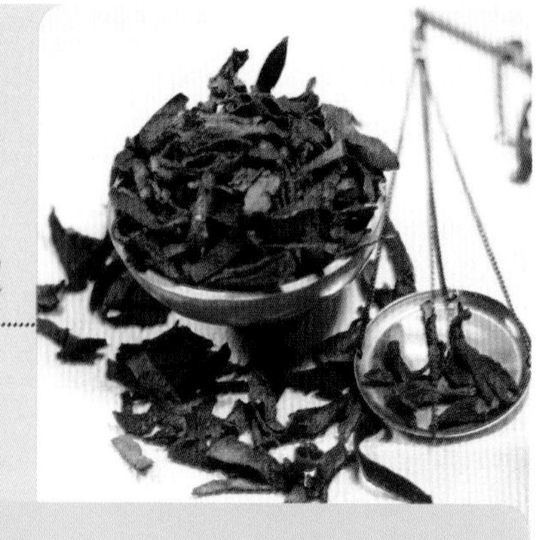

Points 生津健胃，理氣化痰

●別名：橘皮、柑皮、新會皮、廣陳皮

●營養成分：橙皮苷、柚皮苷和多種揮發油

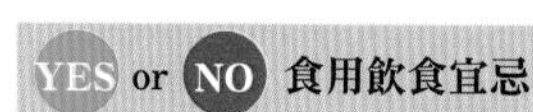

YES or NO	食用飲食宜忌
YES適用者	○ 一般人
	○ 痰溼中阻者
NO不適用者	× 氣虛者
	× 陰虛燥咳者

【考證文獻】：《神農本草經》

【藥用部位】：芸香科福橘和同屬植物的乾燥成熟果皮。

（*Citrus reticulate* Blanco.）

【性味】：味辛、苦，性溫。

【藥效歸經】：歸足太陰脾經，手太陰肺經。

【養生功效】：鎮咳止嘔，理氣健脾，調中利水，燥溼化痰。常用於胸脘脹滿，食少吐瀉，咳嗽痰多等症狀。

【單味用法】

內服：煎服3~9公克或入丸散。

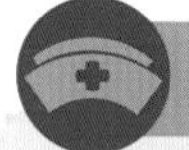

中醫師小叮嚀

氣虛和陰虛燥咳者不宜服用；吐血證應慎服；中氣虛者不可將陳皮與耗氣藥同用；嘔吐者不可和溫熱香燥藥同用；陰虛咳嗽者則不可和半夏、天南星同用。而有關陳皮的保存，應置於陰涼乾燥處，以防黴、蟲蛀。

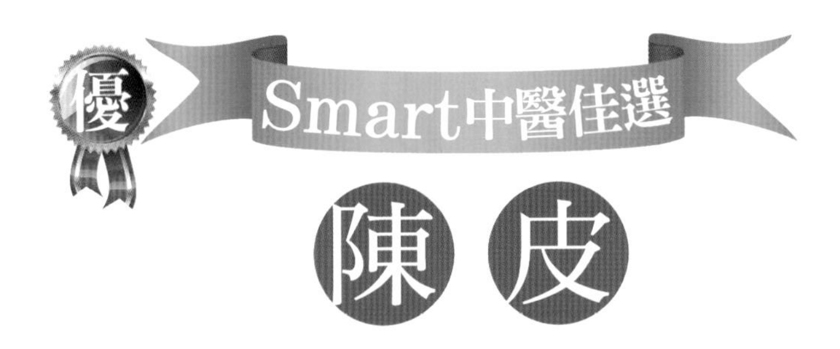

陳皮

1. 外表顏色金黃。
2. 以外皮無斑點，藥材完整者為佳。

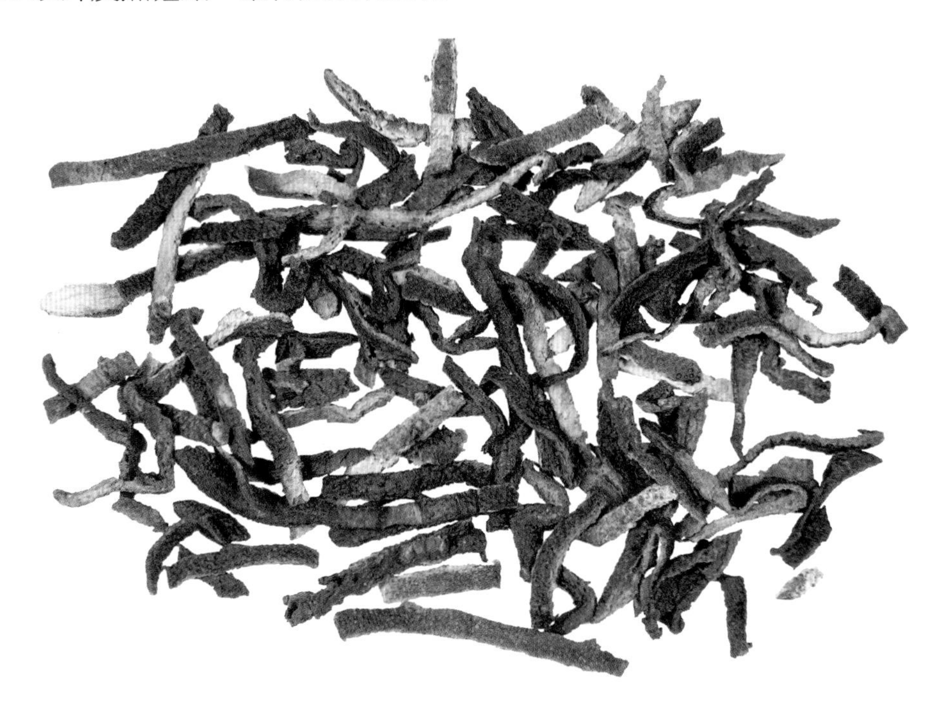

藥材小常識：

陳皮為橘子皮曬乾後的產物，由於橘子的果皮含有香精成分的苧烯、黃酮類配糖體的桔皮等，有健胃整腸及鎮靜與抗發炎的作用。

Best 推薦茶飲

理氣

陳皮茶

[美容護膚 + 香體駐顏]

材料
1. 陳皮3~5公克
2. 冰糖適量

作法 將陳皮放入杯中，用沸水沖泡，加蓋悶10分鐘，再依個人喜好加入冰糖，即可飲用。

調養功效

對於護膚美容，香體駐顏有極佳效果。

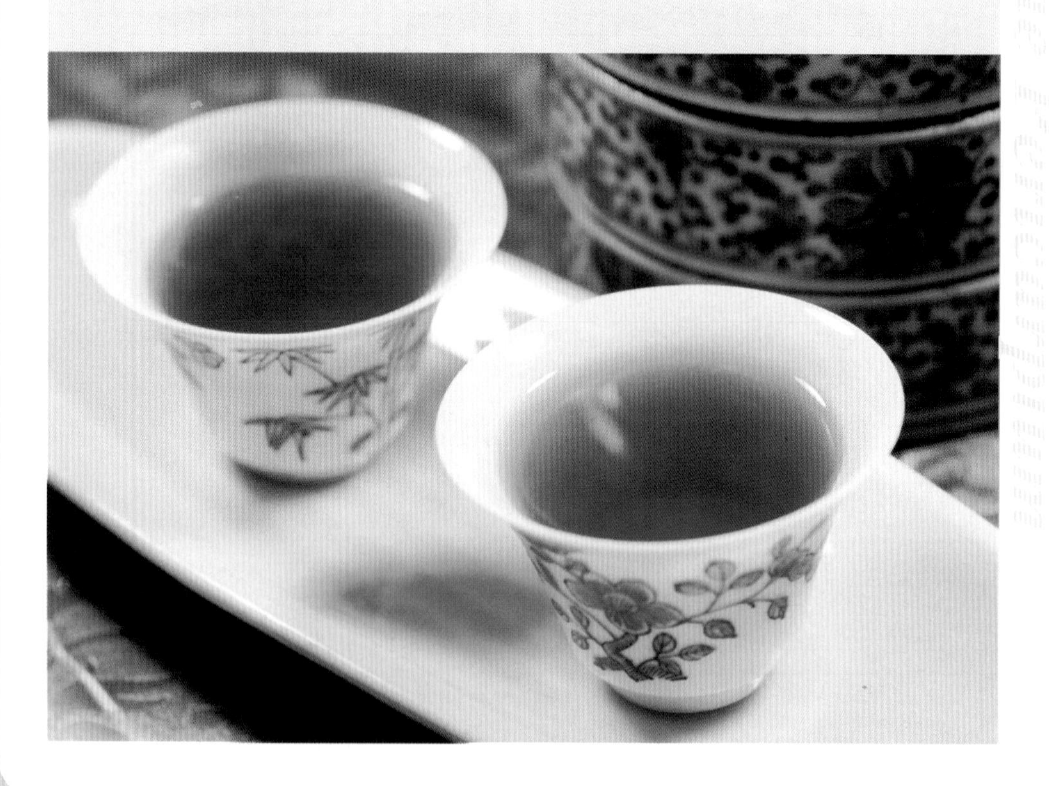

青皮

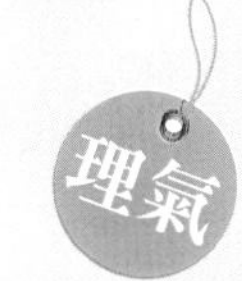

Citri reticulatae rericarpium viride

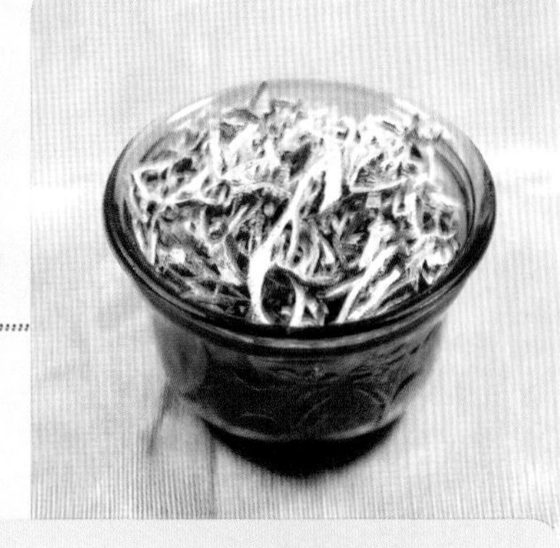

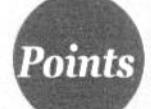

疏肝破氣，消積化滯

● 別名：青橘皮、青柑皮

● 營養成分：檸檬烯、月桂烯、多種揮發油

YES or NO 食用飲食宜忌	
YES適用者	○ 一般人 ○ 食積腹痛者
NO不適用者	× 氣虛者 × 老弱虛羸

【考證文獻】：《珍珠囊》

【藥用部位】：芸香科植物橘及其栽培變種的乾燥幼果或未成熟果實的果皮。（*Citrus reticulata* Blanco）

【性味】：味苦、辛，性溫。

【藥效歸經】：歸足厥陰肝經，足少陽膽經，足太陰脾經，足陽明胃經，手少陰心經。

【養生功效】：疏肝破氣，消積化滯。

【單味用法】

內服：煎服3~10公克，或入丸、散。

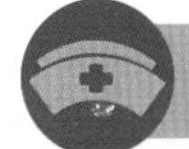

中醫師小叮嚀

氣虛者慎服；此外，有汗者，老弱虛羸者，尤應禁食。而青皮依其所需藥性而可分成生品和醋製青皮，生青皮因性烈，辛散力強，破氣消積的效用較好，故多用於飲食積滯；而醋製青皮因疏肝止痛作用佳，所以也能增強消積化滯的效用，適於食積而兼肝鬱氣滯的患者。

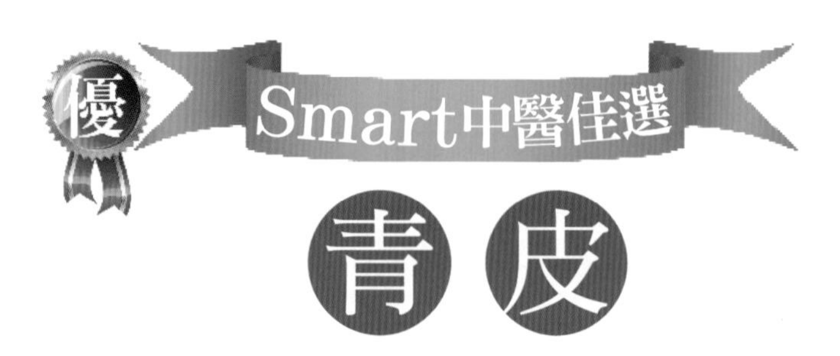

1. 個體均勻，且質地硬。
2. 體重且肉厚。
3. 散發濃郁香氣者較佳。

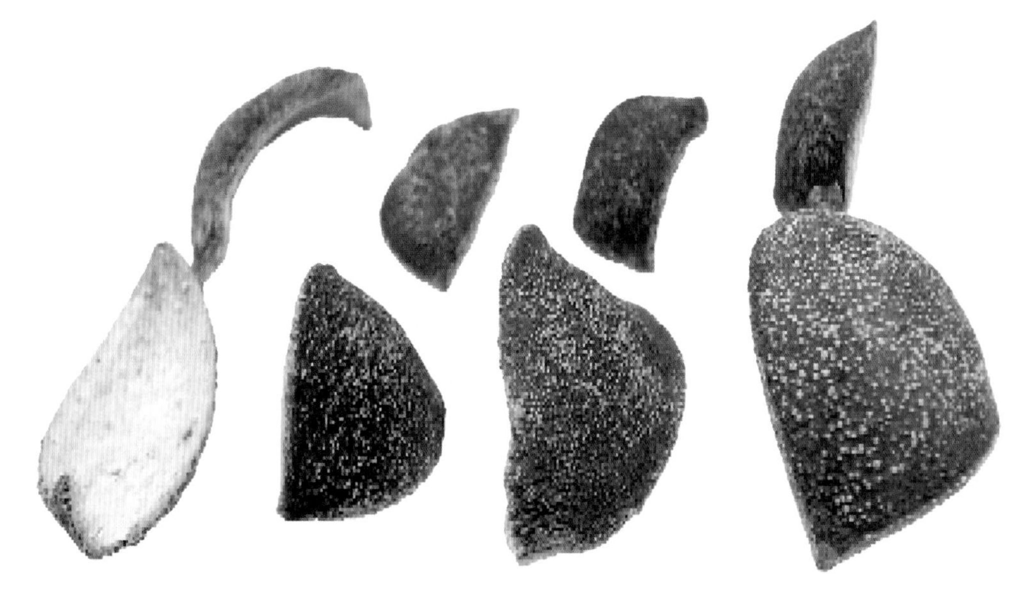

藥材小常識：

青皮與陳皮兩味藥材，其來源品種相同，性皆溫，均可行氣、消積化滯；而相異點則在於陳皮為成熟果實的果皮，其性較緩，主理脾肺氣滯，青皮則為未成熟果實的果皮，性沉降而效力較猛，主疏肝膽，破氣滯，此為兩者的相異點。

Best 推薦茶飲

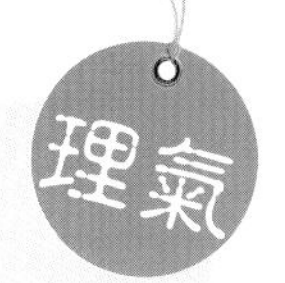

青皮麥芽飲

[理氣止痛 + 疏肝解鬱]

材料
1. 青皮10~15公克
2. 麥芽30~35公克

作法 將材料洗乾淨後，放入鍋中；加適量水煎煮至滾沸，接著轉小火慢燉2~5分鐘，取其湯汁即可飲用。

調養功效

本茶有理氣止痛，疏肝解鬱，對於消化性潰瘍、肝胃不合、腸胃不適等有改善作用。

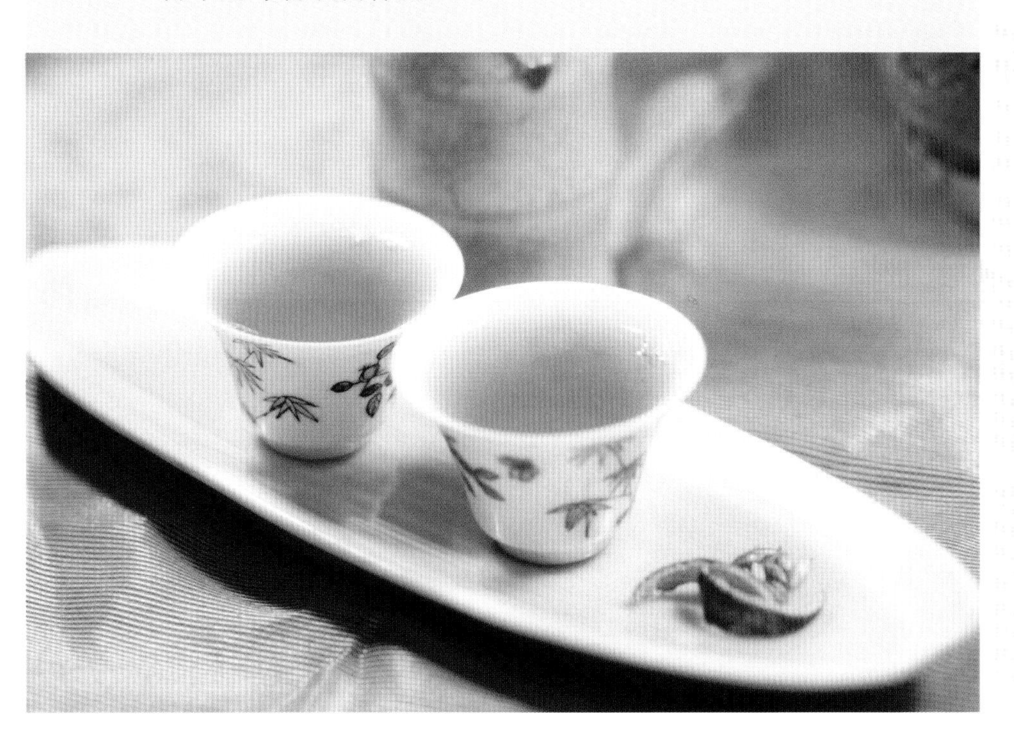

理氣理血養生藥材

木香

理氣

Aucklandiae Radix

Points 行氣止痛，調中導滯

●別名：蜜香、青木香、五香、五木香、南木香、廣木香

●營養成分：木香內酯，木香烯等多種

YES or NO	食用飲食宜忌
YES適用者	○一般人
	○脾胃氣滯者
NO不適用者	×臟腑燥熱者
	×胃氣虛弱者

【考證文獻】：《神農本草經》

【藥用部位】：菊科植物木香之乾燥根。（*Aucklandia lappa* Decne.）

【性味】：味辛、苦，性溫。

【藥效歸經】：歸足太陰脾經，足陽明胃經，手太陰肺經。

【養生功效】：行氣止痛，調中導滯。此外，還有健脾行氣、止痛的作用。可改善脾胃氣滯，脘腹脹痛，胸脅疼痛，口苦苔黃，食慾不振，痢疾泄瀉，腹痛腸鳴，胃痛嘔吐等症。

【單味用法】

內服：煎服3~10 公克或入丸、散

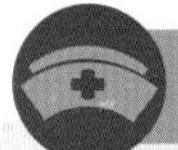

中醫師小叮嚀

陰虛津液不足者應慎服，且過度服用會損耗真氣，故宜適量。由於木香為三焦氣分之藥，可升降諸氣，瀉肺氣，疏肝氣，和脾氣。而本品除了可和胃，治脾胃氣滯、噁心嘔吐、食慾不振之外，還有溫中、治大腸濕熱的作用；並可行氣，治血瘀氣滯。現代藥理研究也指出，木香對於抗氣喘，降血壓亦有改善功效。

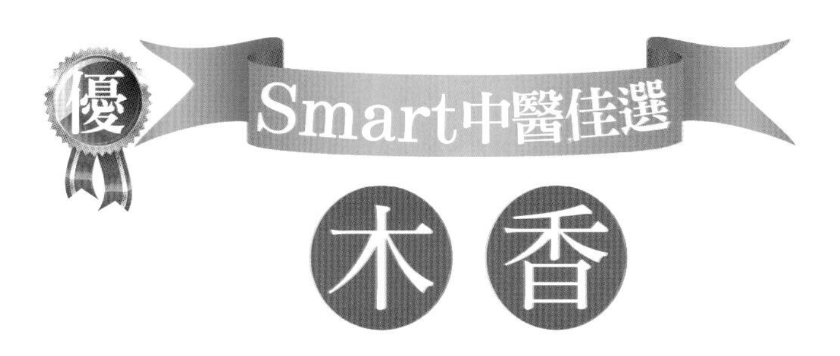

木香

1. 其切面的條理紋路均勻且質地堅實。
2. 以散發濃郁香氣者為佳。

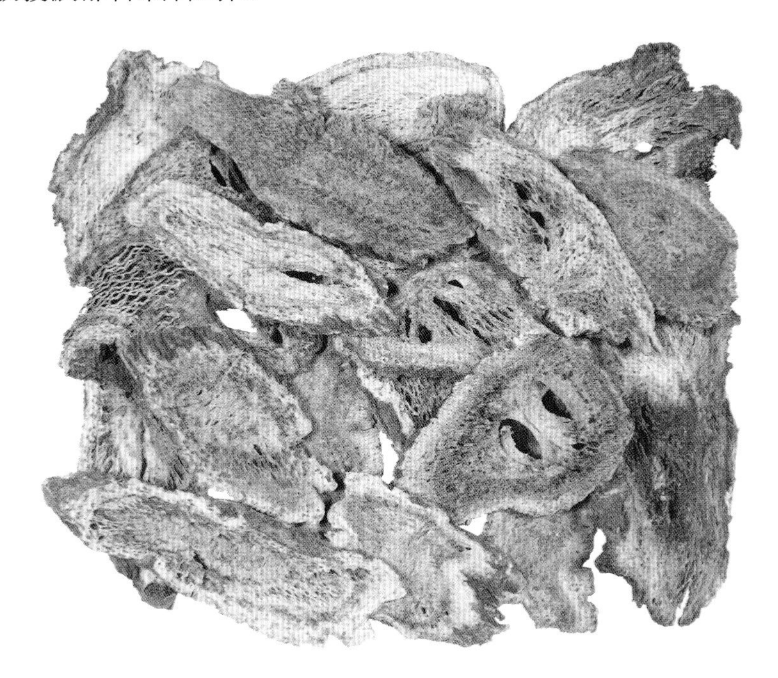

藥材小常識：

木香無毒，在正常劑量內以水煎服並不會產生不適，長期服用也不會有明顯副作用，但陰虛內熱患者長期服食或過量，會引起口乾和出現內火，故應謹慎使用。

Best 推薦茶飲

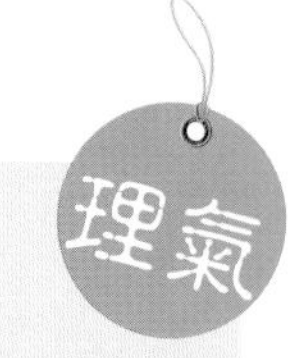

木香煎

[消除口臭]

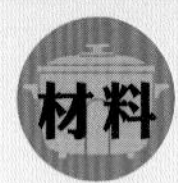

材料 木香5~10公克

作法 將藥材放入鍋中加入適量清水煎煮20分鐘，取汁服用即可。

調養功效

能消除口臭，保持口氣清香。

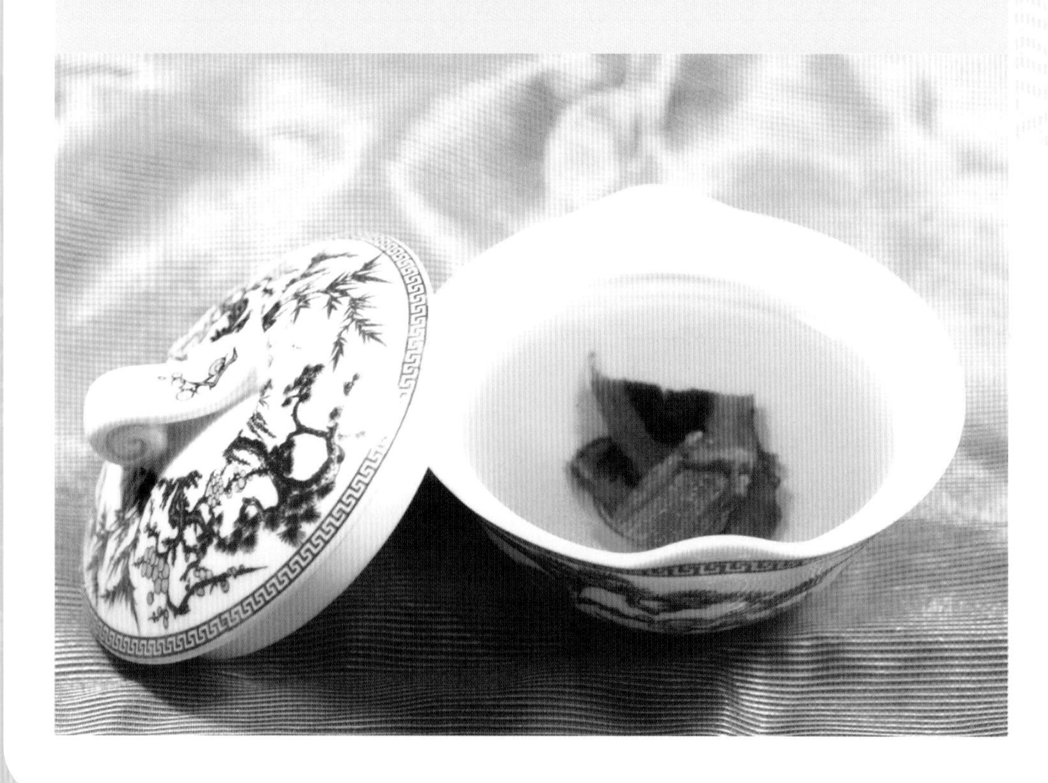

檀香

理氣

Lignum Santali Albi

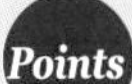
行氣止痛，散寒祛邪

別名：白檀、檀香木、真檀

營養成分：檀香醇、檀香油等多種揮發油

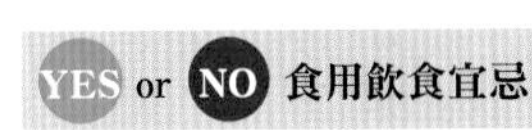

YES適用者	○一般人 ○寒凝氣滯者
NO不適用者	✕火盛陰虛者 ✕咳嗽者

【考證文獻】：《神農本草經》

【藥用部位】：檀香科植物檀香的乾燥莖皮。（*Santalum album* L.）

【性味】：味辛，性溫

【藥效歸經】：歸足太陰脾經，足陽明胃經，手太陰肺經。

【養生功效】：因行氣，故散寒力強，能和胃止痛。由於檀香木中所提取的檀香精油有清涼、滋補、強心、鎮靜等功效，因此在醫藥上也有廣泛用途。

【單味用法】

內服：煎服1.5~3公克，宜後下；或入丸、散。

外用：取適量，磨汁塗抹即可。

中醫師小叮嚀

陰虛火盛，氣熱出血者，勿用之。此外，依其檀香產地還可分成來自印度的「老山檀香」，雲南、緬甸的「粗檀」，以及來自太平洋群島的「洋檀香」，而其中以洋檀香的香氣較淡。

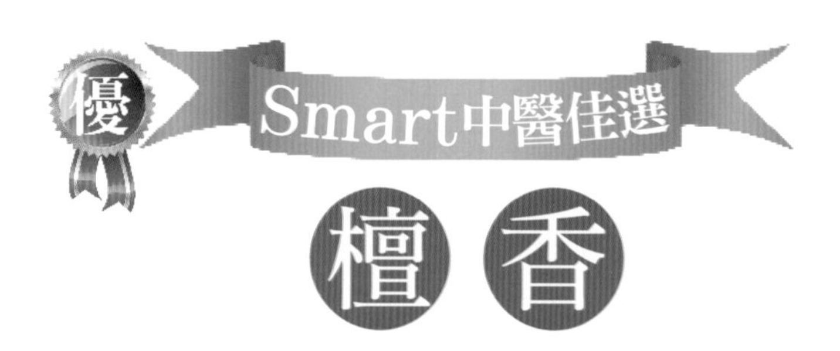

檀香

1. 未磨粉前的檀香，其木質心材粗且質地堅硬。
2. 磨粉後的藥材以顯油、香氣濃郁持久，且燒之有香氣者為佳。

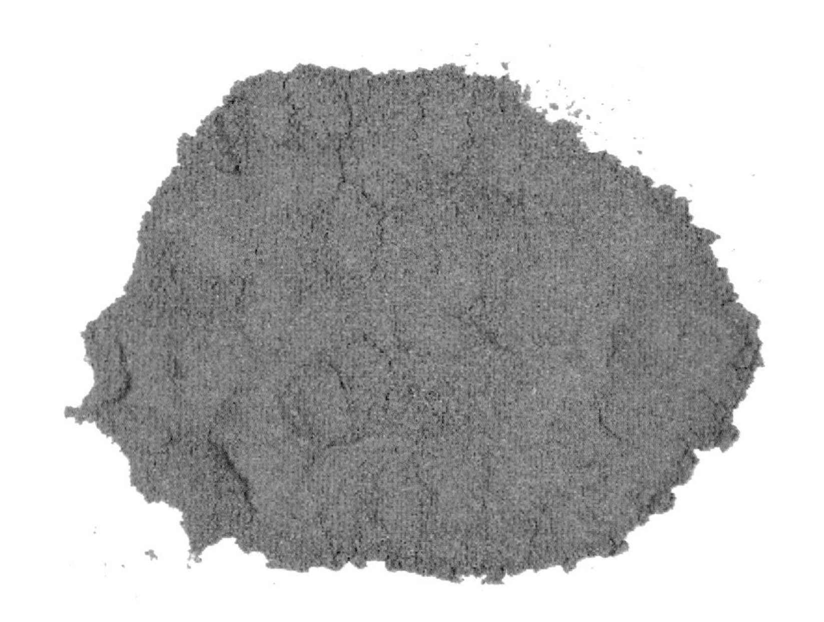

藥材小常識：

佛家將檀香稱之為「栴檀」，並有「香料之王」、「綠色黃金」的稱譽。通常人們都取檀香科喬木檀香樹的木質心材（或其樹脂）使用，而越接近樹心與根部的材質會越好。

Best 推薦茶飲

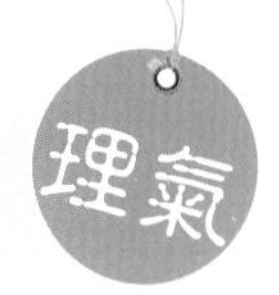

丹參茶

[化瘀止痛 + 行氣止血]

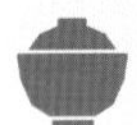

材料
1. 檀香1~3公克
2. 丹參15~20公克
3. 砂仁3~5公克

作法 將所有藥材洗淨，放入杯中以沸水沖泡，加蓋悶約15~20分鐘，取其湯汁即可飲用。

調養功效

可行氣活血，化瘀止痛，對於冠心病、面唇暗紫者有改善作用。

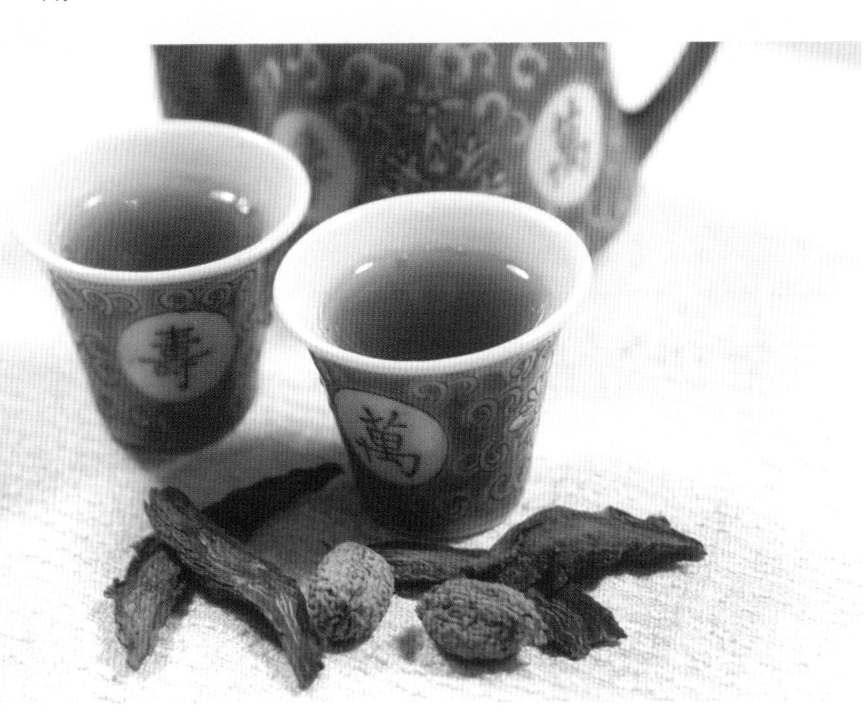

理氣理血養生藥材

三七 止血

Notoginseng Radix

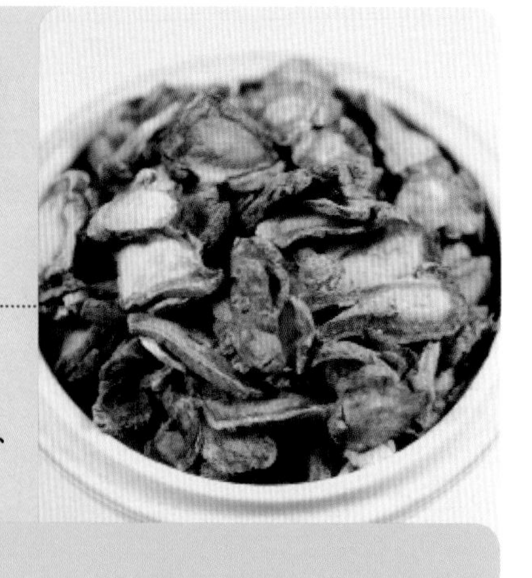

Points 止血散血，溫經定痛

●別名：川七、金不換、田七、田三七、土三七、滇七、參三七

●營養成分：人參皂苷、三七皂苷

YES or NO 食用飲食宜忌	
YES適用者	○ 一般人
	○ 胸腹刺痛者
NO不適用者	× 孕婦
	× 血熱妄行者

【考證文獻】：《本草綱目》

【藥用部位】：五加科植物三七的乾燥根。
（*Panax notoginseng* Wall.）

【性味】：味甘，微苦。

【藥效歸經】：歸足厥陰肝經，足陽明胃經。

【養生功效】：止血化瘀，消腫止痛

【單味用法】

內服：煎服4.5~9公克；或研末吞服1.5~3公克。

外用：研末撒或調敷。

中醫師小叮嚀

三七對活血化瘀有非常好的療效，故前人譽之為金瘡、杖瘡之聖藥，為傷科主要用藥。三七除了可用於人體內外各種出血之症，也常用於跌打損傷，有散瘀止痛、活血消腫之功效。現代藥理研究發現，三七有鎮靜、鎮痛、止血、抗發炎等作用。但孕婦、血熱妄行者應禁用三七，以免產生不適。

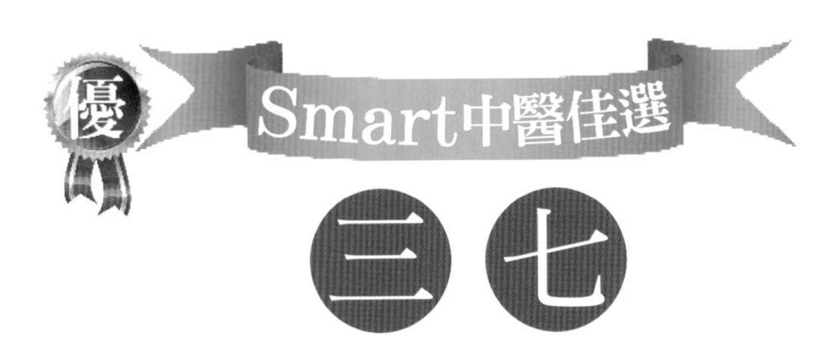

三七

1. 體重而乾。
2. 質地堅硬。
3. 外皮呈黑青色者最佳，黑灰色者為次之。
4. 斷面呈棕黑色、完整無裂痕且味苦後甘者為佳。

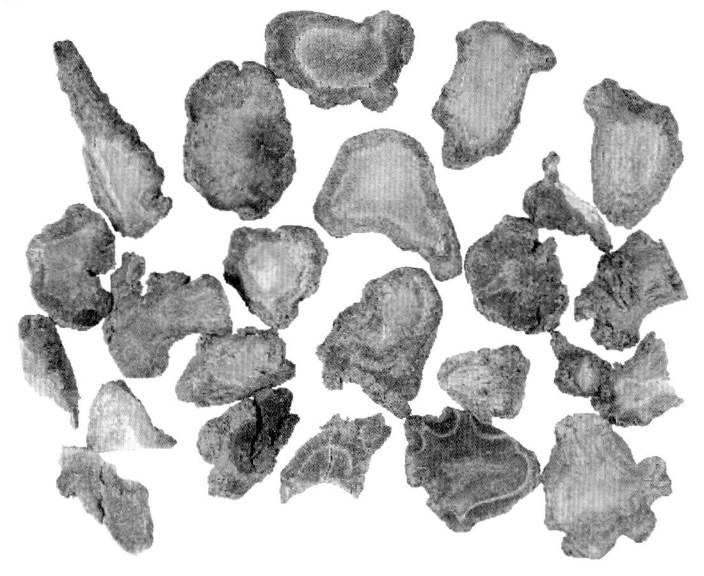

藥材小常識：

「三七」命名的來源，是由於藥用的三七採挖通常需要3~7年，故秋季開花前所採摘者為「春七」，冬季種子成熟後者為「冬七」，而通常以「春七」的品質較優。

Best 推薦茶飲

止血

百合止血汁

[潤肺止咳 + 清熱止血]

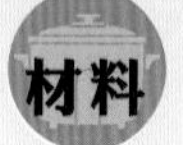

材料
1. 三七粉3~5公克
2. 新鮮百合250公克

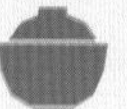

作法 將新鮮百合搗成汁，以三七的粉末調和，用涼開水合服即可。

調養功效

有潤肺止咳、清熱止血之功效，可改善肺病咳血，支氣管擴張咳血等症狀。

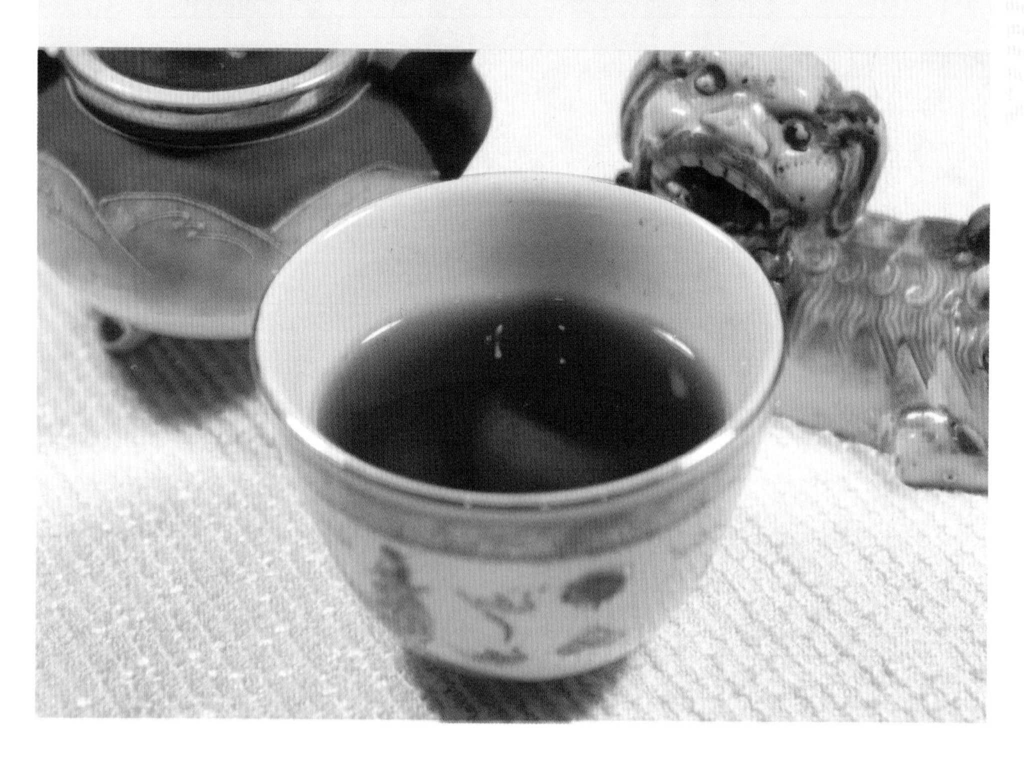

槐米 止血

Sophprae Immaturus Flos

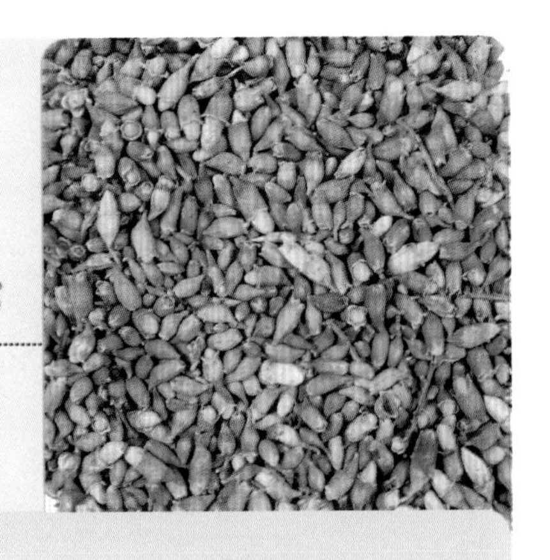

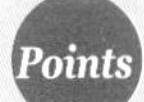
Points 清肝明目，涼血止血

●別名：槐蕊

●營養成分：槲皮素、芸香苷、和大量黃酮類成分

YES or NO 食用飲食宜忌

YES適用者	○ 一般人 ○ 頭痛眩暈者
NO不適用者	× 脾胃虛寒者

【考證文獻】：《名醫別錄》

【藥用部位】：豆科植物槐樹的花蕾。（*Sophora japonica* L.）

【性味】：味苦，性微寒。

【藥效歸經】：歸足厥陰肝經，手太陰肺經，手少陰心經，手陽明大腸經。

【養生功效】：涼血止血，清肝明目。

【單味用法】

內服：煎服5~10公克，或入丸、散。

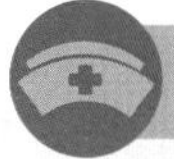

中醫師小叮嚀

脾胃虛寒者應慎服。此外，槐米依其所需藥性而有生槐米、炒槐米、槐米炭等不同製品：生槐米長於清熱涼血，清肝瀉火，多用於肝熱目赤、頭痛暈眩者；炒槐米寒性較緩，多用於脾胃虛弱的出血患者；至於槐米炭以止血為主要功效，多用於咳血、便血、痔血者。

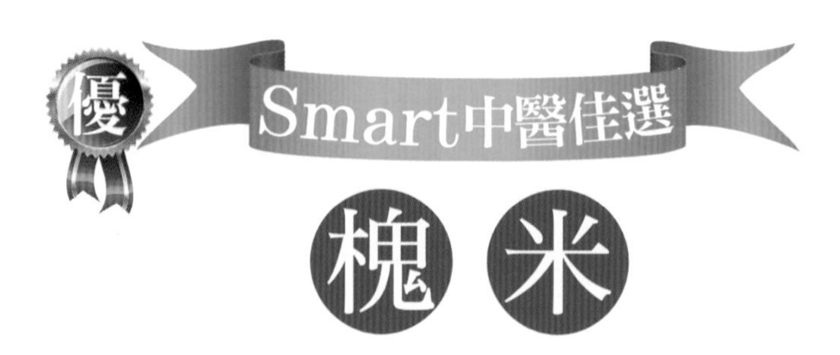

槐米

1. 個體大，且種子間較緊縮。
2. 顏色黃綠、無梗葉者為佳。

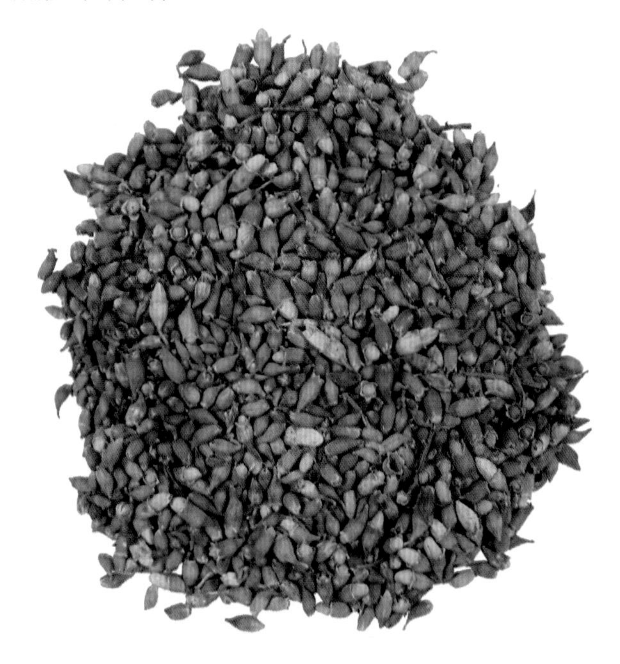

藥材小常識：

「槐米」為夏季豆科植物槐樹未開花時所採收的花蕾，而花開時所採收者才稱為「槐花」，使用時應除去花序的枝、梗及雜質，並及時曬乾，其可生用、炒用或炒炭使用。

Best 推薦茶飲

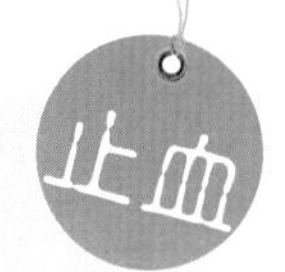

槐米清涼飲

[清熱涼血 + 滋陰潤燥]

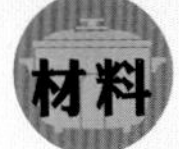

1. 槐米20~25公克
2. 胖大海10~15公克
3. 肉蓯蓉30~35公克

作法 將所有藥材洗乾淨，放入杯中以沸水沖泡，加蓋悶約15~20分鐘，取其湯汁即可飲用。

調養功效

槐米可清熱涼血，胖大海可潤肺，肉蓯蓉則能滋陰潤燥，對有便祕症狀者有改善作用。

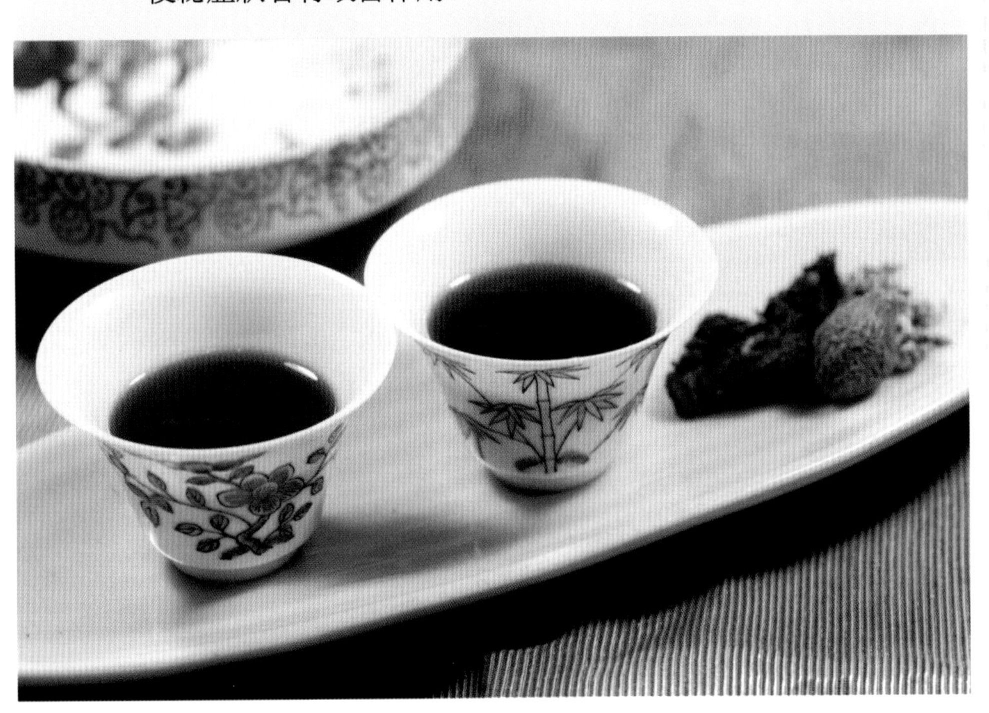

理氣理血養生藥材

川紅花

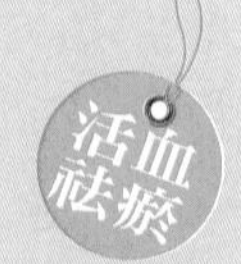

Carthami Flos

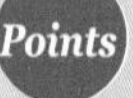

活血通經，去瘀止痛

別名：紅花、紅藍花、草紅花

營養成分：紅花苷、棕櫚酸、肉桂酸等成分

YES or NO 食用飲食宜忌	
YES適用者	○ 一般人
	○ 高血壓者
NO不適用者	× 孕婦

【考證文獻】：《開寶本草》

【藥用部位】：菊科植物紅花的乾燥筒狀花。
（*Carthamus tinctorius* L.）

【性味】：味辛，性溫。

【藥效歸經】：歸手少陰心經，足厥陰肝經。

【養生功效】：通經止痛，活血化瘀。此外，還有降低血壓、擴張心冠狀動脈血管的作用。

【單味用法】

內服：煎服3~9公克。

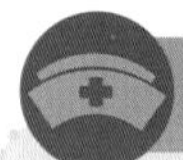

中醫師小叮嚀

孕婦忌用，有出血者也不可使用。事實上，川紅花不只出現在中藥裡，在埃及的陵墓裡也被發現過，可見當時早已使用川紅花。而川紅花為橘紅色，可用來泡茶以代替藏紅花；而在東南亞地區，也有藥廠將其製成紅花油來治療因跌打損傷所造成的疼痛，甚至亦有使用紅花來治療咳嗽的功效。

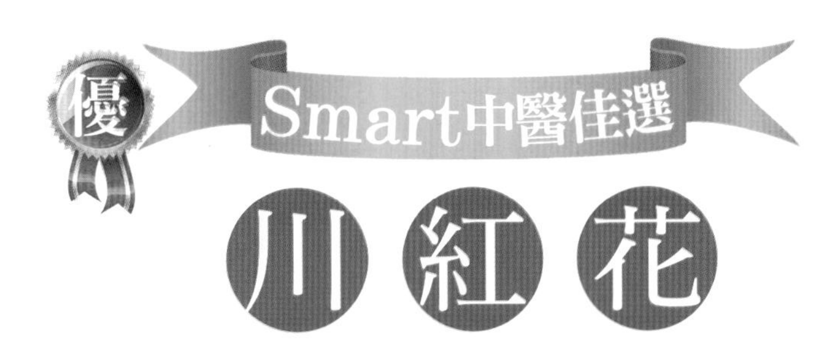

川紅花

1. 顏色呈鮮紅色。
2. 質地柔軟，無梗、無雜質者為佳。

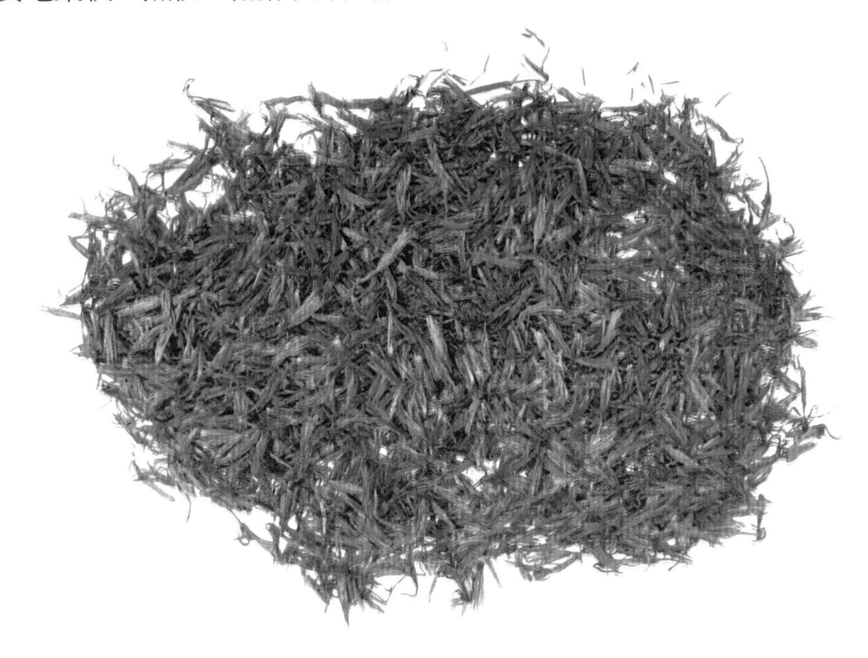

藥材小常識：

川紅花也可作為染色的染料，古代用此做成胭脂，另因其產地在古代中國的焉支山與祁連山的山麓，故也被稱為「焉支」。此外，也因燕國所產的川紅花較好之故，所以也稱為「燕脂」。

Best 推薦茶飲

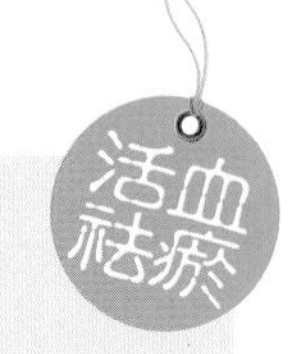

紅花檀香飲

[調節經血 + 改善經痛]

材料

1. 川紅花2~5公克
2. 檀香2~5公克
3. 綠茶2~5公克
4. 紅糖適量

作法 將檀香、紅花、綠茶、紅糖用熱水泡開，加蓋悶3~5分鐘，即可飲用。如果不喜歡太甜者，紅糖可以減少。

調養功效

對於月經量不多，經血呈暗紅色、有血塊，或小腹脹痛者有改善功效。

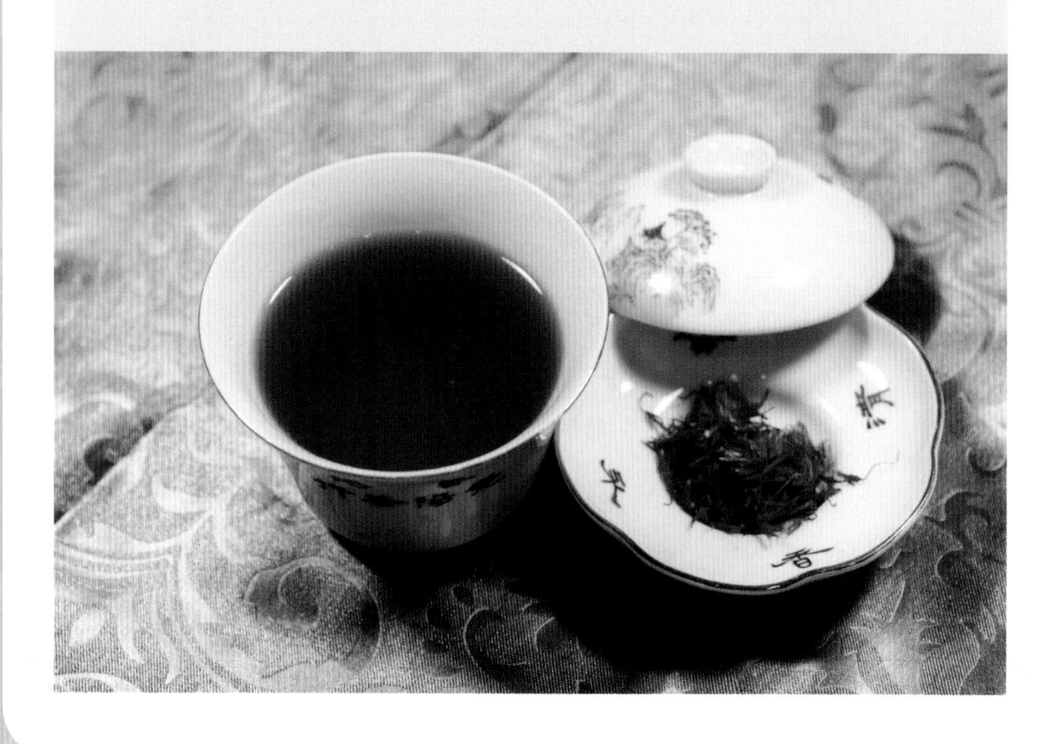

藏紅花

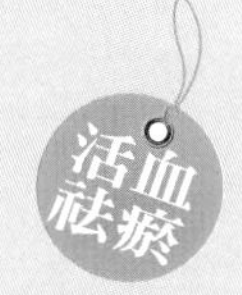

Croci Stigma

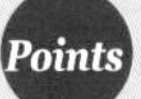 活血祛瘀、涼血解毒

別名：洎夫藍、番梔子蕊、撒馥蘭、撒法郎、番紅花、西紅花

營養成分：藏紅花苷、藏紅花酸、熊果酸

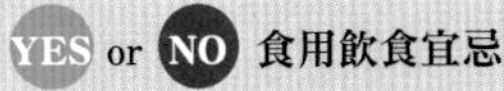

YES適用者	○ 一般人 ○ 跌打腫痛者
NO不適用者	× 孕婦

【考證文獻】：《品匯精要》

【藥用部位】：鳶尾科植物番紅花的柱頭。（*Crocus sativus* L.）

【性味】：味甘，性平。

【藥效歸經】：歸手少陰心經，足厥陰肝經。

【養生功效】：活血祛瘀，散鬱開結，涼血解毒。

【單味用法】

內服：煎服1~3公克，沖泡或浸酒燉。

中醫師小叮嚀

孕婦應禁用，否則會使子宮收縮而導致流產現象，故應禁用。此外，藏紅花與前述所介紹的川紅花，雖都為紅花，但有其相同與相異點。其相同點為都有活血化瘀之功效，而相異點則是川紅花辛溫，藏紅花則是微寒味甘，比川紅花質優且效力較強，有解毒涼血之功效，但是在價格方面，則較川紅花昂貴許多。

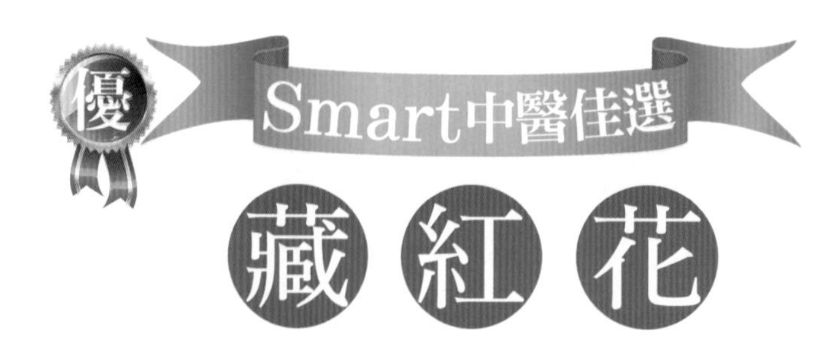

藏紅花

1. 身長，色紫紅。
2. 外表有光澤。
3. 以黃色花柱少，味辛涼者為佳。

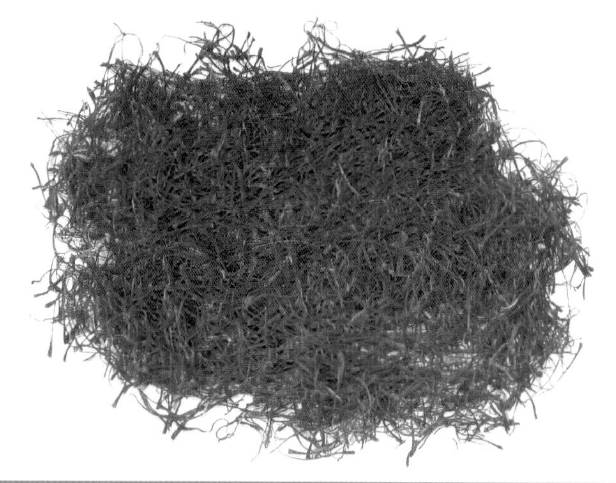

藥材小常識：

從古至今，藏紅花一直都是很昂貴的香料，曾經一度比黃金還要高價，其原產地為土耳其，所取部位為乾燥的雌蕊，而一朵花只有少數幾根雌蕊，再加上全程都要用人工採收，其一公克就約要五百朵的藏紅花，也因供不應求而導致價格高昂，目前正研究如何以人工來大量栽種藏紅花，以期降低成本。此外，從古代開始，藏紅花就被使用在食物的調味和染色，最有名的就是西班牙什錦蒸飯、藏紅花蛋糕、義大利海鮮料理，由此可見其多元作用。

Best 推薦茶飲

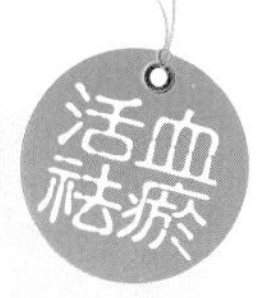

紅花茶飲

[活血化瘀 + 涼血解毒]

材料 藏紅花1~3公克

作法 將藏紅花放入杯中，以適量沸水沖泡，加蓋悶15~20分鐘即可飲用。

調養功效

對於活血化瘀，涼血解毒有良好作用。

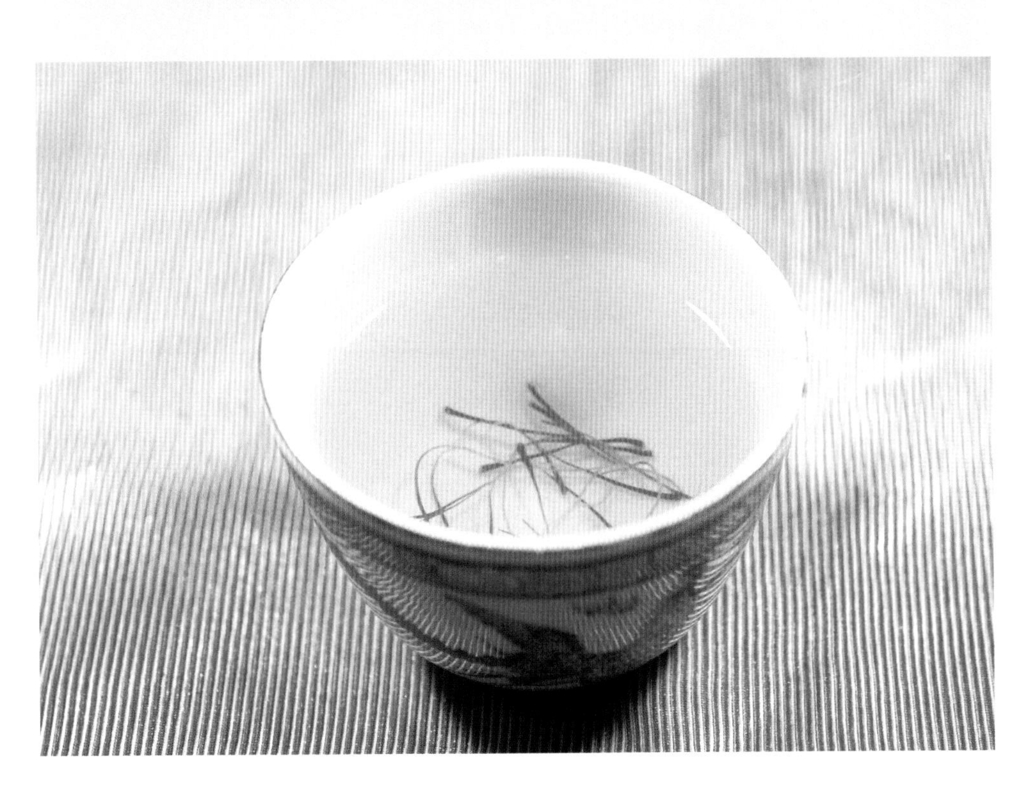

理氣理血養生藥材

丹參

活血祛瘀

Salviae Miltiorrhizae Radix

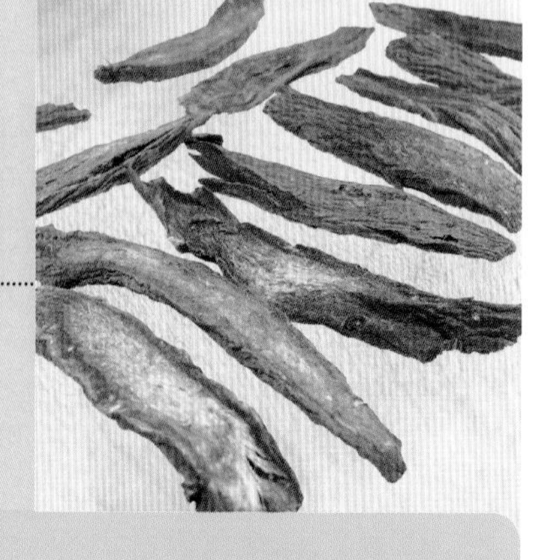

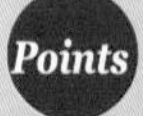

Points 活血化瘀，養血安神

●別名：赤參、木羊乳、逐馬、奔馬草、山參、紫丹參、紅根、活血根、血參根、朵朵花根、紅丹參

●營養成分：丹參酮、丹參二銅

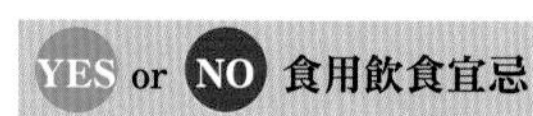

YES or NO 食用飲食宜忌

YES適用者	○ 一般人
	○ 經痛經閉者
NO不適用者	× 女性妊娠者

【考證文獻】：《神農本草經》

【藥用部位】：脣形科植物丹參的乾燥根。

（*Slauia miltiorrhiza* Bunge）

【性味】：味苦，性微寒。

【藥效歸經】：歸手少陰心經，手厥陰心包經，足厥陰肝經。

【養生功效】：活血祛瘀，調經止痛，養血安神，涼血消腫。

【單味用法】

內服：煎服5~15公克，大劑量可到30公克。

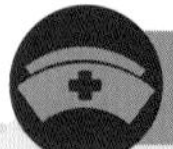

中醫師小叮嚀

無瘀血者或有出血傾向的患者應慎服，並且妊娠無故者勿服。且丹參反藜蘆，故配伍時應注意。此外，丹參主要含有丹參酮、二氫丹參酮、丹參酸等多種成分，故現代藥理研究顯示，丹參對於鎮靜、改善循環、降血脂、抗菌有不錯功效，甚至還有保肝的功能。

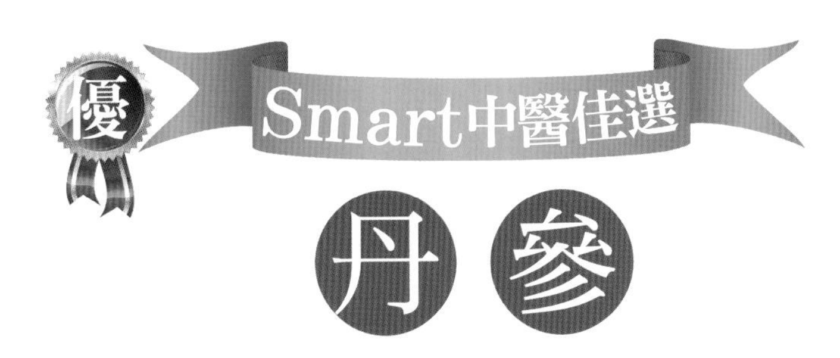

丹參

1. 身乾且外形粗大。
2. 肉質飽滿、味甜苦。
3. 無泥、無細根，呈紫紅色者為佳。

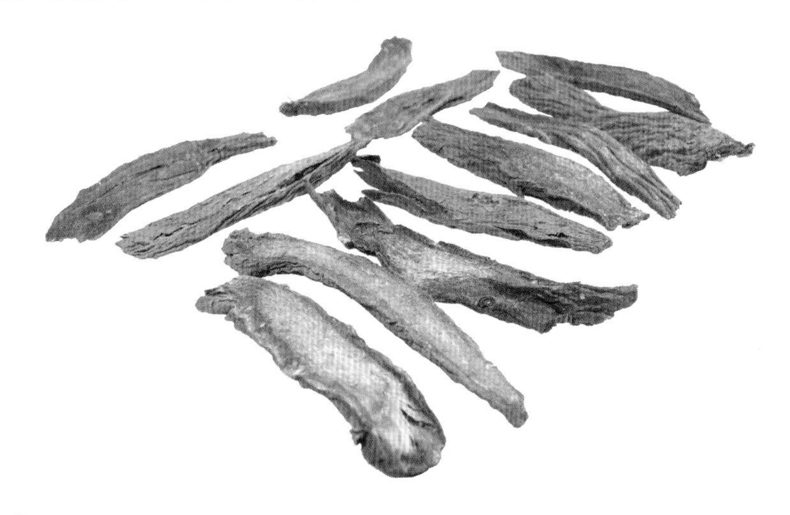

藥材小常識：

丹參與川芎在療效上皆長於活血調經，治療瘀血等症狀；而相異點則在於川芎能活血行氣，散寒凝氣血瘀之痛症，而丹參只有涼血活血，通經止痛的功效，故常用於血熱瘀滯等。此外，丹參能夠促進血液循環，增加血液流量，並防止血小板的凝結，是維護心肌缺血的常用中藥。但須注意服用抗凝結藥物的病患若同時食用丹參，恐會引起大量出血，應當注意！

Best 推薦茶飲

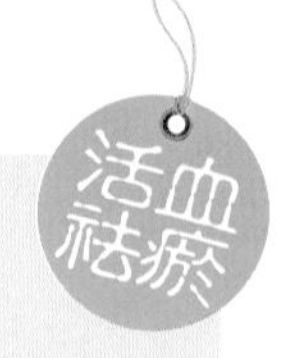

丹參川七飲

[活血化瘀 + 暢通血管]

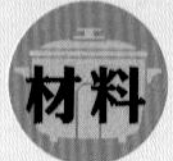

1. 丹參5~10公克
2. 川七5~10公克

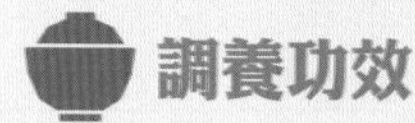

將中藥材洗乾淨，用適量沸水沖泡，加蓋悶約20~30分鐘後，取其湯汁，溫熱飲用即可。

調養功效

丹參可活血、川七可化瘀，兩者合用能促進血流與維持血管暢通。

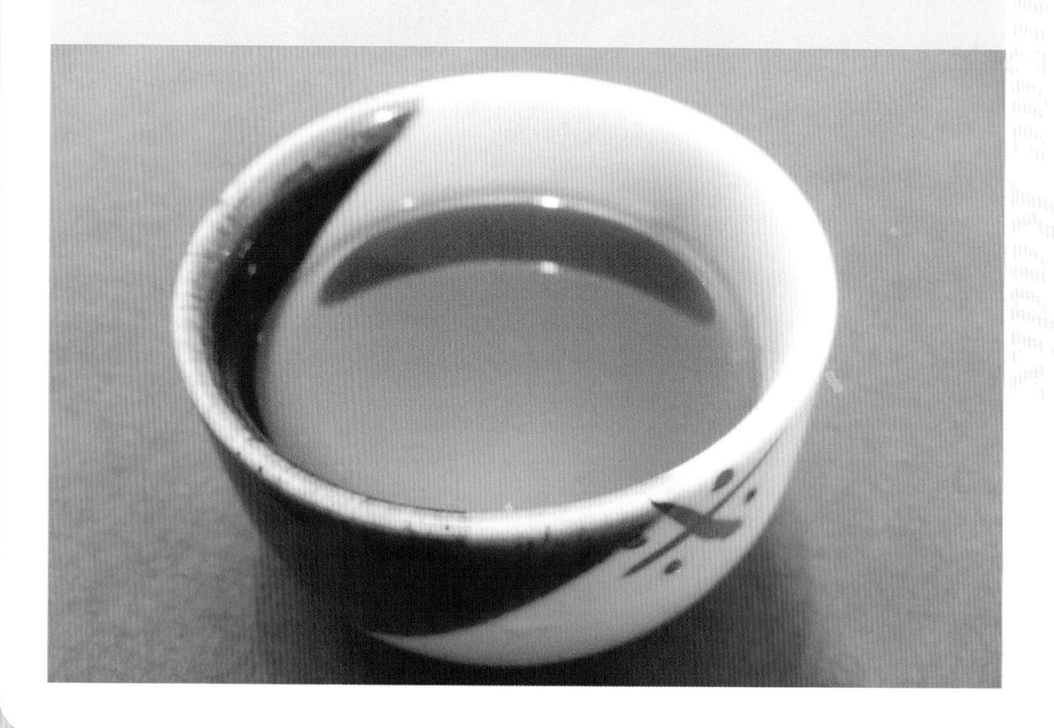

理氣理血養生藥材

川芎

活血祛瘀

Ligustici Rhizoma

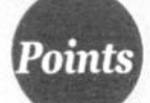
行氣開鬱、祛風止痛

別名：芎藭，大川芎

營養成分：川芎鹼、川芎內酯等多種生物鹼

YES or NO 食用飲食宜忌	
YES適用者	○ 一般人
	○ 血虛頭痛者
NO不適用者	× 氣虛者
	× 陰虛火旺者

【考證文獻】：《神農本草經》

【藥用部位】：繖形科植物川芎的地下根狀莖。

（*Ligusticum chuanxiong* Hort.）

【性味】：味苦，性微寒。

【藥效歸經】：歸手少陰心經，足厥陰肝經，手厥陰心包經。

【養生功效】：化瘀止痛，行氣開鬱，活血通經，祛風燥濕。

【單味用法】

內服：煎服3~9公克。

外用：研末撒或是調敷。

中醫師小叮嚀

川芎惡黃連，黃耆，山茱萸，狼毒；畏硝石，滑石；反藜蘆；因此不可共用。此外，孕婦、月經過多者和陰虛火旺者或是氣弱者皆忌服。除了上述禁忌，川芎的功效還有很多，最常被運用在治療頭痛和調經，古今治頭痛的一百多種處方中都有加川芎，而川芎對於改善外感頭痛非常有效，但有關如血虛所出現的頭痛，其效果尚有待觀察。

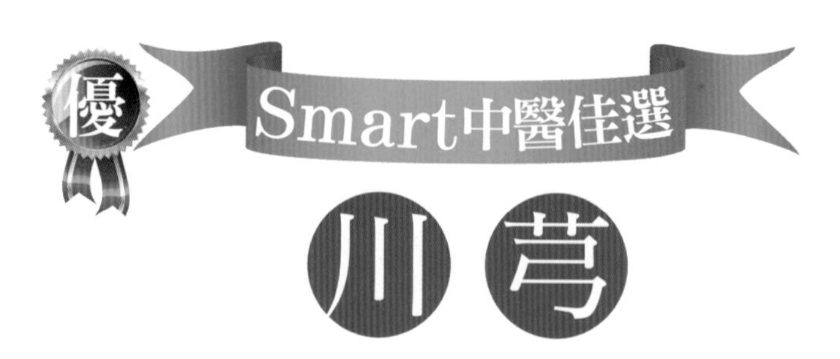

1. 質地堅硬，體重且肥大者。
2. 內裡白，無蟲蛀。
3. 香氣濃郁有油性者較佳。

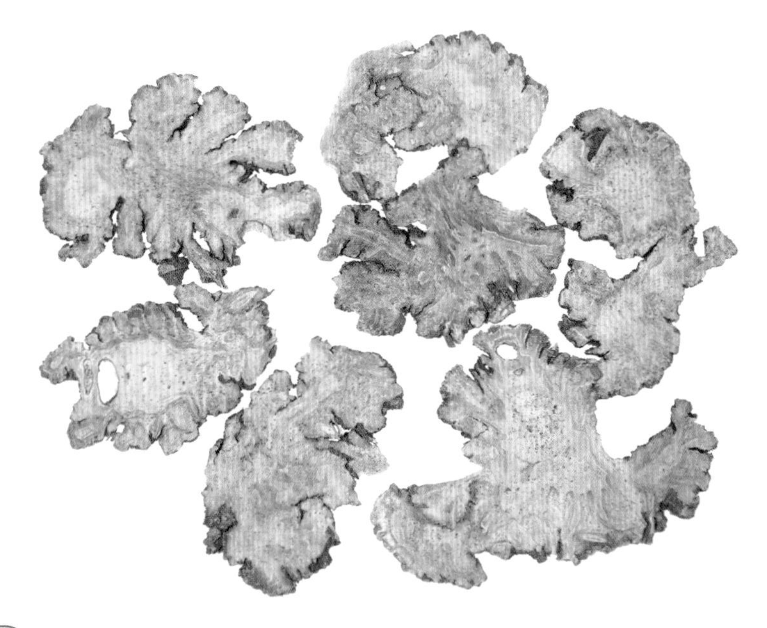

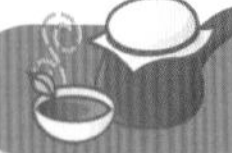

藥材小常識：

在台灣，有很多機能性飲料如保力達、維士比等，都有添加川芎，可見其使用廣泛。此外，「川芎」的名稱來源，相傳是唐初藥王孫思邈隨口吟道「青城下幽，川西第一洞，仙鶴過住處，良藥降蒼芎」，取其中的「川」、「芎」兩字合成。

Best 推薦茶飲

川芎茶

[改善氣管 + 治療頭痛]

材料
1. 川芎3~5公克
2. 茶葉6~8公克

作法 將川芎洗乾淨後，再與茶葉一起放入杯中，用熱水沖泡，加蓋悶約10~15分鐘即可飲用。

調養功效

對於支氣管方面的不適症者，有極佳的改善作用；此外，還能治療感冒、頭痛等症狀。

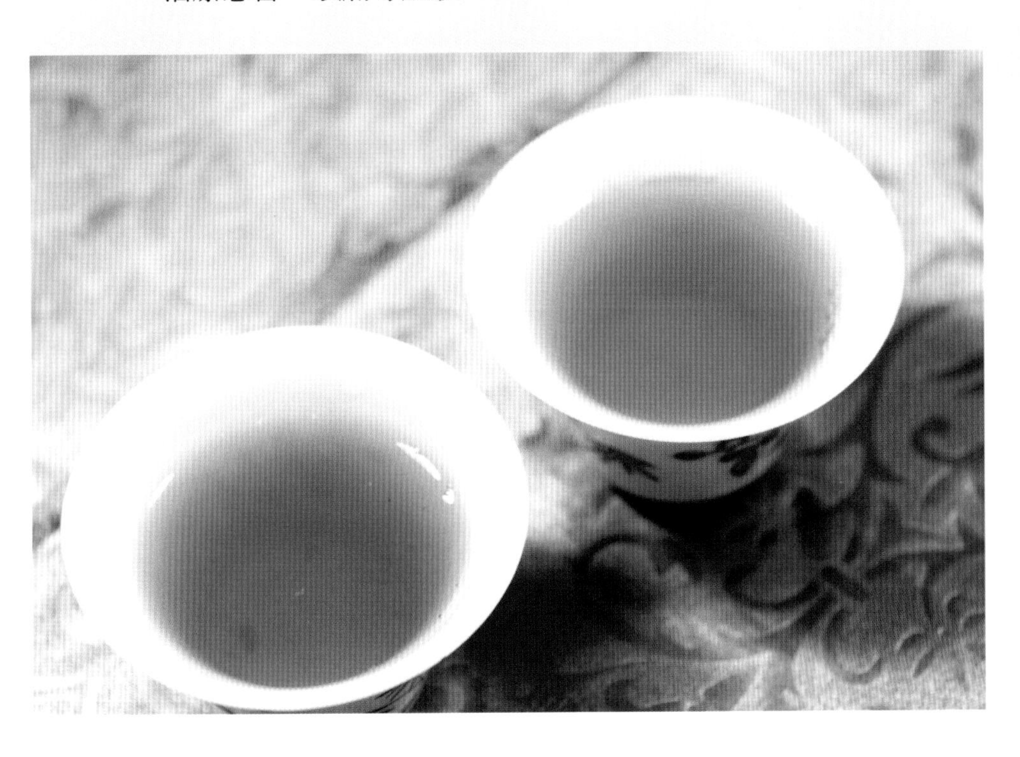

理氣理血養生藥材

川牛膝

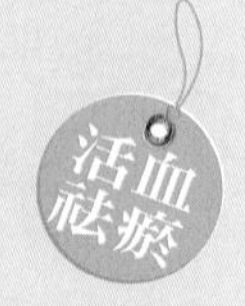

Cyathulae Radix

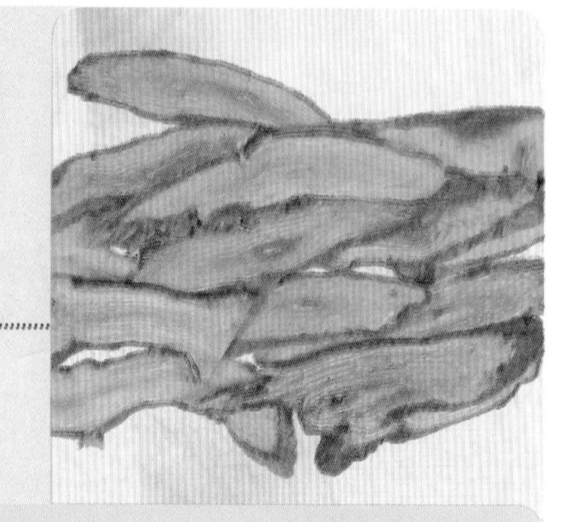

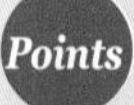

活血去瘀、祛風利溼

●別名：牛膝、杜牛膝（台灣市售稱「杜牛膝」）

●營養成分：牛膝甾酮

YES or NO	食用飲食宜忌
YES適用者	○ 一般人
	○ 關節閉痛者
NO不適用者	× 婦女月經過多者
	× 夢遺滑精者

【考證文獻】：《神農本草經》

【藥用來源】：莧科植物川牛膝的乾燥根。（*Cyathula officinalis* Kuan）

【性味】：味苦酸，性平。

【藥效歸經】：歸足厥陰肝經，足少陰腎經。

【養生功效】：活血化瘀，通經。此外，還可強筋骨，活血化瘀，用於因婦女氣血瘀滯所產生的月經不順，或是閉經等症狀；也可用於因虛火所引起的牙齦腫痛、牙周病者。

【單味用法】

內服：煎服10~30公克。

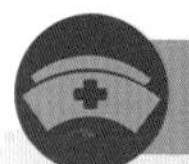

中醫師小叮嚀

夢遺失精，脾虛下陷，且腳膝腫痛者禁用。另外，台灣市面上也有以味牛膝作為替代品，其中味牛膝為爵床科植物腺毛馬蘭之乾燥根莖，表面為灰暗色，較平滑，木心質較堅硬，中央有明顯的白色髓部；而莧科植物川牛膝，台灣通常稱為「杜牛膝」，中央的木心較細小且呈黃白色，兩者非常容易辨認。

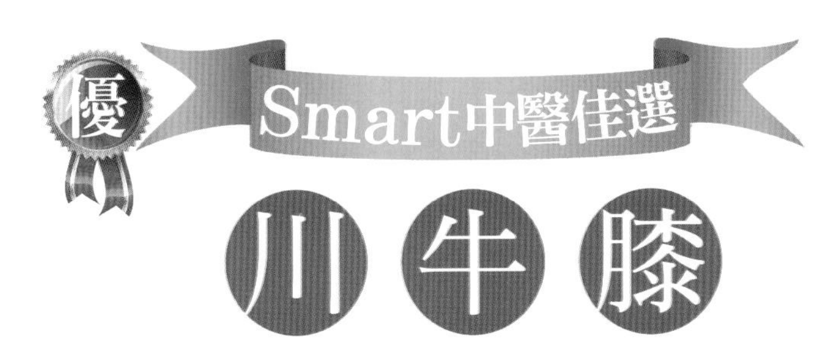

川牛膝

1. 根粗乾淨且堅實。
2. 皮細肉肥。
3. 淡黃色者為佳。

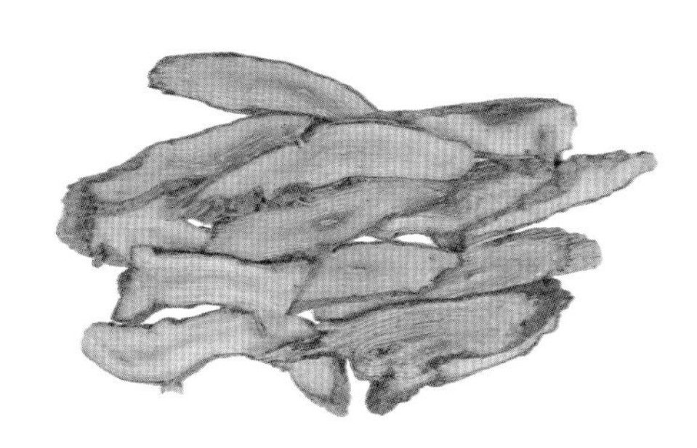

特選 市售牛膝品種

▶ 味牛膝

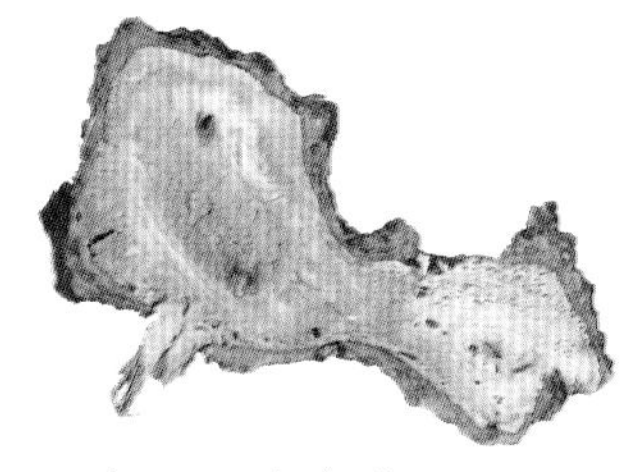

1. 表面呈暗灰色。
2. 皮部質脆，常有環形斷節裂縫。
3. 木心質堅韌且不易斷。

▶ 懷牛膝

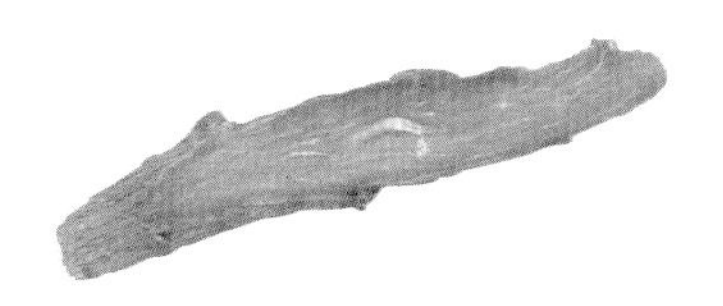

1. 根表面為淺黃色或淡棕色。
2. 質硬而脆，易折斷，受潮會變軟。
3. 斷面中間有明顯的黃白色木心。

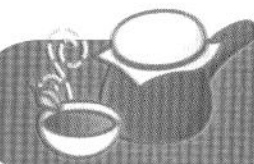

藥材小常識：

事實上，牛膝有川牛膝、味牛膝與懷牛膝三種，其功效皆不同。川牛膝可活血祛瘀，祛風利濕。味牛膝能活血通絡，清熱利濕。而懷牛膝則具有補肝腎，強筋骨，活血通經，引血下行等功效，在入藥時宜多加注意，避免混淆。

Best 推薦茶飲

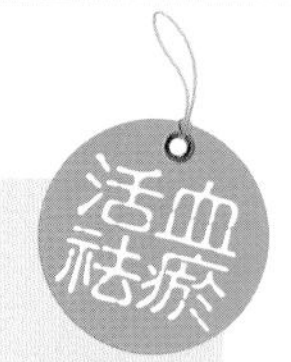

首烏生髮茶

[補益心脾 + 改善失眠]

材料

1. 川牛膝1~3公克
2. 何首烏1~3公克
3. 菟絲子1~3公克
4. 柏子仁1~3公克
5. 生地黃1~3公克
6. 紅茶1~3公克
7. 蜂蜜適量

將所有藥材洗乾淨，放入鍋中加適當水煎煮30~35分鐘，取其湯汁，依個人喜好加入適量蜂蜜即可飲用。

調養功效

能補益心脾，對於失眠者有改善作用。

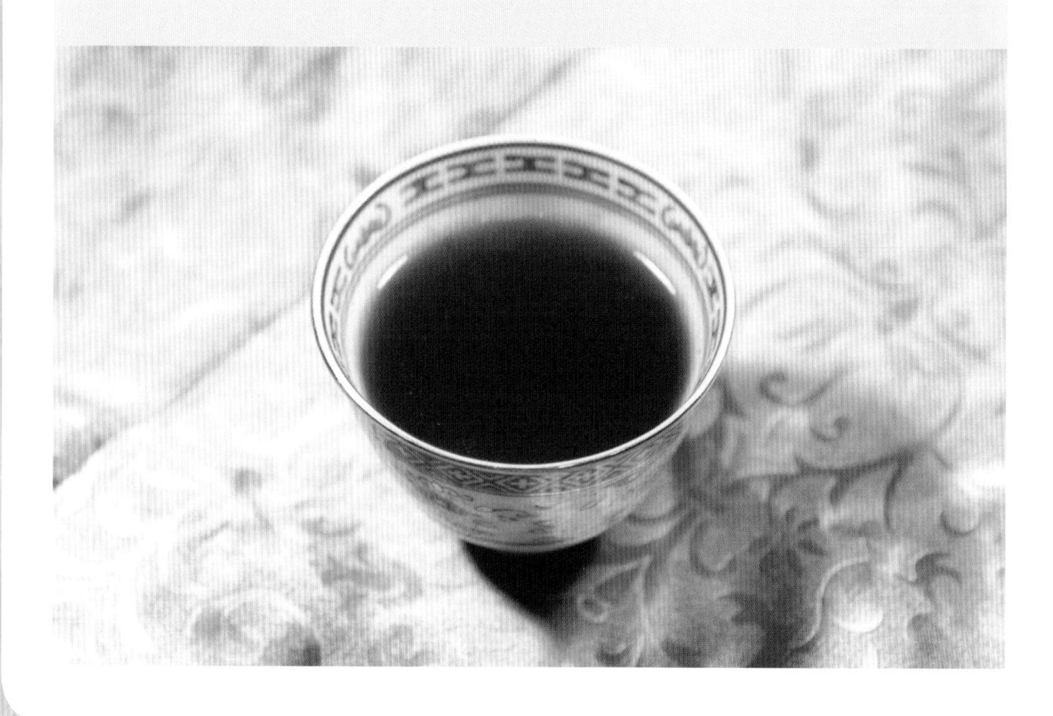

王不留行

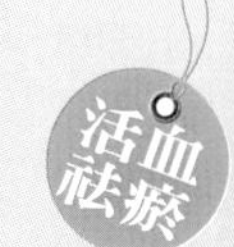

Vaccariae Semen

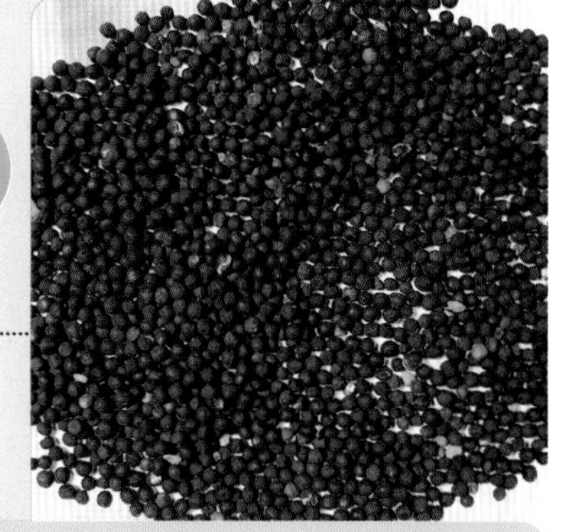

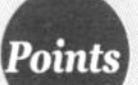

活血通經，消癰不乳

別名：王不留、麥藍子、剪金子、留行子

營養成分：王不留行皂苷，王不留行酮等生物鹼

YES or NO 食用飲食宜忌

YES適用者	○ 一般人 ○ 婦女乳少者
NO不適用者	× 孕婦

【考證文獻】：《神農本草經》

【藥用部位】：石竹科植物麥藍菜的乾燥種子。（*Vaccaria segetalis* (Neck.) Garcke）

【性味】：味苦，性平。

【藥效歸經】：歸足厥陰肝經，足陽明胃經。

【養生功效】：活血通經，不乳消癰。其為有名的婦科用藥，能通經、通乳、活血、消腫、止痛等，而睪丸發炎者亦適用。

【單味用法】

內服：煎服5~10 公克。

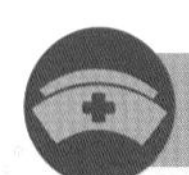

中醫師小叮嚀

孕婦忌服。此外，本藥品含王不留行皂苷等許多其他生物鹼，而現代藥理研究也指出，王不留行對於興奮子宮、鎮痛有不錯功效，並常用於治療女性生產後乳汁不下一症。而在挑選藥材時應注意，本草書上所記載者為石竹科王不留行的種子，但是台灣市面上有些藥房會賣野牡丹科植物野牡丹的乾燥根，故應仔細分辨。

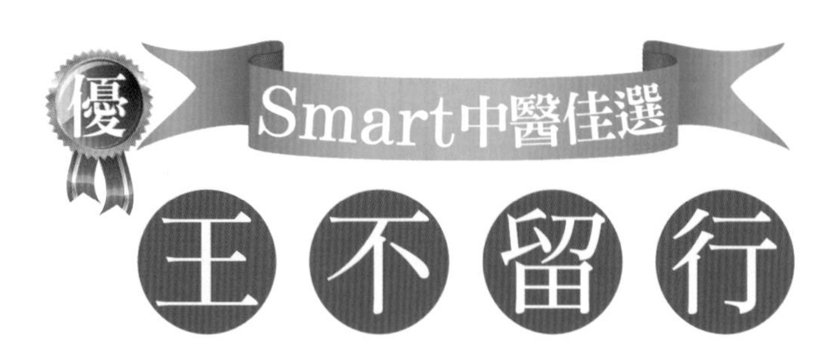

1. 顆粒均勻且飽滿。
2. 顏色黑者為佳。

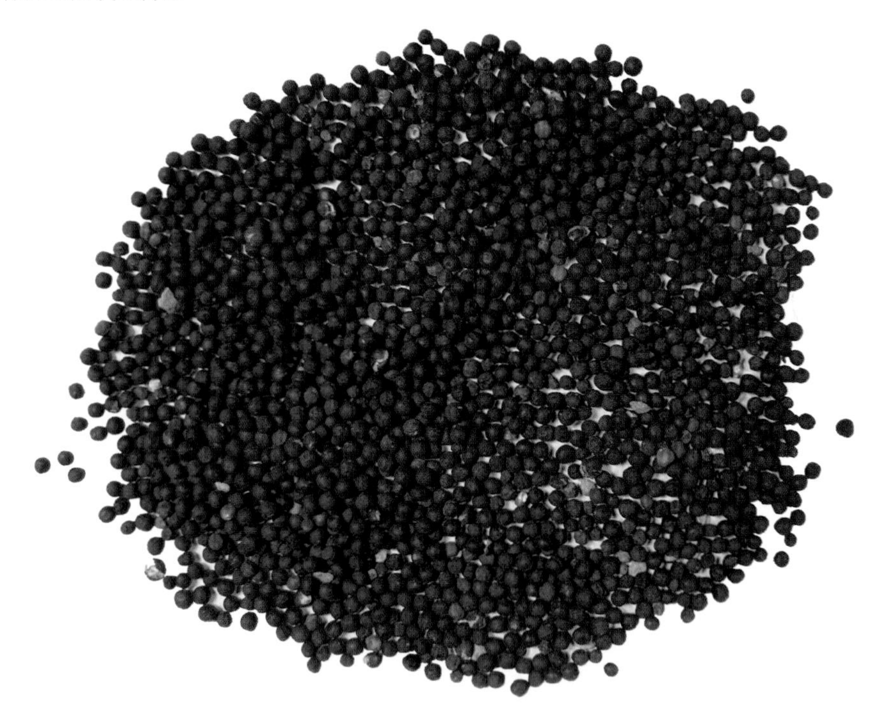

藥材小常識：

王不留行能走血分，是陽明沖任的藥物。而民間有「穿山甲、王不留，婦人服了乳長流」的說法，可見其催乳引導的作用。

Best 推薦茶飲

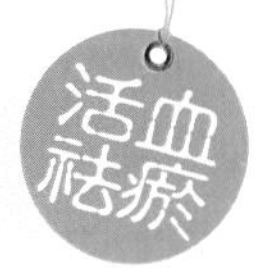

泌乳茶飲

[增進乳量]

材料

1. 王不留行10~15公克
2. 當歸5~10公克
3. 黃耆5~10公克
4. 紅棗10~15公克
5. 甘草1~5公克
6. 龍眼肉5~10公克
7. 黨參5~10公克
8. 枸杞10~15公克
9. 通草10~15公克

作法 將所有藥材洗乾淨，放入鍋中加適量水煎煮至水滾後，轉小火慢燉15~20分鐘，取其湯汁即可飲用。

調養功效

可改善女性乳汁分泌不足的情形，增加乳量。

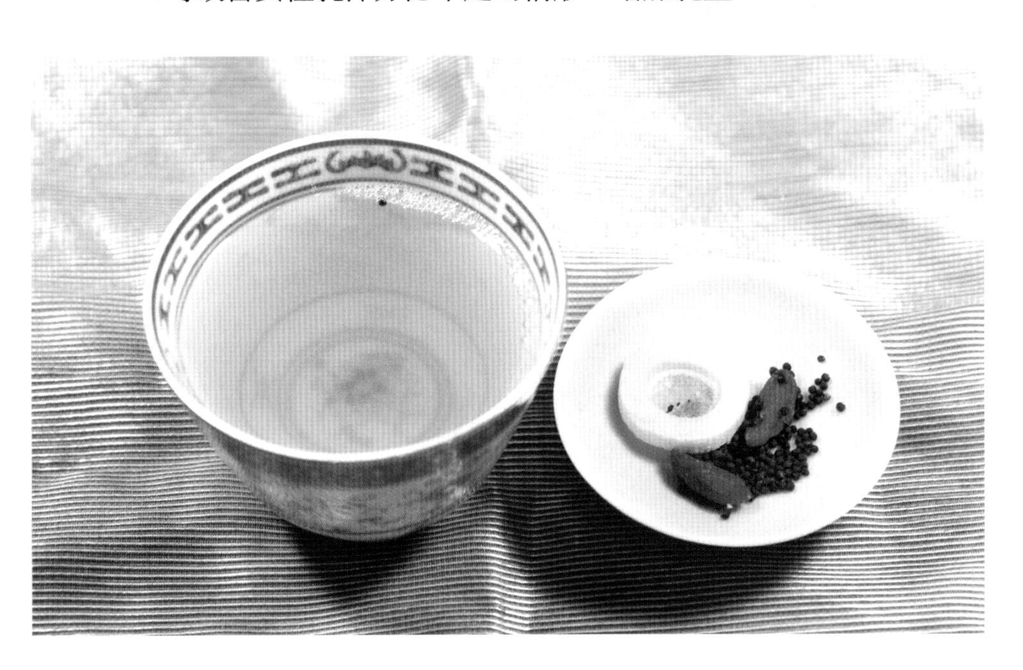

理氣理血養生藥材

延胡索

Corydalis Rhizoma

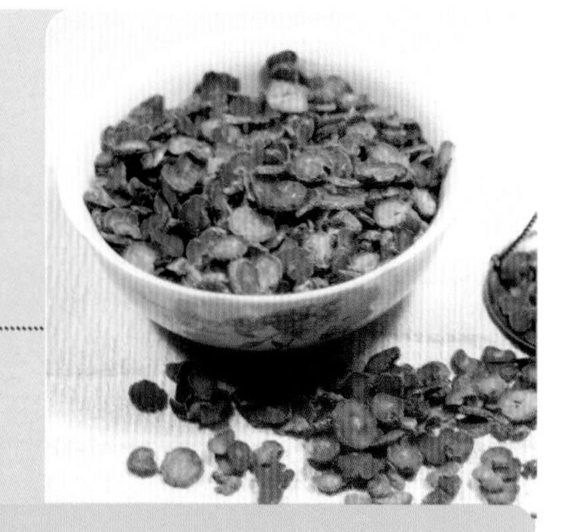

Points 活血散瘀，理氣止痛

●別名：延胡、玄胡索、元胡索、元胡

●營養成分：延胡索酸、小檗鹼等多種生物鹼

YES or NO 食用飲食宜忌	
YES適用者	○ 一般人
	○ 經閉痛經者
NO不適用者	× 孕婦
	× 血熱氣虛者

【考證文獻】：《開寶本草》

【藥用部位】：罌粟科植物的乾燥塊莖。

（*Corydalis yanhusuo* W. T. Wang）

【性味】：味辛、苦，性溫，無毒。

【藥效歸經】：歸足厥陰肝經，足陽明胃經，手少陰心經，手太陰肺經，足太陰脾經。

【養生功效】：活血，散瘀，止痛，理氣。

【單味用法】

內服：煎服4~9公克，或入丸、散。

中醫師小叮嚀

懷孕、產後血虛或經血枯少，以及氣虛作痛者皆不可使用。而根據藥理研究顯示，延胡索有顯著的鎮痛作用，其療效大約是鴉片的十分之一。此外，延胡索生用有行氣止痛之效，但止痛有效成分不易煎出，因此效果較差；但醋製炒過之後，可以增加行氣止痛的效果，多用於胃氣阻滯，氣滯血鬱者。而醋製之後的有效生物鹼較易煎出以提高效用，因此市面上的延胡索聞起來通常多有微酸的氣味。

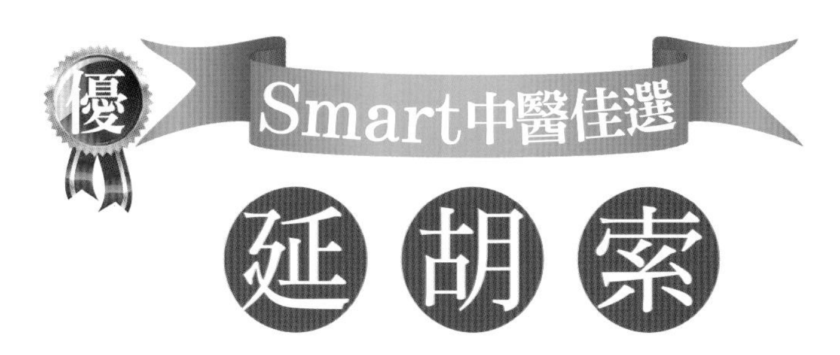

延胡索

1. 個大、飽滿。
2. 色黃、質地堅硬而脆。
3. 外表有蠟質光澤者為佳。

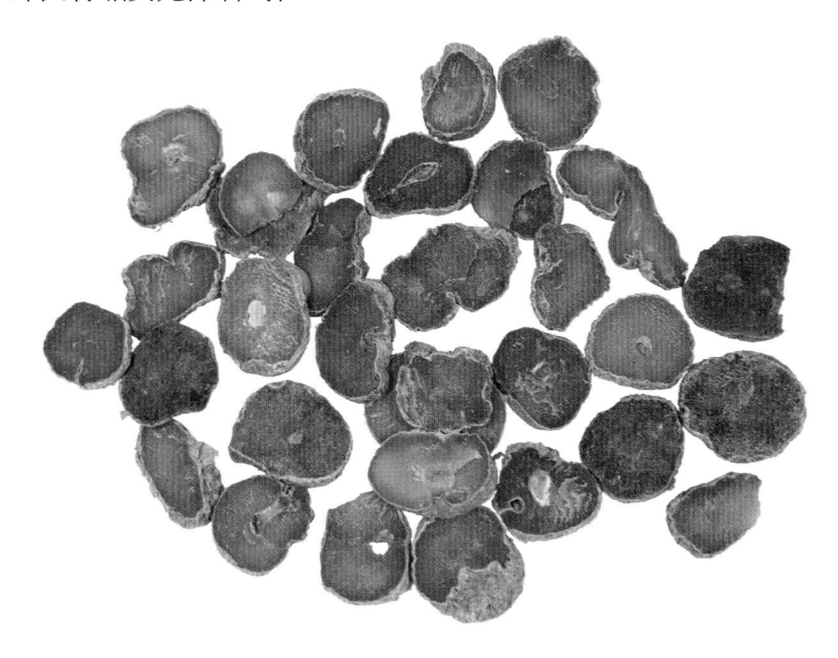

藥材小常識：

根據近代臨床研究表示，延胡索含有紫菀鹼，可有效止痛、鎮靜、安眠等作用。此外，歷代醫家也利用延胡索治療心腹腰膝疼痛、月經不調、產後血暈、跌打損傷等症。

Best 推薦茶飲

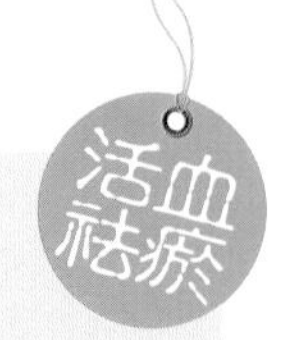

益母元胡茶

[通暢經血 + 緩解經痛]

材料
1. 延胡索15~20公克
2. 益母草20~25公克

作法 將所有材料清洗乾淨後，放入鍋中，加適量水煎煮30~40分鐘，取其湯汁即可飲用。

調養功效

主要用於通經止痛，於經前2~3天開始飲用，至月經結束為止。

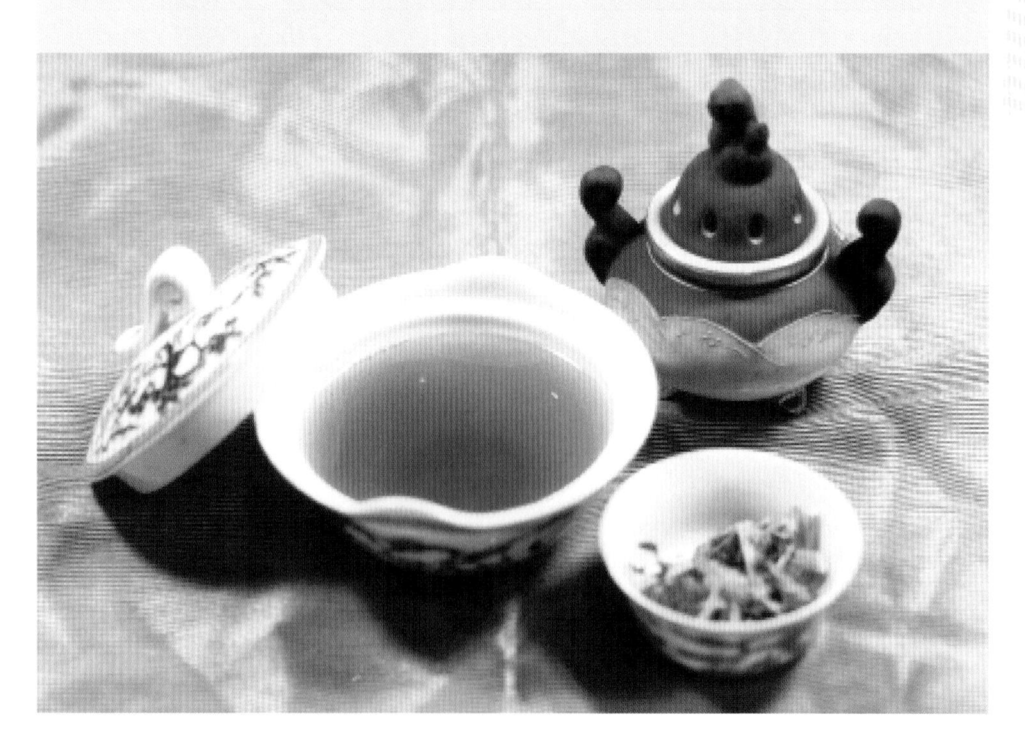

桃仁

活血祛瘀

Persicae Semem

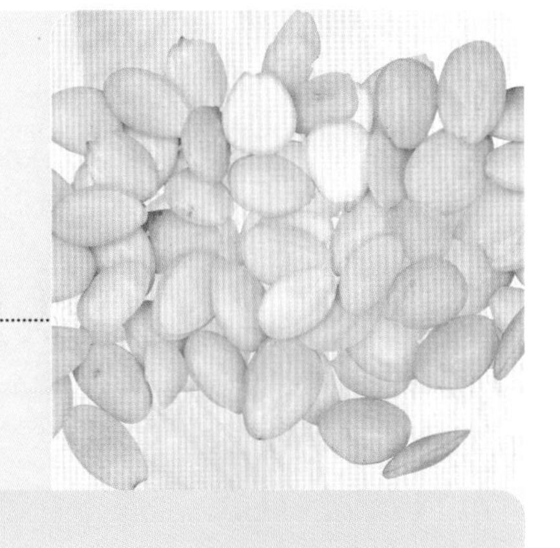

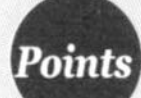

Points 破血行淤，滑腸潤燥

●別名：桃核仁、桃核人

●營養成分：苦杏仁苷，檸檬二烯醇

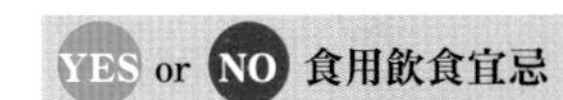

YES or NO 食用飲食宜忌

YES適用者	○ 一般人 ○ 腸燥便祕者
NO不適用者	× 孕婦 × 血燥虛者

【考證文獻】：《神農本草經》

【藥用部位】：薔薇科植物桃或山桃的乾燥成熟種子。

（桃*Prunus persica* (L.) Batsch；山桃*Prunus davidiana* (Carr.) Franch）

【性味】：苦甘，性平，無毒。

【藥效歸經】：歸手少陰心經，足厥陰肝經，手陽明大腸經，手太陰肺經，足太陰脾經。

【養生功效】：破血行瘀，潤燥滑腸。

【單味用法】

內服：煎服5~9公克，或入丸、散。

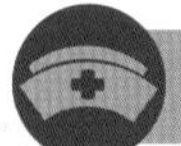

中醫師小叮嚀

孕婦忌用，以免出血。然而，桃仁依所需藥性而有不同的製品，其中生桃仁活血祛瘀的功效較強，用於血瘀閉，跌打損傷等；另一種為用文火炒過至黃色者，通常較偏於潤燥和血，用於腸燥便祕者。而桃仁主要是祛瘀活血的要藥，但因為含有苦杏仁苷和杏仁苷，所以對鎮咳也有不錯功效。

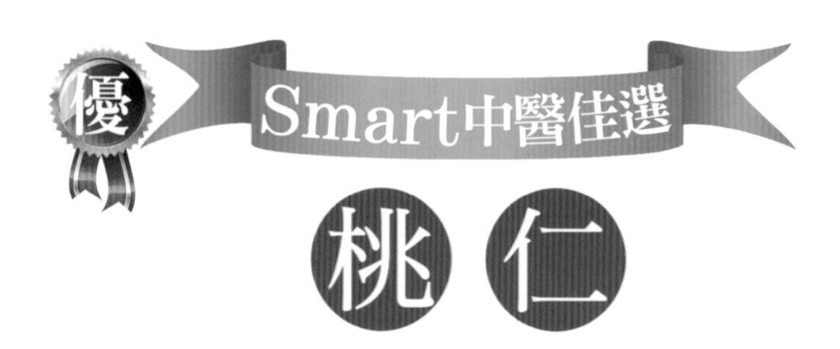

桃仁

1. 外形飽滿且完整者。
2. 外表呈淡黃色。
3. 沒有蟲蛀、發霉者為佳。

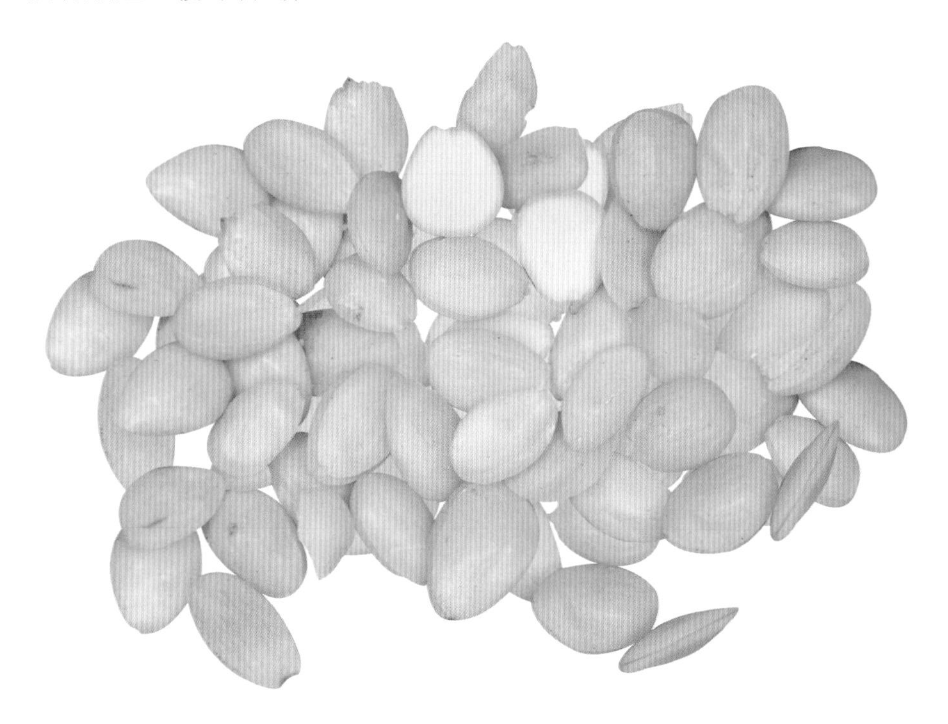

藥材小常識：

桃仁因有毒，所以不可過量服用，否則將出現頭痛目眩、心悸，甚至因呼吸衰竭而有死亡的危險。

Best 推薦茶飲

桃紅美顏茶

[活血化瘀 + 促進循環]

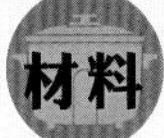

1. 桃仁3~5公克
2. 當歸3~5公克
3. 熟地3~5公克
4. 芍藥3~5公克
5. 川芎3~5公克
6. 紅花3~5公克

作法

1. 先將所有藥材洗乾淨後，放入鍋中加適量水煎煮至滾沸。
2. 接著，再轉小火慢燉約10~15分鐘，取其湯汁即可飲用。

調養功效

可活血化瘀，促進肝膽經脈的循環。

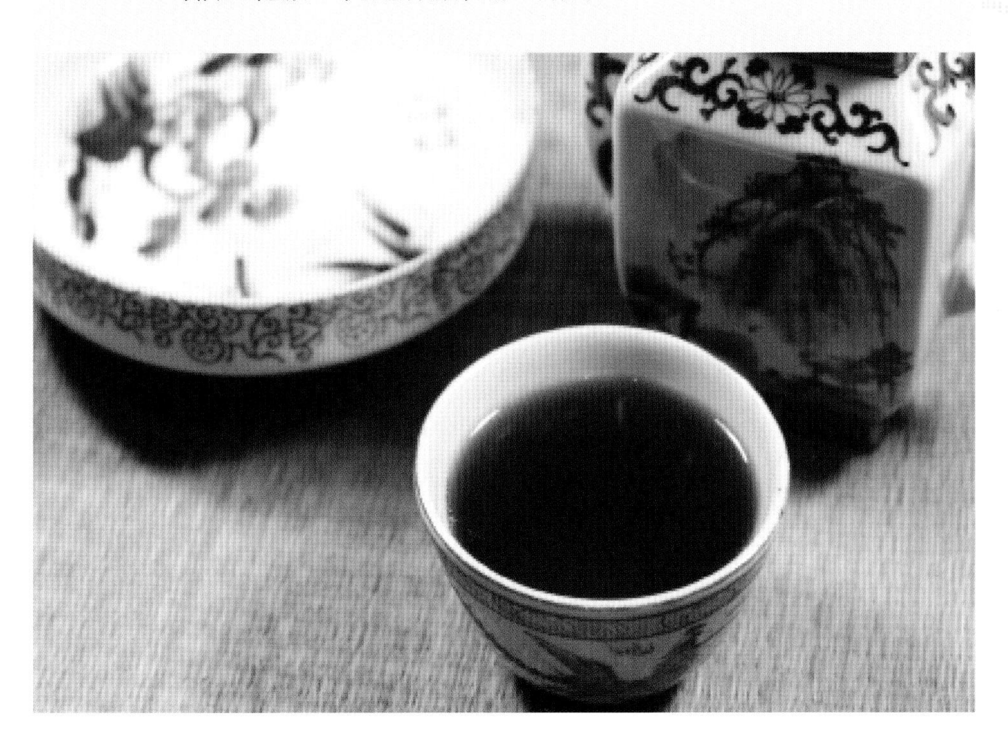

理氣理血養生藥材

莪朮

活血祛瘀

Curcumae phaeocaulisae Rhizoma

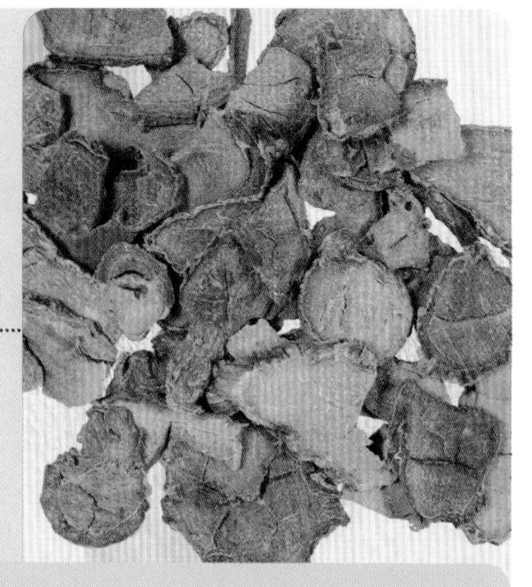

Points 行氣破血，消積止痛

●別名：蓬莪茂、蓬藥、蓬莪朮、廣茂、青薑、羌七、廣朮、黑心薑、文朮

●營養成分：莪朮烯酮、莪朮烯醇、薑黃素等多種揮發油

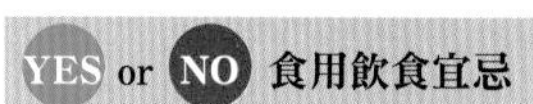

YES適用者	○ 一般人
	○ 食積脹痛者
NO不適用者	× 月經過多者
	× 孕婦

【考證文獻】：《藥性論》

【藥用部位】：薑科植物蓬莪朮、廣西莪朮或溫鬱金的乾燥根莖。
（蓬莪朮*Curcuma phaeocaulis* Valeton；廣西莪朮*Curcuma kwangsiensis* S.G. Lee et C.F. Liang；溫鬱金*Curcuma wenyujin* Y.H. Chen et C.Ling）

【性味】：味辛、苦，性溫。

【藥效歸經】：歸足厥陰肝經、足太陰脾經。

【養生功效】：行氣破血，消積止痛。

【單味用法】

內服：煎服3~10公克，或入丸、散。

外用：適量煎湯洗。

中醫師小叮嚀

莪朮藥性猛烈，會耗氣傷血，因此不宜過量久服，月經過多者及孕婦禁服。由於莪朮有較佳的破血逐瘀，消腫止痛之效用，故對於跌打損傷，瘀腫疼痛，女性血瘀經痛或閉經者皆有不錯功效。

優 Smart中醫佳選

莪朮

1. 斷面為淺棕色，且體大而肥。
2. 藥材質地堅硬，且有香氣、無雜質者為佳。

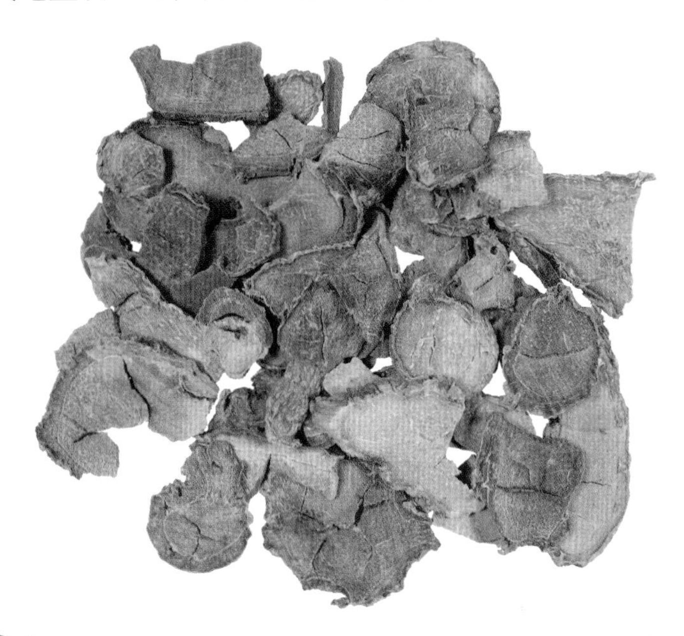

藥材小常識：

莪朮、薑黃與鬱金雖然來源、性狀相近，但功效卻相異。早在李時珍的《本草綱目》中就有記載：「薑黃、鬱金的形狀功用皆相近。但鬱金入心治血，而薑黃還兼入脾治氣，兩者不同。」因此在使用時，尤須注意三者區別以正確用藥。

Best 推薦茶飲

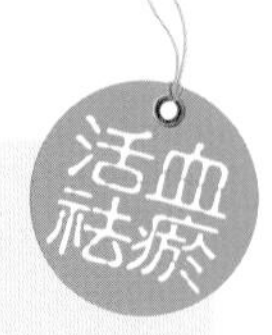

二白陳苓莪朮茶

[改善囊腫 + 調理粉刺]

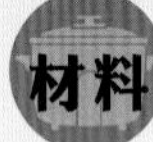

材料

1. 莪朮5~10公克
2. 茯苓5~10公克
3. 陳皮2~5公克
4. 白僵蠶5~10公克
5. 白芥子5~10公克
6. 茶葉5~10公克

作法

將所有材料洗乾淨後，全部放入杯中，以適量沸水沖泡，加蓋悶15~20分鐘，取其湯汁，即可飲用。

調養功效

對於皮膚囊腫，或是痰濕型的粉刺有改善功效。

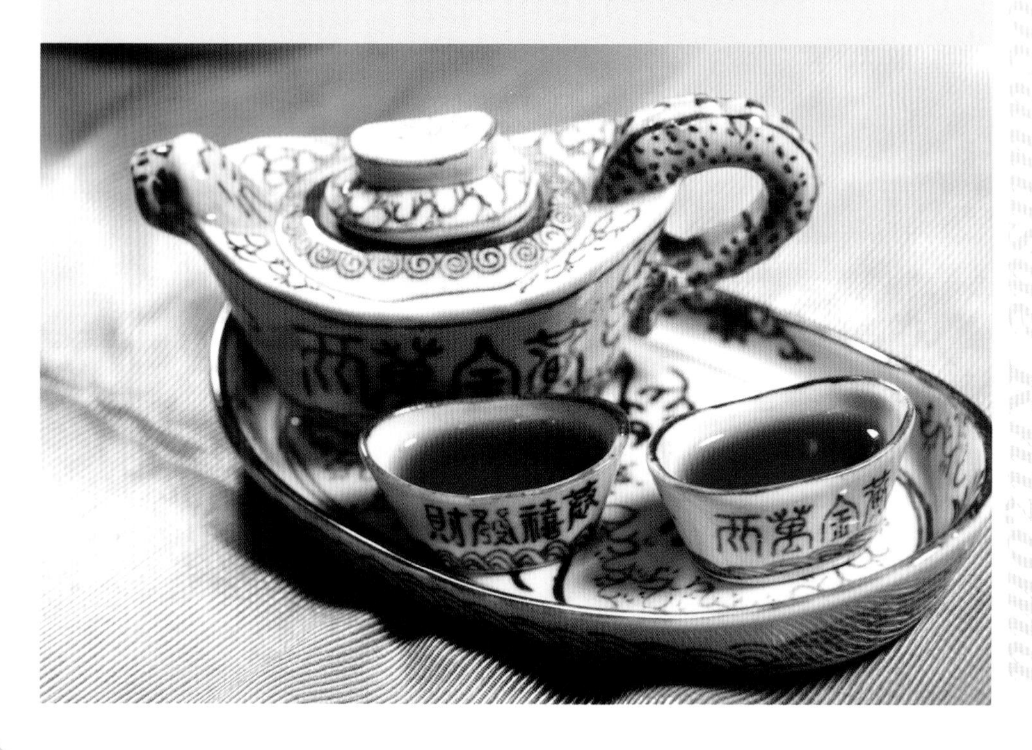

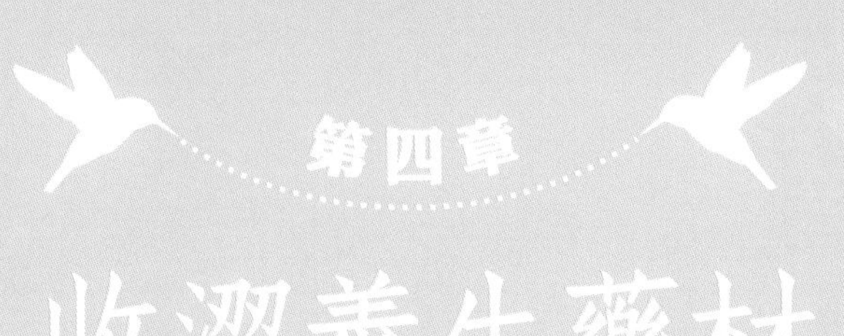

第四章

收澀養生藥材

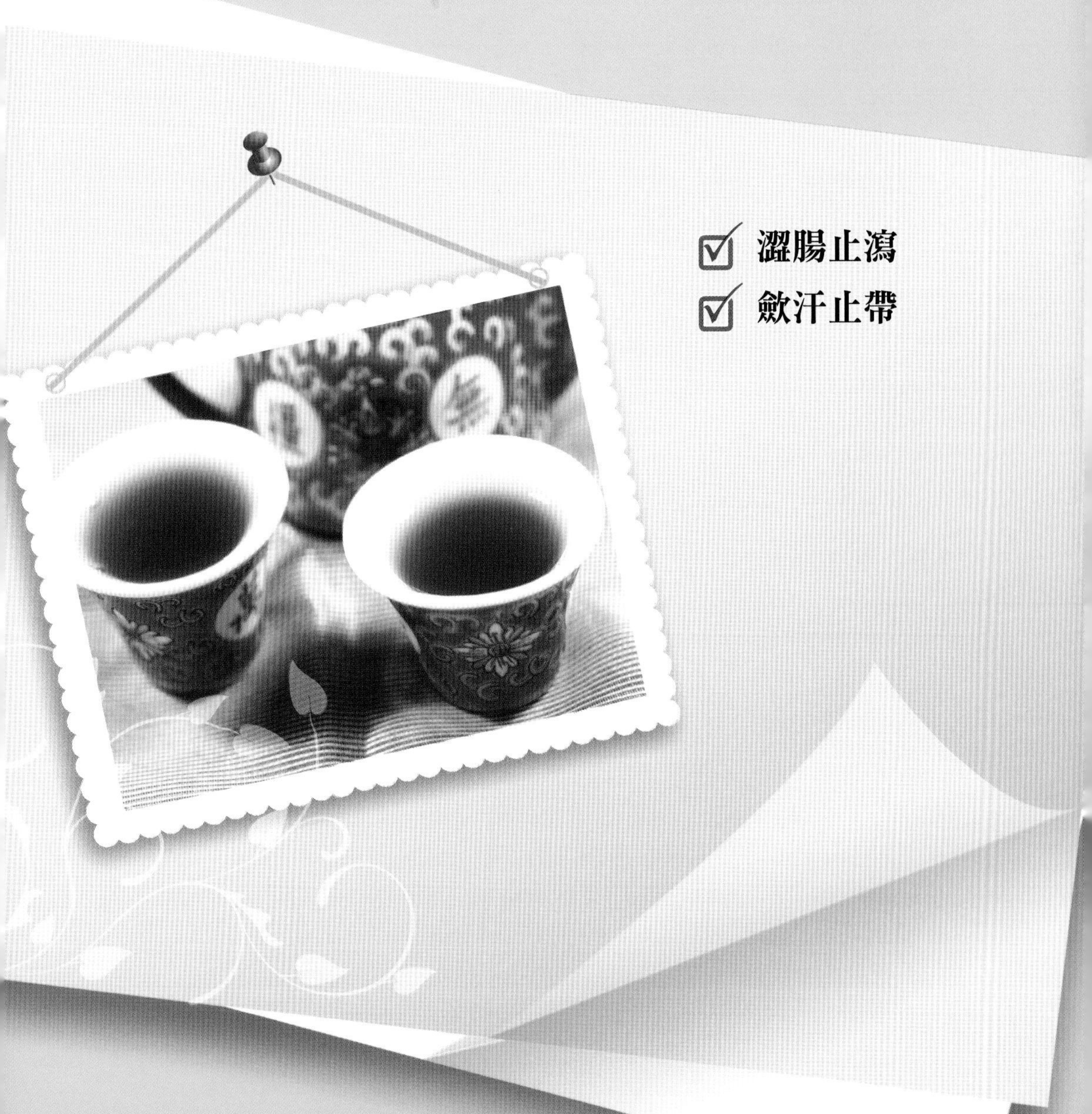

☑ 澀腸止瀉

☑ 斂汗止帶

收澀養生藥材

芡實

澀腸止瀉

Euryales Semen

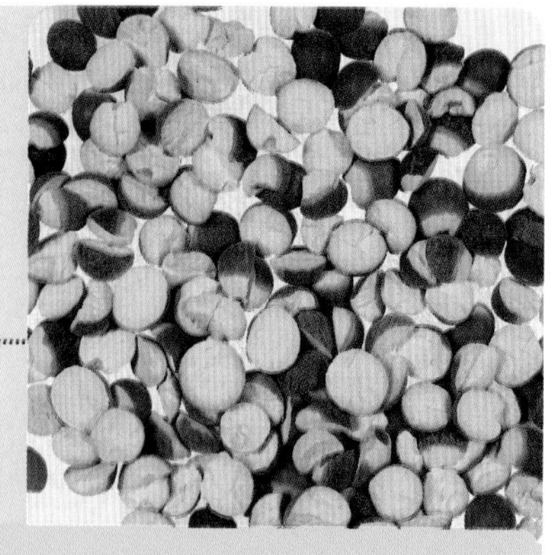

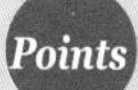

Points 益腎固精，健脾止瀉

別名：芡子、南芡實、北芡實、雞頭米

營養成分：澱粉、蛋白質、脂肪、碳水化合物、鈣、磷、鐵、硫胺素、核黃素、尼古酸

YES or NO	食用飲食宜忌
YES適用者	○ 一般人
	○ 脾虛久瀉者
NO不適用者	× 外感者
	× 尿赤便祕者
	× 惡漏外排者

【考證文獻】：《神農本草經》

【藥用部位】：睡蓮科植物芡實除去堅硬種皮的乾燥種仁。

（*Euryale ferox* Salisb.）

【性味】：味甘澀，性平。

【藥效歸經】：歸足太陰脾經，足少陰腎經。

【養生功效】：固腎澀精，利水滲濕，補脾止瀉。

【單味用法】

內服：煎服9~15公克或入丸散。

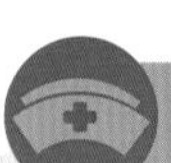

中醫師小叮嚀

凡外感，尿赤便祕，惡漏外排者應小心使用。而針對芡實的臨床應用顯示，其有補脾去濕、補腎固精的作用，常用於久瀉、久痢、滑精、遺溺、白帶等症。若要改善脾虛泄瀉的症狀，常將芡實配伍白朮、黨參、茯苓等藥材服用。若是因腎虛而導致滑精、小便不禁、白帶過多者，可加入金櫻子同用，古方將其稱為「水陸二仙丹」。

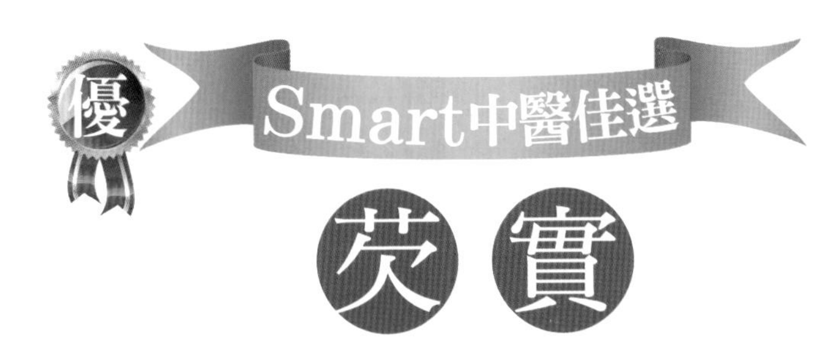

芡實

1. 顆粒飽滿，且粉性足者。
2. 外表完整、沒有破裂，且無殼者為佳。

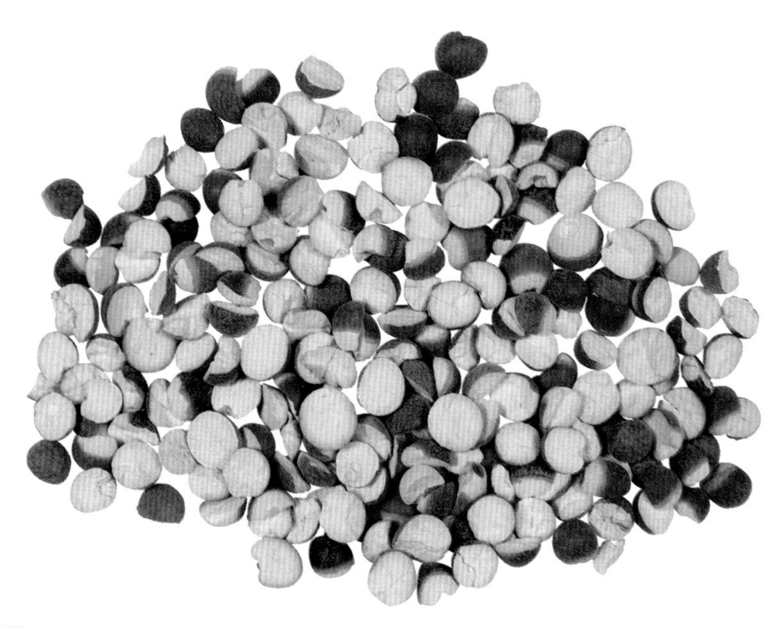

藥材小常識：

古代的風流雅士經常稱讚女性美胸為「新剝雞頭肉」，而雞頭在此就是指「芡實」，由於芡實外表細嫩潔白且豐滿結實，故形容女性美胸相當傳神。由於芡實甜中有澀，熬煮排骨湯時加入，能使湯品更加美味可口。

Best 推薦茶飲

澀腸止瀉

車前子薏仁茶

[除濕止帶 + 改善疲倦]

材料

1. 芡實10~15公克
2. 車前子10~15公克
3. 薏苡仁10~15公克
4. 炒山藥10~15公克
5. 炒白果（銀杏）10~15公克
6. 白芍10~15公克
7. 布袋1個

作法

先將車前子放入布袋包好，再把所有藥材放入鍋中，加適當水煎煮約30~50分鐘，取其湯汁飲用即可。

調養功效

本品除了有除濕止帶的作用外，對於白帶過多，或容易出現身重、疲倦等狀況者，改善效果尤佳。而茶飲中的白果和山藥應先炒過再煎煮，如此一來才能發揮藥效。

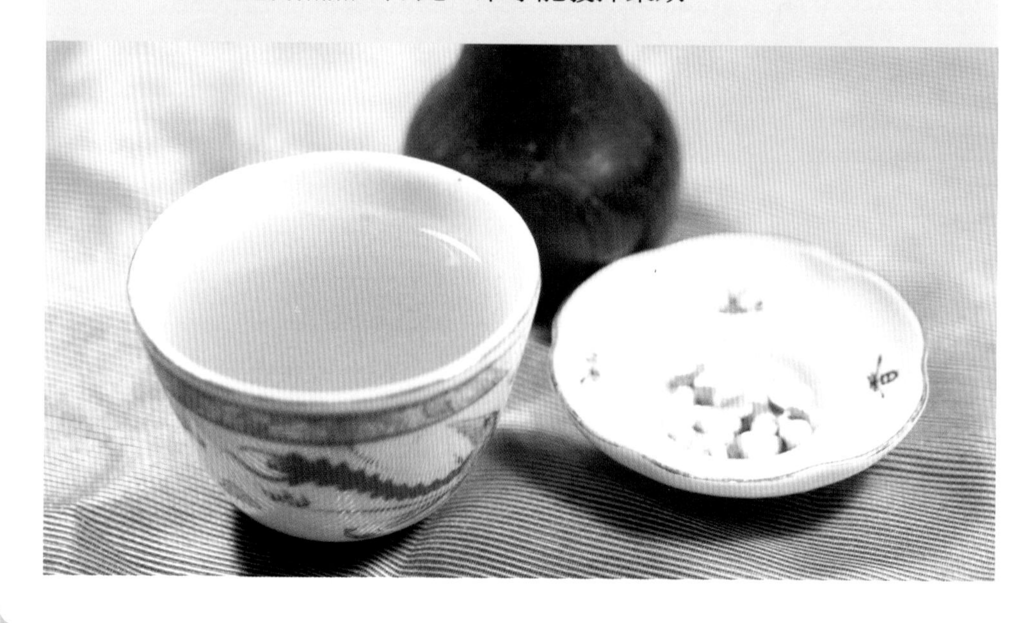

收澀養生藥材

蓮子

澀腸止瀉

Nelumbinis Semen

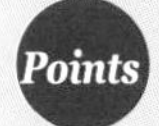
補脾止瀉，止帶養心

●別名：蓮實、蓮肉、湘蓮子

●營養成分：澱粉、蛋白質、脂肪、碳水化合物、棉子糖、鈣、磷、鐵

YES or NO 食用飲食宜忌

YES適用者	○ 一般人 ○ 腎虛遺精者
NO不適用者	× 氣虛者

【考證文獻】：《神農本草經》

【藥用部位】：睡蓮科蓮的乾燥成熟果實。（*Nelumbo nucifeya* Gaertn.）

【性味】：味苦澀，性平。

【藥效歸經】：歸手少陰心經，足太陰脾經，足少陰腎經。

【養生功效】：補脾止瀉，養心安神，益腎止遺。尤其蓮鬚主治遺精、尿頻；蓮房主治尿血、痔瘡出血、惡露不盡；荷葉主治暑熱病證、脾虛泄瀉和多種出血證；荷梗主治外感暑濕、胸悶不暢、妊娠嘔吐、胎動不安等。

【單味用法】

內服：煎服5~10公克或入丸散。

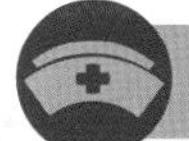

中醫師小叮嚀

氣虛者慎服，以免氣喘難息。此外，欲檢驗蓮子是否為劣品，可將買來的蓮子置於熱開水浸泡，產生的泡沫越多者，其鹼粉味道越濃，代表此蓮子長期浸泡在雙氧水中，品質較不好，故大眾可以此辨選良好品質的蓮子。

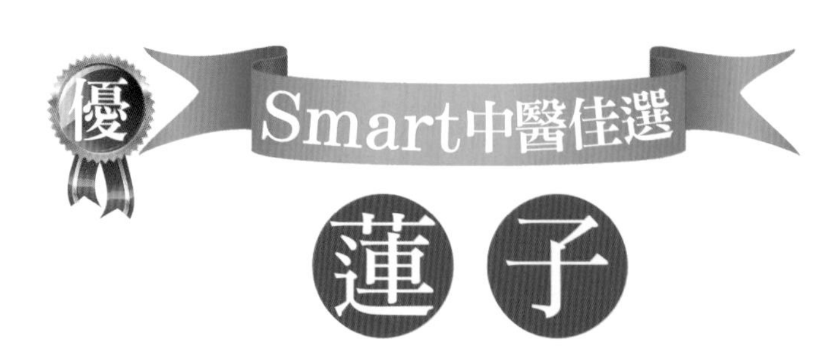

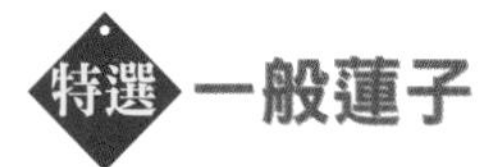

1. 顆粒大且飽滿。
2. 外形光潔平滑者為佳。

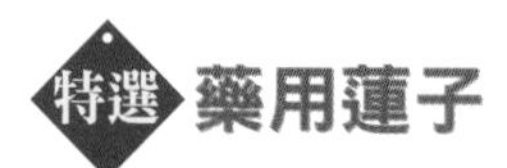

- 外皮呈褐色者。

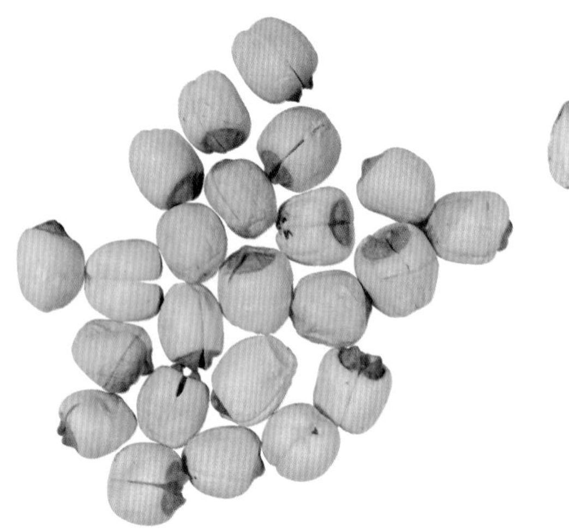

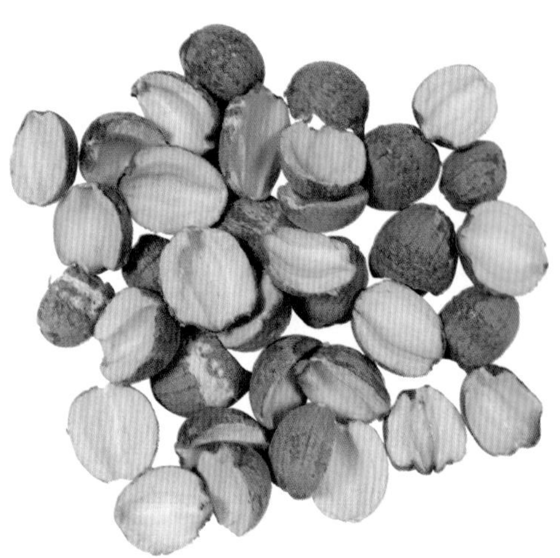

藥材小常識：

蓮子經常在藥膳中出現，是被人們大量運用在料理中的藥材之一。而蓮子因含有澱粉、蛋白質、脂肪、維生素B1等成分，因此營養價值高，有強身健體的作用。

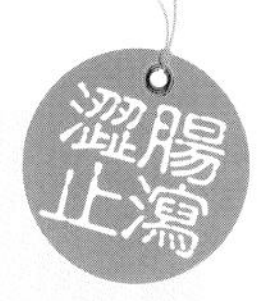

Best 推薦茶飲

蓮子耆歸茶

[補血 + 益氣]

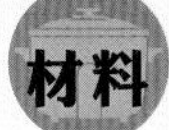
材料

1. 蓮子8~10公克
2. 當歸5~8公克
3. 黃耆25~30公克
4. 冰糖10~15公克

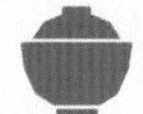
作法

1. 將蓮子、當歸、黃耆先洗乾淨，接著將黃耆和當歸放入鍋中，加適量水煎煮30~40分鐘，取其藥汁備用。
2. 將蓮子和冰糖放進另一鍋中加適量水，煮成冰糖蓮子湯，最後將藥汁和冰糖蓮子湯混合即可。

調養功效

可補血益氣，是現代人最常服用的養生茶飲。

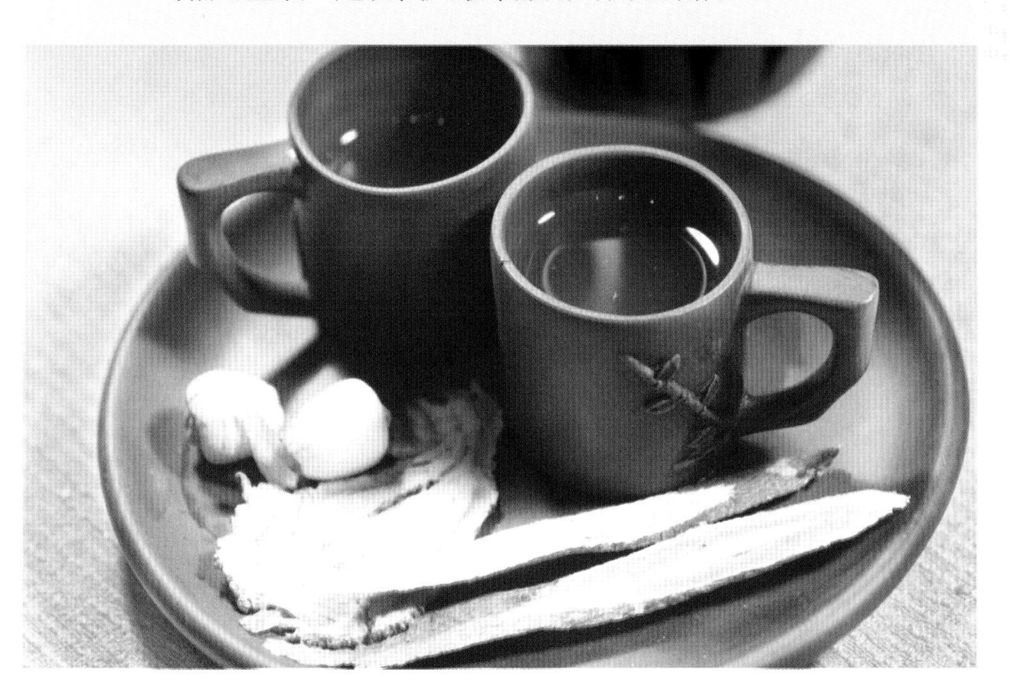

收澀養生藥材

山茱萸

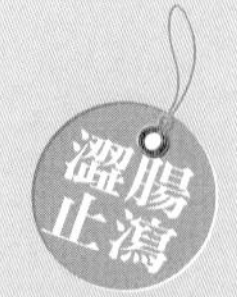

Corni Fructus

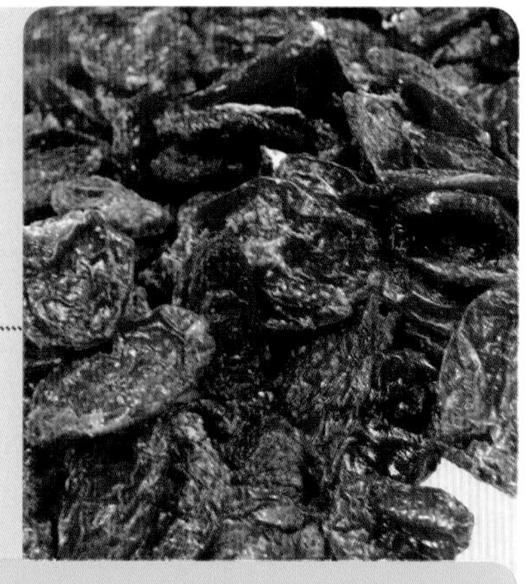

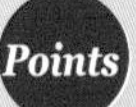 補益肝腎，收斂固澀

●別名：蜀棗、山萸肉、實棗兒、肉棗、棗皮、藥棗、紅棗皮

●營養成分：皂苷、鞣質、熊果酸，沒食子酸，蘋果酸、酒石酸及維生素A

YES or NO 食用飲食宜忌

YES適用者	○一般人
	○肝腎虧虛者
NO不適用者	×濕熱者
	×小便淋澀者

【考證文獻】：《神農本草經》

【藥用部位】：山茱萸科植物山茱萸之乾燥成熟果肉。（*Cornus officinalis* Sieb. et Zucc.）

【性味】：味酸，性微溫。

【藥效歸經】：歸足厥陰肝經，足少陰腎經。

【養生功效】：補益肝腎，收斂固脫。

【單味用法】

內服：煎服5~10 公克，或入丸、散。

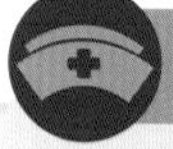

中醫師小叮嚀

凡命門火熾，強陽不萎，素有濕熱，小便淋澀者忌服。此外，新鮮的山茱萸應為紫紅色，久放則會逐漸變成紫黑色。其主要成分有山茱萸苷、當藥苷、鞣質、熊果酸等，依據現代藥理研究指出，山茱萸對於降血糖、抗菌、消除疲勞等都有不錯功效，甚至還有增強免疫系統的作用。

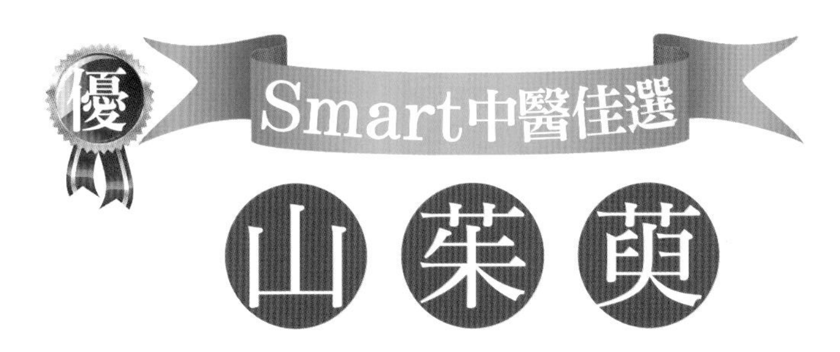

1. 藥材無核且皮肉肥厚。
2. 顏色鮮紅且泛出油潤者較佳。

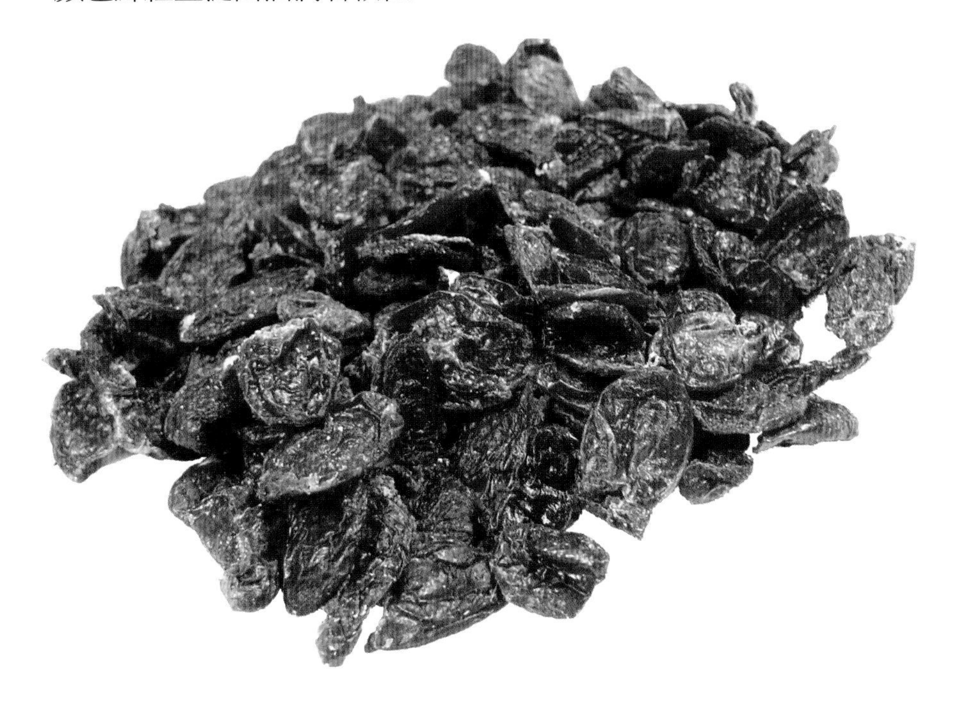

藥材小常識：

根據研究指出，山茱萸注射液能明顯升高血壓，在失血性休克的臨床搶救上具有不錯效用。

Best 推薦茶飲

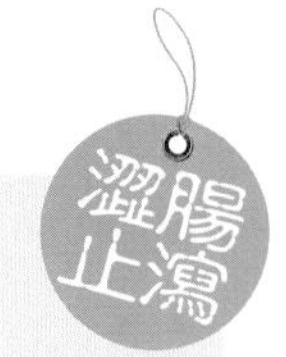

熟地當歸茶

[強健體魄 + 調理血虛]

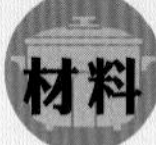

材料

1. 山茱萸15~20公克
2. 熟地30~35公克
3. 當歸15~20公克
4. 白芍15~20公克

作法 將所有藥材洗乾淨，放入杯中用沸水沖泡，加蓋悶約25~30分鐘，取其湯汁即可飲用。

調養功效

適用於血虛不孕，調理瘦弱體質者，但脾胃虛寒者忌用。

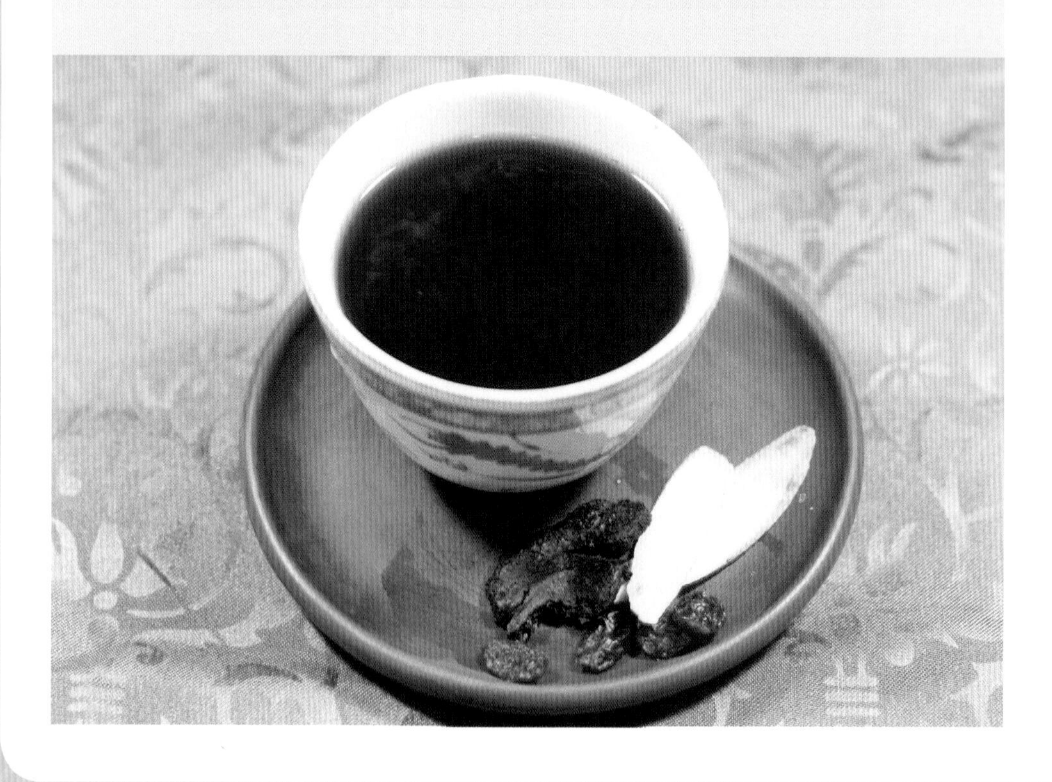

收澀養生藥材

五味子

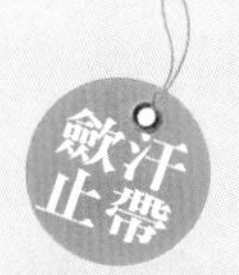

Schisandrae Chinensis Fructus

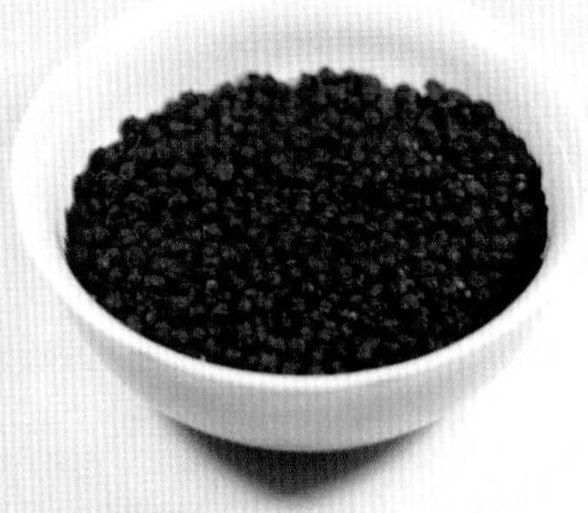

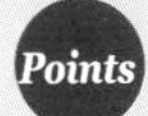

益氣生津，寧心安神

別名：玄及、會及、五梅子、山花椒

營養成分：五味子素A、B、C，五味子醇A及五味子醇B

YES or NO 食用飲食宜忌

YES適用者	○ 一般人 ○ 咳嗽虛喘 ○ 心悸失眠者
NO不適用者	× 外有表邪，內有實熱者 × 咳嗽初起、痧疹初發者

【考證文獻】：《神農本草經》

【藥用部位】：五味子科植物五味子和華中五味子之乾燥果實。（五味子*schisandra chinensis* (Turcz.) Bail；華中五味子*Schisandra sphenanthera* Rehd et Wils.）

【性味】：味酸，性溫。

【藥效歸經】：歸手太陰肺經、手少陰心經、足少陰腎經。

【養生功效】：收斂固澀，益氣生津，寧心安神。

【單味用法】

內服：煎服2~6 公克。研末每次1~3 公克，熬膏或入丸、散。

中醫師小叮嚀

外有表邪，內有實熱，或咳嗽初起、痧疹初發者應忌服五味子。另外，五味子可分成北五味子和南五味子：前者通常顏色較黑；後者顏色則較紅。並且五味子對於興奮中樞神經、降血壓、鎮咳祛痰與保肝都有不錯成效，因此經常加入五味子做成保健食品。

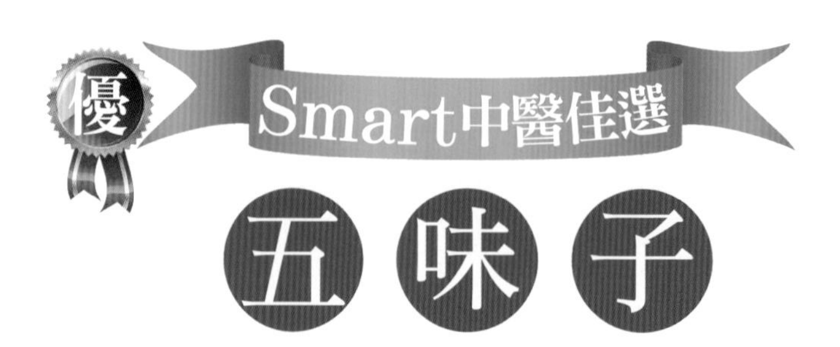

1. 外表為鮮紅或暗紅色，且顆粒較大。
2. 肉質厚、有油性及光澤者為佳。

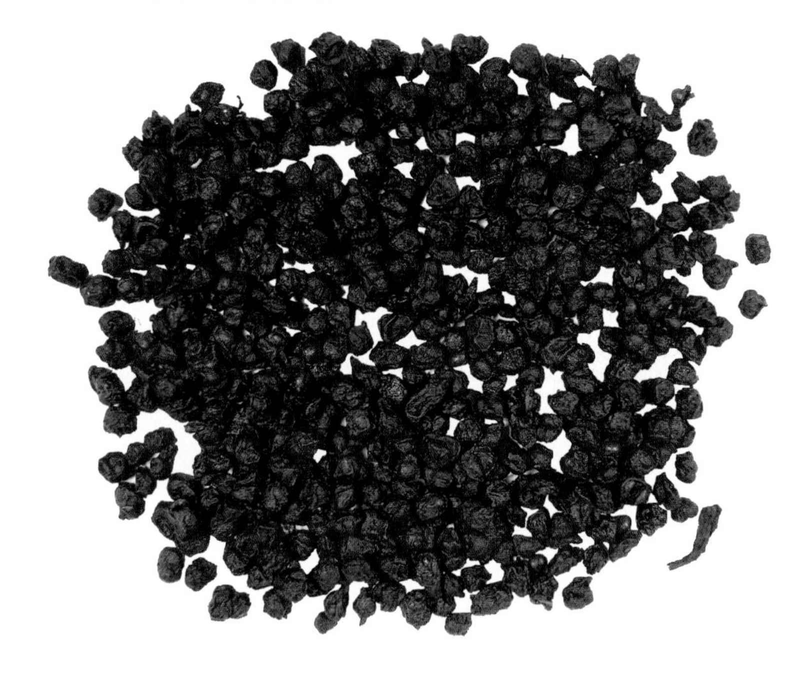

藥材小常識：

宋朝名醫蘇頌說：「五味皮肉甘甜，核中辛苦，都有鹹味，則此五味也。」其為五味子的名稱由來，再者中醫認為酸入肝，苦入心，甘入脾，辛入肺，鹹入腎，而五味子兼備，故有養五臟之功效。

Best 推薦茶飲

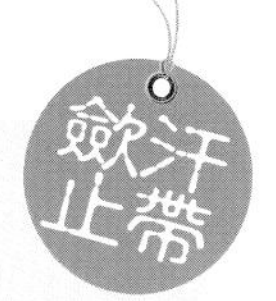

五味子茶

[潤澤皮膚 + 寧心安神]

材料 五味子3~5克

作法 將五味子放入杯中，以適量沸水沖泡，加蓋悶10~15分鐘即可飲用。

調養功效

本方除可潤澤皮膚、去斑除痘外，還有寧心安神的功效。

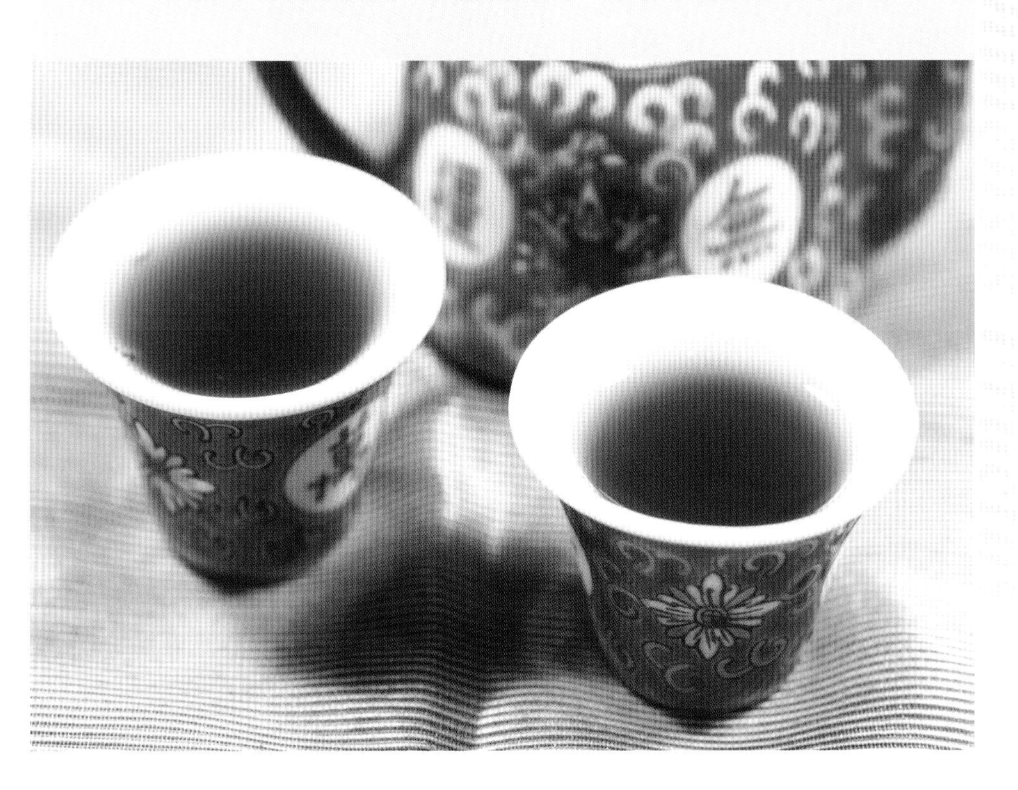

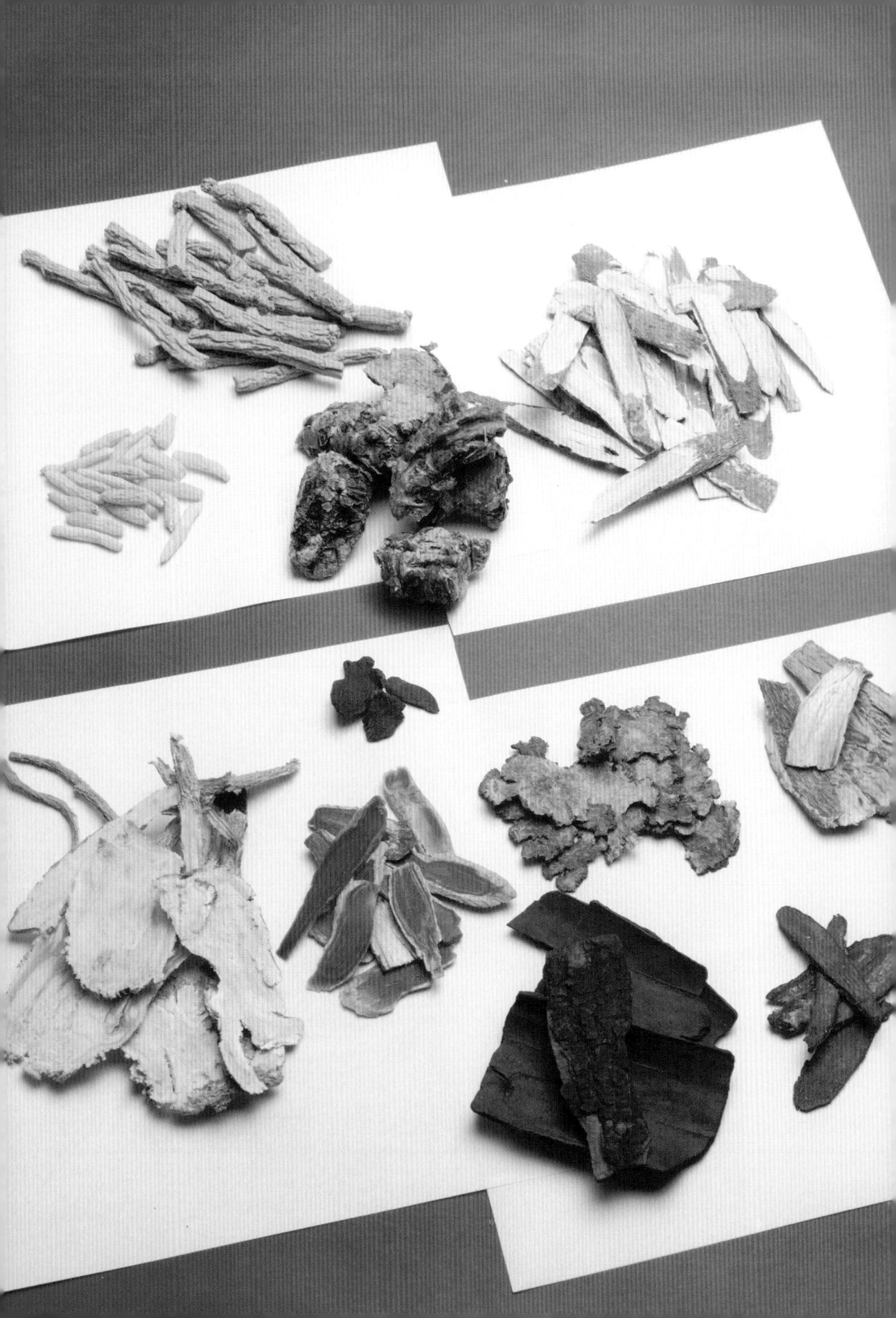

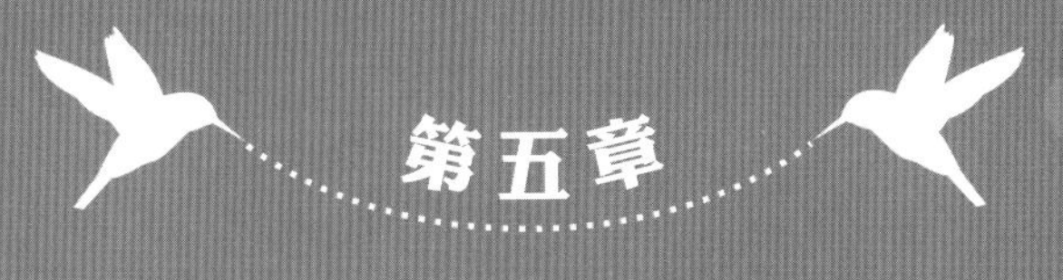

祛風化痰養生藥材

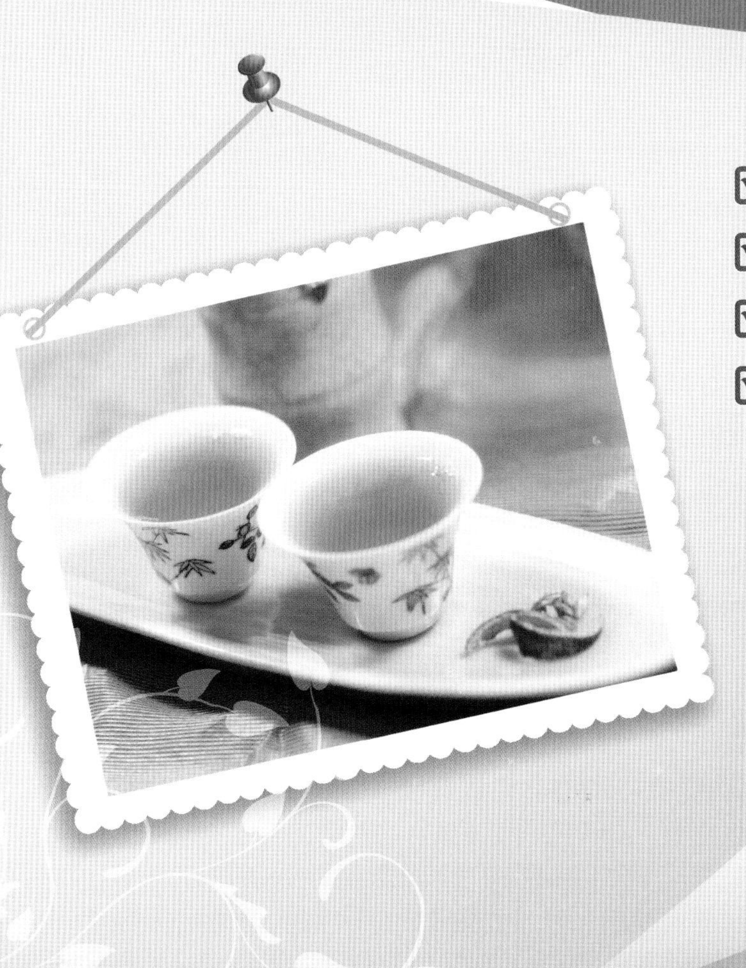

☑ 祛風濕熱
☑ 溫裡祛寒
☑ 清熱化痰
☑ 止咳平喘

祛風化痰養生藥材

獨活

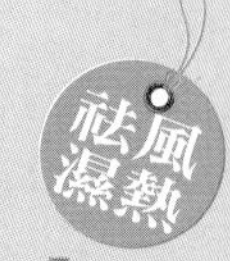

Angelicae Tuhuo Radix

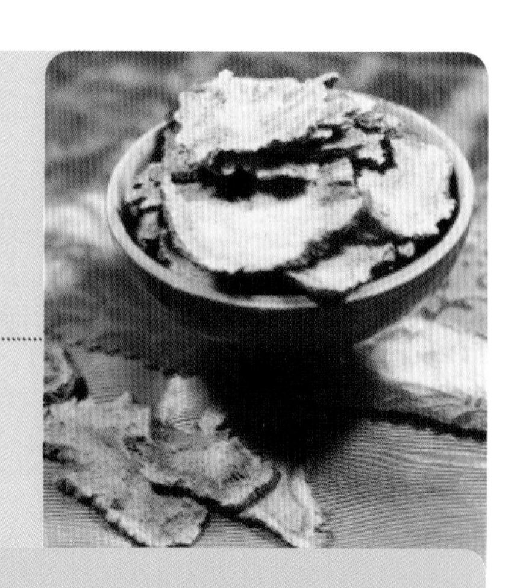

Points 祛除風濕，止痛解表

●別名：獨搖草、獨滑、長生草、肉獨活、巴東獨活、香獨活、績獨活、大活、山大活、玉活

●營養成分：揮發油、當歸醇、當歸素、佛手柑內酯

YES or NO 食用飲食宜忌	
YES適用者	○一般人 ○風寒濕痺痛者
NO不適用者	×氣血虛者 ×陰虛下體萎弱者

【考證文獻】：《神農本草經》

【藥用部位】：繖形科植物重齒毛當歸的乾燥根。（*Angelica pubescens* Maxim. f. *biserrata* Shan et Yuan）

【性味】：味苦、辛，性微濕。

【藥效歸經】：歸足少陰腎經、足太陽膀胱經。

【養生功效】：祛風勝濕，散寒止痛。

【單味用法】

內服：煎服3~10 公克，浸酒或入丸、散。

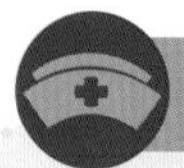

中醫師小叮嚀

氣血虛而遍及身痛者，以及陰虛而下體萎弱者須禁用。此外，獨活還有直接擴張血管，降低血壓，並同時興奮呼吸中樞的作用，故使用時應注意患者的血壓狀況。然而，中醫也經常將羌活與獨活進行比較，其前者性燥烈，偏於發散，適用於風濕在上者；而獨活藥性較緩和，發散不及羌活強，故長於治身體下部的痺病。

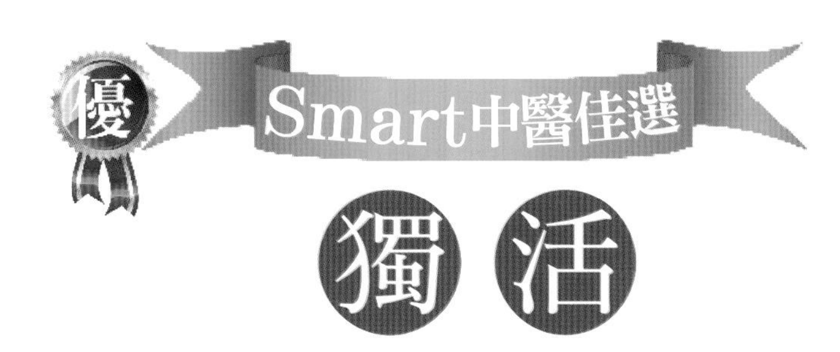

1. 藥材呈條形且粗壯，具縱皺紋。
2. 外表油潤，質地堅硬，斷面有棕色環紋。
3. 以香氣濃、味苦辛者為佳。

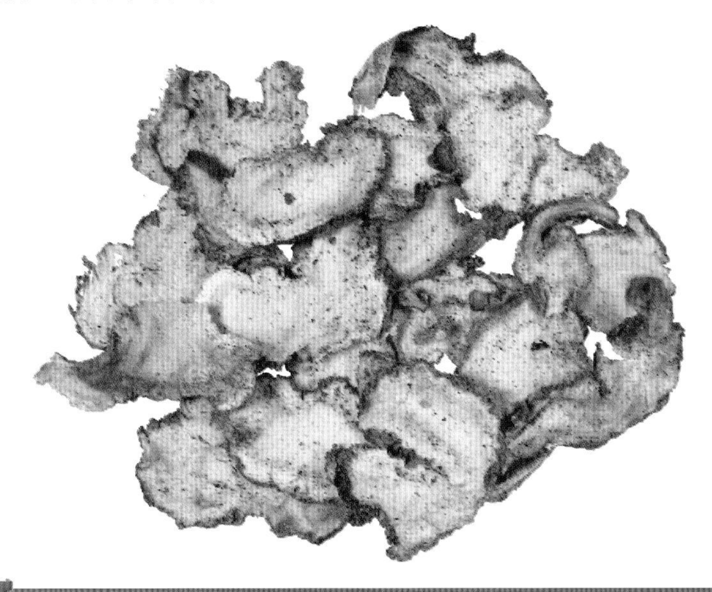

藥材小常識：

獨活在臨床應用上，常被使用於傷風頭痛、牙痛等不適；而因風寒所導致的頭痛，可配合細辛、荊芥、防風、白附子、川芎等來改善。而獨活之所以味苦，是因香豆精類的化合物和多種揮發油所產生的作用。而現代藥理研究也顯示，獨活對鎮痛、鎮靜、抗凝血、降血壓、抗菌等都有不錯的調理功效。

Best 推薦茶飲

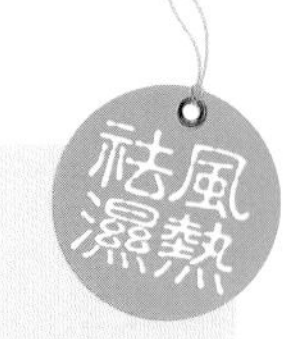

紫蘇二活茶

[增強免疫 + 改善過敏]

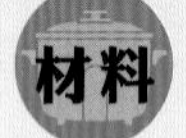

1. 獨活1~5公克
2. 紫蘇3~5公克
3. 羌活1~5公克
4. 乾薑1~5公克
5. 黑糖適量

1. 先將所有藥材洗淨，放入鍋中。
2. 加適量水煎煮，水滾開後轉小火慢燉15~20分鐘，取其湯汁，依個人喜好加入黑糖即可飲用。

調養功效

此方可調節免疫，緩和過敏症狀；但嘴巴苦臭且身上有疔瘡化膿者不宜飲用。

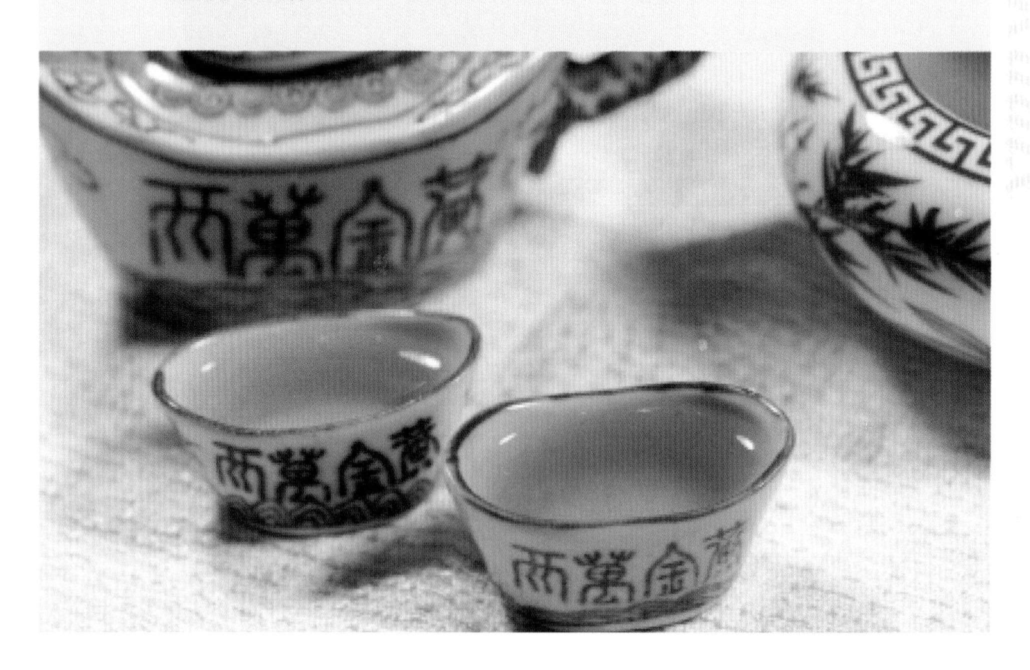

祛風化痰養生藥材

路路通

祛風濕熱

Liquidambaris Fructus

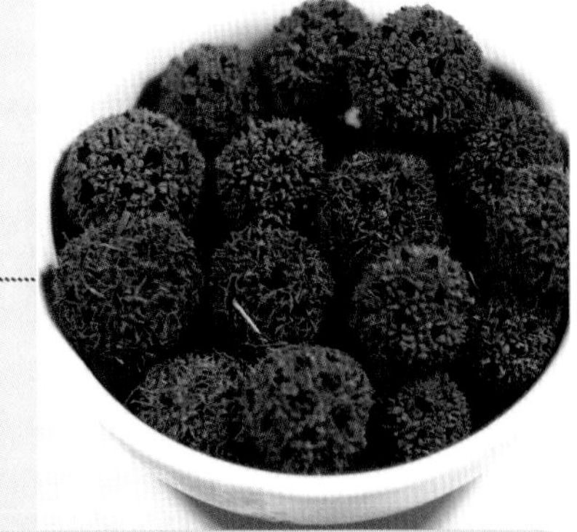

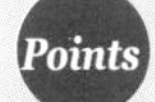

Points 祛風除濕，疏肝活絡

●別名：楓實、楓果、楓木上球、楓香果、狼目、狼眼、九空子、楓木球

●營養成分：環氧蘇合香素、異環氧蘇合香素、氧化丁香烯、白樺脂酮酸

YES or NO 食用飲食宜忌

YES適用者	○一般人 ○風濕痺痛者 ○經閉者
NO不適用者	×孕婦 ×陰虛內熱者 ×虛寒血崩者

【考證文獻】：《南方草木狀》

【藥用部位】：金鏤梅科植物楓香的乾燥果序。（*Liquidambar formosana* Hance）

【性味】：味苦，性平。

【藥效歸經】：通行十二經。

【養生功效】：祛風除濕，疏肝活絡，利水消腫。對於關節痺痛、麻木拘攣、水腫脹滿、乳少經閉者有改善效果。

【單味用法】

內服：煎服3~10公克，煅存性研末煎服。

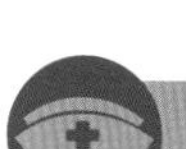

中醫師小叮嚀

凡為孕婦、虛寒血崩者請勿服用；此外，陰虛內熱者亦不宜使用。而路路通由於通歸人體十二經絡，故取其名，且對於風濕痺病、胃痛腹脹者有改善功效。另外，針對水腫脹滿，小便不利，月經不調，乳少者也有調養效果。

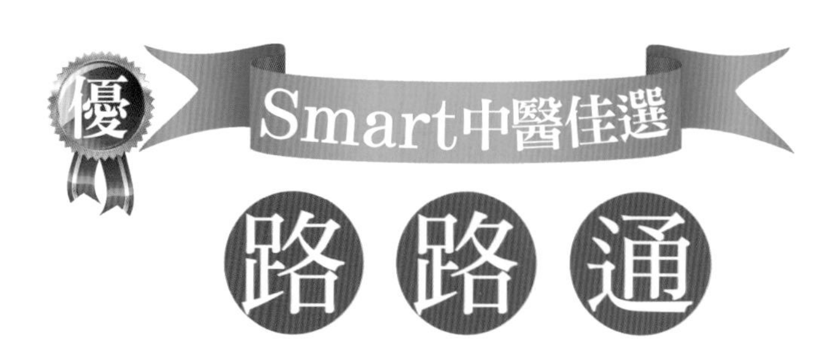

1. 外形為球體且大，直徑約2~3公分。
2. 外表為黃色，以無泥、無果柄，且體輕、質硬、不易開破者為佳。

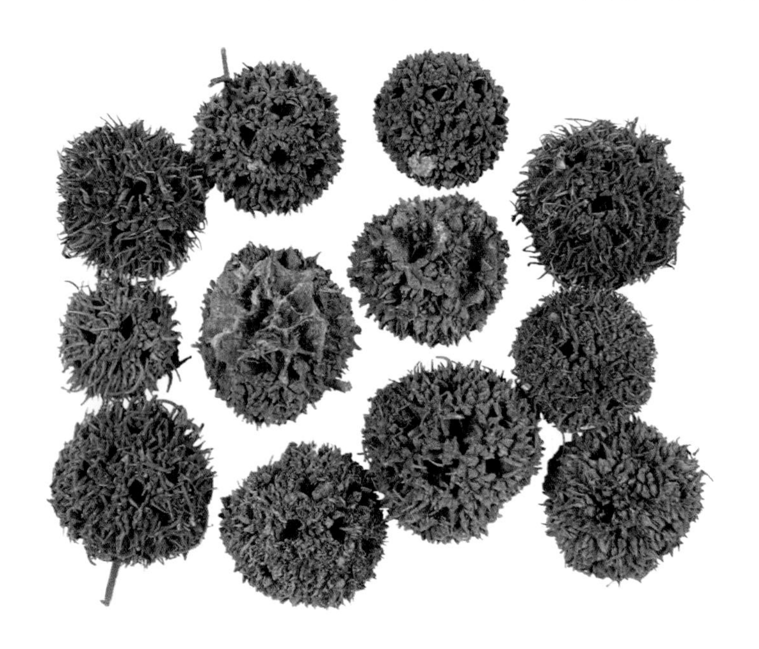

藥材小常識：

根據現代藥理研究顯示，路路通含有齊墩果酸、蘇合香酸等多種化合物，具有保肝作用。此外，諸如脘腹脹痛、大便不暢者，亦有良好療效。

Best 推薦茶飲

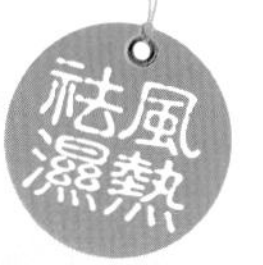

黃耆辛夷茶

[改善鼻塞 + 緩解濁涕]

材料

1. 路路通10~15公克
2. 黃耆10~15公克
3. 辛夷花5~10公克
4. 防風5~10公克
5. 茯苓10~15公克
6. 白芷5~10公克
7. 桔梗5~10公克
8. 白糖適量
9. 布袋1個

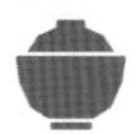

作法

1. 將所有藥材洗乾淨，把辛夷花放入布袋，以免藥材上的細毛掉入鍋裡，接著連同所有藥材放入鍋中。
2. 在鍋裡加適量水煎煮約15~20分鐘，取其湯汁即可。飲用前，請依個人喜好加入適量白糖。

調養功效

此方可通鼻竅，對於鼻塞症狀時輕時重者，或有濁涕者皆有改善功效。茶飲中的辛夷花對通暢鼻腔有良好作用，但因其表面多毛，故須裝入布袋內煎煮，以免刺激咽喉。

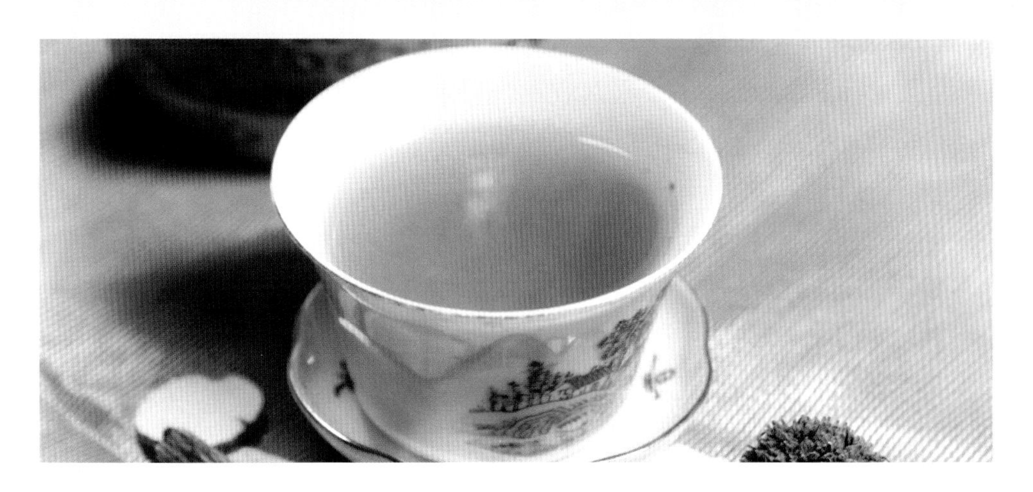

祛風化痰養生藥材

肉桂

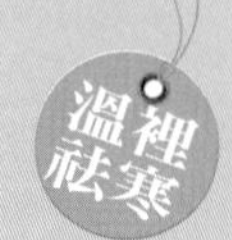

Cinnamomi Cortex

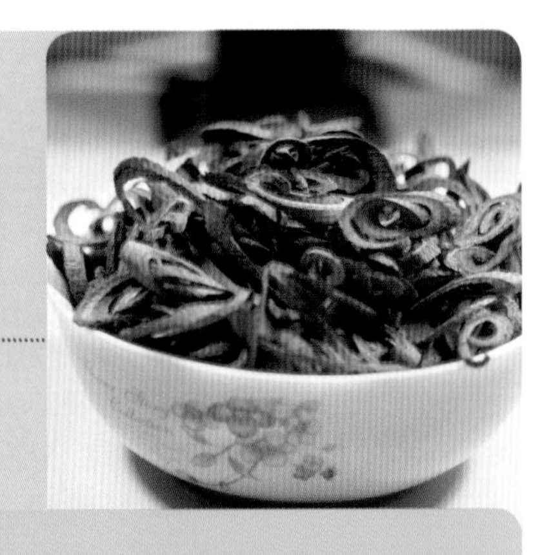

Points 散寒止痛，溫經通脈

●別名：菌桂、牡桂、桂、大桂、筒桂、辣桂、玉桂

●營養成分：肉桂油、黏液質、鞣質

YES or NO 食用飲食宜忌	
YES適用者	○ 一般人
	○ 腎陽衰弱者
	○ 經閉者
NO不適用者	× 陰虛火旺者
	× 孕婦

【考證文獻】：《神農本草經》

【藥用部位】：樟科植物的乾燥樹皮。（*Cinnamomum cassia* Blume）

【性味】：味辛甘，性溫。

【藥效歸經】：歸足少陰腎經，足太陰脾經，手少陰心經，足厥陰肝經。

【養生功效】：補火助陽，引火歸源，散寒止痛，溫經通脈。此外，肉桂亦可用於腎陽不足，命門火不足，肢冷畏寒，腰膝酸軟，短氣喘促，以及上熱下寒，痛經經閉者。

【單味用法】

內服：煎服1~5公克，或入丸散。

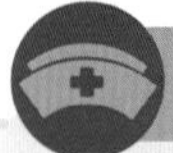

中醫師小叮嚀

凡為陰虛火旺，裡有實熱，血熱妄行出血及孕婦均禁服；而肉桂畏赤石脂，故配伍時應當留意。此外，肉桂依其來源和種類可分多種，基本上越南、印尼、馬來西亞進口的肉桂品質較好，但通常還要以其揮發油的含量而定，揮發油含量高者，其品質較優，而進口的肉桂揮發油含量通常較穩定，故品質相對較好。

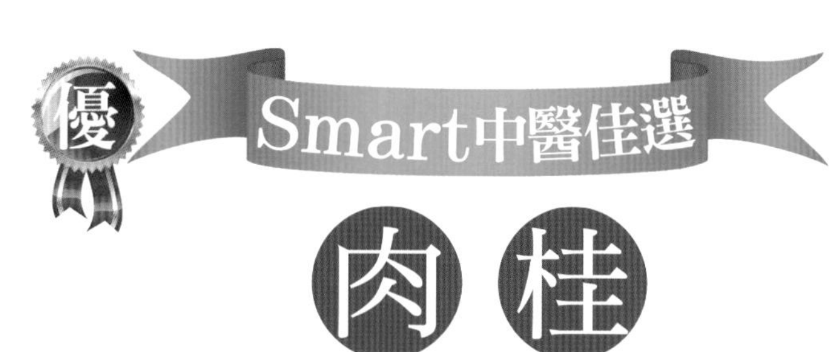

肉桂

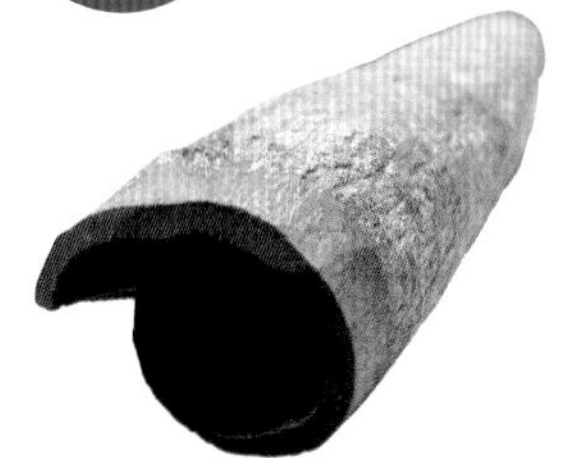

1. 肉厚皮薄。
2. 斷面為紅紫色。
3. 香氣濃郁，外部有油性。
4. 味甜辛，嚼之無渣者為佳。

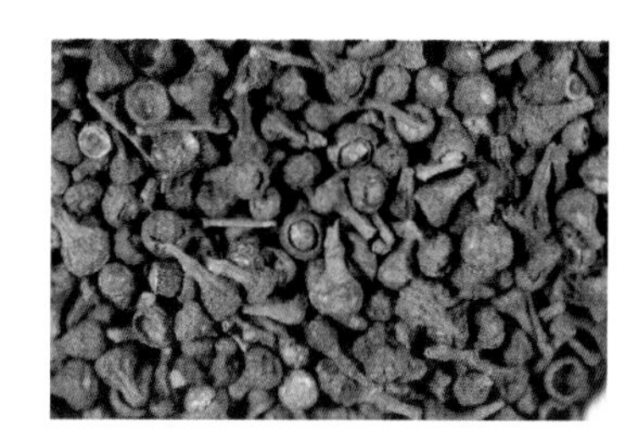

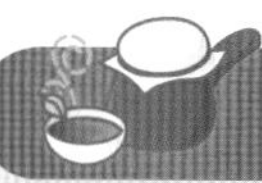

藥材小常識：

西元前1700年，肉桂即在中國使用，而在西元前1500年埃及也開始使用，其主要的內含物為肉桂醛，除了用做中藥外，也常用在食品添加或是化妝品上；此外，肉桂在中國是五香之一，其他四種則為小茴香、丁香、八角茴香和高良薑。

肉桂品種亦分等級，其最上等為清化桂，通常店家都會拿出整片依客人需求而當場切片，以保持其新鮮度和氣味；次等則為去皮捲桂，目前大部分的肉桂來自越南和斯里蘭卡，而品質最好的是來自北越，因當地的氣候環境非常適合桂樹生長。其肉桂子(上圖)也常拿來做香料添加在香腸等食物中。

Best 推薦茶飲

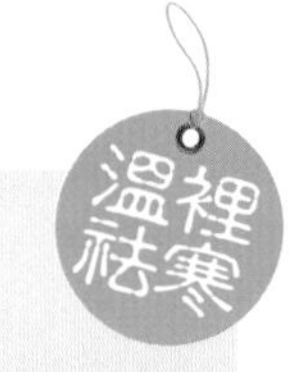

肉桂茶

[潤膚駐顏 + 促進代謝]

材料

1. 肉桂2~5公克
2. 人參1~3公克

作法

將兩味藥材放入杯中，用適量沸水沖泡，加蓋悶10~15分鐘即可飲用。

調養功效

不僅能潤膚駐顏，還可促進人體的血液循環。

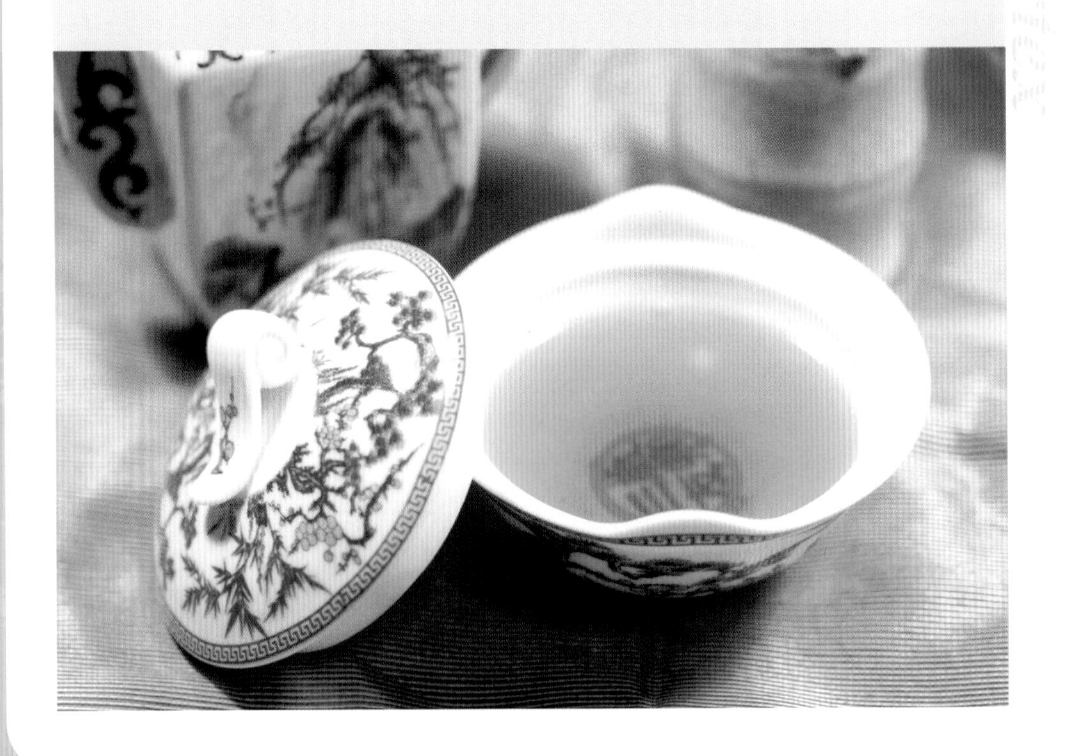

祛風化痰養生藥材

小茴香

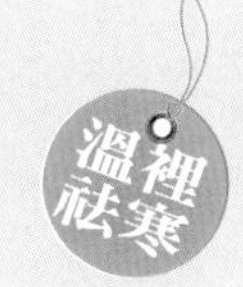

Foeniculi Fructus

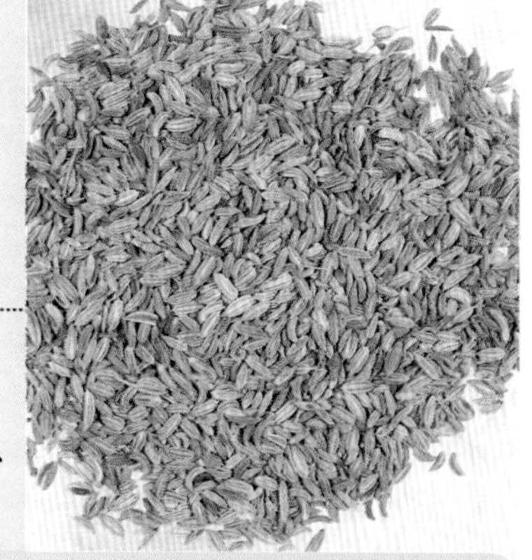

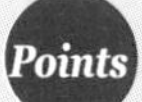

溫腎暖肝，行氣止痛

●別名：蘹香、茴香子、土茴香、野茴香、大茴香、穀香、香子、小香

●營養成分：水溶性類黃酮、雌激素

YES or NO	食用飲食宜忌
YES適用者	○ 一般人 ○ 刺激性腹瀉者
NO不適用者	× 陰虛火旺者

【考證文獻】：《藥性論》

【藥用部位】：繖形科植物茴香之乾燥成熟果實。（*Foeniculum vulgare* Mill.）

【性味】：味辛，性溫。

【藥效歸經】：歸足厥陰肝經，足少陰腎經，足太陰脾經，足陽明胃經。

【養生功效】：溫腎暖肝，行氣止痛，和胃。此外，小茴香還可疏肝理氣，改善因胃寒而出現的少食嘔吐等症，對於經痛，疝痛，睪丸腫痛等症亦有緩解功效。

【單味用法】

內服：煎服3~8 公克，或入丸、散。

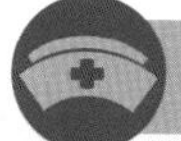

中醫師小叮嚀

凡是陰虛火旺者、肺胃有熱及熱毒盛者應禁服。此外，現代藥理研究顯示，小茴香主要含豆固醇和多種揮發油等，對驅風止痛、鬆弛氣管、保肝、抗潰瘍、促進胃腸蠕動等都有改善作用。若將小茴香炒熱，用布包裹置於腹部，可治寒證腹痛。

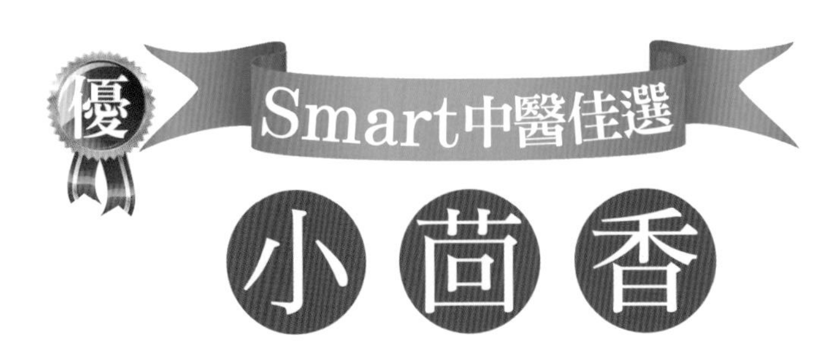

小茴香

1. 顆粒均勻且粒大飽滿。
2. 外皮色澤黃綠。
3. 氣味香濃，味甘微辛者較佳。

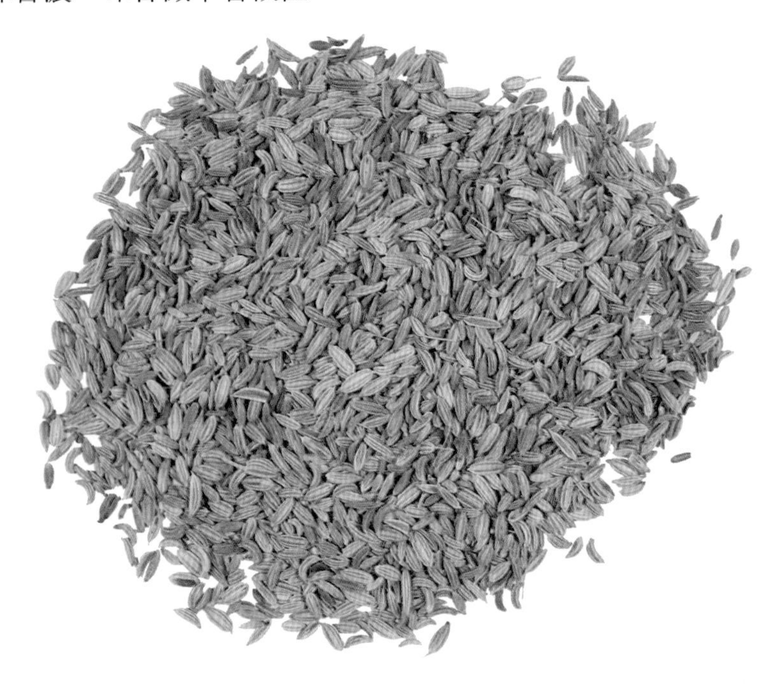

藥材小常識：

小茴香除了有健胃整腸的功效外，還有鎮靜、利尿、驅蟲、鎮咳等多種作用；另外，在臨床應用上，經常將小茴香用於胃痛與下腹部痛、嘔吐、腰痛等症狀。

Best **推薦茶飲**

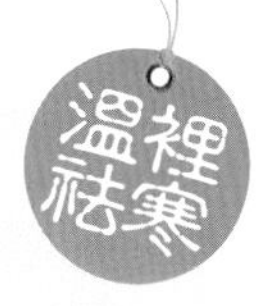

茴香水

[改善疝氣＋治療胃痛]

材料
1. 小茴香10~15公克
2. 紅糖適量

作法
1. 將藥材洗乾淨後，放入鍋中。
2. 加適量水煎煮30~40分鐘，取其湯汁，再依個人喜好加入紅糖即可飲用。

調養功效

對於疝氣、胃冷痛者有改善功效。

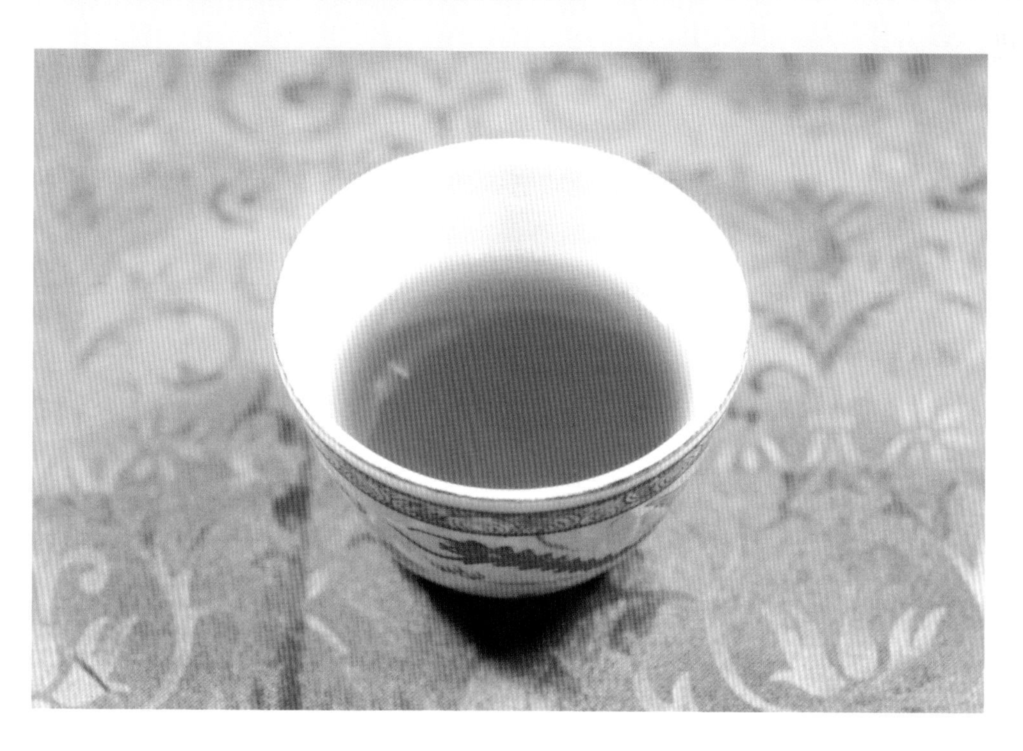

祛風化痰養生藥材

丁香

溫裡祛寒

Caryophylli Flos

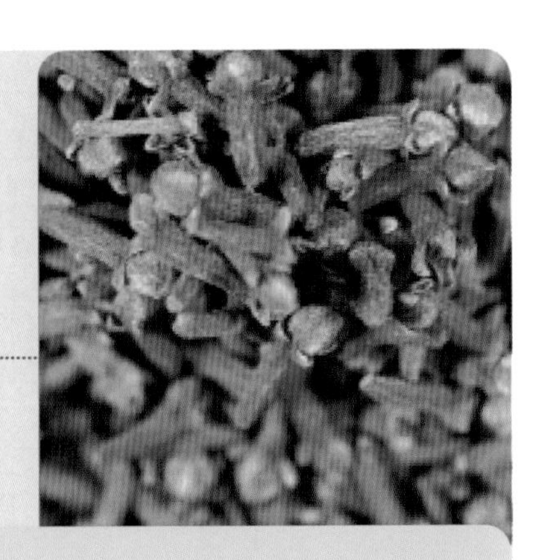

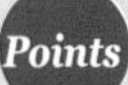 散寒止痛，溫腎助陽

●別名：丁子香、支解香、雄丁香、公丁香

●營養成分：丁香油酚、乙醯丁香油酚、β－石竹烯

YES or NO 食用飲食宜忌	
YES適用者	○ 一般人
	○ 胃寒嘔吐者
NO不適用者	× 熱病者
	× 陰虛內熱者

【考證文獻】：《神農本草經》

【藥用部位】：桃金孃科植物丁香之乾燥花蕾。（*Eugenia caryophyllata* Thunberg）

【性味】：味辛，性溫。

【藥效歸經】：歸足太陰脾經，足陽明胃經，足少陰腎經。

【養生功效】：溫中降逆，溫腎助陽。此外，還可用於消化系統疾病，如胃寒、嘔吐、消化不良、反胃等都有調治功效；而丁香也可製成外用煎液，塗抹於患部可治療頭癬、體癬、手癬等疾病。

【單味用法】

內服：煎服2~5 公克，或入丸、散。

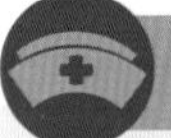

中醫師小叮嚀

熱病及陰虛內熱者忌服。此外，丁香畏鬱金，應謹慎使用。而依據丁香的藥用部位不同，故有公、母區分。通常未開放的花蕾為公丁香，成熟的果實則為母丁香，兩者功效雖相似，但母丁香稍弱，一般常用公丁香，而市面上的母丁香也越來越少見。

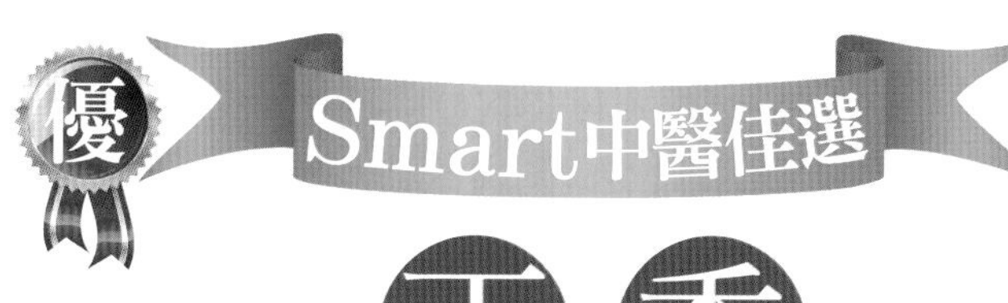

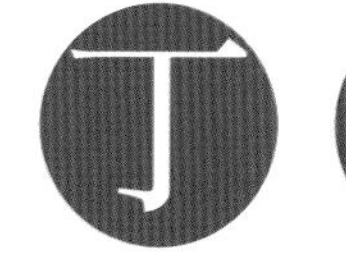
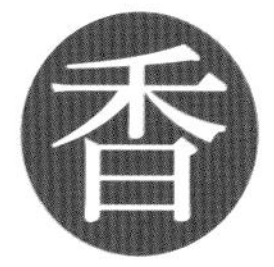

丁香

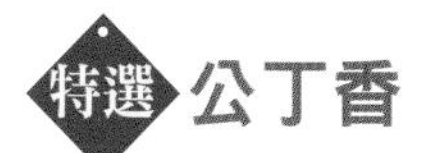

特選 公丁香

1. 個大粗壯。
2. 呈紫棕色。
3. 香氣濃郁，且富有油性者為佳。

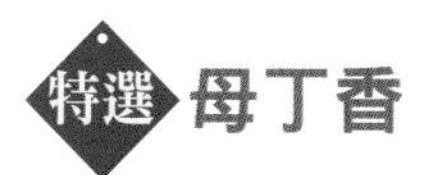

特選 母丁香

1. 外表粗糙多細紋。
2. 外表為褐色並帶有土紅色粉末者。

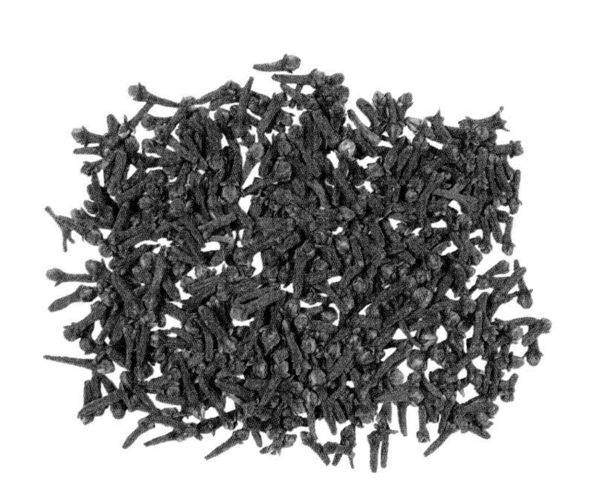

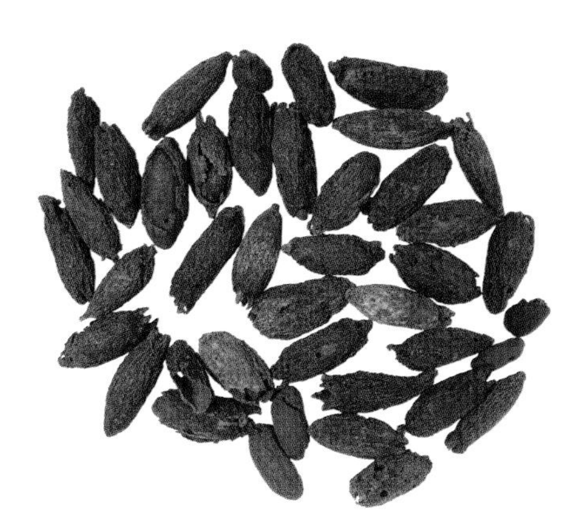

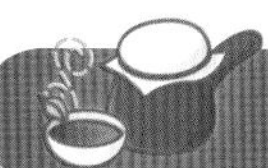

藥材小常識：

丁香以「去除口中異味」的功效著名，史書上還記載漢代臣子在皇帝面前上奏時，嘴巴一定要含著丁香，以免口中臭味引起皇帝不悅，而宋代沈括在《夢溪筆談》一書中也有記載相關內容。

推薦茶飲

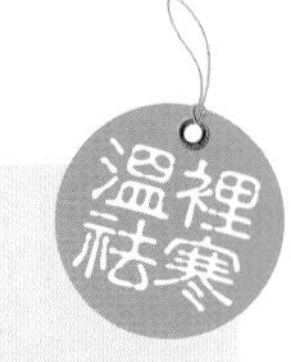

丁香花茶

[改善口臭 + 口中清香]

材料
1. 丁香2~5公克
2. 茉莉花3~7公克

作法 將兩味藥材放入杯中，以適量沸水沖泡，加蓋悶10~15分鐘，取其湯汁即可服用。

調養功效

可改善口中異味，維持口氣芳香。

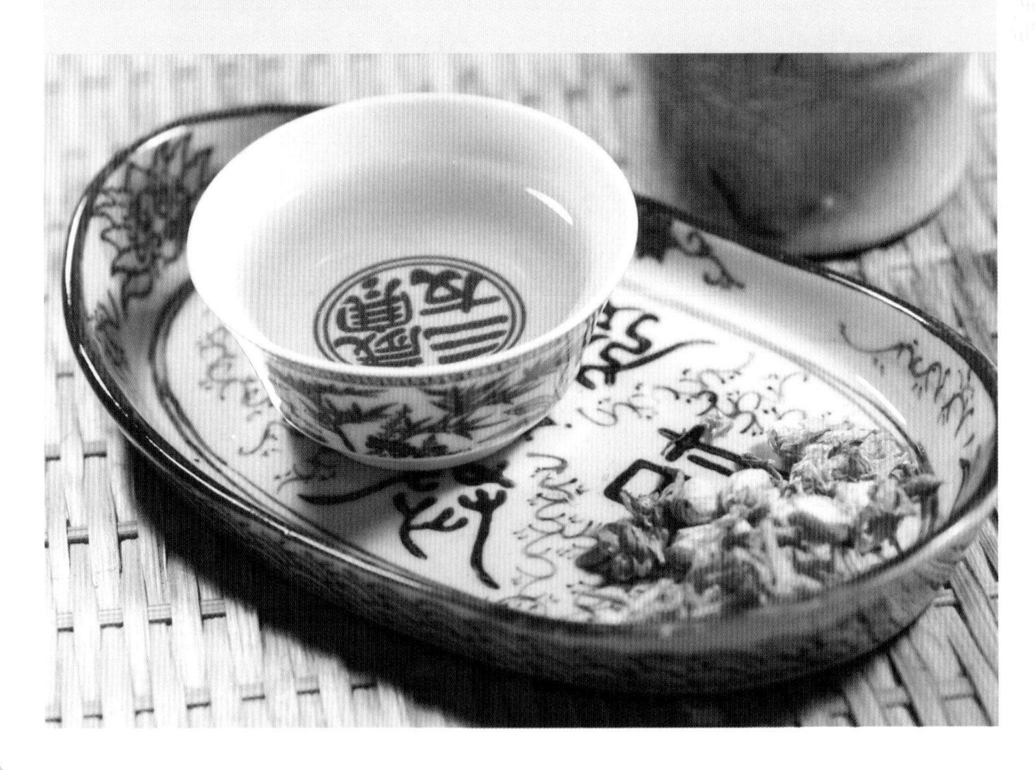

祛風化痰養生藥材

天花粉

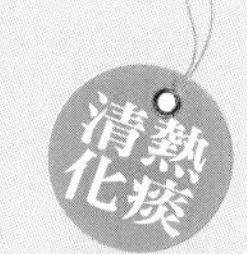

Trichosanthis Kirilowii Radix

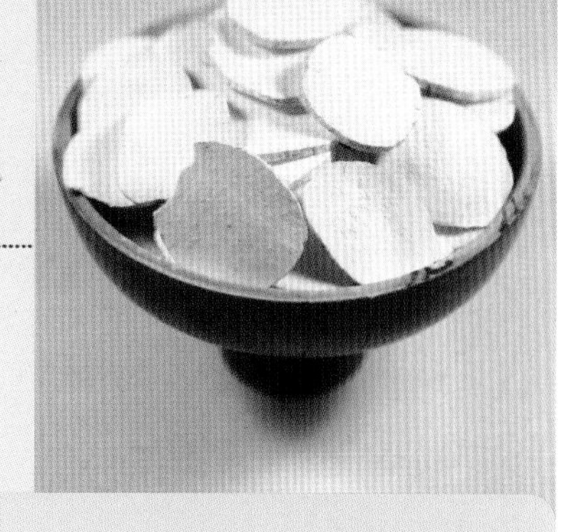

Points 清熱生津，清肺潤燥

別名：栝樓根、白藥、瑞雪、天瓜粉、花粉、栝樓粉、樓粉

營養成分：蒼天花粉蛋白、皂苷、澱粉

YES or NO 食用飲食宜忌	
YES適用者	○ 一般人 ○ 熱病口渴者
NO不適用者	× 孕婦 × 脾胃虛寒者

【考證文獻】：《神農本草經》

【藥用部位】：葫蘆科植物栝樓的乾燥根。（*Trichosanthes Kirilowii* Maxim.）

【性味】：味甘、微苦，性微寒。

【藥效歸經】：歸手太陰肺經，足陽明胃經。

【養生功效】：清熱生津，潤肺化痰，消腫。除此之外，天花粉有涼潤之用，可改善溫熱病的口渴之症，並能養胃陰，具有清熱生津的效用。

【單味用法】

內服：煎服9~15公克，或入丸、散。

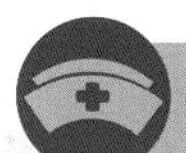

中醫師小叮嚀

脾胃虛寒，大便滑泄者忌服，而有活動性心、肝、腎疾病，以及有嚴重貧血及精神疾病患者須慎用或忌用。此外，天花粉反烏頭，故配伍時應注意。而由於天花粉為植物栝樓的乾燥根，所以果實也可入藥，稱為「栝樓實」，種子則稱為「栝樓仁」，通常其種仁的油質含量高，可清熱化燥，且潤腸作用可改善便祕。

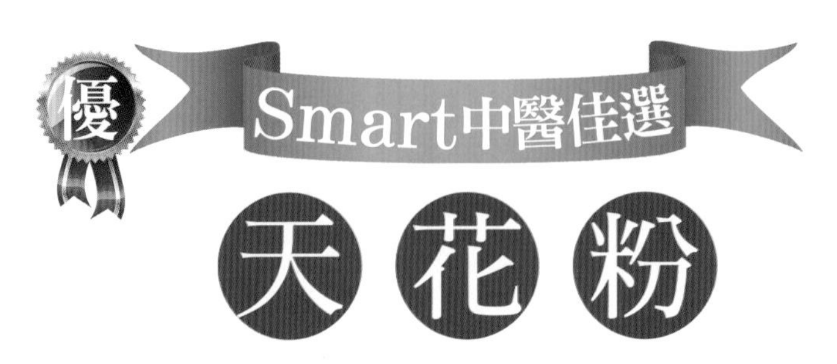

天花粉

1. 藥材乾燥；且切片後的天花粉，紋路條理應均勻。
2. 外形粗大肥壯且筋少。
3. 顏色潔白，且粉性足。
4. 藥材以無霉蛀者為佳。

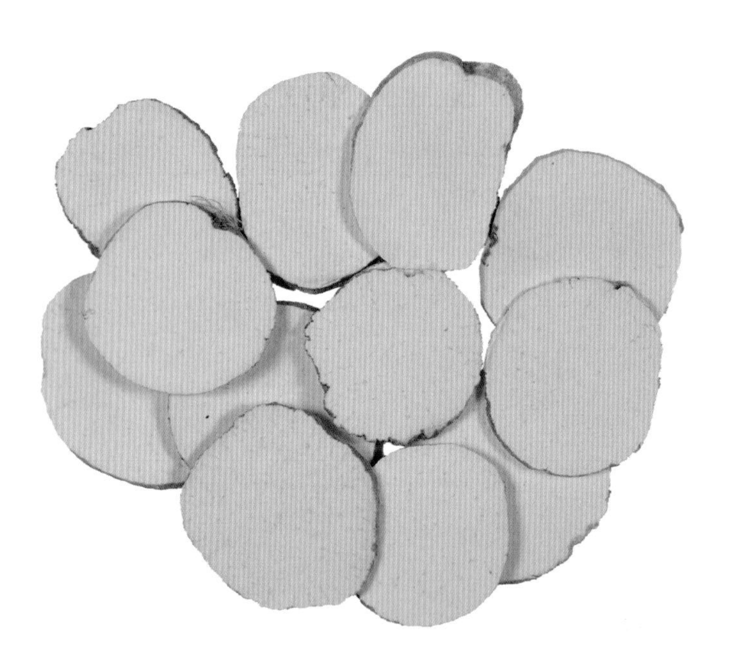

藥材小常識：

根據藥理研究顯示，天花粉含天花粉蛋白以及多種胺基酸，故對於增強免疫系統、抗菌和抗病毒等皆有不錯功效。

Best 推薦茶飲

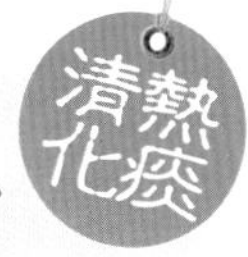

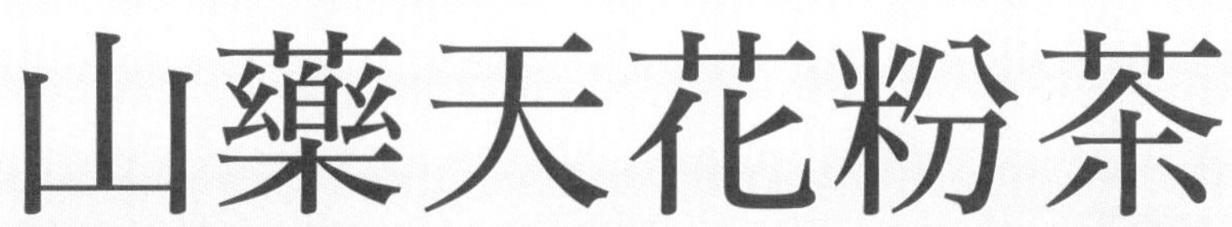

山藥天花粉茶

[補益脾腎 + 改善口乾]

材料

1. 天花粉15~20公克
2. 山藥30~40公克

作法

將所有藥材洗乾淨後，放入鍋中，並加適量水煎煮約40~50分鐘，取其湯汁即可飲用。

調養功效

本方可益脾腎，補陰血，對於皮膚黏膜出血，煩熱口乾者有不錯的改善作用。

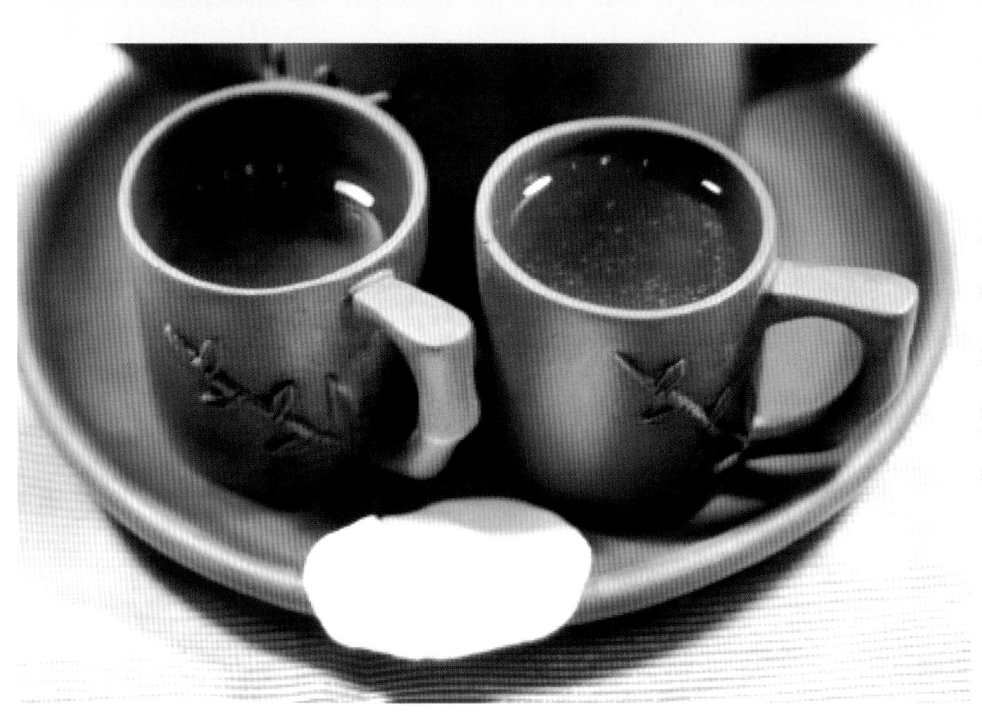

祛風化痰養生藥材

半夏

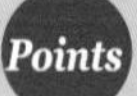

清熱化痰

Pinelliae Rhizoma

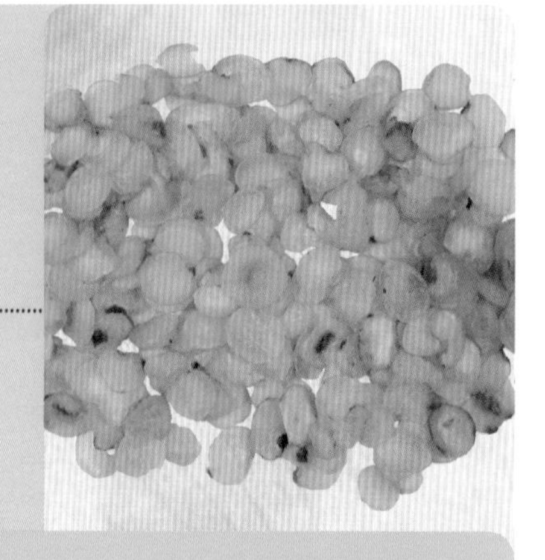

Points 降逆止嘔，消痞散結

●別名：地文、和姑、羊眼半夏、地珠半夏、泛石子、水玉、地巴豆、地雷公

●營養成分：半夏蛋白、揮發油

YES or NO 食用飲食宜忌	
YES適用者	○一般人
	○咳喘痰多者
	○嘔吐反胃者
NO不適用者	×陰虛燥咳者
	×孕婦

【考證文獻】：《神農本草經》

【藥用部位】：天南星科植物半夏的塊莖。（*Pinellia ternata* (Thunb.) Breit.）

【性味】：味辛，性溫，有毒。

【藥效歸經】：歸足太陰脾經，足陽明胃經，手太陰肺經。

【養生功效】：燥濕化痰，降逆止嘔，消痞散結。

【單味用法】

內服：煎服3~9 公克或入丸、散（生半夏較少）。

中醫師小叮嚀

凡為陰虛燥咳、津傷口渴、血證及燥痰者禁服，孕婦慎服。此外，不當的使用半夏將引起中毒，其症狀為口舌咽喉癢痛麻木、聲音嘶啞、噁心胸悶，嚴重者將可能因呼吸中樞麻痺而導致死亡。因此生半夏較少入丸、散來內用，而其毒性成分和中毒基轉尚未明確查證，並且炮製後為何可降低毒性的原因，目前仍在研究中。故在使用半夏時，宜多加留意配伍及服食方式。

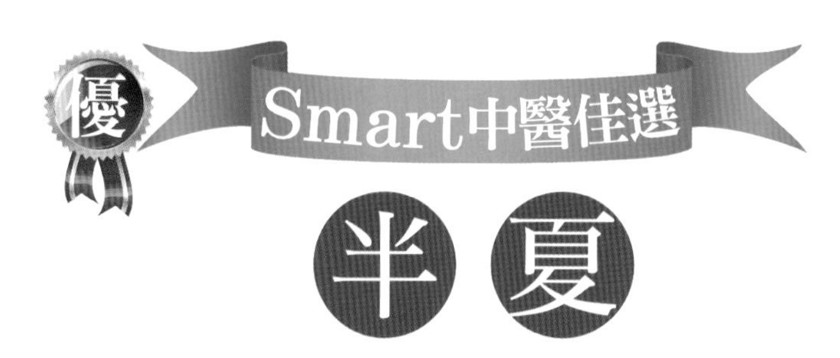

半夏

1. 藥材個體大且勻圓。
2. 質地堅實且無泥土。
3. 顏色黃、粉性足者為佳。

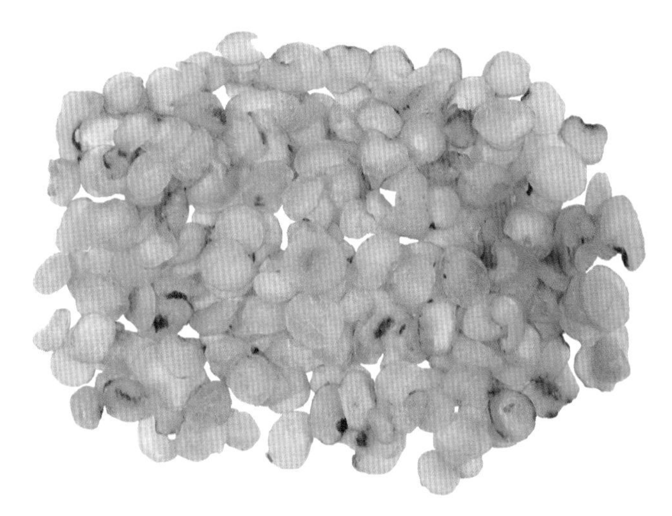

藥材小常識：

半夏因所需藥性不同而有不同的炮製方法，其中一般內服用的製半夏，是以薑汁、明礬來進行加工；生半夏因毒性強，多外用，可適量搗敷在傷處；而經明礬水浸漬過者，則為清半夏；用生薑、明礬製成者，為薑半夏；用甘草、石灰浸製者，則為法半夏；以法半夏加麵粉製成餅狀再發酵者，則為半夏麴。以上為半夏的炮製方法，人們可依其症狀選用。

Best 推薦茶飲

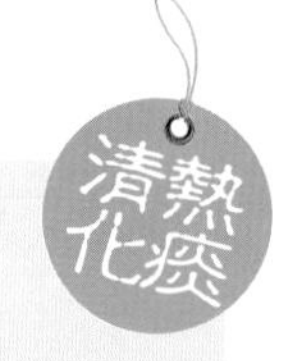

理氣健胃茶

[強健脾胃 + 理氣寬中]

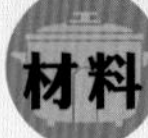

材料

1. 半夏5~10公克
2. 茯苓10~15公克
3. 陳皮5~10公克
4. 甘草3~5公克
5. 生薑1~3公克
6. 蜂蜜適量

作法

1. 將所有藥材洗乾淨後，放入鍋中。
2. 加適量水煎煮至沸騰後，再轉小火慢燉5~10分鐘，取其湯汁，依個人喜好加入適量蜂蜜即可。

調養功效

此方可健脾理氣，但生理期和坐月子期間不宜多飲。

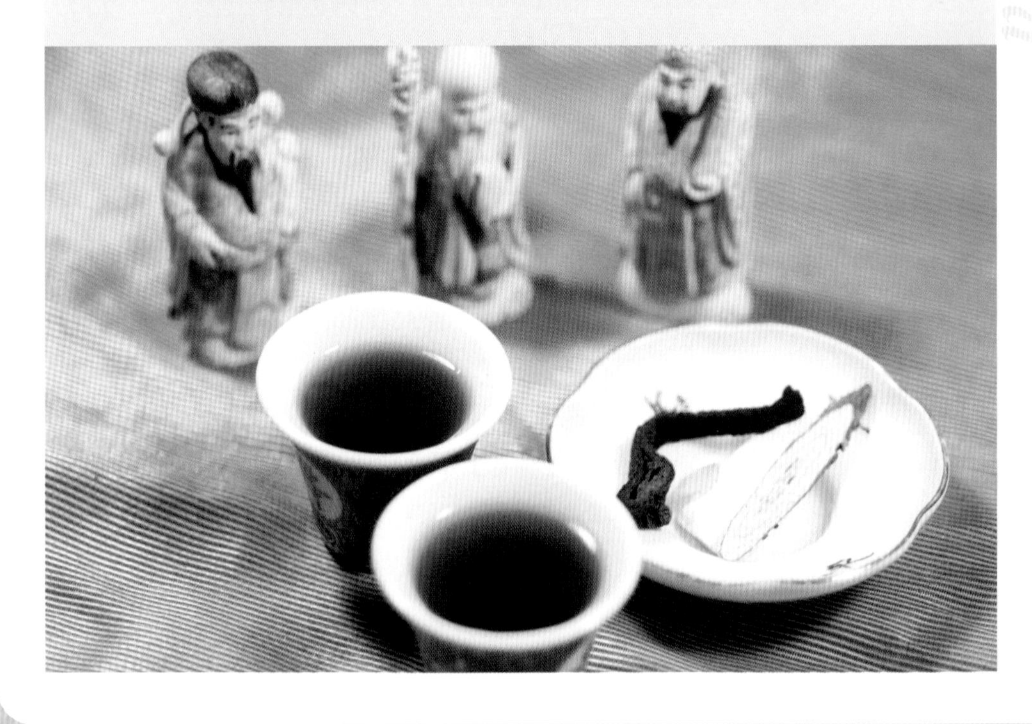

祛風化痰養生藥材

款冬花

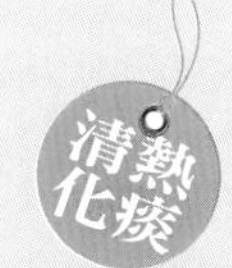

Farfarae Flos

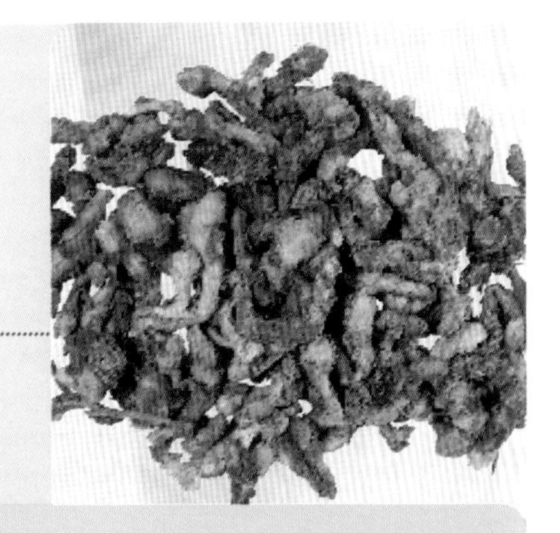

Points 潤肺化痰，止咳定喘

別名：冬花、款花、看燈花、艾冬花、九九花

營養成分：云香苷、金絲桃苷、三萜苷、揮發油及鞣質

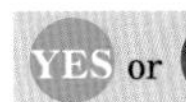
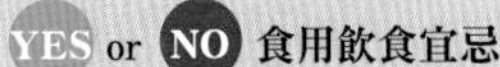

YES or NO 食用飲食宜忌

YES適用者	○一般人 ○咳嗽者
NO不適用者	✕陰虛勞嗽者

【考證文獻】：《本草圖經》

【藥用部位】：菊科植物款冬的乾燥未開放頭狀花序。

（*Tussilago farfara* L.）

【性味】：味辛、微甘，性溫。

【藥效歸經】：歸手太陰肺經。

【養生功效】：潤肺下氣，化痰止咳。

【單味用法】

內服：煎服3~10公克，或熬膏、丸、散。

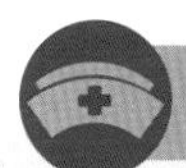

中醫師小叮嚀

在配伍方面，款冬花惡皂莢、消石、玄參；畏貝母、辛夷、麻黃、黃芩、黃連、黃耆。此外，有陰虛勞嗽症狀者禁用。而依款冬花的藥性需求可分為生品和蜜炙兩種：生品通常用於散寒止咳，多以風寒咳喘的症狀為主；蜜炙品的藥性則較溫和，可加強潤肺止咳的功效，多用於肺虛久咳，陰虛燥咳者。而目前的蜜炙法源於明朝《本草通玄》一書，亦認為其有治療久咳的功效。

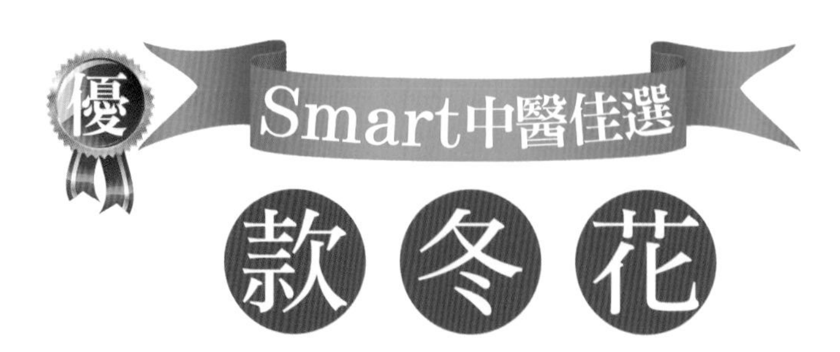

款冬花

1. 藥材呈圓棒狀，且個大肥壯。
2. 上端較粗，下端漸細，花梗較短。
3. 以顏色呈紫紅者較佳。

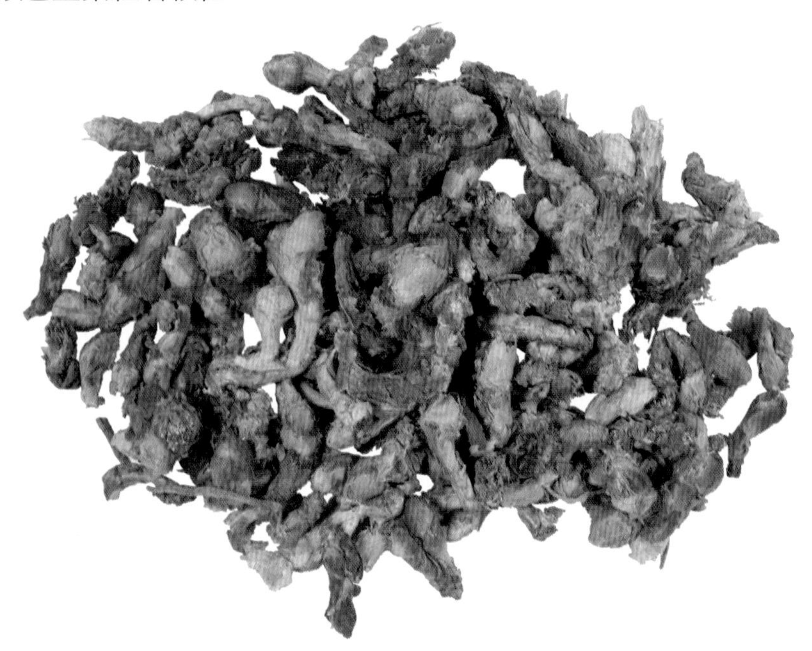

藥材小常識：

款冬花之所以簡稱「冬花」，原因在於它會在冬天先葉開花。而明代藥學家李時珍也在《本草綱目》提出：「……款者，至也，至冬而花也。」故以此原由作為「款冬花」的命名。

Best 推薦茶飲

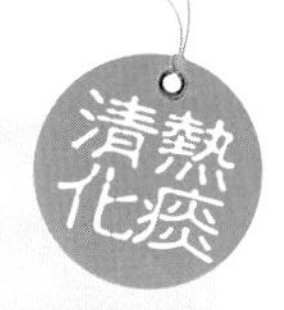

百合款冬飲

[潤肺止咳 + 改善咽痛]

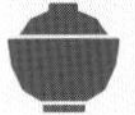

材料
1. 款冬花10~15公克
2. 百合40~60公克
3. 冰糖適量

作法 將上述藥材放入鍋中煎煮40~60分鐘，取其湯汁，依個人喜好加入適量冰糖飲用。

調養功效

百合可潤肺止咳，而款冬花辛溫，有潤肺下氣的作用，因此兩藥合用，對於慢性支氣管炎、咽喉疼痛、久咳不癒者有改善功效。

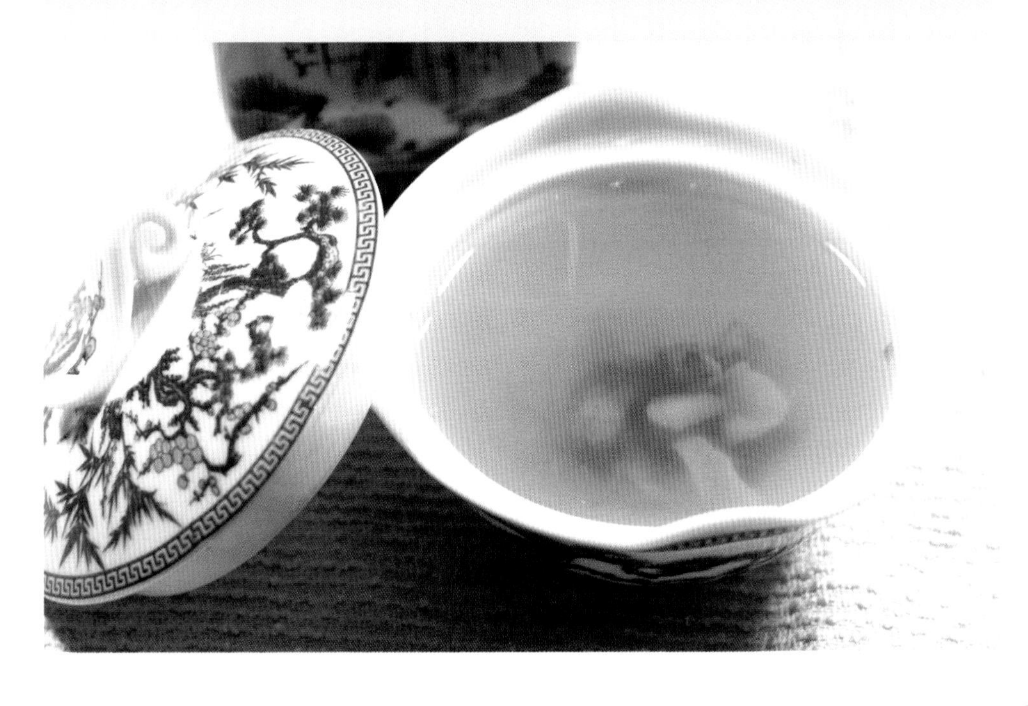

祛風化痰養生藥材

冬瓜子

清熱化痰

Benincasae Semen

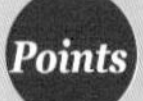
清肺化痰，消癰排膿

別名：白瓜子、瓜子、瓜瓣、冬瓜仁、瓜犀

營養成分：甘油三酯、脂肪酸（亞油酸、油酸、硬脂酸、棕櫚酸）

YES or NO	食用飲食宜忌
YES適用者	○ 一般人
	○ 痰熱咳嗽者
	○ 淋證
NO不適用者	× 脾胃虛寒者

【考證文獻】：《唐本草》

【藥用部位】：葫蘆科植物冬瓜的乾燥種子。（*Benincasa hispida* (Thunb.) Cogn.）

【性味】：味甘，性微寒。

【藥效歸經】：歸手太陰肺經，手陽明大腸經。

【養生功效】：清肺化痰，消癰排膿，利濕。此外，亦常用以改善痰熱咳嗽，肺癰，腸癰，白濁，帶下，水腫，淋症等，並還有利濕功效。

【單味用法】

內服：煎服8~15 公克。

外用：適量，研膏塗敷

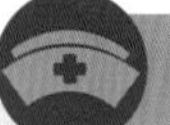
中醫師小叮嚀

脾胃虛寒者應禁服冬瓜子；且由於冬瓜子有久服寒中的副作用，故應當慎用。此外，因冬瓜子容易腐壞，所以應放在乾燥處儲存，以免蟲蛀、腐壞。

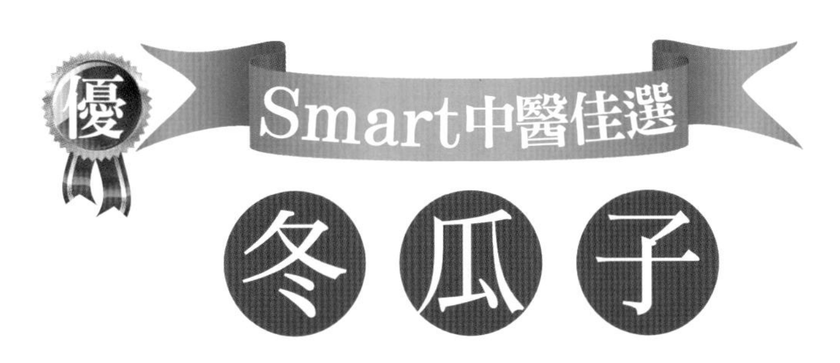

冬瓜子

1. 每顆皆粒粒飽滿無乾癟。
2. 剝去種皮後，種仁以色白者為佳。

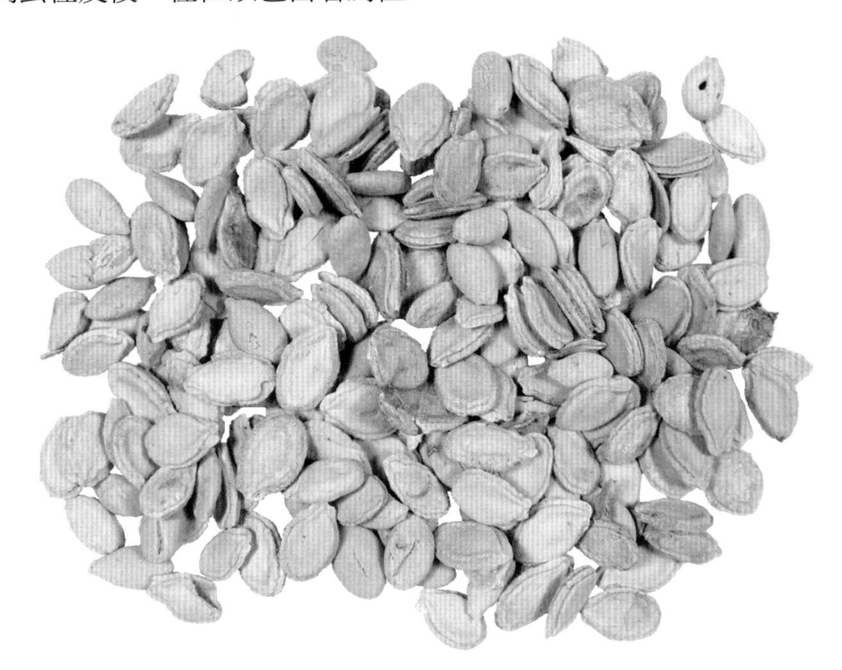

藥材小常識：

《本草綱目》記載冬瓜子有「令人悅澤好顏色，益氣不飢；久服輕身耐老」的養生作用。而冬瓜子的外形也並非一致，雖呈扁圓形但也有分「邊緣光滑」（單邊冬瓜子）或「兩面邊緣均有一環形邊」（雙邊冬瓜子）兩種。

Best 推薦茶飲

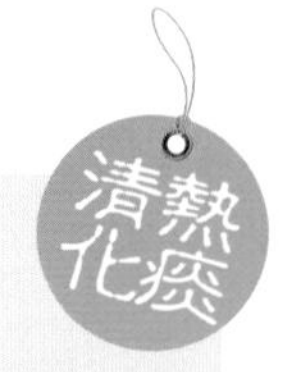

玉竹瓜仁茶

[美白護膚 + 去除黑斑]

材料
1. 冬瓜子2~5公克
2. 玉竹2~5公克

作法 將所有藥材洗乾淨後，以適量沸水沖泡，加蓋悶5~10分鐘，取其湯汁即可飲用。

調養功效

對於去斑美白有較佳功效，尤其可改善因肝功能不佳所引起的黑斑。

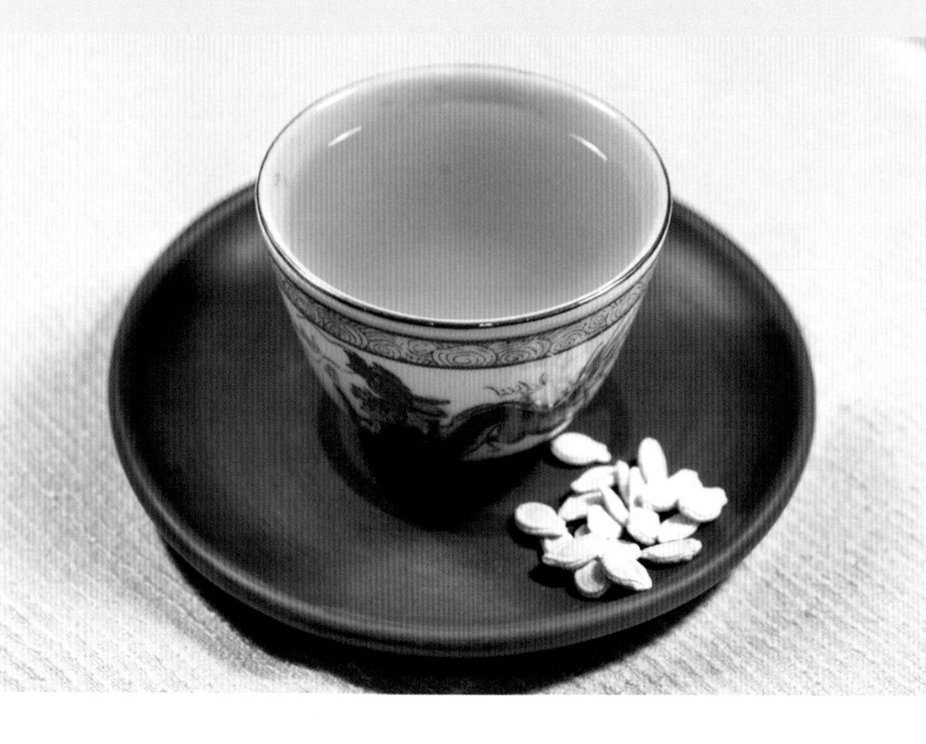

祛風化痰養生藥材

草果

清熱化痰

Tsaoko Fructus

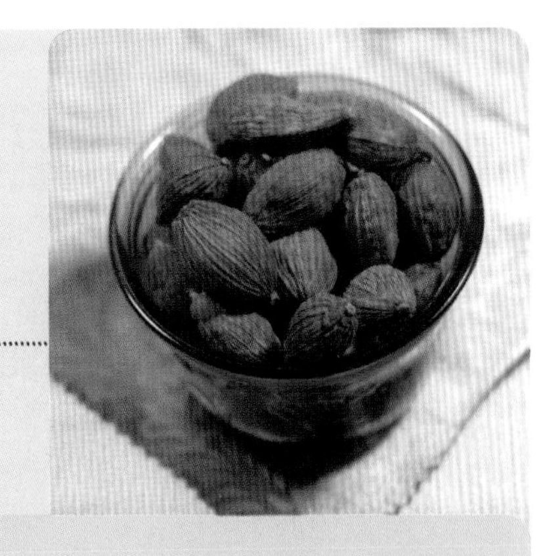

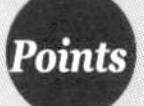 燥濕溫中、化痰截瘧

別名：草果仁、草果子

營養成分：α-蒎烯、β-蒎烯

YES or NO 食用飲食宜忌

YES適用者	○ 一般人
	○ 脘腹冷痛
	○ 泄瀉嘔吐
NO不適用者	× 陰虛血少者

【考證文獻】：《品匯精要》

【藥用部位】：薑科植物草果之乾燥成熟果實。（*Amomum tsaoko* Crevost et Lemaire）

【性味】：味辛，性溫。

【藥效歸經】：歸足太陰脾經、足陽明胃經。

【養生功效】：燥濕溫中，祛痰截瘧，消食化食。並能調理瘧疾，痰飲痞滿，脘腹冷痛，反胃，嘔吐，瀉痢，食積等作用。

【單味用法】

內服：煎服3~6 公克或入丸、散。

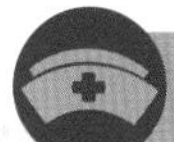

中醫師小叮嚀

凡有陰虛血少的症狀者須禁服。而《本草經疏》更進一步解釋草果的禁忌：「凡瘧不由於瘴氣；心痛胃脘痛由於火而不由於寒；濕熱瘀滯，暑氣外侵而成滯下赤白、裡急後重及泄瀉暴注、口渴；濕熱侵脾因作脹滿或小水不利，鹹屬暑氣溫熱，皆不當用。」故使用草果時，有前述症狀者應當留意。

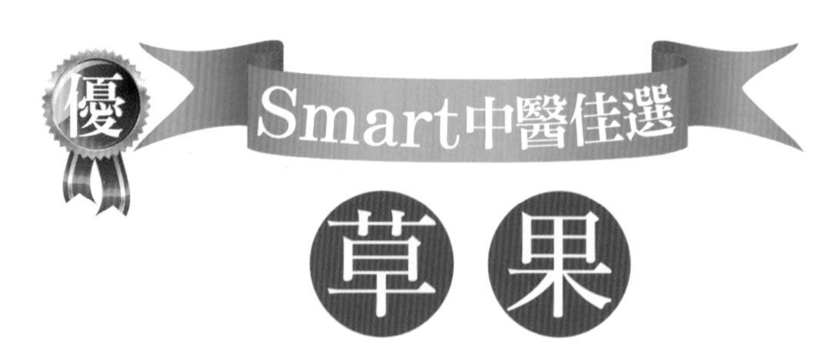

草果

1. 個體大且較為飽滿。
2. 外表顏色應為紅棕。
3. 其氣味濃者為佳。

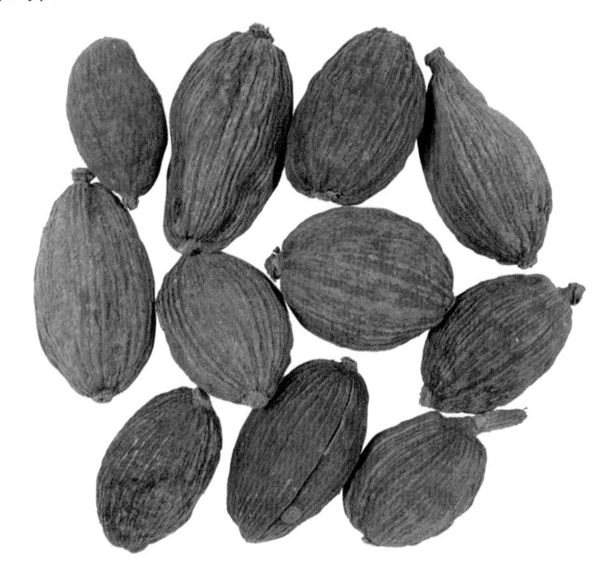

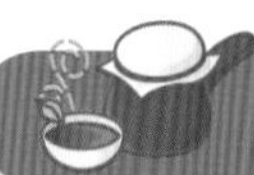

藥材小常識：

草果因含揮發油，故充滿濃郁的辛香味；用於烹調料理上，可去除魚、肉的腥臭，增進菜餚香味。此外，烹調牛肉時，也常會以草果來減少牛肉的韌性，使其口感較嫩，是台灣牛肉店常用的香料。而現今常用的滷包配方有草果、白豆蔻、小茴香、八角、丁香、甘草、花椒等，可依其口味而調整用量。

Best 推薦茶飲

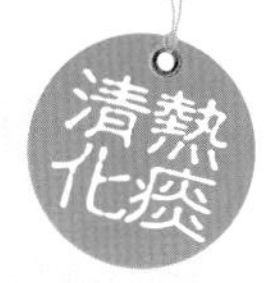

草果酒

[緩解腹脹 + 促進消化]

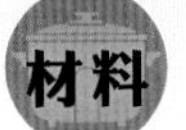

1. 草果10~15公克
2. 陳皮3~5公克
3. 山楂3~5公克
4. 白酒半斤（300毫升）

將所有材料洗乾淨，放入罐子裡，倒白酒淹沒所有材料，密封七日後即可取出服用。

調養功效

對腹部脹痛，消化不良者有改善作用。

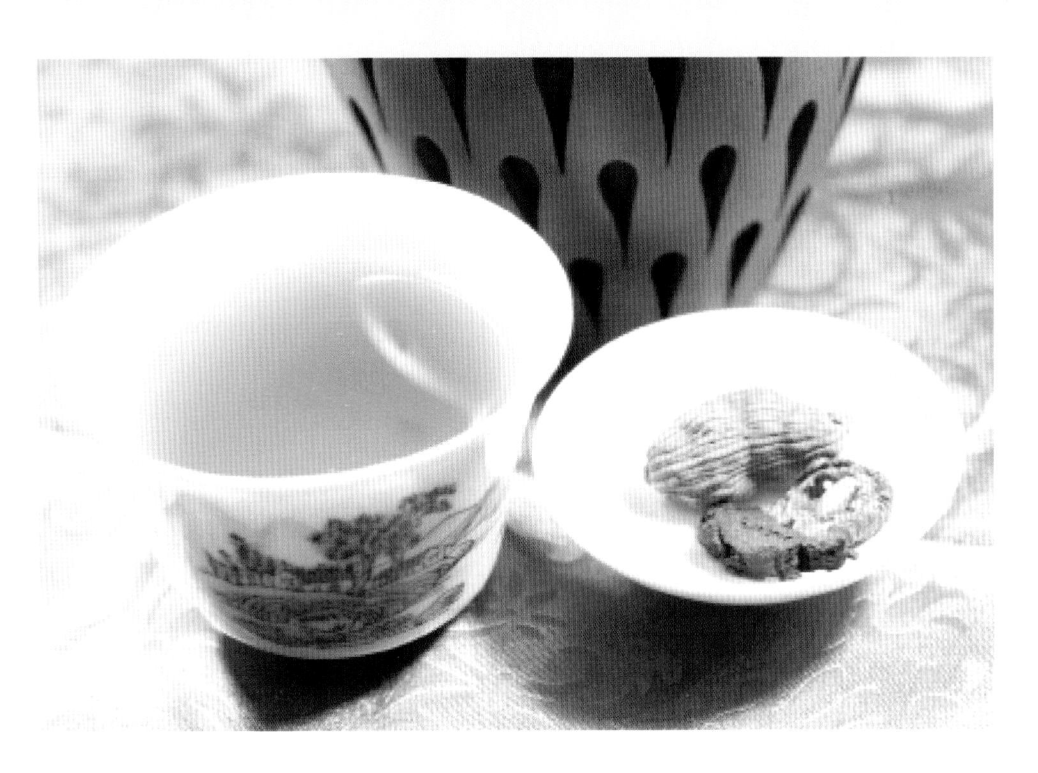

祛風化痰養生藥材

銀杏

止咳平喘

Ginkgo Semen

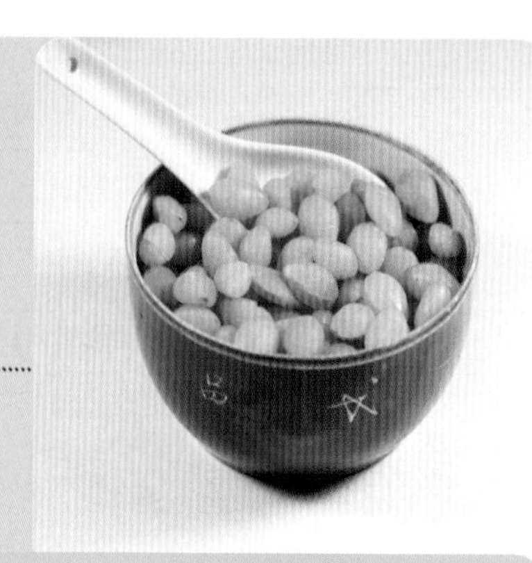

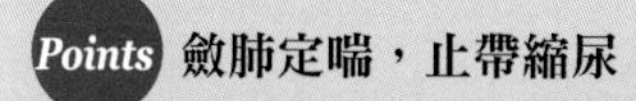

Points 斂肺定喘，止帶縮尿

●別名：白果、白果仁、炒白果、白果肉

●營養成分：蛋白質、脂肪、澱粉、維生素B2及多種胺基酸

YES or NO 食用飲食宜忌	
YES適用者	○ 一般人
	○ 脘腹冷痛
	○ 泄瀉嘔吐
NO不適用者	× 陰虛血少者

【考證文獻】：《本草綱目》

【藥用部位】：銀杏科銀杏除去肉質外種皮的乾燥成熟種子。

（*Ginkgo biloba* L.）

【性味】：味甘、苦、澀，有小毒。

【藥效歸經】：歸足少陰腎經，手太陰肺經。

【養生功效】：收斂止帶，固精縮尿，斂肺去痰。

【單味用法】

內服：煎服5~10公克。

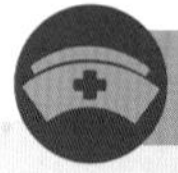

中醫師小叮嚀

凡有咳嗽痰稠不利者應慎用。此外，過量食用銀杏將出現中毒現象，如腹痛、吐瀉、發熱、昏迷、抽搐，嚴重者甚至會因呼吸麻痺而死亡，故銀杏不可多用，小兒尤當注意。而銀杏與麻黃為改善咳嗽氣喘的藥材，雖皆具平喘效果，但仍有其相異點：銀杏性澀而收，斂肺平喘，為止咳平喘兼化痰之藥；而麻黃則為辛溫解表之藥，能平喘宣肺，兩藥一斂一收為其主要差異。

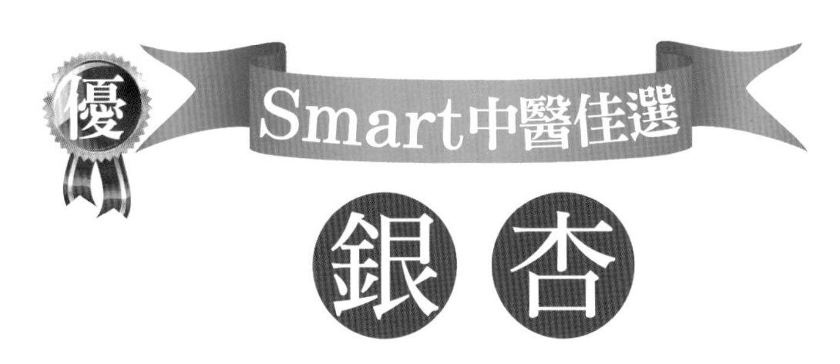

銀杏

1. 藥材呈橢圓形，且外殼為白色，種仁則為淡黃色。
2. 其種仁以顆粒飽滿，並有香氣者為佳。

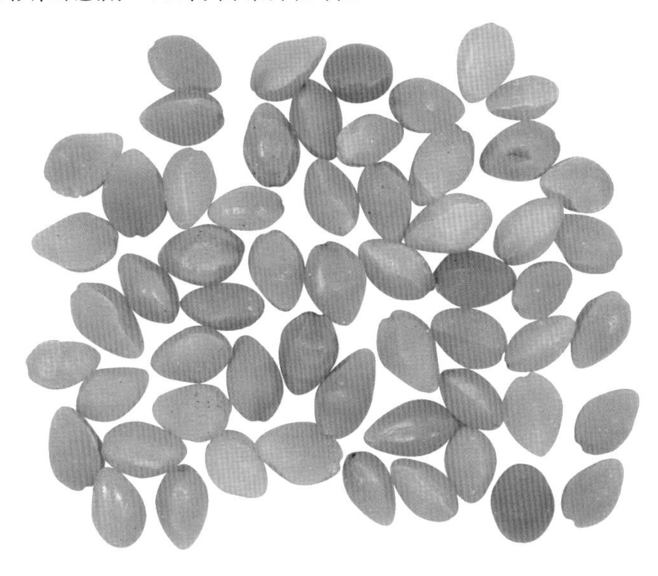

藥材小常識：

銀杏又名「公孫樹」，其原因為銀杏從栽種到結出果實要花費二十多年的時間，而大量生產則約莫要四十年以後，並且能活上一千多年，故有「阿公栽種，孫子才能採收」一說，「公孫樹」一名也由此而來。且銀杏樹另一特點為典型的「公」、「母」異株植物，通常要藉風力才可讓公樹接收到母樹的花粉而結果，在台灣南投縣有一大片銀杏林，不僅供作觀賞之用，還可使其利於授粉、結果。

Best 推薦茶飲

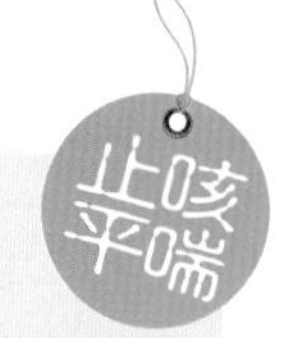

銀杏花茶

[調理氣管 + 化痰止咳]

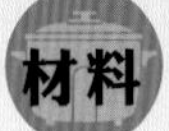

1. 銀杏5~10公克
2. 茉莉花3~5公克

1. 將材料洗乾淨後，先把銀杏放入鍋中，加適量水煎煮。
2. 待煮沸之後，放入茉莉花，轉至小火慢燉3~5分鐘，取其湯汁即可飲用。

調養功效

對於有慢性支氣管炎，或是咳嗽有痰者有改善功效。

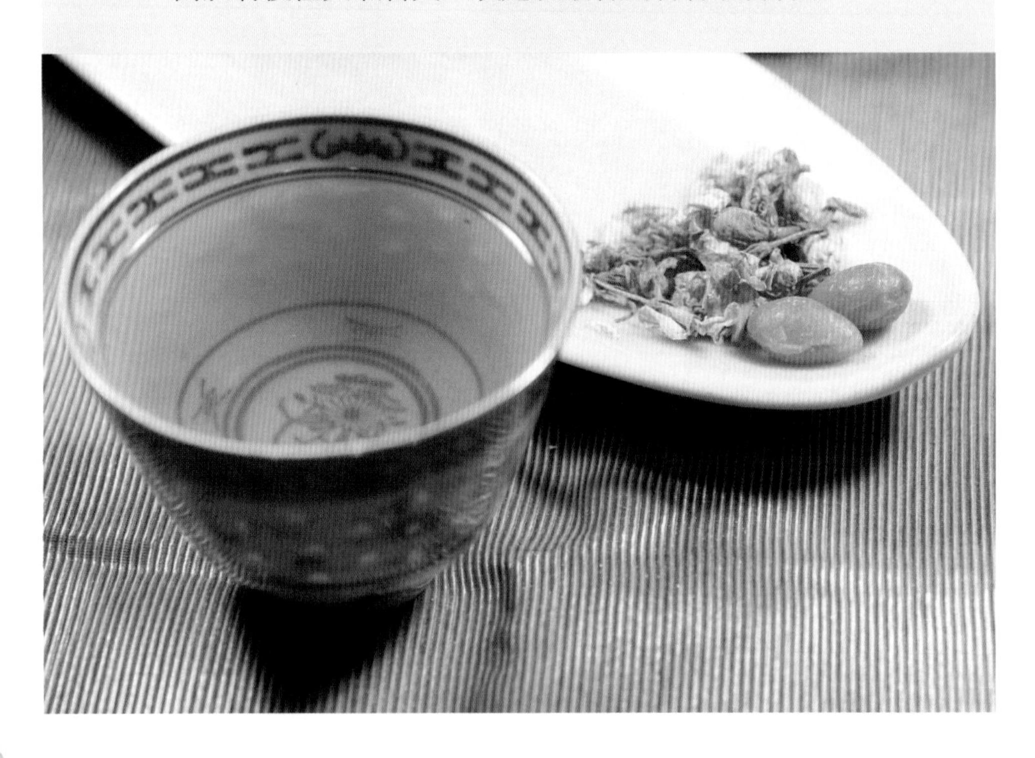

祛風化痰養生藥材

杏仁

止咳平喘

Armeniacae Semen

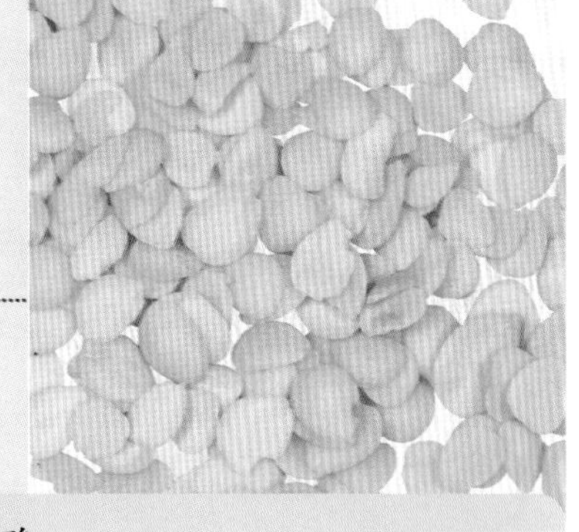

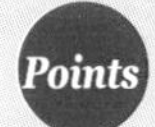

生津止渴，清熱去毒

●別名：苦杏仁、杏仁核、杏子、杏桃仁、杏梅仁

●營養成分：苦杏仁苷、脂肪油、蛋白質、各種游離胺基酸

【考證文獻】：《神農本草經》

【藥用部位】：薔薇科植物山杏或是杏和同屬近緣植物的乾燥成熟種子。（山杏*Prunus armeniaca* L. var. ansu Maxim.；杏*P. armeniaca* L.）

【性味】：味苦，性微溫，有小毒。

【藥效歸經】：歸手太陰肺經，手陽明大腸經。

【養生功效】：止咳平喘，潤腸通便。

【單味用法】

內服：煎服4~9公克，或入丸，散。

外用：搗敷。

YES or NO 食用飲食宜忌

YES適用者	○一般人 ○咳嗽氣喘 ○腸燥便秘
NO不適用者	×陰虛咳嗽和便祕者

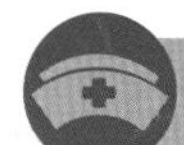

中醫師小叮嚀

根據現代藥理指出，杏仁的主要成分為苦杏仁苷，水解後會產生氫氰酸，此為對人體的有效成分，亦是有毒成分，服用過多會導致延髓中樞神經麻痺而導致死亡，輕者有暈眩、噁心、嘔吐之症狀，重者會出現昏迷，瞳孔放大，對光反應消失，最後會因呼吸麻痺而死亡，因此須小心使用。此外，陰虛咳嗽和便祕者忌服；且杏仁惡黃耆，兩者忌合用。

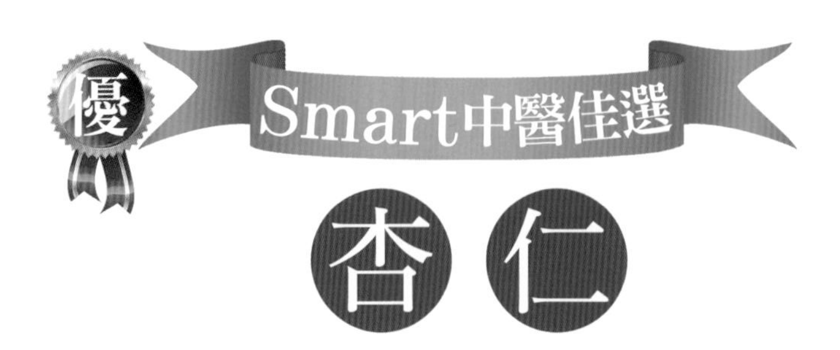

1. 顆粒均勻，外形飽滿肥厚。
2. 嚐起味苦，外皮以白色、無出油者為佳。

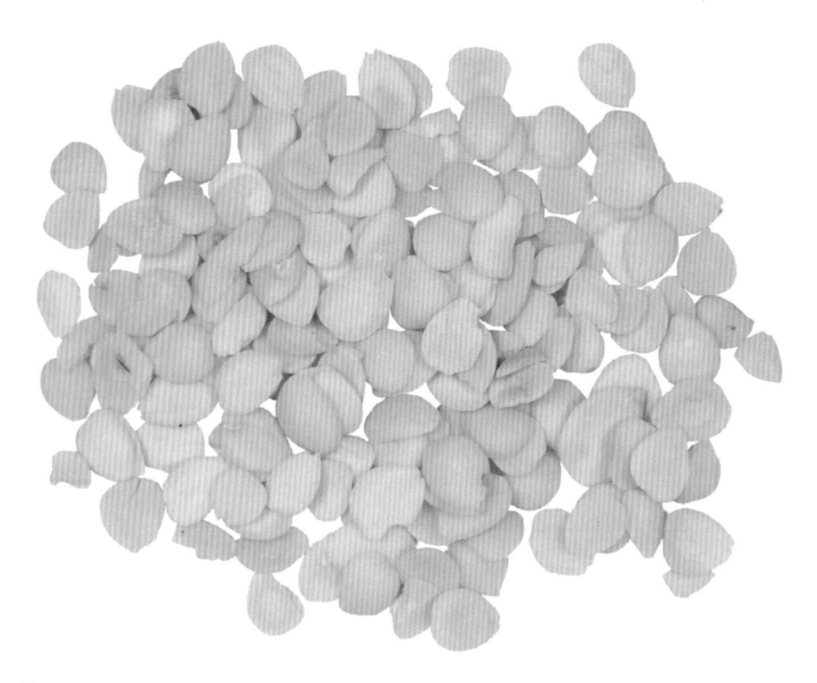

藥材小常識：

杏仁早在中國就已經栽培，三國時期曾有吳國名醫接受貧窮病患給予的杏樹來代替治療費，後因種植杏樹而成為茂密杏林，故後世將「杏林」作為「醫生」的替代詞。

Best **推薦茶飲**

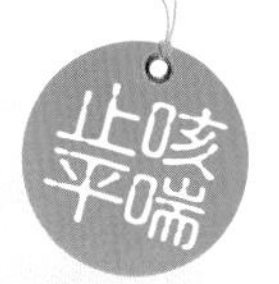

杏花露

[養顏美容 + 烏髮護膚]

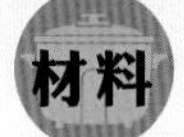
材料

1. 杏仁10~12公克
2. 桂花3~6公克
3. 冰糖適量

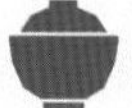
作法

1. 先將杏仁搗碎放入鍋中煮10~15分鐘。
2. 接著，再放入桂花煮8~10分鐘，取其湯汁，依個人喜好加入適量冰糖即可飲用。

調養功效

此方清香撲鼻，養顏美容，有烏髮養顏、去斑護膚的效用。

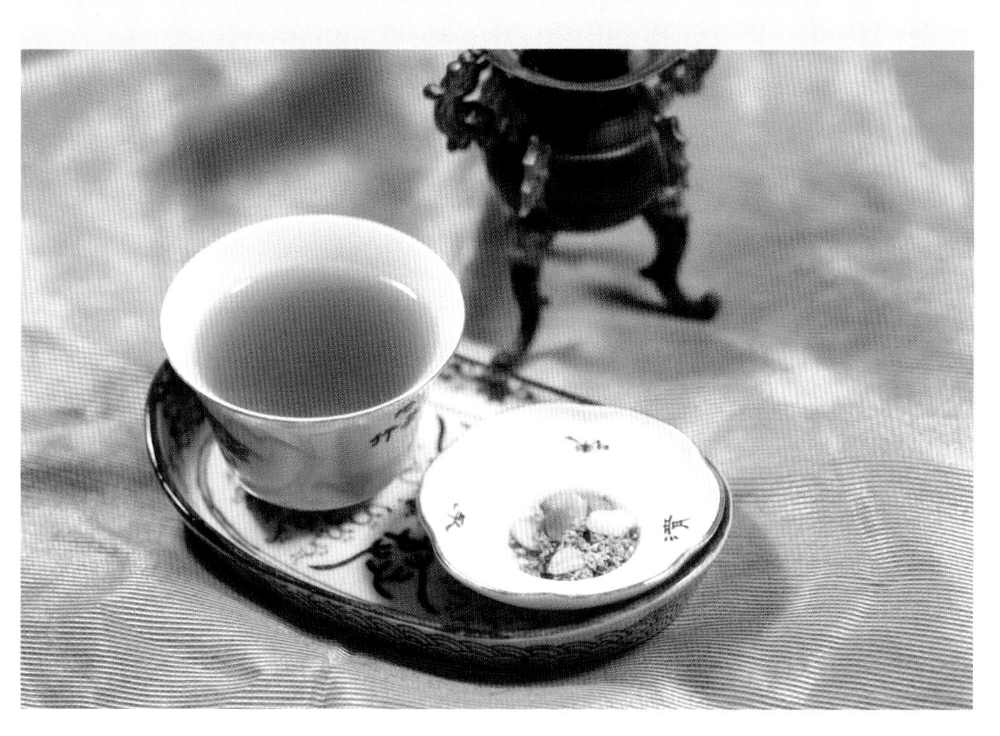

祛風化痰養生藥材

羅漢果

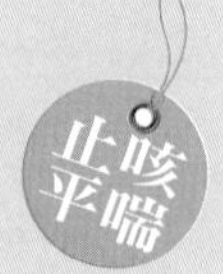

Momordicae Fructus

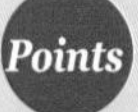

清肺利咽，化痰止咳

●別名：拉汗果、假苦瓜、光果木鱉、金不換、羅漢表

●營養成分：羅漢果苷，葡萄糖，果糖、蛋白質、維生素C

YES or NO	食用飲食宜忌
YES適用者	○ 一般人
	○ 肺熱痰火咳嗽者
NO不適用者	× 脾胃虛寒者

【考證文獻】：《嶺南採藥錄》

【藥用部位】：葫蘆科植物羅漢果的果實。

（*Momordica grosvenori* Swingle.）

【性味】：味甘，性涼。

【藥效歸經】：歸手陽明大腸經，手太陰肺經。

【養生功效】：清肺止咳，涼血止血，生津潤腸。對於喉痛、聲音沙啞、哮喘、咳嗽、胃熱、便祕等症，有改善作用。並且，搗碎羅漢果的根還可當作治療刀傷、腫瘡癤等外敷塗藥。

【單味用法】

內服：煎服10~15公克。

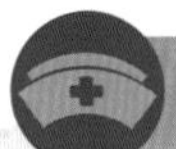

中醫師小叮嚀

凡為脾胃虛寒者忌服；且由於羅漢果性味甘涼，主要有生津止渴、止咳、清肺熱等作用，故適用於痰火咳嗽者；而前述的杏仁則偏於降氣定喘，宣肺止咳，適用於風寒咳嗽。此外，羅漢果對於潤腸，改善頸淋巴結核，或暑熱傷津等症亦有良好功效。而現今羅漢果的最常用法為泡沸水飲用，可保護喉嚨和嗓子。

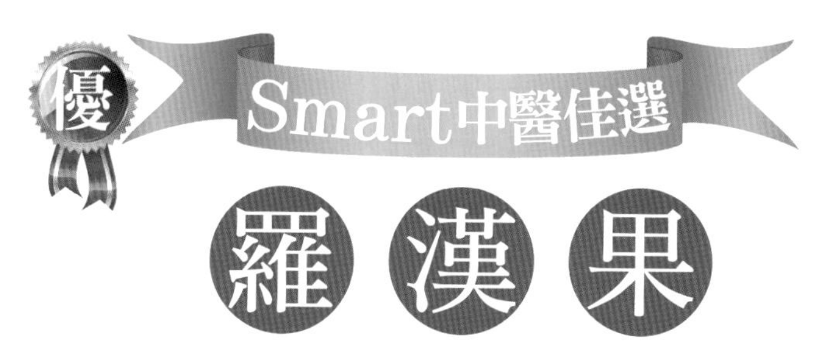

1. 藥材呈圓形且體大。
2. 其果堅實且搖之不響。
3. 以黃褐色者為佳。

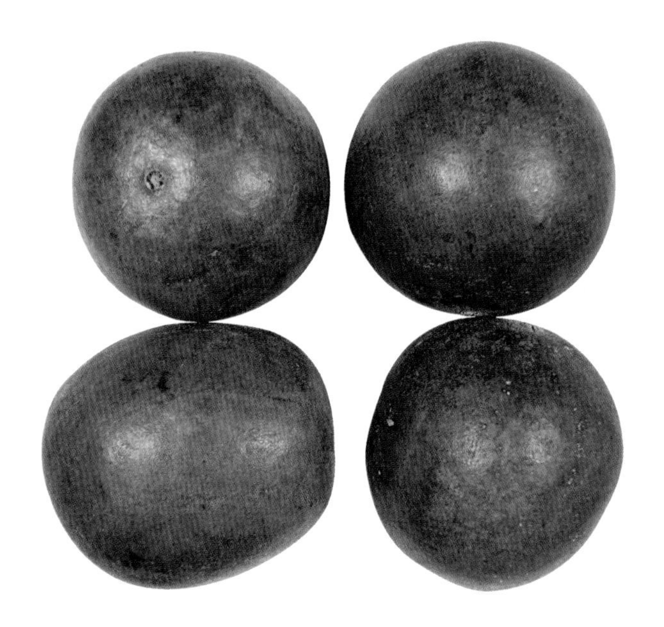

藥材小常識：

根據研究指出，羅漢果甜度是白砂糖的400倍，但身體能吸收的熱量卻接近零，因此對糖尿病、高血壓患者而言，是最天然的健康食品；此外，平日泡茶飲用可提振精神，並提升免疫力。

Best 推薦茶飲

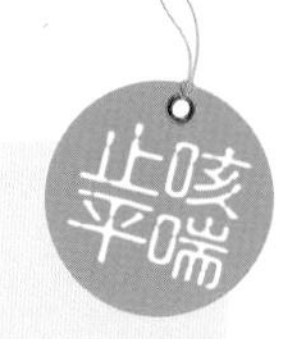

開咽護喉茶

[保護喉嚨 + 生津利咽]

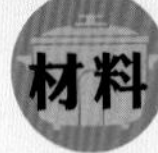

材料

1. 羅漢果1/2顆
2. 胖大海2~3顆
3. 麥門冬12~15公克

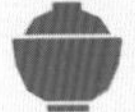

作法

1. 先將所有藥材洗淨，放入鍋中。
2. 加適量水煎煮25~30分鐘，取其湯汁、撈去藥渣即可飲用。

調養功效

保護喉嚨，生津利咽，但不可長期服用。

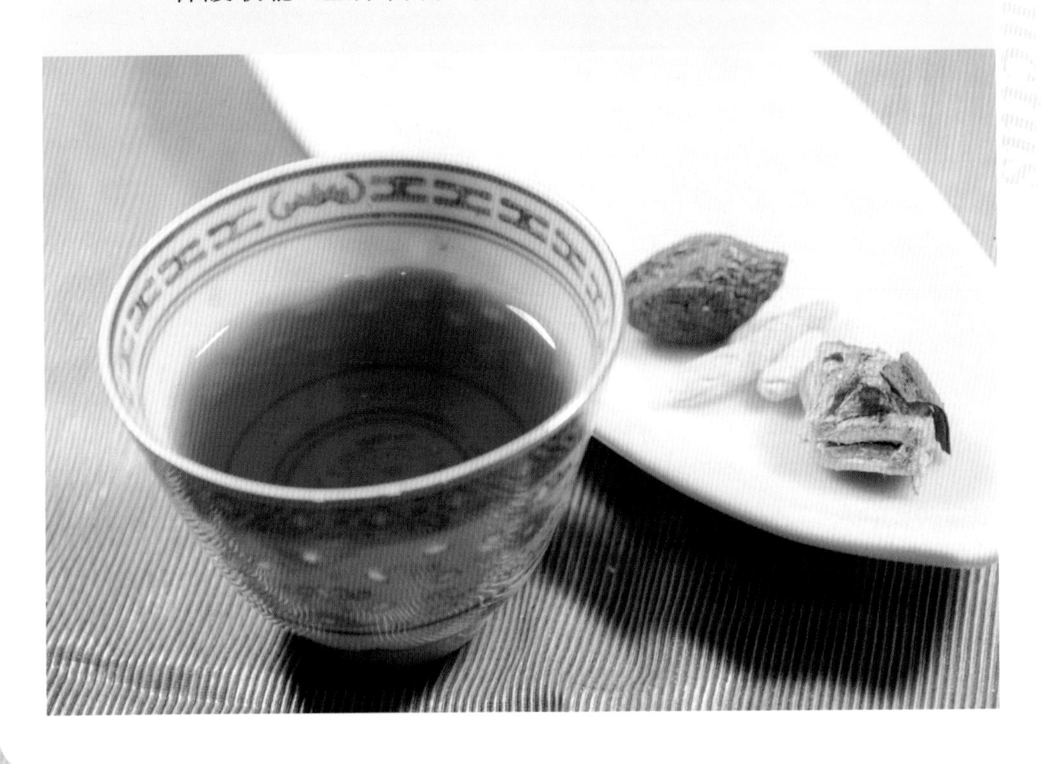

祛風化痰養生藥材

枇杷葉

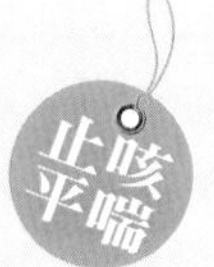

Eriobotryae Folium

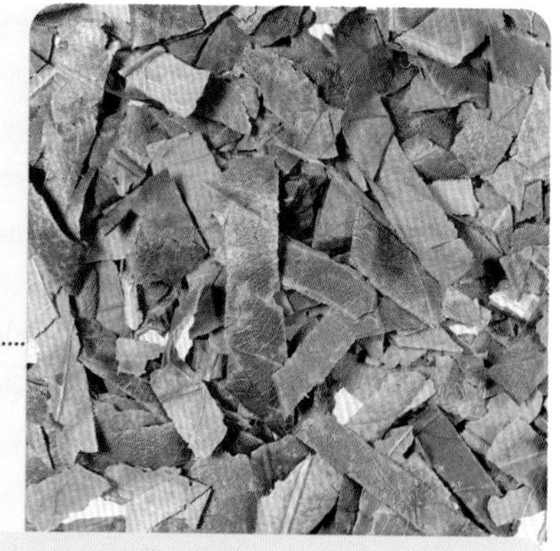

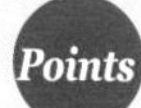 化痰止咳，降逆止嘔

別名：巴葉、枇杷、蜜枇杷葉、炙枇杷葉、蘆桔葉

營養成分：熊果酸、齊墩果酸、苦杏仁苷、鞣質，維生素B、C，山梨醇

YES or NO 食用飲食宜忌	
YES適用者	○ 一般人 ○ 肺熱咳嗽者 ○ 胃熱嘔吐者
NO不適用者	× 胃寒嘔吐者 × 肺感風寒咳嗽者

【考證文獻】：《名醫別錄》

【藥用部位】：薔薇科植物枇杷的乾燥葉。（*Eriobotrya japonica* (Thunb.) Lindl）

【性味】：味苦、辛，性寒。

【藥效歸經】：歸手太陰肺經，手少陰心經，足陽明胃經。

【養生功效】：清肺止咳，和胃降逆，止渴。此外，對於支氣管炎，嘔逆者皆有改善作用。

【單味用法】

內服：3~9公克煎湯，或包入袋中煎之，熬膏或入丸散。

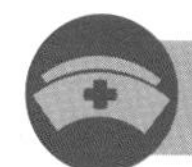

中醫師小叮嚀

凡有胃寒嘔吐及肺感風寒咳嗽者禁止服用，但入藥時須去毛以防刺激咽喉而咳嗽。此外，枇杷葉因其所需藥性可分成生品和蜜炙，生品長於清肺止咳、降逆止嘔，多用於肺熱咳嗽，胃熱嘔逆；蜜炙品則是潤肺止咳的作用較強，多用於肺燥或是肺陰不足、咳嗽痰稠等。依據現代藥理研究顯示，枇杷葉含揮發油和有機酸等成分，對於抗發炎、止咳、降血糖、保肝、抗病毒等均有不錯功效。

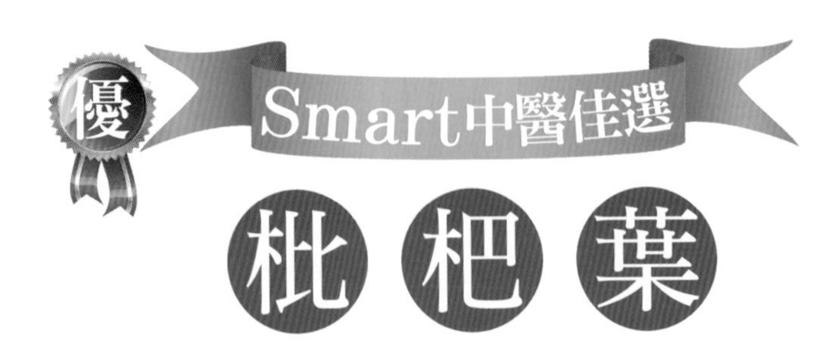

枇杷葉

1. 葉乾且大片。
2. 葉片呈綠色或是紅棕色。
3. 會散發清香者較佳。
4. 勿挑枯黃葉片或是長黴菌且其背部披有灰色絨毛的劣質枇杷葉。

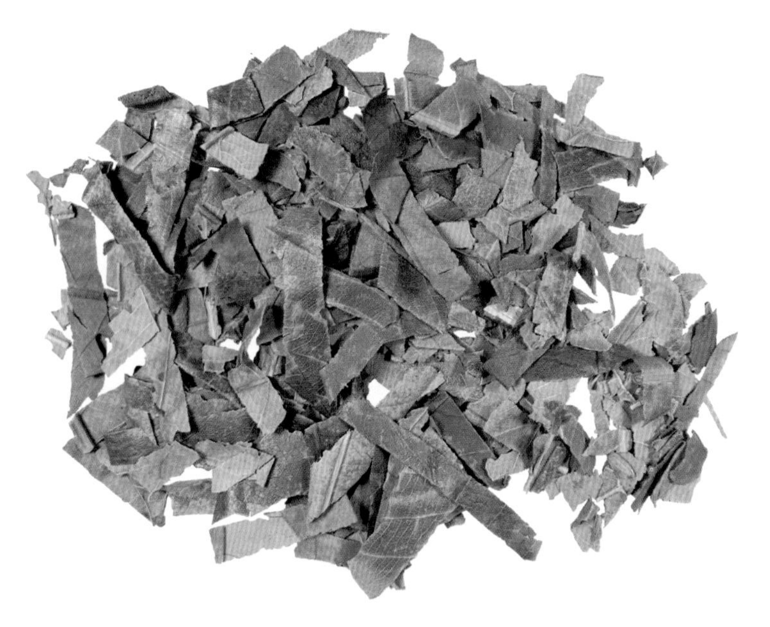

藥材小常識：

枇杷葉乾貨通常可分青色和黃色兩種，青色為用剪刀剪下曬乾者，黃色為落葉者，其中又以青色者療效尤佳。一般來說，生品枇杷葉為青色，而加工過的枇杷葉為黃褐色，其功效不甚相同。

Best 推薦茶飲

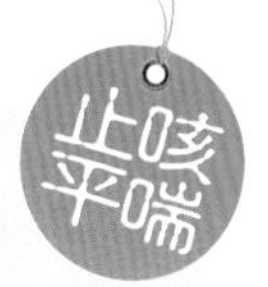

枇杷葉茶

[清肺止咳 + 美肌潤膚]

材料

1. 枇杷葉10~15公克
2. 蜂蜜適量

作法 將枇杷葉放入鍋中，加適量清水煎煮15~20分鐘，取出湯汁，依個人喜好加入蜂蜜調和，即可飲用。

調養功效

有清肺止咳、解毒、滋潤皮膚的功效。

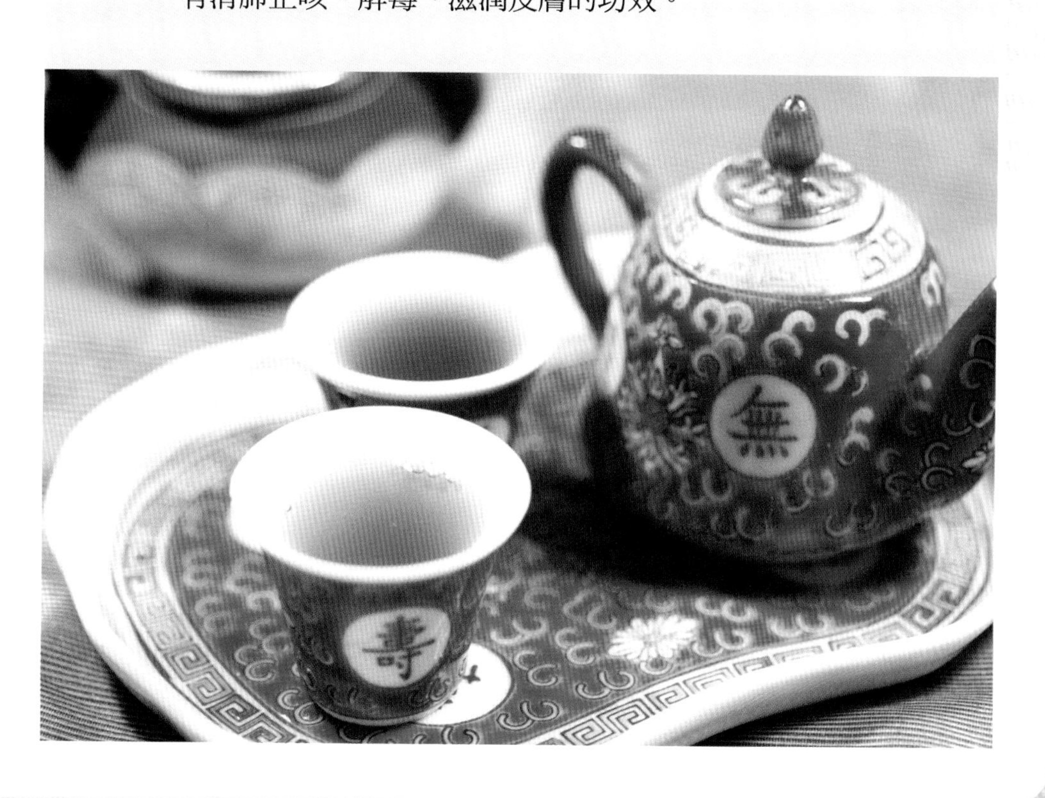

祛風化痰養生藥材

紫蘇子

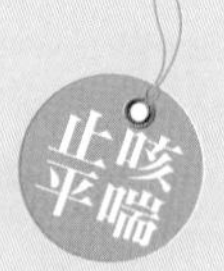

Perillae Acutae Fructus

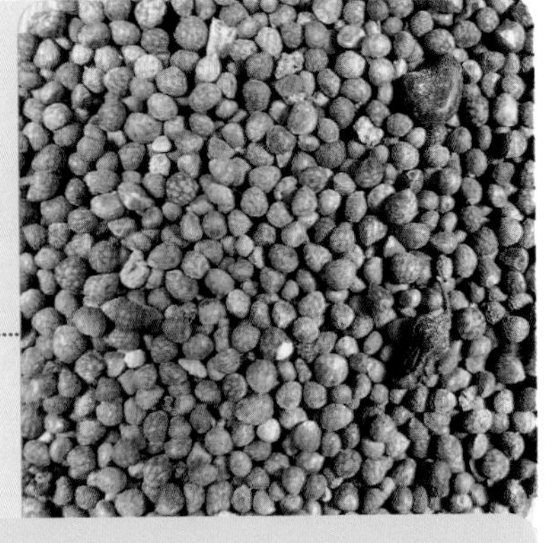

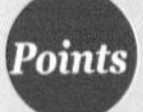
Points 止咳平喘，潤腸通便

●別名：蘇子、黑蘇子、鐵蘇子

●營養成分：脂肪油（主要為亞油酸，亞麻酸）及維生素B1、胺基酸

YES or NO	食用飲食宜忌
YES適用者	○ 一般人
	○ 咳嗽氣喘者
	○ 腸燥便祕者
NO不適用者	× 陰虛喘咳者
	× 脾虛便溏者

【考證文獻】：《名醫別錄》

【藥用部位】：脣形科植物紫蘇之種子。

（*Perilla frutescens* (L.) Britt.）

【性味】：味辛，性溫。

【藥效歸經】：歸手太陰肺經，手陽明大腸經。

【養生功效】：降氣，消痰，平喘，潤腸。另可主治上氣咳逆，肺氣喘急，霍亂，嘔吐，便祕，或因食用魚蟹出現中毒症狀者。

【單味用法】

內服：煎服5~10公克，或入丸、散。

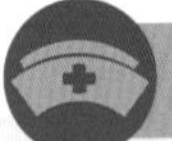

中醫師小叮嚀

由於紫蘇子性主疏泄，故氣虛久嗽、陰虛喘逆、脾虛便滑者皆不可用。此外，因紫蘇子與菟絲子外觀看起來極為相似，故挑選時應將兩者放在桌面上，用指甲下壓，其反彈跳起來者為菟絲子，而破碎有香氣散出者為紫蘇子。又或者可將兩者放入水中，會出現絲狀物者為菟絲子，沒有變化者則為紫蘇子，以此作為區別。

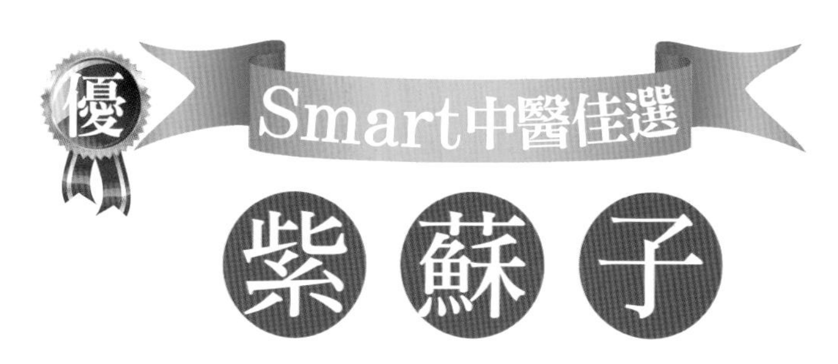

1. 各個顆粒飽滿且乾燥。
2. 無摻雜雜質、泥土者。
3. 以外表呈棕色，富香氣者為佳。

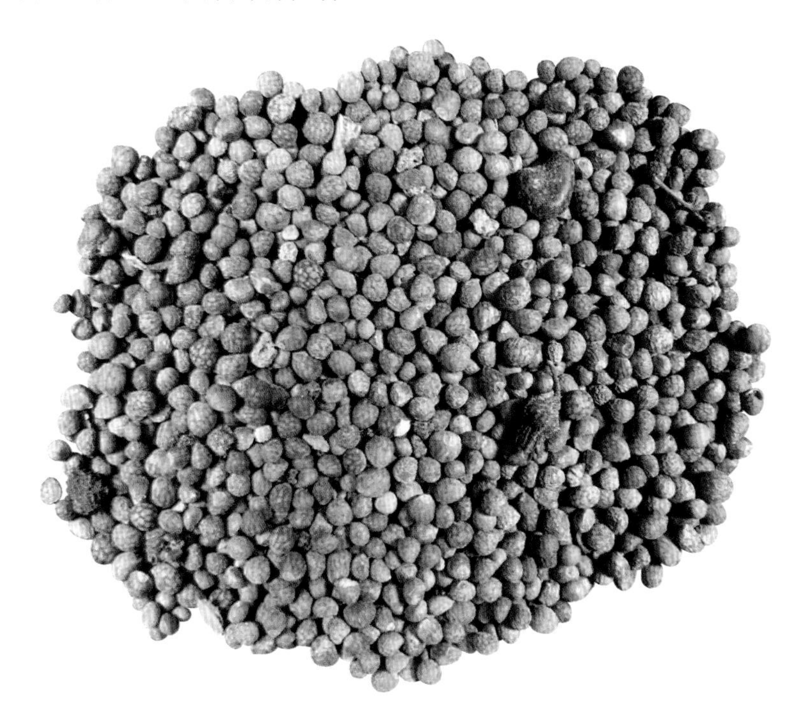

藥材小常識：

在醫師處方中，經常會看到「蘇子」、「紫蘇子」的藥材名，其實皆是指「生蘇子」，對於降氣化痰，潤腸通便的作用尤佳。

Best 推薦茶飲

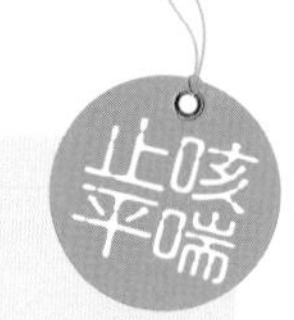

款冬定喘茶

[改善咳嗽 + 緩解氣促]

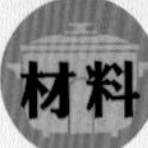

材料

1. 紫蘇子5~10公克
2. 款冬花5~10公克
3. 桑白皮5~10公克
4. 黃芩1~5公克

作法

將所有藥材洗乾淨，放入杯中加適量沸水，加蓋悶約20~30分鐘，取其湯汁即可飲用。

調養功效

對於咳嗽氣促、痰呈黃色者有改善作用，但黃芩偏涼性，故容易喘氣和過敏者不適合飲用。

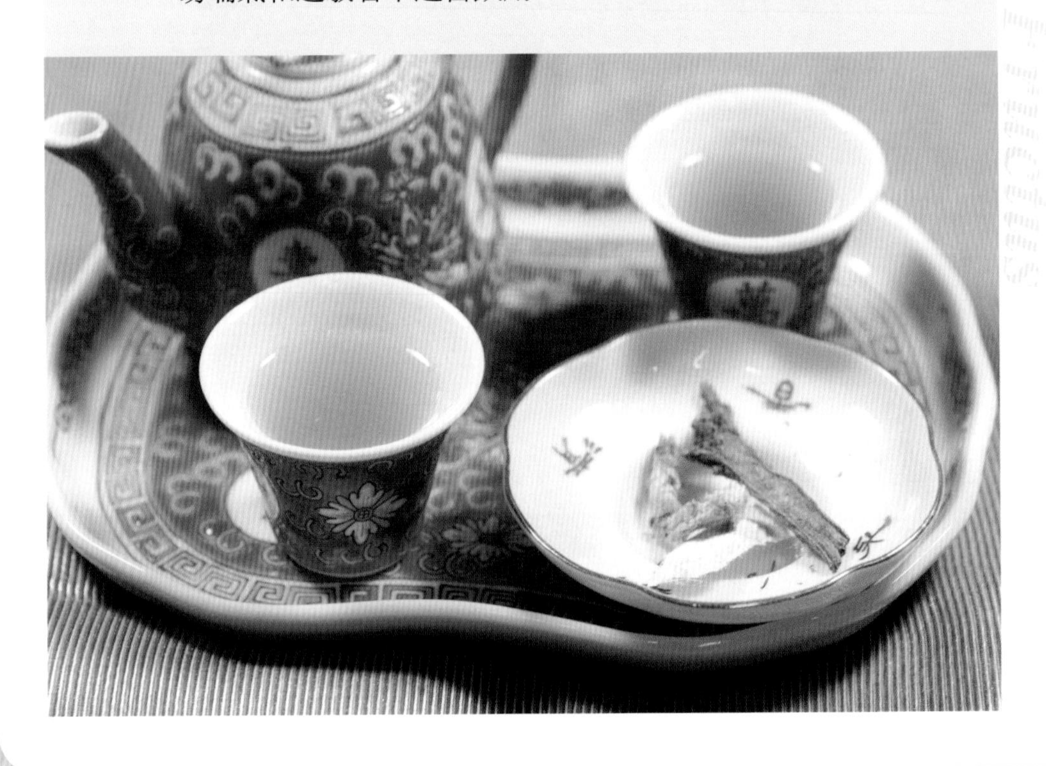

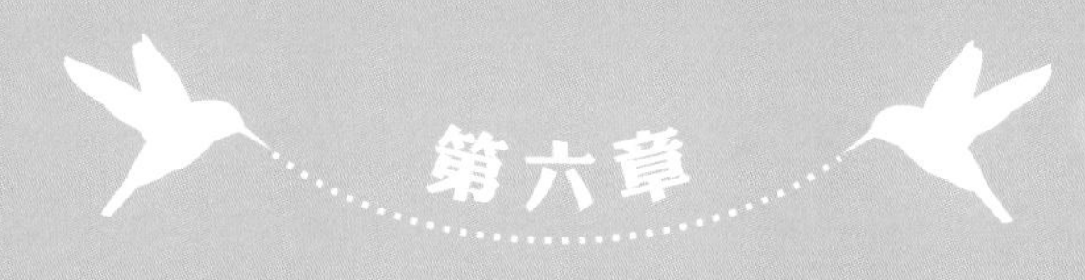

第六章

消導瀉下養生藥材

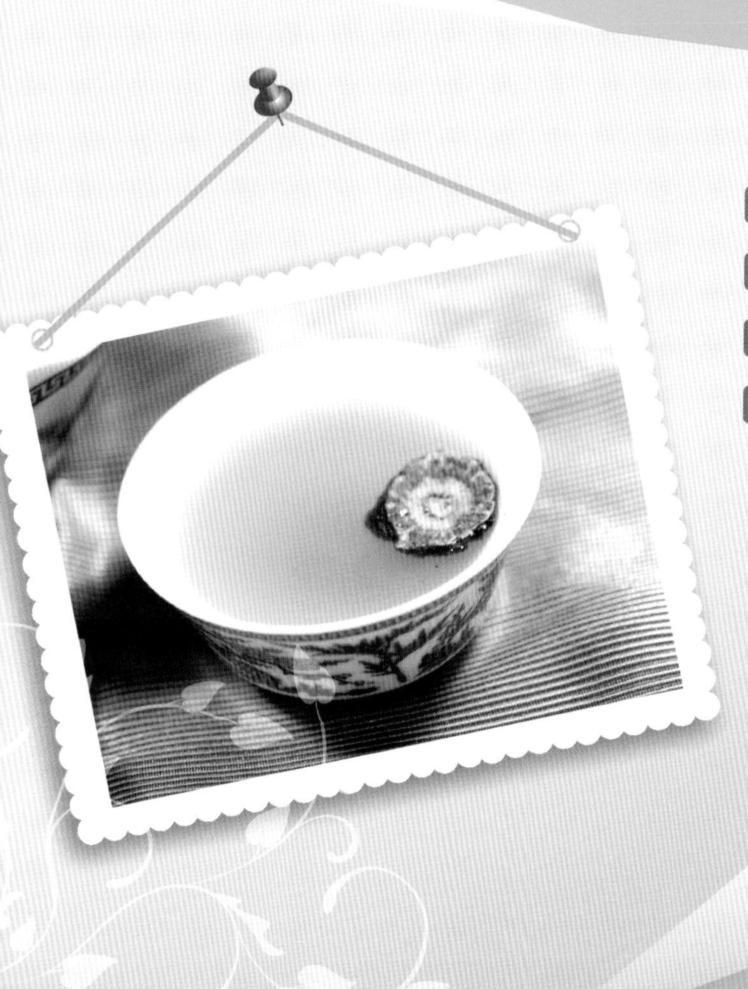

- ☑ 化濕
- ☑ 消導
- ☑ 攻下
- ☑ 利水滲濕

消導瀉下養生藥材

廣藿香

化濕

Pogostemonis Herba

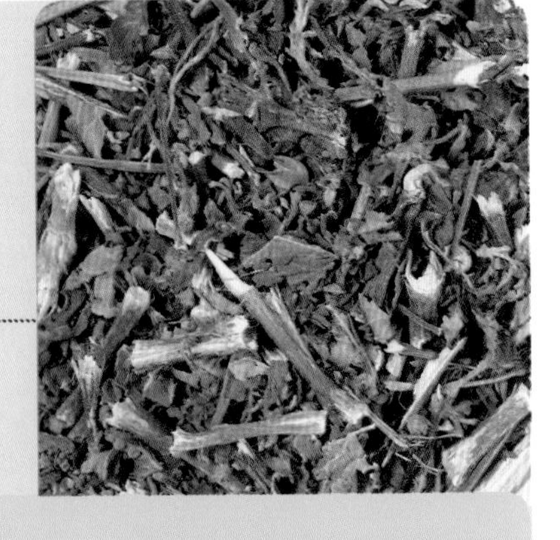

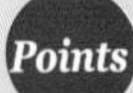
Points 化濕解暑，和胃止嘔

●別名：藿香、海藿香

●營養成分：揮發油（主要成分為廣藿香醇和刺蕊草醇）

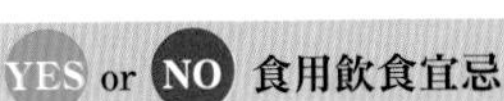

YES or NO 食用飲食宜忌	
YES適用者	○ 一般人
	○ 濕滯中焦證
	○ 脾胃吐逆者
NO不適用者	× 陰虛火旺者

【考證文獻】：《神農本草經》

【藥用部位】：脣形科植物廣藿香或藿香的乾燥地上部。

（廣藿香*Pogostemon cablin*(Blanco) Benth.；藿香*Agastache rugosa* O.Kuntze）

【性味】：味辛，性微溫。

【藥效歸經】：歸足太陰脾經，足陽明胃經，手太陰肺經。

【養生功效】：芳香化濕，和胃止嘔，祛暑解表，香體潤膚。

【單味用法】

內服：煎服5~10公克，鮮者加倍，不宜久煎。

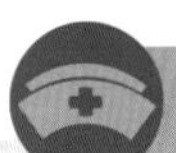

中醫師小叮嚀

凡為陰虛火旺，胃弱欲吐，中焦火盛熱極者須禁用。此外，廣藿香能和中止嘔，化濕濁，故通常用於夏季感冒而兼有腸胃不適的症狀；再加上其性溫而不燥，又能發表，因此可改善中暑伴隨發熱煩渴之症；又其芳香行散，能化濕濁，對於急性腸胃炎、痢疾等也有良好功效。而現代藥理研究也指出，廣藿香能幫助消化，故對於抗菌和抗病毒也都有不錯效用。

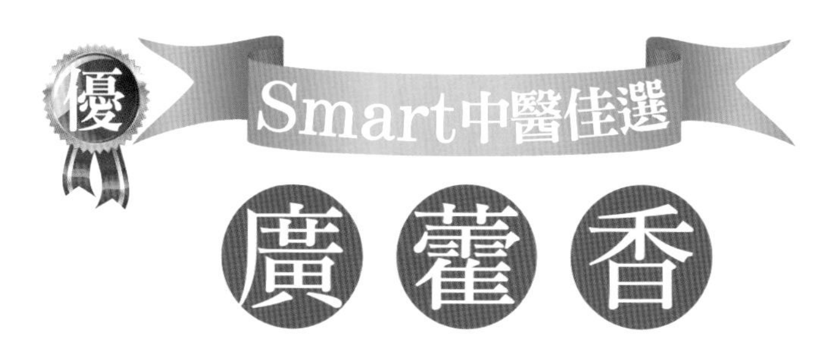

廣藿香

1. 葉多且莖粗結實。
2. 其葉片斷面為綠色，且散發濃郁香氣者為佳。

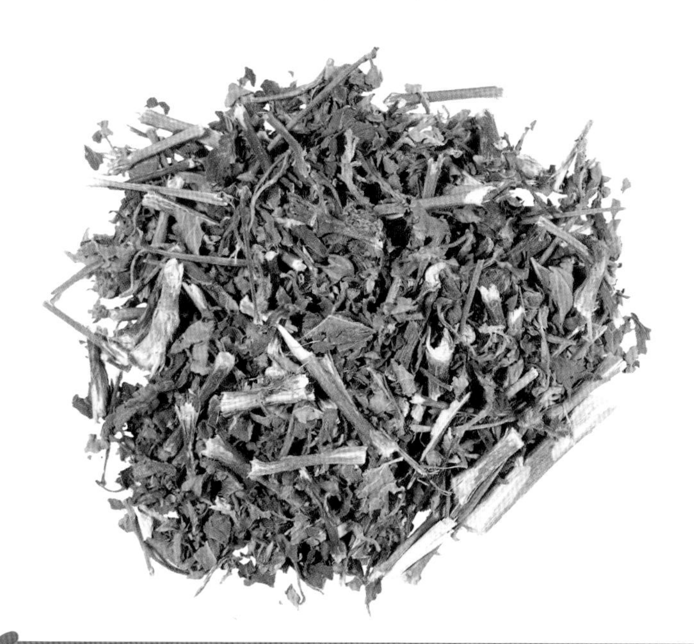

藥材小常識：

廣藿香的原產地因在廣東，故命名為「廣藿香」。此外，印度也是廣藿香的產地之一，所以也稱為「印度薄荷」；廣藿香可主治消化不良、咳嗽、口臭、胃寒而引起的吐瀉症狀，並且也能運用在傷口癒合、抗發炎等不適症。

Best 推薦茶飲

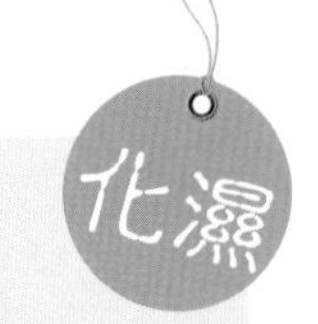

藿香降火茶

[滋潤肌膚 + 芳香降火]

材料
1. 廣藿香10~15公克
2. 蜂蜜適量

作法 將廣藿香放進鍋中，加清水煮20~25分鐘，取其湯汁，依個人喜好加入適量蜂蜜即可。

調養功效

具有滋潤肌膚，芳香身體，並有降火的功用。但脾胃較虛者忌服。

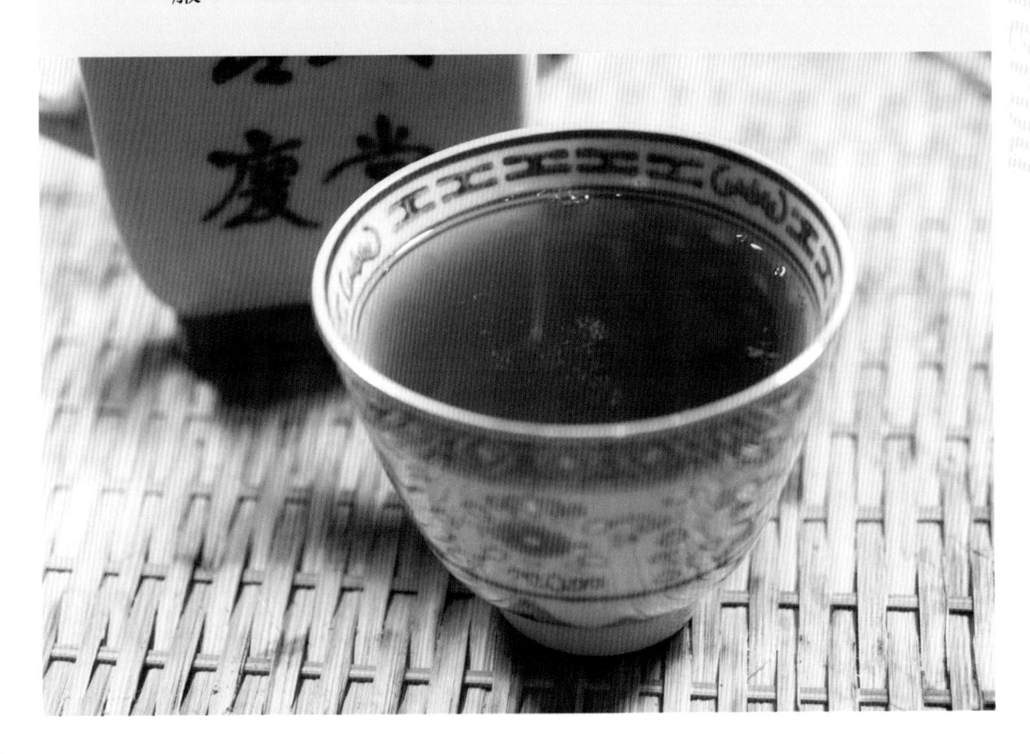

山楂

消導

Crataegi Fructus

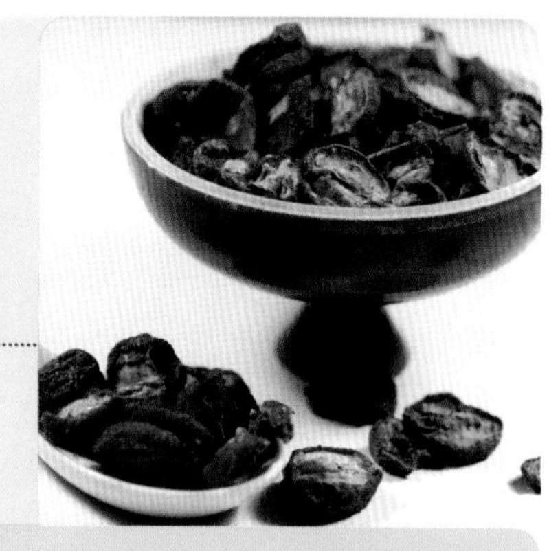

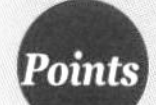

Points 消食化積，行氣散瘀

●別名：山里紅、山查、炒山楂、山楂淚

●營養成分：檸檬酸、山楂酸、鞣質、皂苷、果糖、維生素C

YES or NO 食用飲食宜忌

YES適用者	○ 一般人 ○ 肉食積滯證 ○ 高血壓患者
NO不適用者	× 脾胃虛弱者 × 胃酸過多者

【考證文獻】：《新修本草》

【藥用部位】：薔薇科植物山楂或是野山楂的乾燥成熟果實。

（山楂*Crataegus pinnatifida Bge. var. major* N. E. Br.；野山楂*Crataegus cuneata* Sieb. et. Zucc.）

【性味】：味酸甘，性微溫。

【藥效歸經】：歸足太陰脾經，足陽明胃經，足厥陰肝經。

【養生功效】：消食化積，散瘀行氣。

【單味用法】

內服：煎服6~12公克，或入丸。

外用：煎水洗或搗敷。

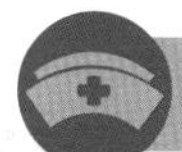

中醫師小叮嚀

因多食會消弱脾胃的升發之氣，故脾胃虛弱、胃酸過多者應慎服。此外，生山楂有開胃消食，活血化瘀的功效，故可用於產後瘀阻腹痛，惡露不盡的症狀。而現代藥理研究也表示，山楂有促進消化、降血壓、降血脂的功效。

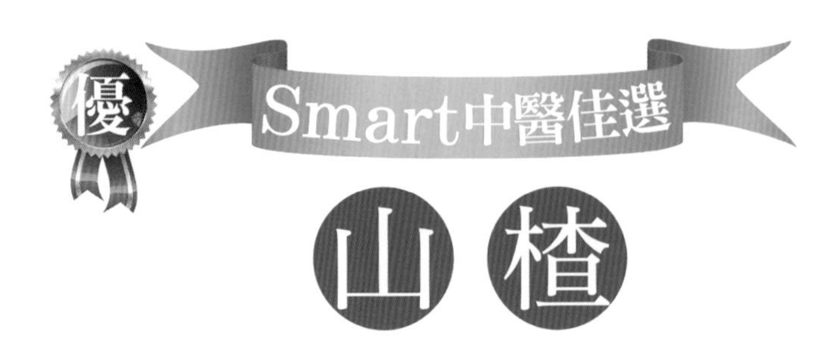

山楂

北山楂

1. 體型較大且色紅、肉厚。
2. 質地堅硬，以壓成餅狀者較佳。

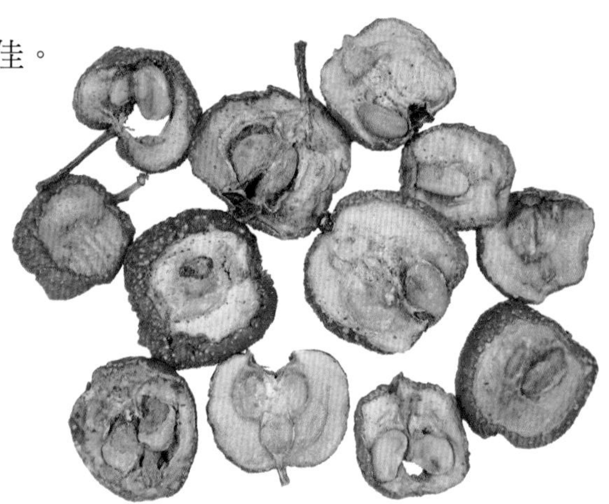

特選 山楂品種

＊南山楂

1. 山楂片較大且皮紅、肉厚。
2. 藥材乾燥，且質地堅硬者為佳。

藥材小常識：

事實上，山楂可分為北山楂與南山楂，其區別在於前者有氣香，味酸微甜；後者則明顯帶有苦澀，味道不佳，故一般都採用北山楂入藥。

Best 推薦茶飲

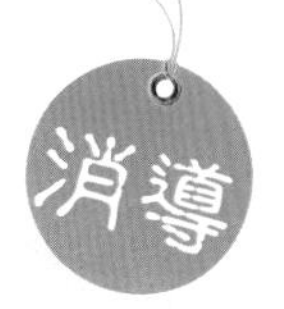

山楂茶

[治療鼻塞 + 減輕頭痛]

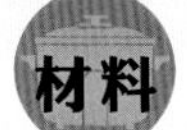

材料

1. 山楂15~20公克
2. 澤瀉10~15公克
3. 烏龍茶葉5~8公克

作法 將上述材料以清水洗淨，放入杯中加適量沸水，加蓋悶15~20分鐘，即可飲用。

調養功效

有健脾利溼，活血降脂的作用，適用於高血脂者。

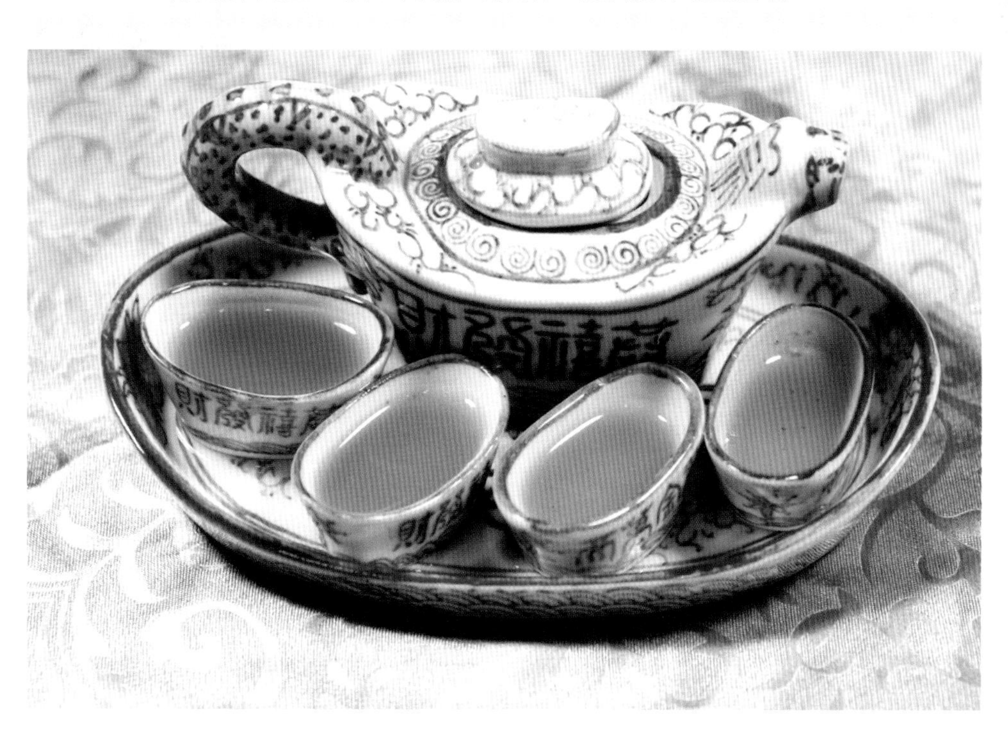

消導瀉下養生藥材

麥芽 消導

Hordei Geminatus Fructus

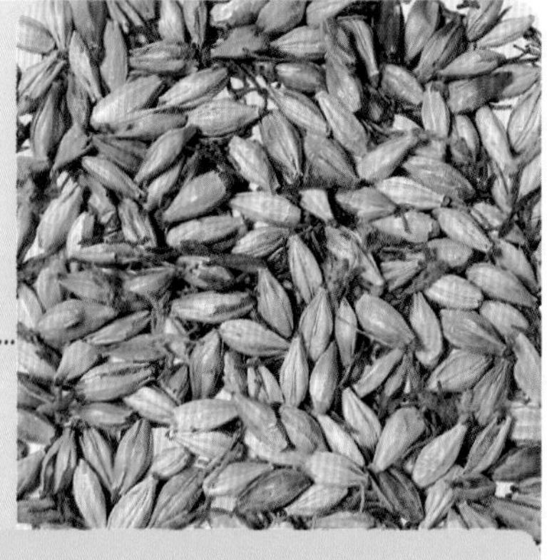

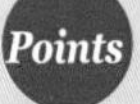

消食健胃，回乳消脹

●別名：生麥芽，大麥芽，炒麥芽，大麥毛

●營養成分：澱粉酶，轉化糖酶、蛋白質分解酶、維生素B、麥芽糖、葡萄糖、磷脂

YES or NO 食用飲食宜忌	
YES適用者	○ 一般人 ○ 斷乳乳房脹痛者
NO不適用者	× 授乳期婦女

【考證文獻】：《名醫別錄》

【藥用部位】：禾本科植物大麥或大麥屬其他成熟穎果。

（*Hordeum vulgare* L.）

【性味】：味甘，性微溫。

【藥效歸經】：歸足太陰脾經，足陽明胃經。

【養生功效】：消食健胃，回乳，和中開胃。常用於消化不良，婦女斷乳脹痛。

【單味用法】

內服：煎服10~15公克或入丸散。

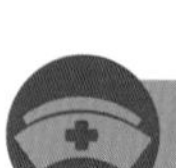

中醫師小叮嚀

哺乳期的婦女應當慎用，以免出現退奶情形。此外，根據藥理研究顯示，生用麥芽可助發胃氣，產生消化開胃的作用，故適用於食滯兼有胃熱者，甚至對舒肝調氣有良好作用；而炒後的麥芽則偏用於食滯兼有胃寒者；若要強化消食化積的作用，則炒焦的麥芽最好，因此可根據其身體情況選用。

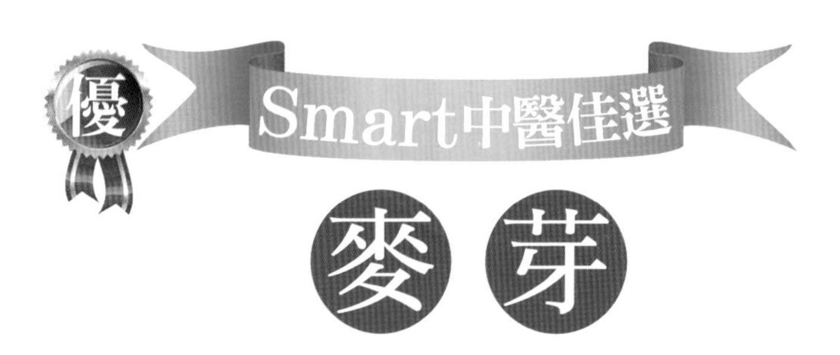

麥芽

1. 藥身乾燥，質地堅硬且身形完整者。
2. 外表為油亮黃色，且無泥土者為佳。

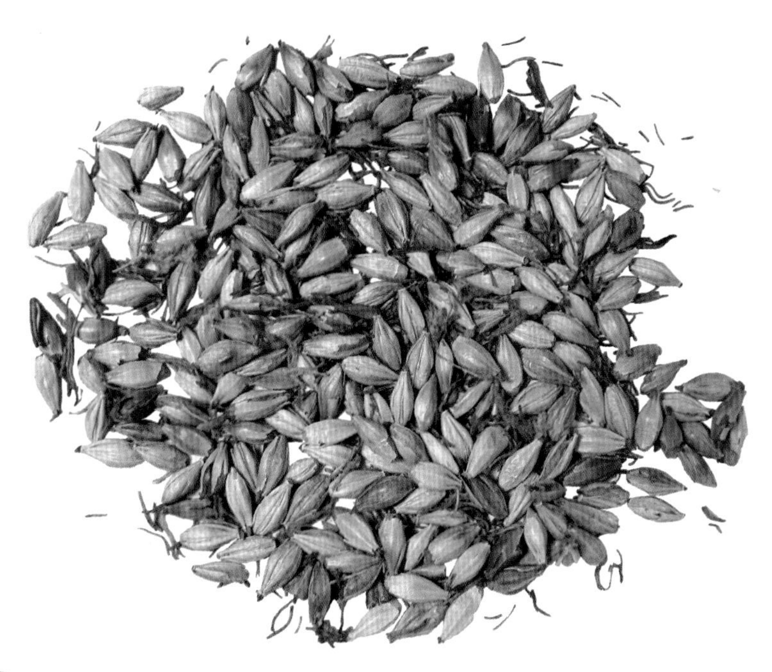

藥材小常識：

麥芽因有健胃消食的功效，故對於攝取過量澱粉性食物而導致胃脹及腹部悶脹者，有不錯療效；此外，小孩若出現乳食不化、吐奶等不適症，可服用麥芽來改善。

Best 推薦茶飲

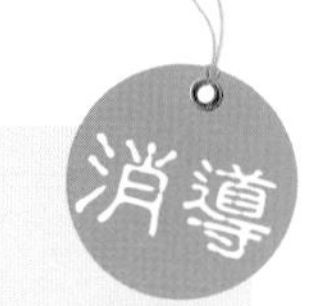

麥芽養生飲

[消解腹脹 + 促進消化]

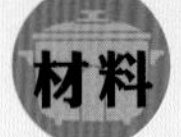

1. 麥芽15~20公克
2. 穀芽10~15公克
3. 陳皮5~10公克

1. 將所有材料洗乾淨後，放入鍋中。
2. 加適量水煎煮至滾開後，再轉小火慢燉15~20分鐘，取其湯汁即可飲用。

調養功效

對於腹脹或是消化不良者有較佳的改善功效。

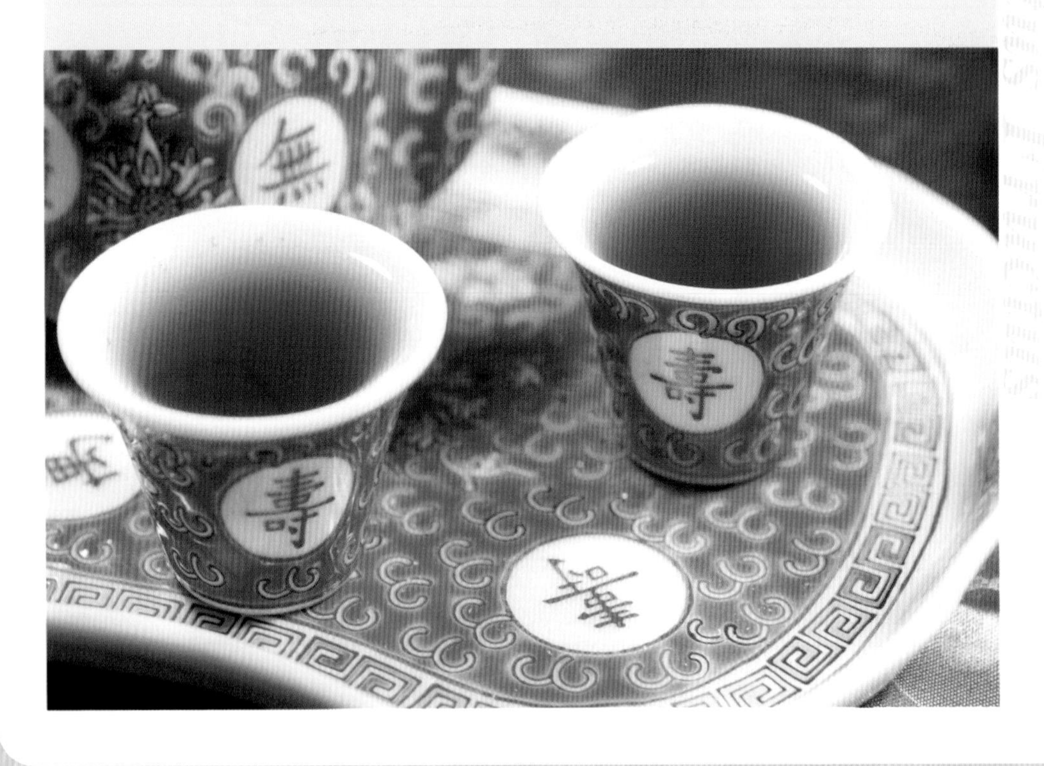

消導瀉下養生藥材

穀芽

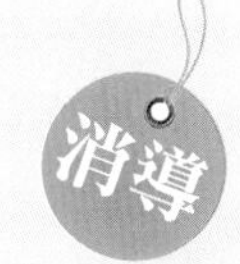

Oryzae Germinatus Fructus

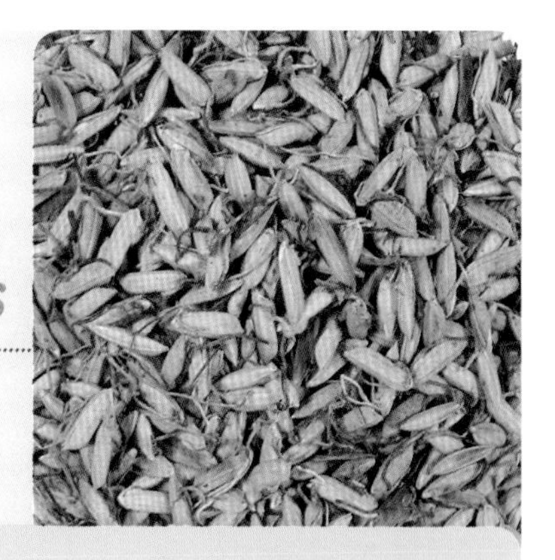

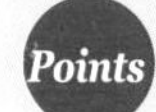

消食健胃，健脾開胃

別名：糵米、谷糵、稻糵、稻芽

營養成分：澱粉酶、維生素B及澱粉、蛋白質

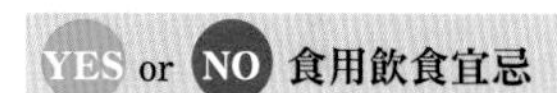

YES適用者	○ 一般人 ○ 脘腹脹滿者
NO不適用者	× 胃下垂者

【考證文獻】：《本草綱目》

【藥用部位】：禾本科植物稻之穎果，經加工發芽的乾燥品。（*Oryza sativa* L.）

【性味】：味甘，性平。

【藥效歸經】：歸足太陰脾經，足陽明胃經。

【養生功效】：消食化積，健脾開胃。

【單味用法】

內服：煎服10~15公克，或是研磨成粉。

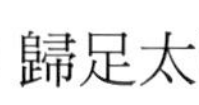

中醫師小叮嚀

有胃下垂的情況者忌用穀芽。此外，因穀芽的酶含量較麥芽低，故消化澱粉的效力不佳。並且，煎煮及炒穀芽會降低消食效果，故服用時宜注意。由於穀芽的主要功效為消食化積，健脾開胃，故可用於小兒營養不良，成人食積停滯、消化不佳；或是急性胃炎，消化道疾病所引起的腹部脹滿、慢性腸炎；甚至對於病後調理虛弱體質、食慾減退者，亦有極佳效果。

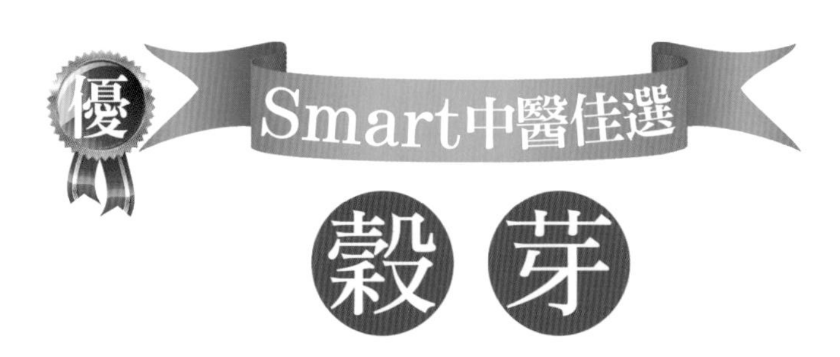

穀芽

1. 藥身乾燥且顆粒飽滿，大小均勻。
2. 有長芽且色黃。
3. 無雜質，無蟲蛀者為佳。

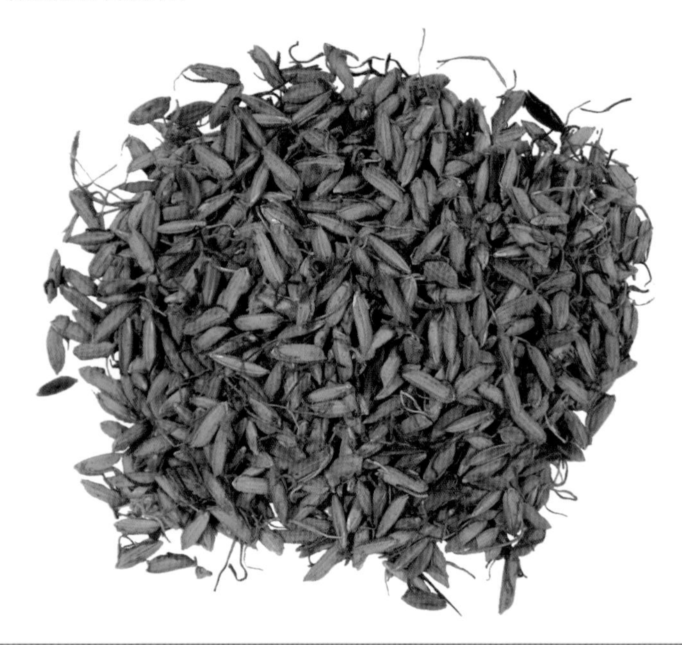

藥材小常識：

穀芽與麥芽其實療效相似，其相同點在於兩者皆性味甘平，均有消食健胃的作用，在食滯及脾虛食少上，常要相須使用；而相異點則在於麥芽有回乳功效，亦有疏肝消脹的作用，但穀芽功效較緩和，此為其相異之處。

Best **推薦茶飲**

消食方

[醒酒除煩 + 消食化積]

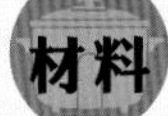

1. 麥芽15~20公克
2. 穀芽15~20公克
3. 山楂15~20公克

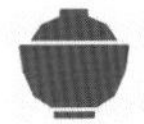

1. 將所有藥材洗乾淨，放入鍋中。
2. 加適量水煎煮約30~40分鐘後，取其湯汁即可飲用。

調養功效

本方主要有消食化積，消化宿食，醒酒除煩的功效。

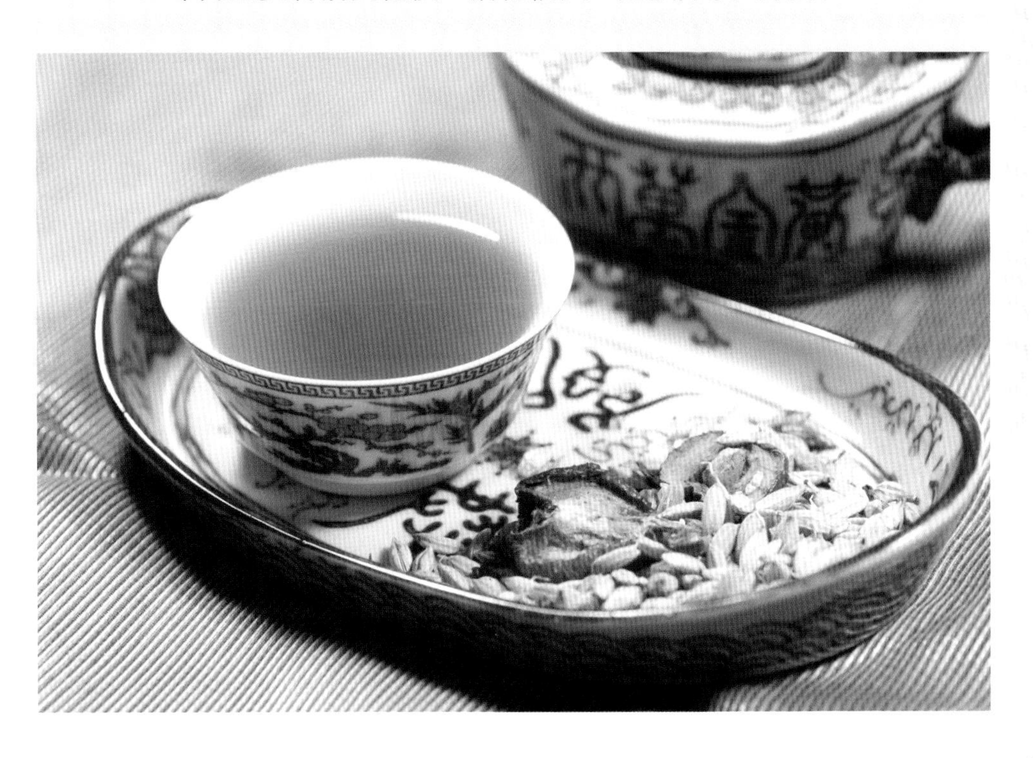

消導瀉下養生藥材

大黃

攻下

Rhei Radix Et Rhizoma

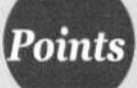
瀉火涼血，祛瘀解毒

別名：將軍、川軍、錦大黃、生軍、黃皮、火參、膚如、蛋吉

營養成分：大黃素甲醚、大黃酚、大黃素、蘆薈大黃素和大黃酸

YES or NO 食用飲食宜忌	
YES適用者	○ 一般人
	○ 實熱便秘者
NO不適用者	× 孕婦
	× 產後哺乳者
	× 生理期者
	× 老人虛祕者

【考證文獻】：《神農本草經》

【藥用部位】：蓼科植物北大黃或是南大黃或其同屬植物去外皮之乾燥根莖。（北大黃*Rheum palmatum* L.；南大黃*Rheum officinale* Baillon）

【性味】：味苦，性寒。

【藥效歸經】：歸足陽明胃經，足太陰脾經，手陽明大腸經，足厥陰肝經，手少陰心經。

【養生功效】：瀉下攻積，瀉火通便，清熱消炎，清熱解毒，活血化瘀。

【單味用法】

內服：煎服5~10公克宜後下，不可久煎。

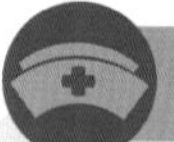

中醫師小叮嚀

孕婦忌服；產後哺乳，經期者應慎用，而老人虛祕者則不可妄用。此外，凡表證未罷，血虛氣弱，脾胃虛寒，無實熱、積滯、瘀結者都應禁用。由於大黃生用的瀉下力較強，故欲攻下者宜採生品。現代藥理研究也指出，大黃對於抗發炎、強心、降血脂、活血止血等皆有不錯功效。

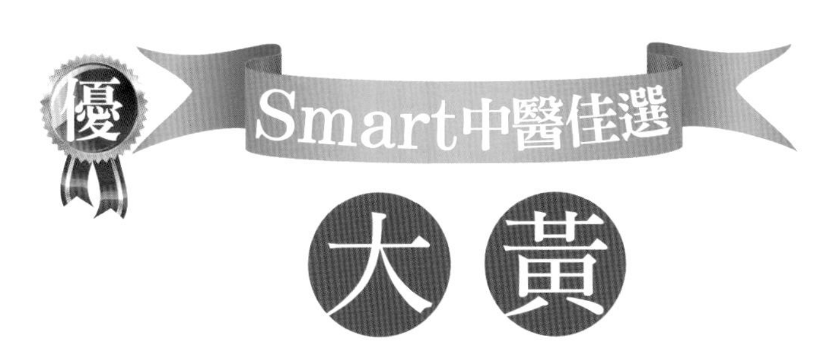

大黃

1. 藥身乾燥且質地堅硬。
2. 外表為黃棕色，有錦紋紋路。
3. 以氣味香者為佳。

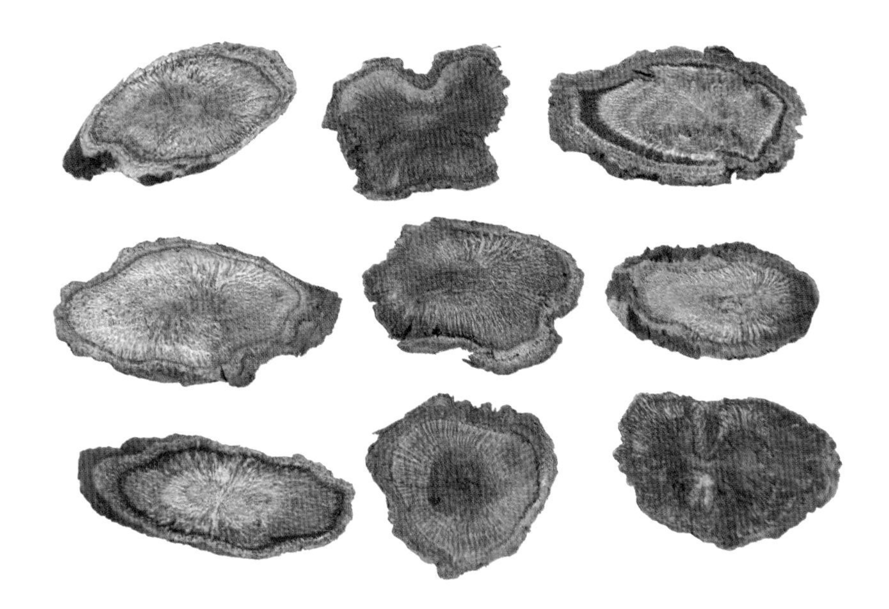

藥材小常識：

大黃能促進腸胃蠕動，是著名的瀉下藥，具有減肥功效。在服用後，因色素會透過小便或汗中排泄，故小便、汗液會變成黃色。此外，孕婦或餵母乳的婦女應禁用，否則藥效進入乳汁中，會使嬰兒出現腹瀉情形，且應注意用量不宜過多，亦不可長期服用。

Best 推薦茶飲

攻下

瘦身茶

[益氣消脂 + 調節血壓]

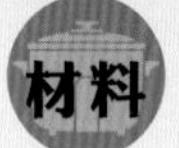

材料

1. 大黃2~5公克
2. 山楂10~15公克
3. 荷葉8~10公克
4. 黃耆10~15公克
5. 甘草2~5公克
6. 生薑2~4片

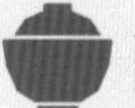

作法 將所有藥材洗淨，放入鍋中後，加適量水煎煮40~50分鐘，取其湯汁即可飲用。

調養功效

可益氣消脂，對高血壓或是肥胖者有改善作用。

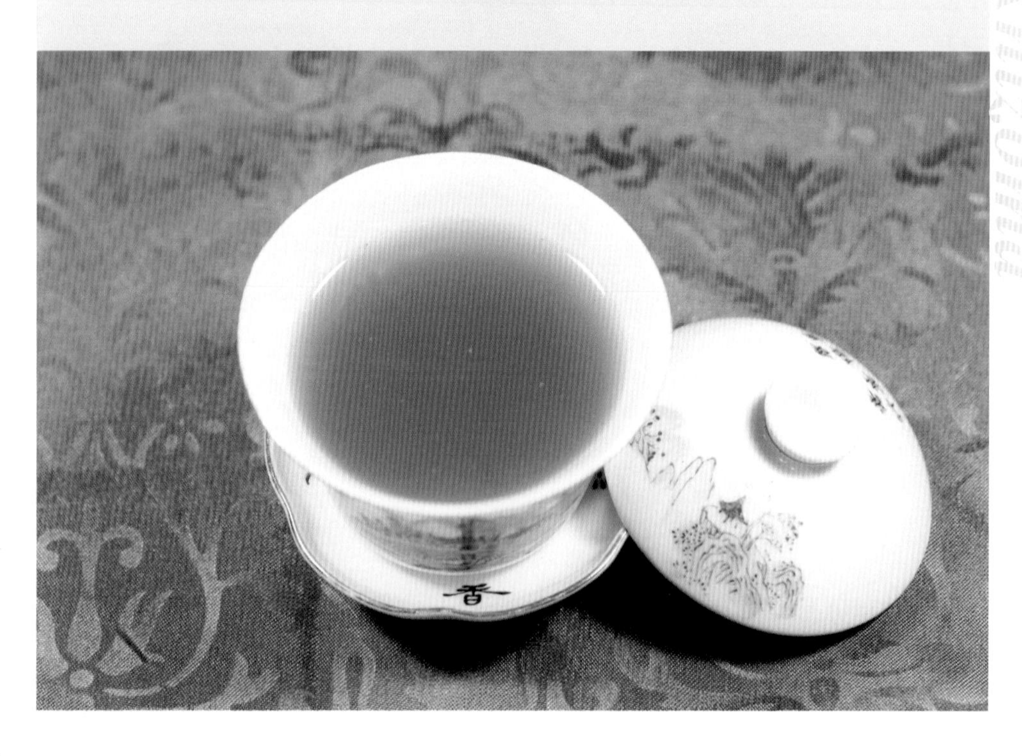

番瀉葉

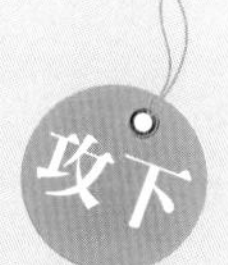

Sennae Folium

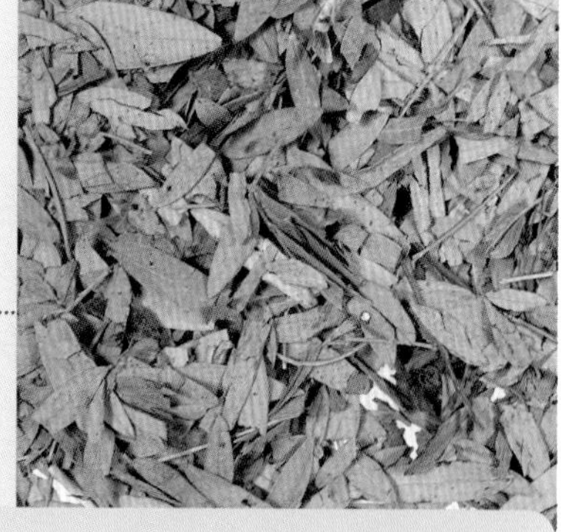

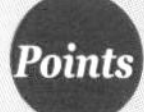

瀉熱行滯，通便利水

別名：瀉葉、泡竹葉

營養成分：番瀉苷、大黃酸葡萄糖苷以及蘆薈大黃素、大黃酸、山柰酚、植物甾醇

YES or NO 食用飲食宜忌

YES適用者	○ 一般人 ○ 熱結便祕者
NO不適用者	× 體虛者 × 孕婦

【考證文獻】：《飲片新參》

【藥用部位】：豆科植物狹葉番瀉或尖葉番瀉之乾燥小葉。

（狹葉番瀉*Cassia angustifolia* Vahl；尖葉番瀉*Cassia acutifolia* Delile）

【性味】：味甘苦，性寒涼。

【藥效歸經】：歸手陽明大腸經。

【養生功效】：瀉熱通便，消積導滯，止血。

【單味用法】

內服：煎服3~6公克，宜後入。或泡茶。或取1.5~3公克研末。

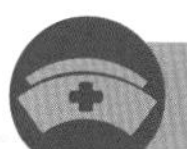

中醫師小叮嚀

體虛及孕婦忌服。此外，劑量過大，會出現噁心、嘔吐、腹痛等副作用。而市面上的番瀉葉分成狹葉番瀉葉和尖葉番瀉葉兩種，其中狹葉番瀉葉葉片狹而長，葉端極尖，葉片無毛或幾近無毛，味微苦具黏性；尖葉番瀉葉則是葉端短尖或是微凸，葉面有細絨毛，目前市面上多將此兩種混合使用。

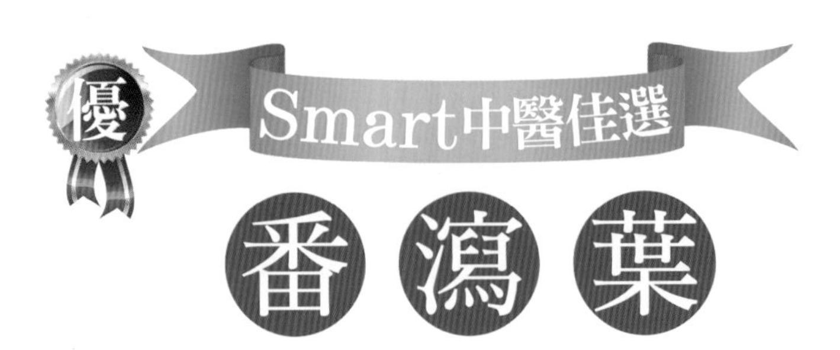

1. 葉片大且完整。
2. 葉片應色綠且梗少。
3. 無摻雜泥沙、雜質者為佳。

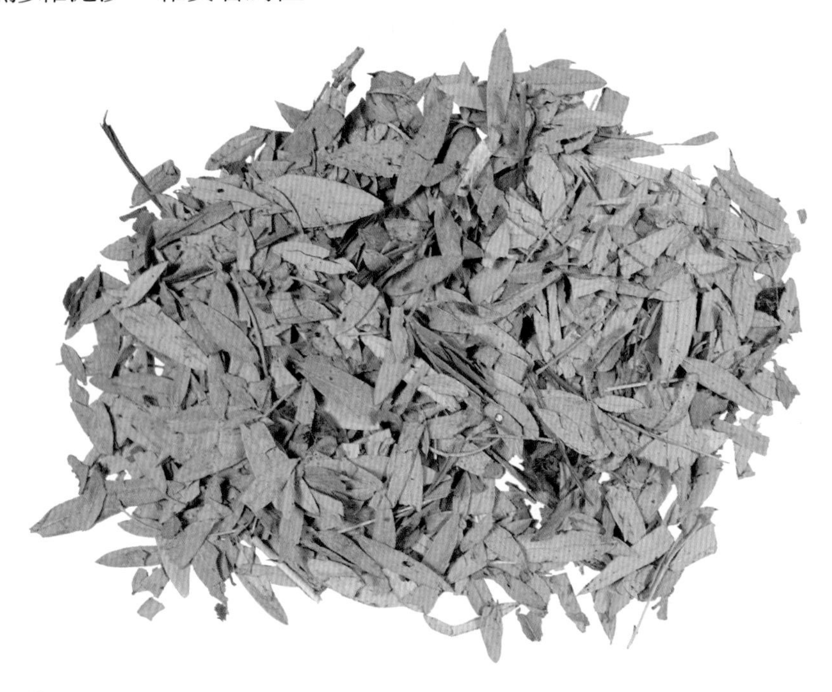

藥材小常識：

在使用番瀉葉時，用量不宜過多，以免產生噁心、嘔吐、腹瀉等不良作用，但若是搭配木香、藿香等中藥服用，可減少不適症的發生。

Best 推薦茶飲

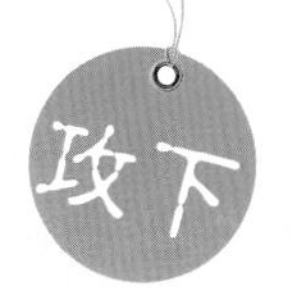

番瀉葉茶

[消積導滯 + 促進排便]

材料 番瀉葉2~5公克

作法 將材料放進杯中，用沸水沖泡，加蓋悶5~10分鐘，取其湯汁即可飲用。

調養功效

可消積導滯，促進胃腸蠕動和排便，但不可長期使用，應依醫生指示小心慎服。

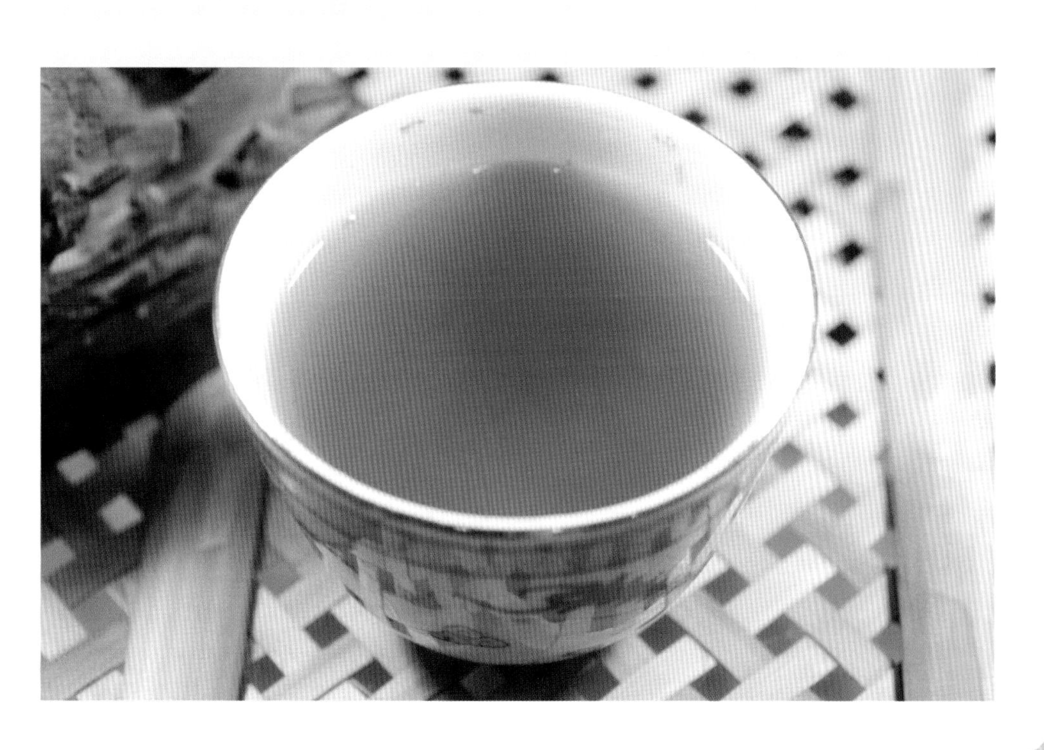

消導瀉下養生藥材

茯苓

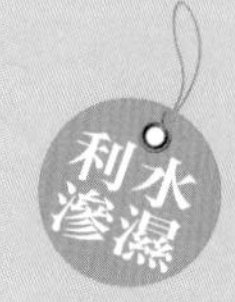

Poria

Points 解毒除濕，通利關節

●別名：白茯苓，赤茯苓，茯神

●營養成分：生物鹼、揮發油、己糖類、鞣酸、植物甾醇、α-及β-亞油酸、油酸以及澱粉

YES or NO 食用飲食宜忌	
YES適用者	○ 一般人
	○ 濕熱瘡毒者
NO不適用者	× 虛寒者
	× 氣虛下陷者

【考證文獻】：《神農本草經》

【藥用部位】：多孔菌科茯苓的乾燥菌核。（*Poria cocos* (Schw.) Wolff）

【性味】：味甘淡，性平。

【藥效歸經】：歸手少陰心經，手太陰肺經，足太陰脾經，足太陽膀胱經。

【養生功效】：健脾和胃，利水滲濕，寧心安神，強精益髓。

【單味用法】

內服：煎服9~15公克或入丸散。

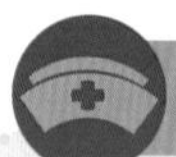

中醫師小叮嚀

凡是虛寒或是氣虛下陷者忌服茯苓。此外，茯苓惡白斂，畏地榆、雄黃、龜板，忌米醋，因此配伍時應謹慎。而茯苓又可依其取用部位而分成白茯苓、赤茯苓、茯苓皮三種。白茯苓即為本書圖中所示，對於健脾有較好功效；而赤茯苓則為茯苓皮層下赤色的部分，有較佳的利濕作用；至於茯苓皮，顧名思義即為茯苓的表皮層，多用於四肢水腫，小便不利之處。

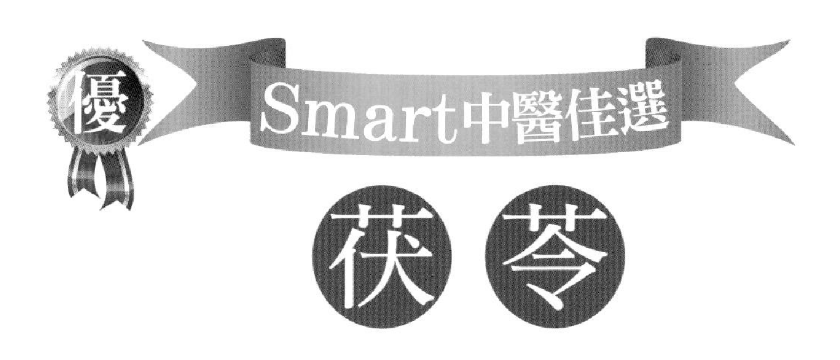

茯苓

1. 藥材身形完整，無破碎者。
2. 表皮顏色白，且有粉性者為佳。

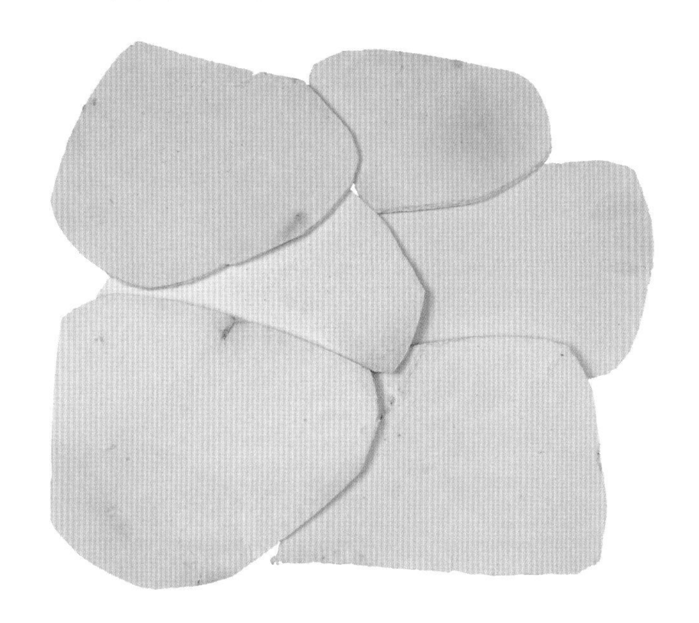

藥材小常識：

茯苓自古以來就在人們周圍生長，因此唐代李商隱曾寫到：「因汝華陽求藥物，碧松之下茯苓多。」由此可見茯苓多寄生在松樹根部。而現今為了滿足廣大需求，也有在槐樹、桑樹、柳樹下栽培，在楓樹下栽培者又稱「豬苓」，以此作為區別。

Best 推薦茶飲

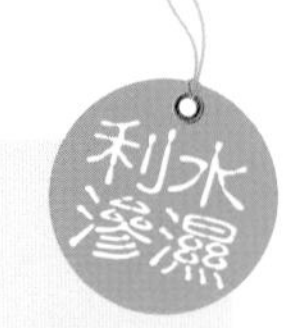

山藥茯苓茶

[運脾化濕 + 調節血糖]

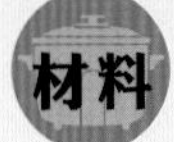

1. 茯苓10~15公克
2. 山藥10~15公克
3. 葛根10~15公克
4. 白糖適量

1. 將所有藥材先洗乾淨後，放入鍋中。
2. 加適量水以小火煎煮約30~40分鐘，取其湯汁，再依個人喜好加入白糖即可飲用。

調養功效

有運脾化濕的功效，對於不明原因的血糖升高有調節作用。

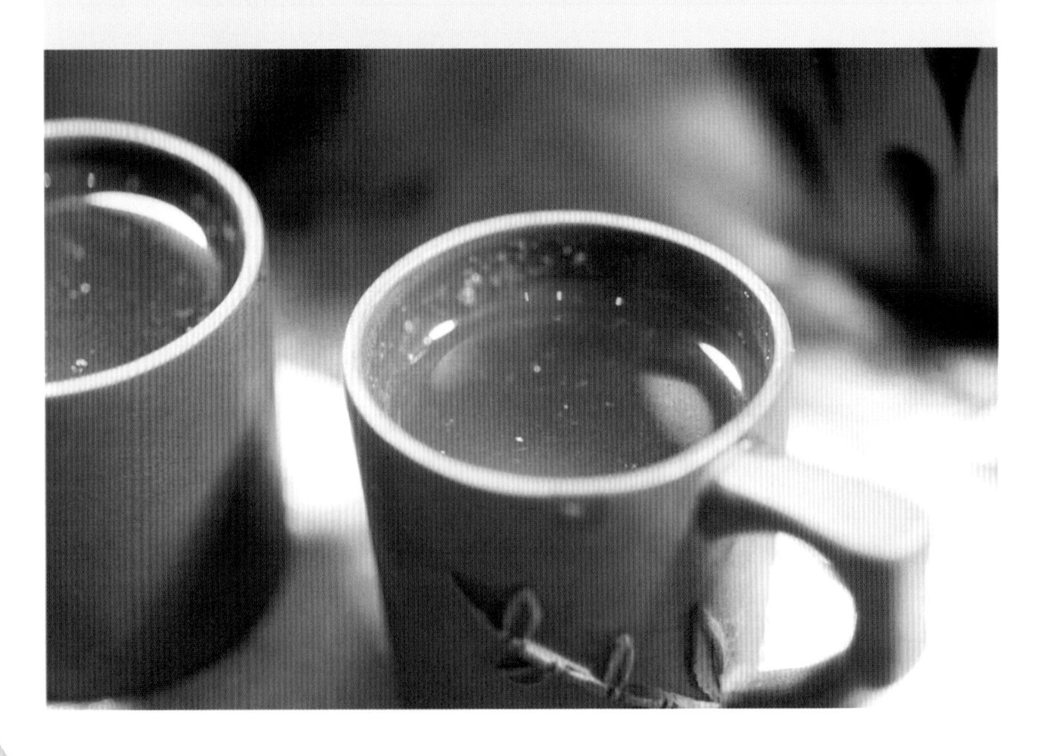

消導瀉下養生藥材

薏苡仁

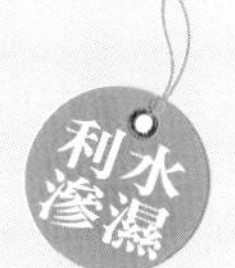

Coicis Semen

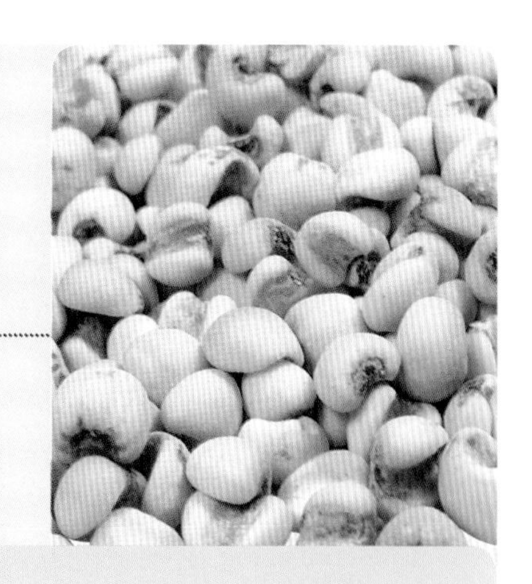

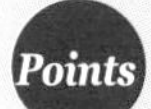
利水滲濕，清熱排膿

●別名：感米、薏珠子、草珠兒、薏米、米仁、薏仁、苡仁、六谷米、珠珠米、藥玉米、水玉米

●營養成分：薏苡仁油、薏苡仁酯、脂肪油、胺基酸

YES or NO 食用飲食宜忌

YES適用者	○ 一般人 ○ 水腫者
NO不適用者	× 大便燥結者 × 孕婦者

【考證文獻】：《神農本草經》

【藥用部位】：禾本科植物薏苡的乾燥成熟種仁。（*Coix lacryma-jobi* L. var. *ma-yuen*（Roman.）Stapf）

【性味】：味甘淡，性微寒。

【藥效歸經】：歸足太陰脾經，手太陰肺經，足少陰腎經。

【養生功效】：利濕健脾，舒筋除痹，清熱排膿。

【單味用法】

內服：煎服10~30公克，或入丸，散，浸酒。

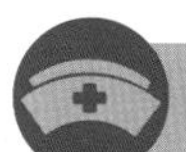

中醫師小叮嚀

薏苡仁因效用較緩和，故可多服久服；但脾虛無濕，大便燥結及孕婦則應慎服。《食療本草》記載薏苡仁可以去乾濕腳氣，故古人常將其入藥治療；而現代研究認為維生素B1可治療腳氣病，薏苡仁則正好含有大量維生素B1，故證實了薏苡仁對此療效。

在穀類中，薏苡仁是蛋白質最豐富者，含量約為糙米的兩倍，並還有碳水化合物、脂肪、維生素、礦物質等營養素，但不易消化是其缺點，不過美白、使肌膚有光澤的效果已得到大眾認可。

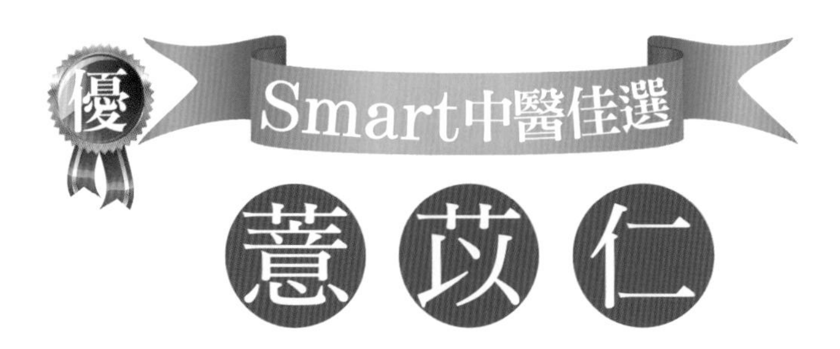

薏苡仁

1. 粒大均勻且飽滿。
2. 顏色潔白且外形完整者為佳。

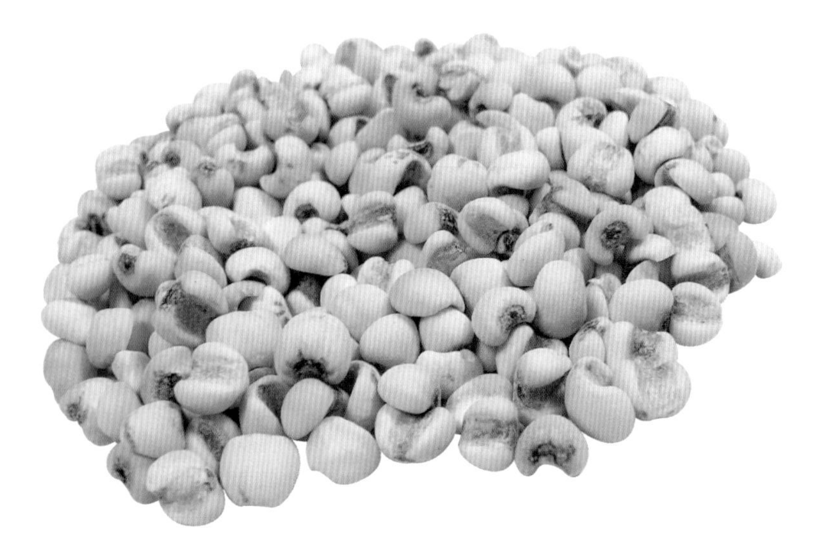

藥材小常識：

在歷史上有一段吞服「神珠薏仁」而受胎的薏仁傳說，根據《史記・夏本紀》的記載：「禹母修己見流星貫昴，又吞神珠薏苡，而生禹。」在西漢王充所著《論衡》中，還對此事做進一步的考證，意即大禹的母親——修己，因吞服了薏苡而生出身高九呎二吋的大禹，所以姓夏曰姒，可見當時對薏苡的重視。

Best 推薦茶飲

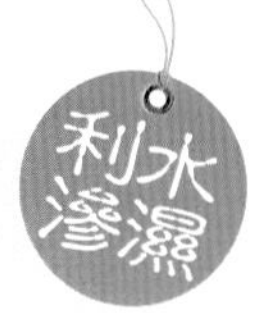

銀杏薏仁茶

[治療鼻塞 + 減輕頭痛]

材料

1. 薏苡仁30~50克
2. 銀杏3~5顆
3. 白糖適量

作法 將薏苡仁和銀杏放入鍋中，加清水熬煮，取其湯汁，依個人口味加適量白糖攪勻，即可飲用。

調養功效

本方可清熱解毒，並具有改善面部扁平疣的功效。

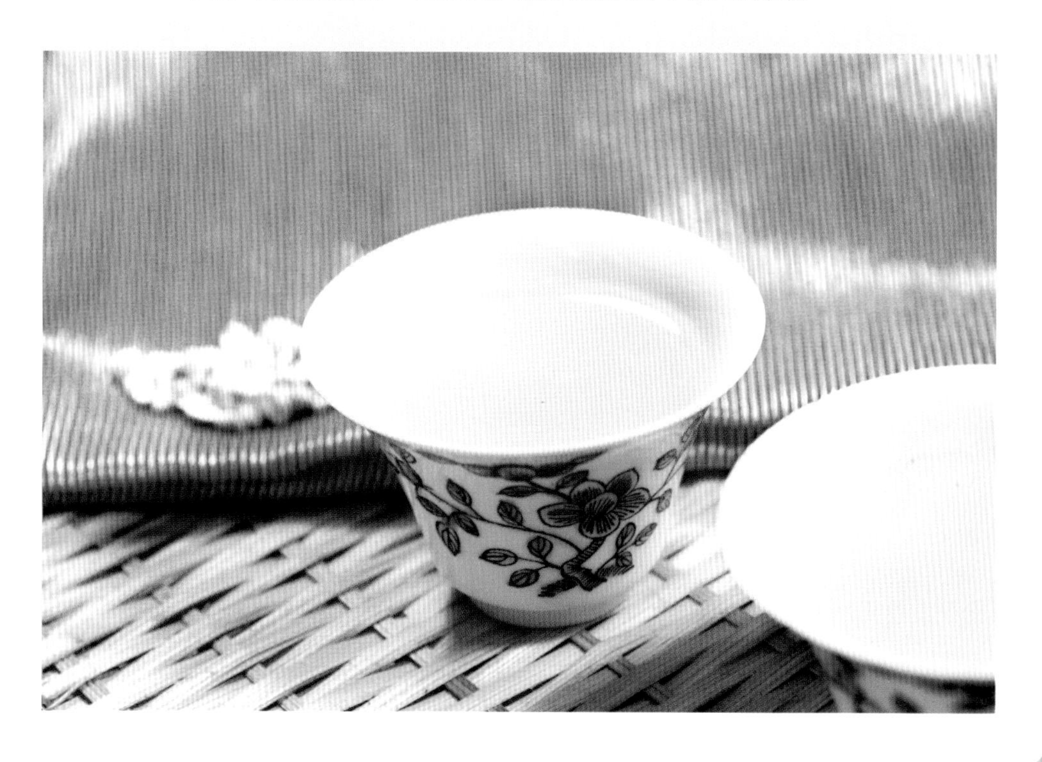

消導瀉下養生藥材

昆布

利水滲濕

Laminariae Thallus

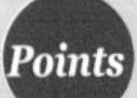 消痰軟堅，利水消腫

●別名：海昆布

●營養成分：藻膠酸、昆布素，半乳聚糖，天門冬胺酸，維生素B1、B2、C、P及胡蘿蔔素

YES or NO 食用飲食宜忌	
YES適用者	○ 一般人
	○ 水腫者
NO不適用者	× 脾胃虛寒者

【考證文獻】：《神農本草經》

【藥用部位】：昆布科昆布或是翅藻科鵝掌菜的乾燥葉狀體。

（昆布*Laminaria japonica* Aresch.；翅藻科鵝掌菜*Ecklonia kurome* Okam.）

【性味】：味鹹，性寒。

【藥效歸經】：歸足厥陰肝經，足陽明胃經，足少陰腎經。

【養生功效】：化痰軟堅，利水消腫。

【單味用法】

內服：煎服10~15公克，或是入丸散。

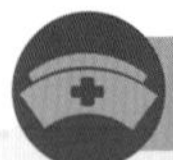

中醫師小叮嚀

昆布性寒而滑，脾胃虛寒者不宜服用。此外，昆布反甘草，應慎用。而根據現代藥理研究指出，昆布因含有海帶胺酸，故具有降壓作用，能改善心血管系統疾病，而昆布糖硫酸鈉還可清除血脂，有降低血脂的功效。此外，昆布多糖和褐藻澱粉硫酸酯還能提高免疫功能，由此可知昆布的保健功效。

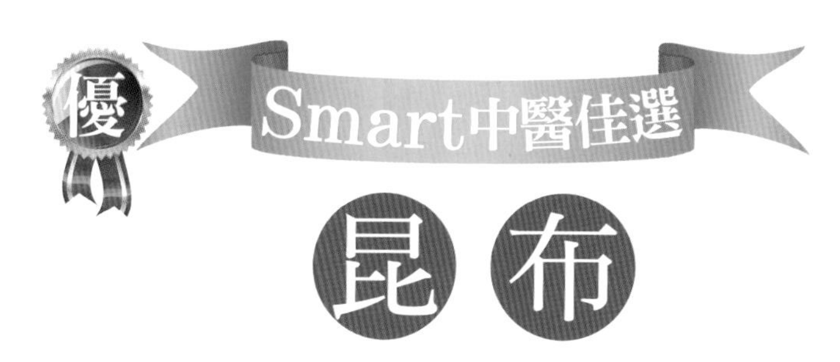

昆布

1. 藥身應片大且邊緣整齊。
2. 外表為青綠色且質地較厚。
3. 無雜質者為佳。

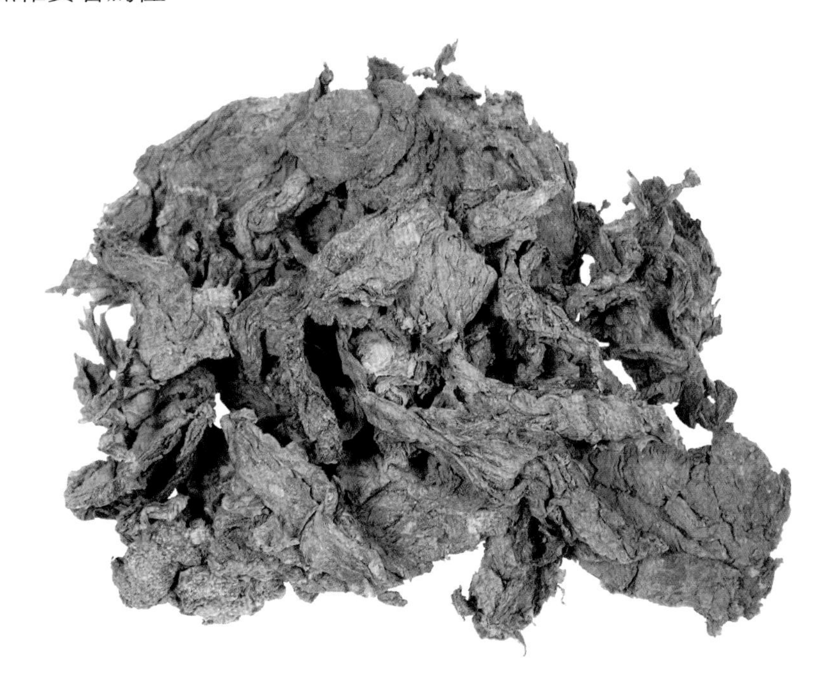

藥材小常識：

昆布原產於高麗，生長在東海，其頑強韌度足以製作成繩索，是一種純天然的海洋植物，長度約3~4公尺；此外，因其在海底大片生長，故有「海底森林」之稱。

Best 推薦茶飲

利水滲濕

昆布草決明煎

[降低血壓 + 治療頭痛]

材料
1. 昆布15~20公克
2. 草決明30~35公克

作法 將藥材洗乾淨後，放入鍋中，加適量水煎煮30~40分鐘，取其湯汁飲用即可。

調養功效

能治療肝火頭痛、眼結膜炎，並對高血壓患者有調節血壓的功效。

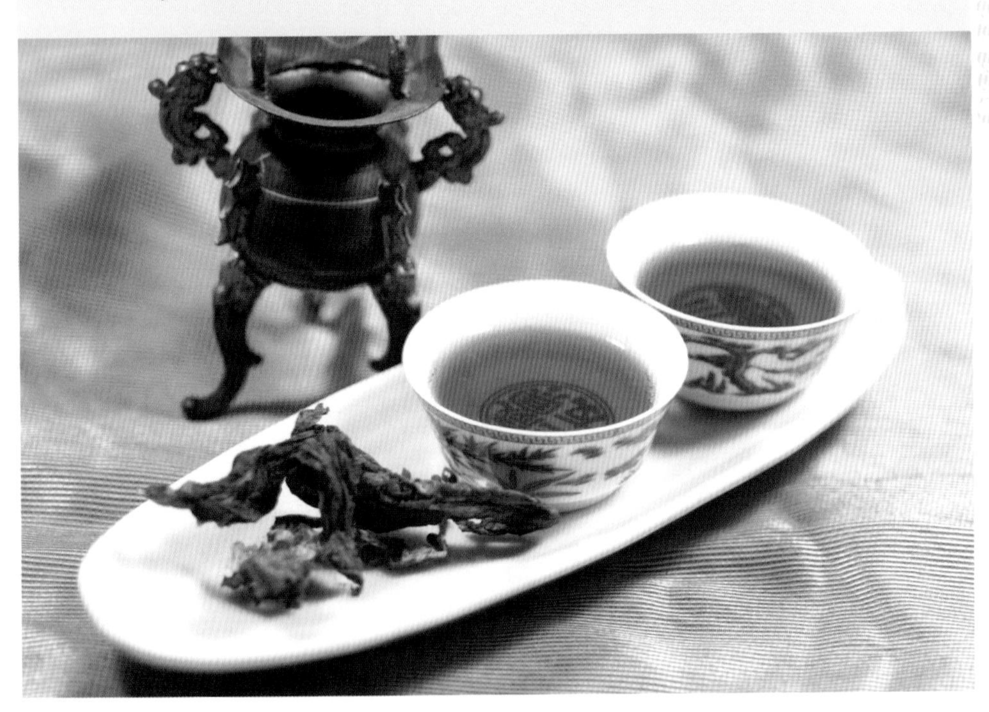

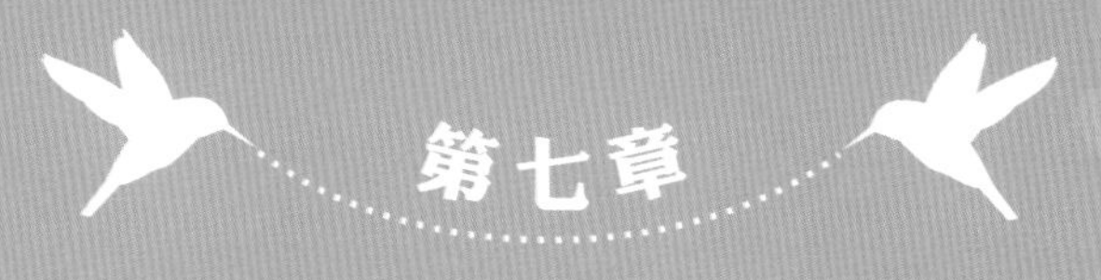

第七章 解表清熱養生藥材

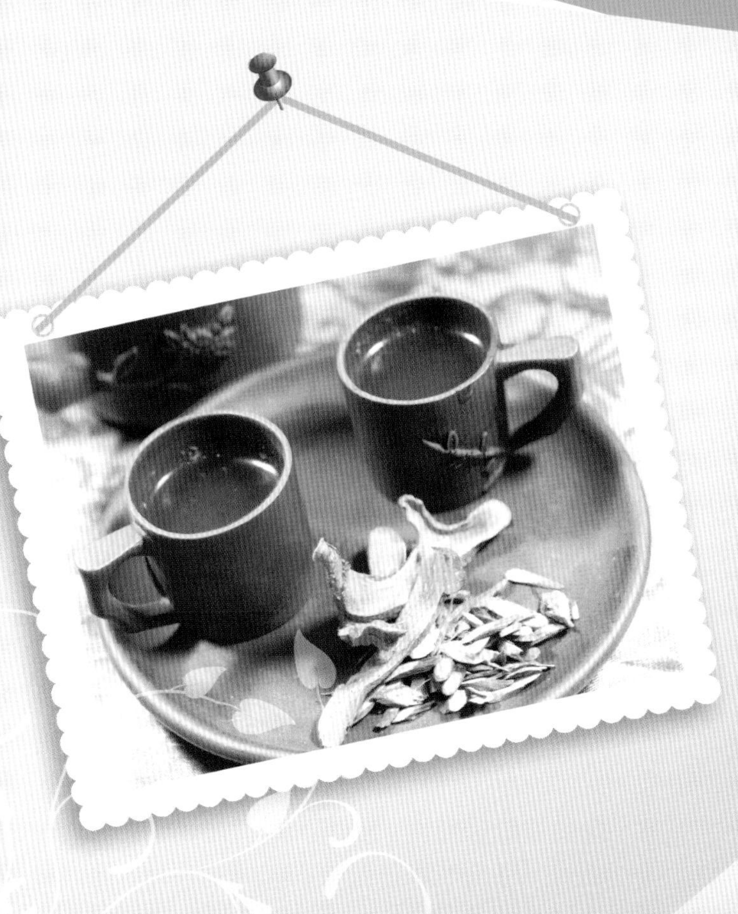

- 辛溫解表
- 辛涼解表
- 清熱瀉火
- 清熱燥濕
- 清熱解毒

解表清熱養生藥材

蒼耳子

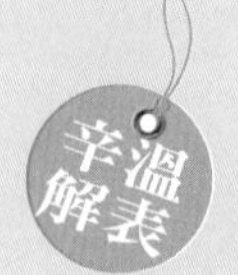

Xanthii Fructus

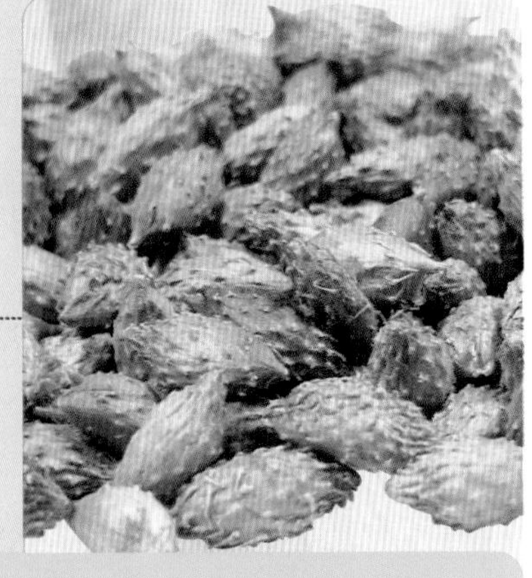

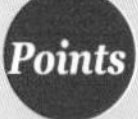

祛風止癢，暢通鼻竅

●別名：牛蝨子、蒼郎種、蒼子、胡蒼子、蒼耳蒺藜、蒼浪子、老蒼子

●營養成分：蒼耳苷、脂肪油、生物鹼、蒼耳醇、蛋白質、維生素C

YES or NO	食用飲食宜忌
YES適用者	○ 一般人
	○ 鼻塞頭痛者
NO不適用者	× 虛性體質者

【考證文獻】：《備急千金要方》

【藥用部位】：菊科植物蒼耳的乾燥成熟帶總苞的果實。（*Xanthium sibiricum Patr.*）

【性味】：味苦、甘、辛，性溫，有小毒。

【藥效歸經】：歸手太陰肺經，足厥陰肝經。

【養生功效】：散風寒，通鼻竅，祛風除濕，止痛止癢。但由於蒼耳子具有毒性，因此過量服用將容易中毒，出現嘔吐、腹痛、瀉泄等症狀，故使用時宜多加留意。

【單味用法】

內服：煎服3~10公克，或入丸、散。

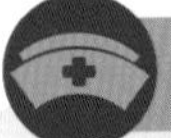

中醫師小叮嚀

血虛之頭痛、痹痛者忌服，因容易散氣耗血；此外，虛性體質者亦勿服。而因外感風寒所引發的慢性鼻炎，服用蒼耳子可改善如鼻塞、鼻子流出黃白鼻涕或是有膿的症狀；再加諸蒼耳子有通竅、發汗之功能，故能緩解感冒時的發燒。

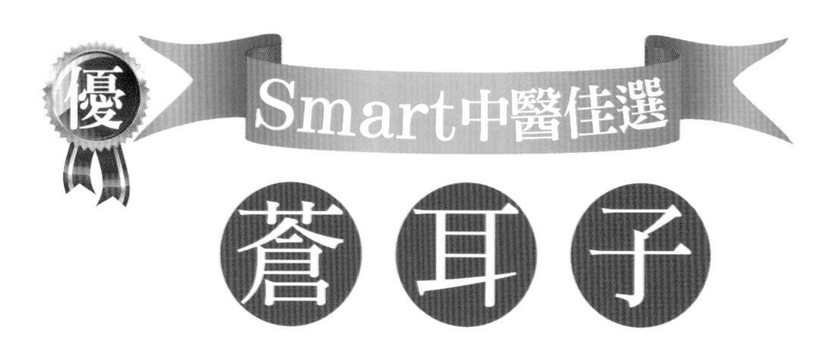

蒼耳子

1. 粒大且飽滿，外形呈紡錘狀，兩頭尖相似於棗核。
2. 其藥材外表有鉤刺，並且體輕、皮厚、質地硬韌。
3. 外表有縱紋，顏色以黃棕者為佳。

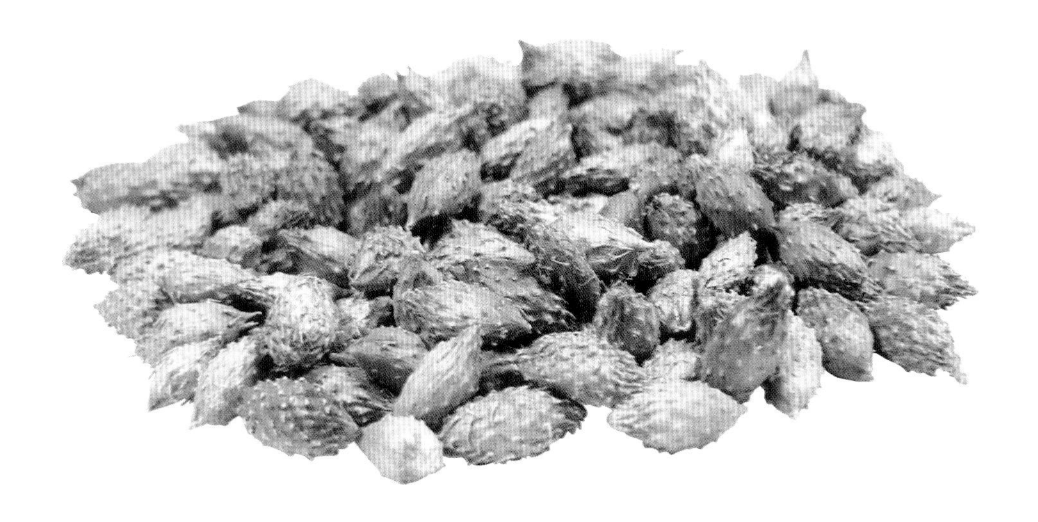

藥材小常識：

蒼耳子在臨床應用上，可改善慢性鼻炎、慢性氣管炎、頭痛、風疹、濕疹等症狀。因蒼耳子味辛性溫，可通鼻竅，故為舒緩鼻竇炎及頭痛的良藥。

Best 推薦茶飲

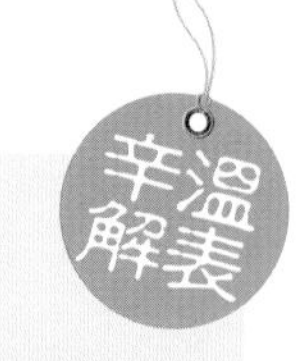

蒼耳子茶

[治療鼻塞 + 減輕頭痛]

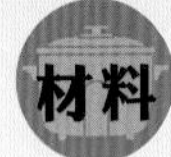

1. 蒼耳子5~10公克
2. 川芎10~15公克

將所有藥材洗乾淨，放入杯中以沸水浸泡，加蓋悶約20~25分鐘，取其湯汁即可飲用。

調養功效

對於鼻塞、頭暈者有改善效果，由於蒼耳子有小毒，故氣血虛弱者忌用。

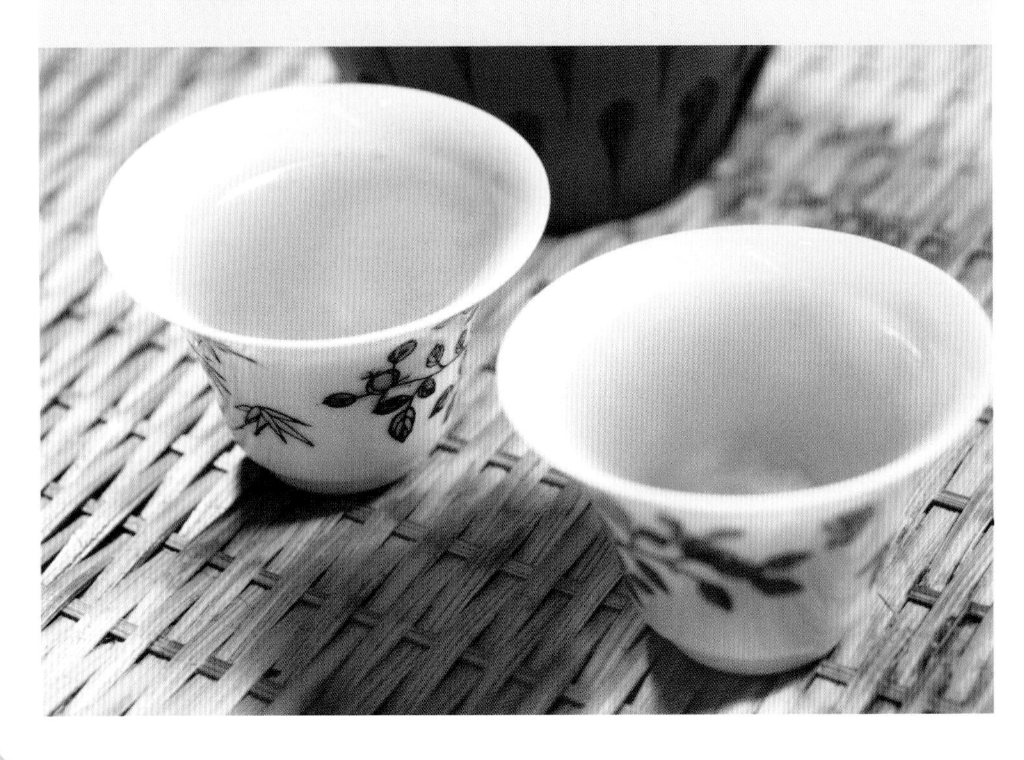

桂枝

辛溫解表

Cinnamomi Ramulus

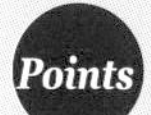 解肌發汗，溫經通脈

別名：柳桂

營養成分：桂皮醛、桂皮酸，並含有少量乙酸桂皮醛、乙酸苯丙酯

YES or NO 食用飲食宜忌

YES適用者	○ 一般人 ○ 感冒風寒者
NO不適用者	× 熱病高熱者 × 孕婦

【考證文獻】：《神農本草經》

【藥用部位】：樟科植物肉桂之乾燥嫩枝。（*Cinnamomum cassia* Bl.）

【性味】：味辛、甘，性溫。

【藥效歸經】：歸足太陽膀胱經，手少陰心經，手太陰肺經。

【養生功效】：解肌發汗，溫經通脈，助陽化氣。而對於頭痛發熱、發汗解表、外感風寒等症亦有功效。

【單味用法】

內服：煎服2~5 公克，或入丸、散。

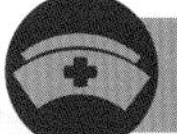

中醫師小叮嚀

凡孕婦、熱病高熱、陰虛火旺及血熱妄行者忌服桂枝。另外，桂枝也常用於風寒表證，四肢厥冷，經閉痛經者；對於心悸、痰飲、小便不利亦有改善效果。並且因可祛風散寒，通經溫絡，故用於風濕痹痛、風濕性關節炎，神經性的肢體關節疼痛者有不錯功效。而根據現代藥理研究指出，桂枝對於抗菌、抗病毒、抗凝血等皆有良好作用。

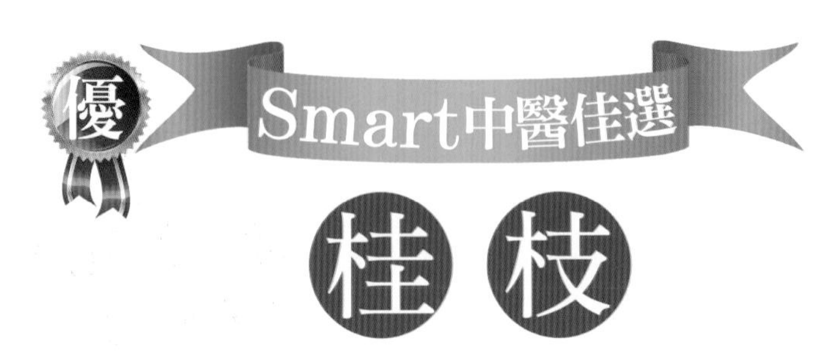

桂枝

1. 質地幼嫩，外皮呈棕紅色。

2. 散發濃郁香氣，且富有油性者為佳。

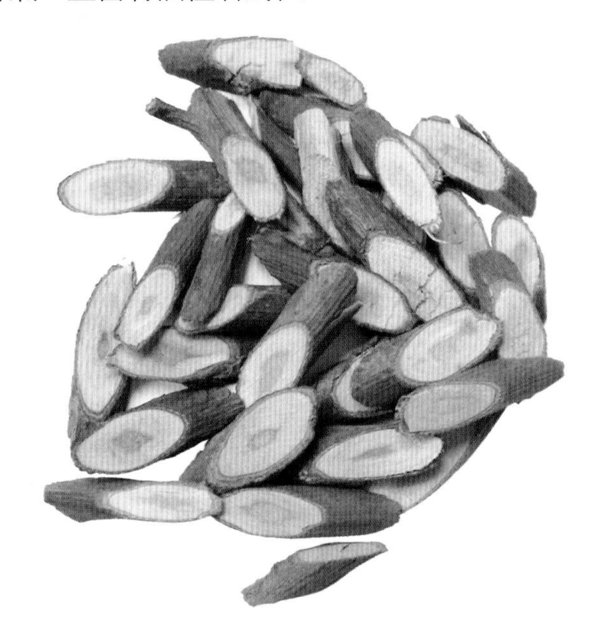

藥材小常識：

桂枝在《神農本草經》中屬於上品之藥，為歷代醫家的常用藥材。著名醫家張仲景在其著作《傷寒論》中，桂枝的方劑就有七十六種之多，佔全書方劑約百分之三十，而這些選用桂枝的方劑不僅能改善外感之病，對內傷之病亦有所用，現代醫家也經常將桂枝加入方劑裡，足見其對人體改善病症的重要性。

Best 推薦茶飲

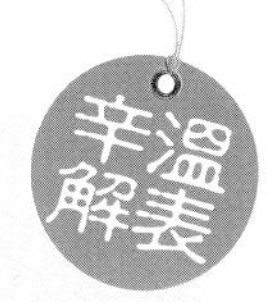

山楂桂枝茶

[緩解經痛 + 調理體質]

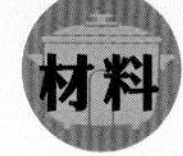

1. 桂枝5~10公克
2. 山楂5~10公克

將上述藥材洗乾淨放入杯中，用沸水沖泡，加蓋悶約15~20分鐘，取其湯汁即可飲用。

調養功效

可調理寒性體質，舒緩經痛。但容易胃痛者不建議飲用，以免出現不適。

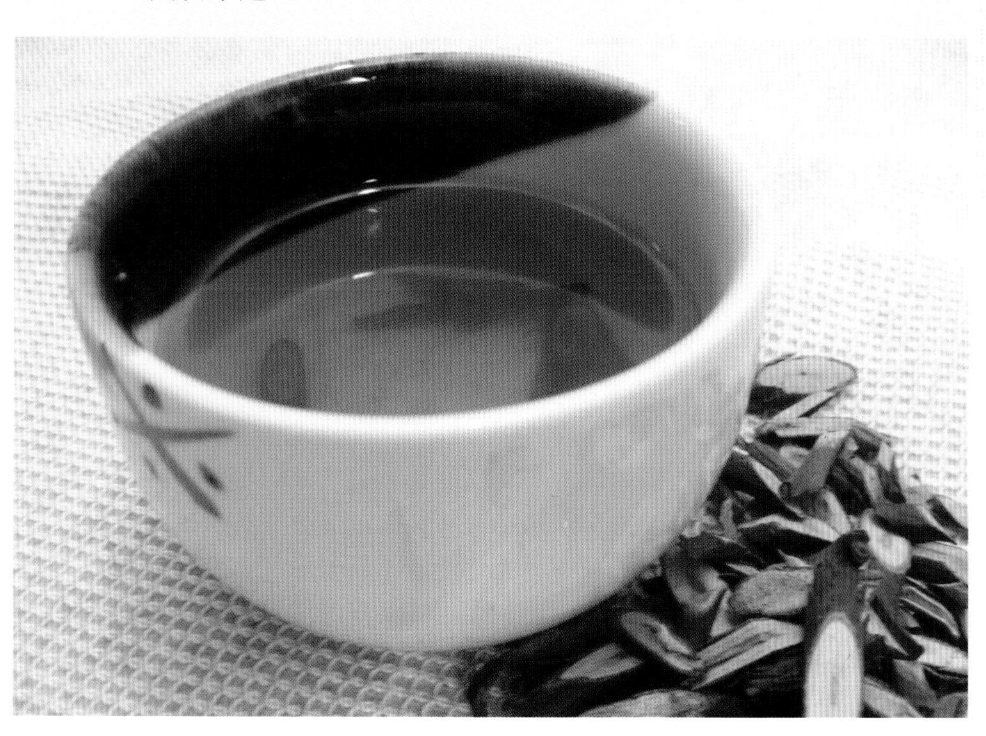

解表清熱養生藥材

紫蘇葉

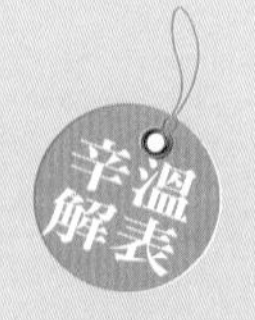

Perillae Folium

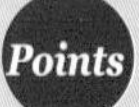

散寒解表，潤肺化痰

●別名：紫蘇、蘇葉、紫菜

●營養成分：β-胡蘿蔔素、鐵、α-亞麻素、紫蘇醛、16種烷酸、蘇醇

YES or NO 食用飲食宜忌	
YES適用者	○ 一般人
	○ 咳嗽痰多者
NO不適用者	× 溫病者
	× 氣弱表虛者

【考證文獻】：《本草經集注》

【藥用部位】：唇形科植物紫蘇之乾燥葉。

（*Perilla frutescens(L.)* Britt.）

【性味】：味辛，性溫。

【藥效歸經】：歸手太陰肺經，足太陰脾經，足陽明胃經。

【養生功效】：散寒解表，宣肺化痰，安胎，解魚蟹毒。此外，還有行氣寬中，和胃止嘔的功效，故緩解於脾胃氣滯，噁心嘔吐，食用魚、蟹、海鮮等引起的吐瀉或腹痛。

【單味用法】

內服：煎服5~10公克，但不宜久煎。

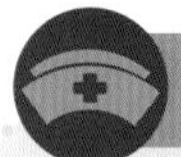

中醫師小叮嚀

溫病及氣弱表虛者忌服。此外，紫蘇葉可解食用螃蟹後所出現的過敏症狀。因此，在蒸煮螃蟹時，可放一些紫蘇葉，以解螃蟹之毒。而紫蘇葉散表寒，開宣肺氣的功效，可改善感冒風寒、咳嗽氣喘者的不適症狀。此外，根據現代藥理研究指出，紫蘇葉因含許多揮發油、黃酮類等物質，故對於解熱鎮痛、鎮咳、幫助消化、抗菌、抗發炎者有不錯功效。

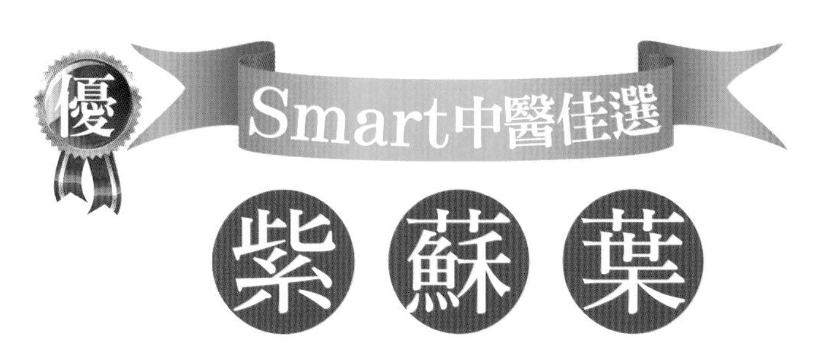

1. 紫蘇葉的梗莖呈圓角狀四方形，而葉片宜完整、有槽紋，且其邊緣應有鋸齒狀。
2. 葉面與葉背為紫紅色，且散發香濃芳氣者較佳。

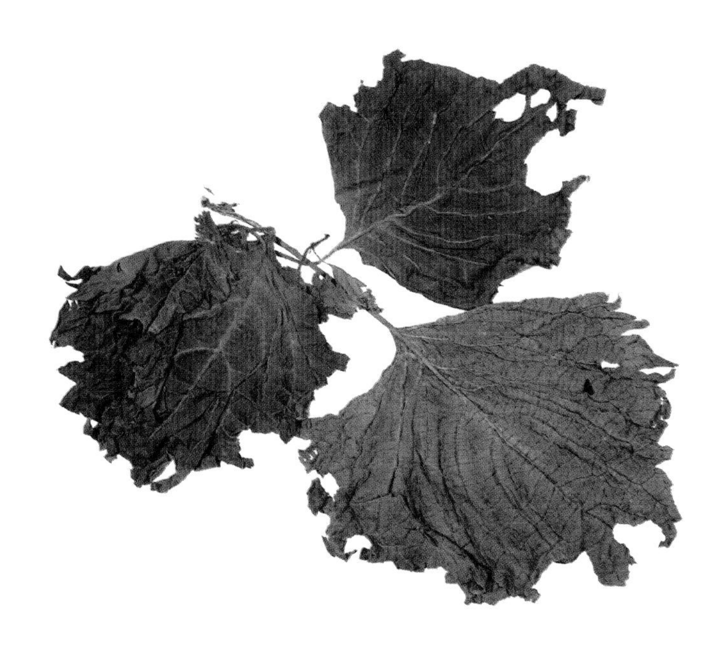

藥材小常識：

紫蘇的老莖稱「蘇梗」，具有順氣、安胎的功效，可用於胸悶氣脹、胎動不安等症狀。而蘇子則有止咳祛痰及平喘的作用，故在臨床應用上，可改善咳嗽痰多、胸悶氣喘等症。

Best 推薦茶飲

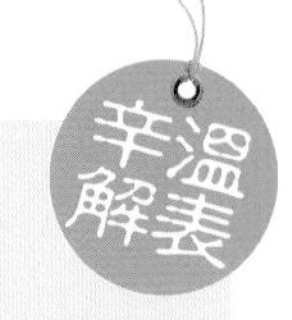

紫蘇紅糖飲

[治療感冒 + 止吐退燒]

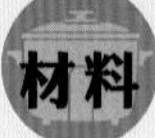

1. 紫蘇葉3~5公克
2. 生薑3~5公克
3. 紅糖15~20公克

1. 將紫蘇葉和生薑洗淨後，放入杯中以沸水沖泡。
2. 加蓋悶約10~15分鐘，取其湯汁，加入紅糖即可飲用。

調養功效

可改善風寒感冒、噁心嘔吐、頭痛發熱等不適。

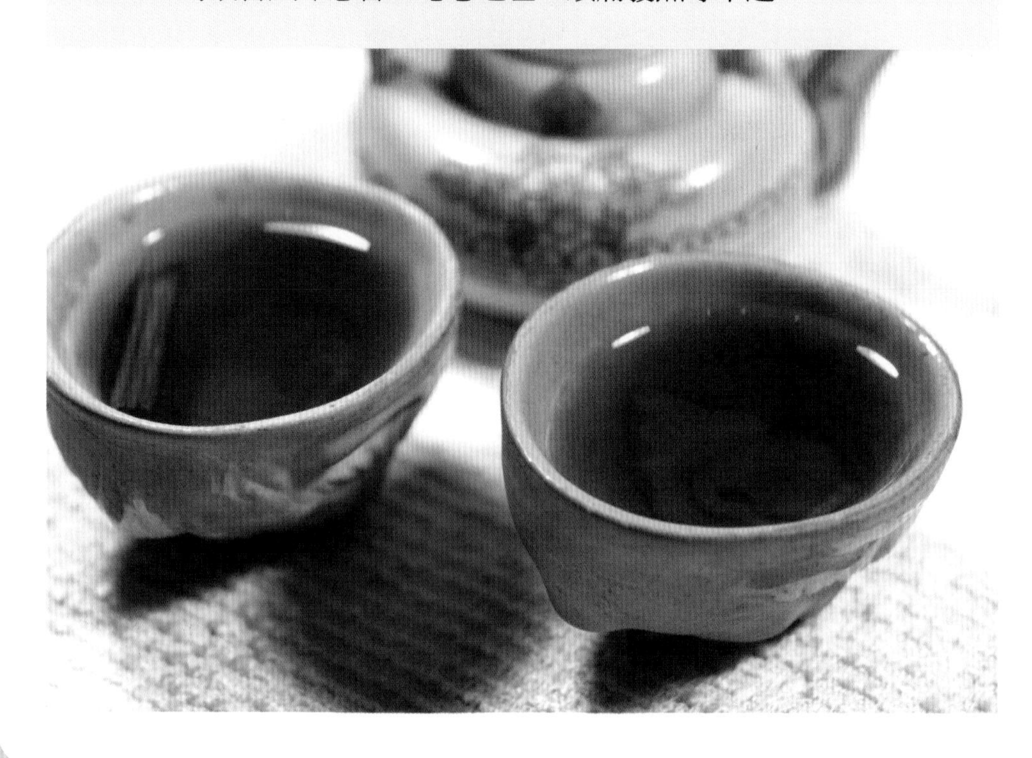

穀精子

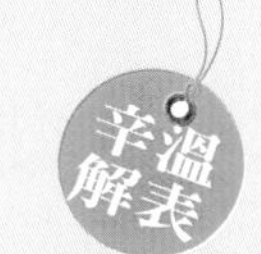

Eriocauli Scapus

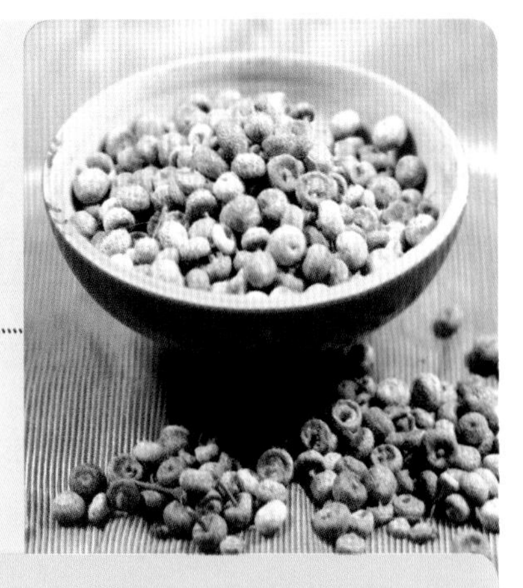

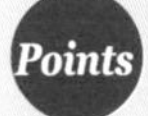 驅風散熱，明目退翳

別名：戴星草、文星草、流星草、移星草、珍珠草、天星草、灌耳草、谷星草、谷精子、癩痢頭草

營養成分：穀精草素

YES or NO	食用飲食宜忌
YES適用者	○ 一般人
	○ 熱性體質者
NO不適用者	× 血虛目疾者

【考證文獻】：《神農本草經》

【藥用部位】：穀精草科植物穀精草之乾燥帶花梗之花序。（*Eriocaulon buergeriamum* Koern.）

【性味】：味辛、甘，性平。

【藥效歸經】：歸手太陰肺經、足陽明胃經。

【養生功效】：有明目退翳、止痛功能。

【單味用法】

內服：煎服9~12公克，或入丸、散。

外用：適量，煎湯外洗；或燒存性（意即把植物製成炭劑，而外表要燒到枯黑，裡部則以焦黃為限，使藥的一部分炭化，另外一部分則能嘗出藥材的原有氣味，此為「燒存性」），亦可研末外撒。或以末吹鼻、燒煙薰鼻。

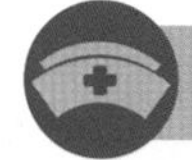

中醫師小叮嚀

血虛目疾者慎服，並禁用鐵器煎藥。此外，由於夏至時容易染疾且以眼病甚多，故古人常將穀精草（花莖）與豬肝及豬腳煎水服用，有除目翳、開目竅、清肝之功效。

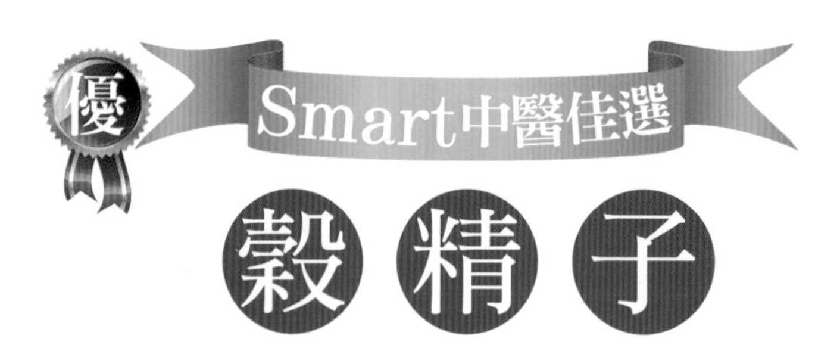

穀精子

1. 外形呈圓珠狀且表面顏色灰白。
2. 其花莖短，且花莖顏色與圓珠裡皆以黃綠色者較佳。

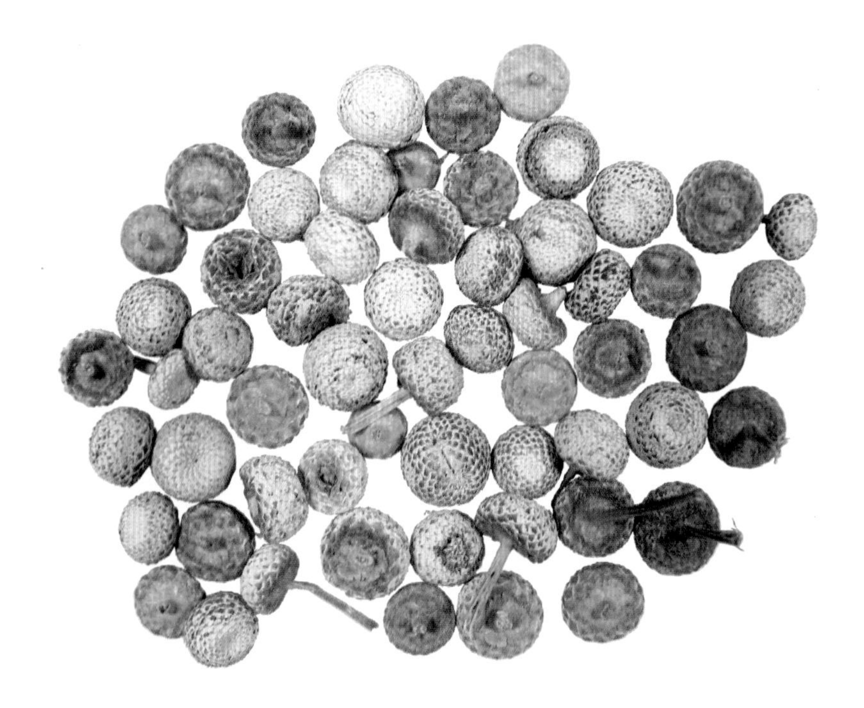

藥材小常識：

穀精子乃穀田餘氣所生，故名曰「穀精子」，且《本草綱目》記載：「穀精草明目退翳之功，似在菊花之上也。」由此可知，穀精子為眼科的主要用藥，並且療效甚於菊花。

Best **推薦茶飲**

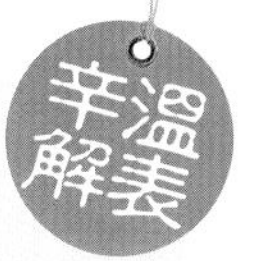

穀精菊花茶

[清肝明目 + 改善目腫]

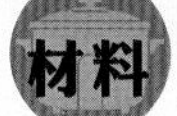

材料

1. 穀精子5~10公克
2. 菊花10~15公克
3. 蟬蛻5~10公克
4. 冰糖適量

作法

1. 將所有藥材清洗乾淨後，全部放入杯中，以適量沸水沖泡。
2. 接著，加蓋悶約15~20分鐘，取其湯汁，依個人喜好加入適量冰糖，即可飲用。

調養功效

本茶飲可清肝明目，改善眼睛紅腫症狀，尤其適合熱性體質者使用。

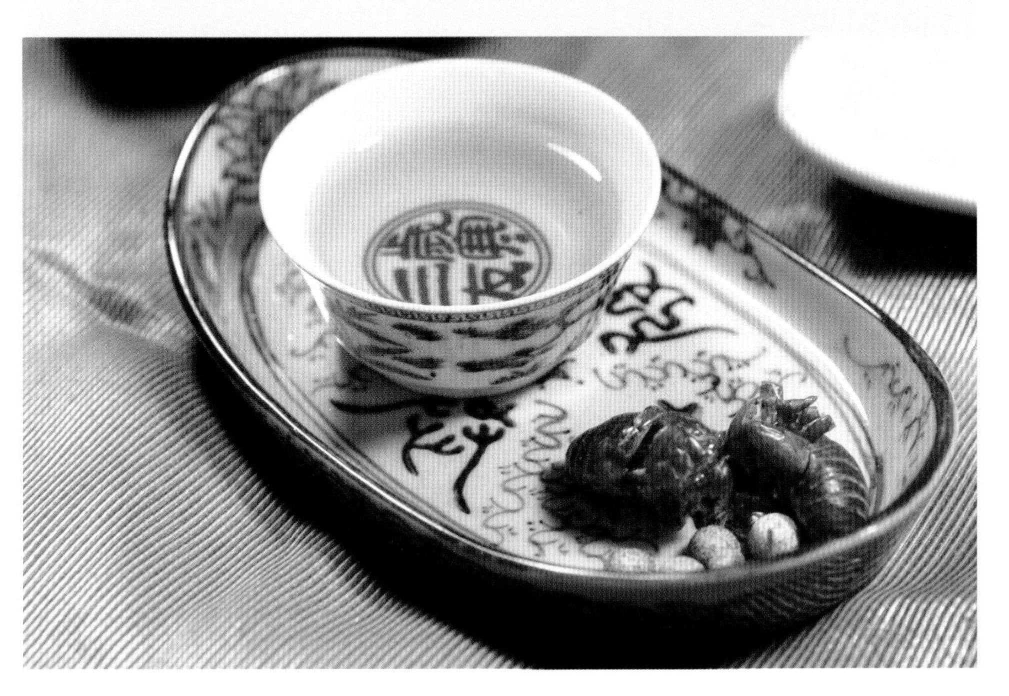

解表清熱養生藥材

前胡

辛溫解表

Peucedani Praeruptori Radix

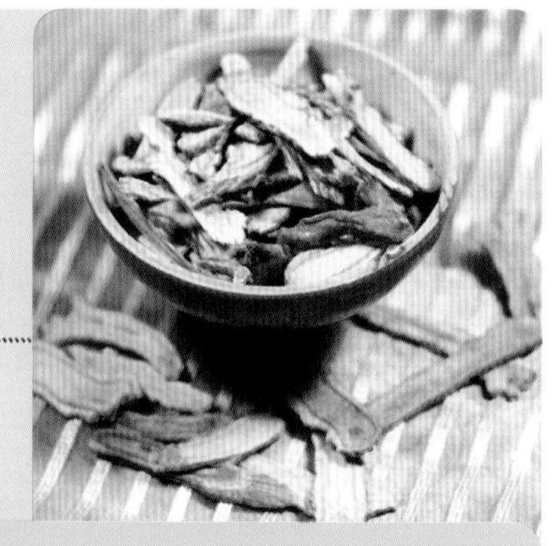

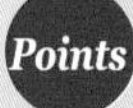

Points 疏散風寒，宣肺化痰

●別名：雞腳前胡、官前胡、山獨活、香草根

●營養成分：紫花前胡為前胡苷、海綿甾醇、甘露醇、揮發油

YES or NO 食用飲食宜忌	
YES適用者	○ 一般人
	○ 外感咳嗽者
NO不適用者	× 氣虛血少者
	× 內熱心煩者

【考證文獻】：《雷公炮炙論》

【藥用部位】：繖形科植物白花前胡或紫花前胡的乾燥根。
（白花前胡*Peucedanum praeruptorum* Dunn；紫花前胡*Peucedanum decursivum* (Miq.) Maxim.）

【性味】：味苦、辛，性微寒。

【藥效歸經】：歸手太陰肺經，足太陰脾經，足厥陰肝經。

【養生功效】：疏散風寒、降氣化痰。可改善風熱頭痛，痰熱咳喘。

【單味用法】

內服：煎服5~10公克，或入丸、散。

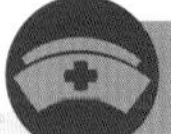

中醫師小叮嚀

凡患有氣虛血少之病，內熱心煩，外現寒熱（但非外感者）禁用。此外，前胡依其藥性不同而能分成生品和蜜炙兩種，生品以散風清熱，降氣化痰為主；蜜炙品則以潤肺止咳為主。雖然生品和蜜炙品皆有降氣化痰之效，但通常生品用於熱痰、風痰，而蜜炙後則有潤燥之功，且多用於燥痰。

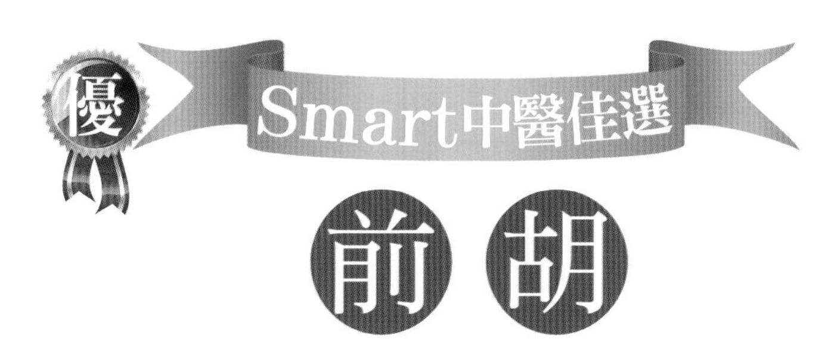

前胡

1. 藥材較乾燥且枝粗。
2. 皮色雖黑，但肉白質軟且易折斷。
3. 藥材無鬚毛、無泥土，且散發濃郁香氣者最佳。

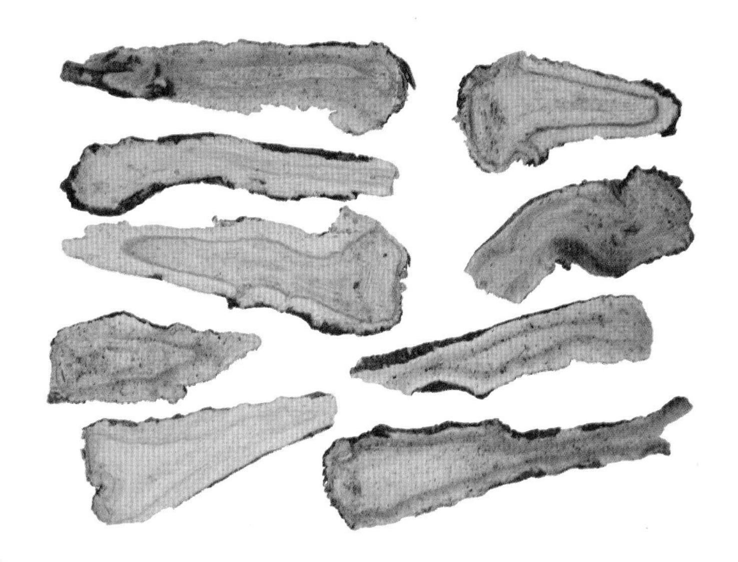

藥材小常識：

前胡分成白花前胡和紫花前胡兩種，其中白花前胡呈圓柱狀，主根較粗短，常彎曲，表面為棕色，質地較硬脆，且斷面多為黃白色；此外，表皮和木質部有多數黃色油點，可散發香氣，其味有層次——先微甜後苦；而紫花前胡通常主根較長，折斷時大多較難分離，雖一樣具有油點，但呈黃白色。

Best 推薦茶飲

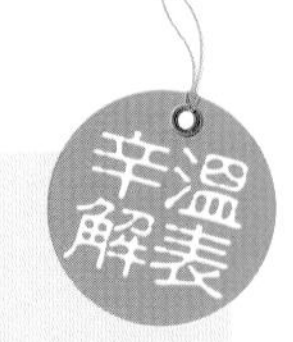

紫苑百部茶

[止咳化痰 + 改善久咳]

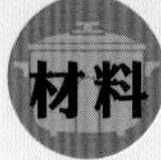

1. 前胡10~15公克
2. 紫苑10~15公克
3. 百部10~15公克
4. 杏仁5~10公克
5. 茯苓10~15公克
6. 羅漢果1/4顆

作法

1. 先將所有藥材洗乾淨，再將杏仁磨成粉。
2. 除了杏仁粉之外，將其餘藥材放入鍋中，加適量水煎煮20~25分鐘後，再放入杏仁粉以小火煎煮3~5分鐘，取其湯汁即可飲用。

調養功效

主要適用於因外染病邪而出現的咳嗽，對於久咳未癒且多痰者有改善作用。

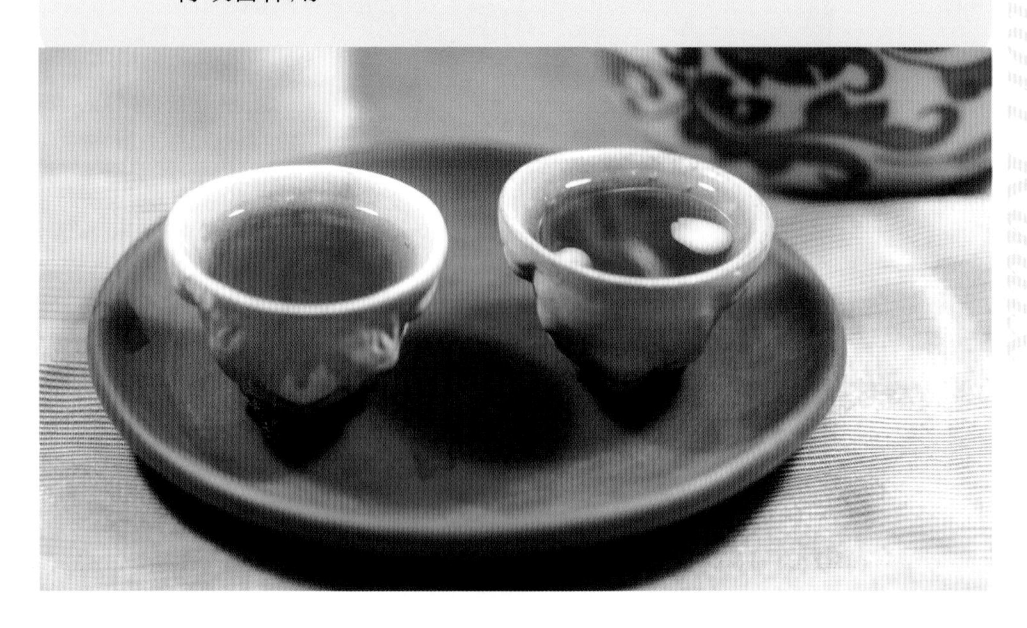

解表清熱養生藥材

菊花

辛涼解表

Chrysanthemi Flos

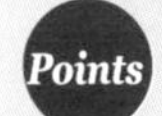 明目清肝，通利血脈

●別名：雛菊，杭菊，黃菊，白菊花，貢菊，黃菊花

●營養成分：菊苷、胺基酸、膽鹼、維生素A、維生素B、維生素E

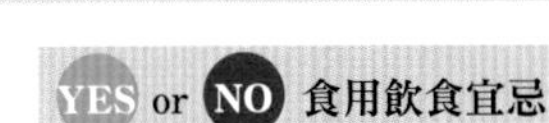

YES適用者	○ 一般人
NO不適用者	× 陽虛者 × 頭痛惡寒者

【考證文獻】：《神農本草經》

【藥用部位】：菊科菊花的乾燥頭狀花序。（*Chrysanthemum morifolium*）

【性味】：味甘、苦，性微寒。

【藥效歸經】：歸足厥陰肝經，手太陰肺經。

【養生功效】：明目清肝，除胸中煩熱，安腸胃清胃熱，利血脈。除此之外，菊花由於備受四氣，飽經霜露，因而得金水之精居多，具有疏風清熱，解毒的功效。

【單味用法】

內服：煎服泡茶或入丸散。

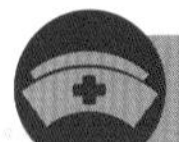

中醫師小叮嚀

陽虛或是頭痛惡寒者應忌用，而氣虛、胃寒、食少、泄瀉者則應少用。由於菊花能清上焦風熱、清頭目，故可用於外感風寒者。另外，因清肝明目的效果良好，所以能改善肝火上攻引起的目赤腫痛、結膜炎或是咽喉發炎。甚至還可平肝熄風，適用於肝風頭痛或是肝陽上亢之頭痛者。而現代藥理研究也認為，菊花對降血壓亦有不錯效用。

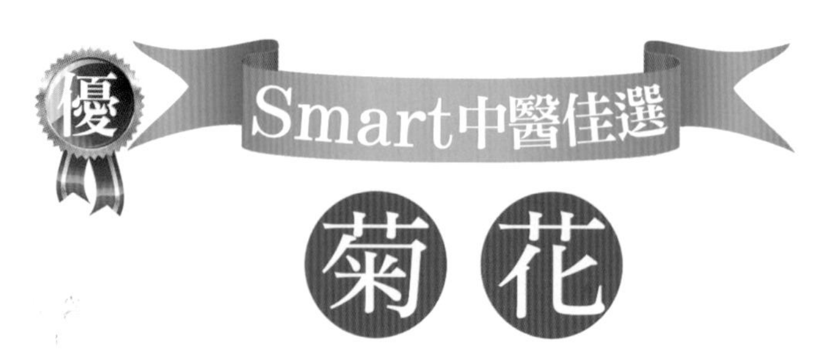

1. 藥材外形完整且乾燥。
2. 顏色白淨且花朵較大者。
3. 有清香氣味、無霉變者較佳。

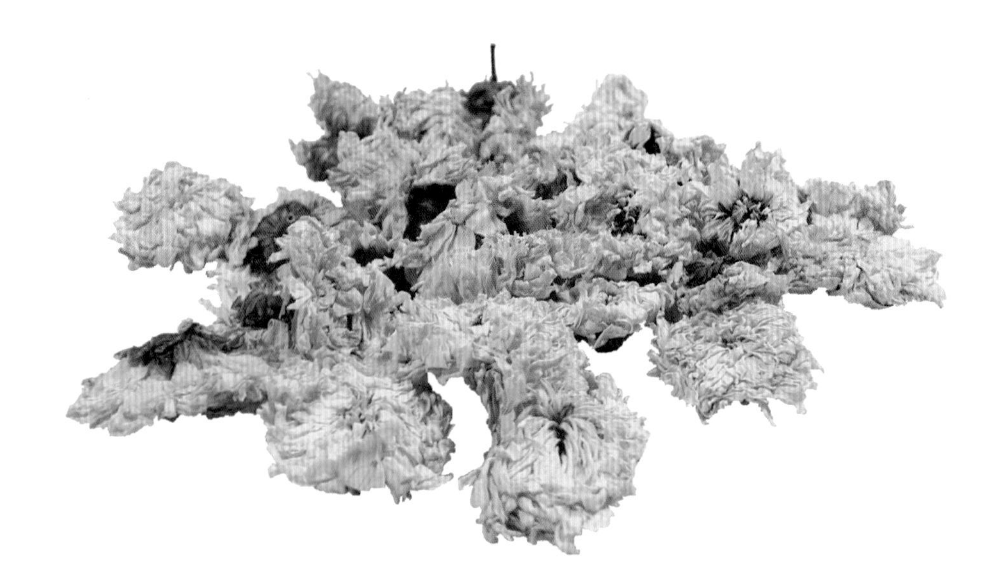

藥材小常識：

菊花在臨床上應用，有擴張冠狀動脈的作用，對於心血管疾病有改善效果；並且，菊花也是有名的明目藥方，對於視力減退、眼睛模糊疼痛與充血有良好作用；而因頭暈、暈眩，以及感冒所引起的發燒、血壓升高等還有緩解效果。

Best **推薦茶飲**

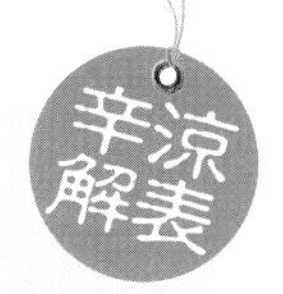

菊花煎

[抗老排毒 + 潤護肌膚]

菊花10~15克

將菊花放入鍋中，加適量清水煎煮15~20分鐘後，取汁服用，每日分兩次溫服即可。

調養功效

具有清熱解毒、延年益壽、延緩老化、護膚潤膚之功效。

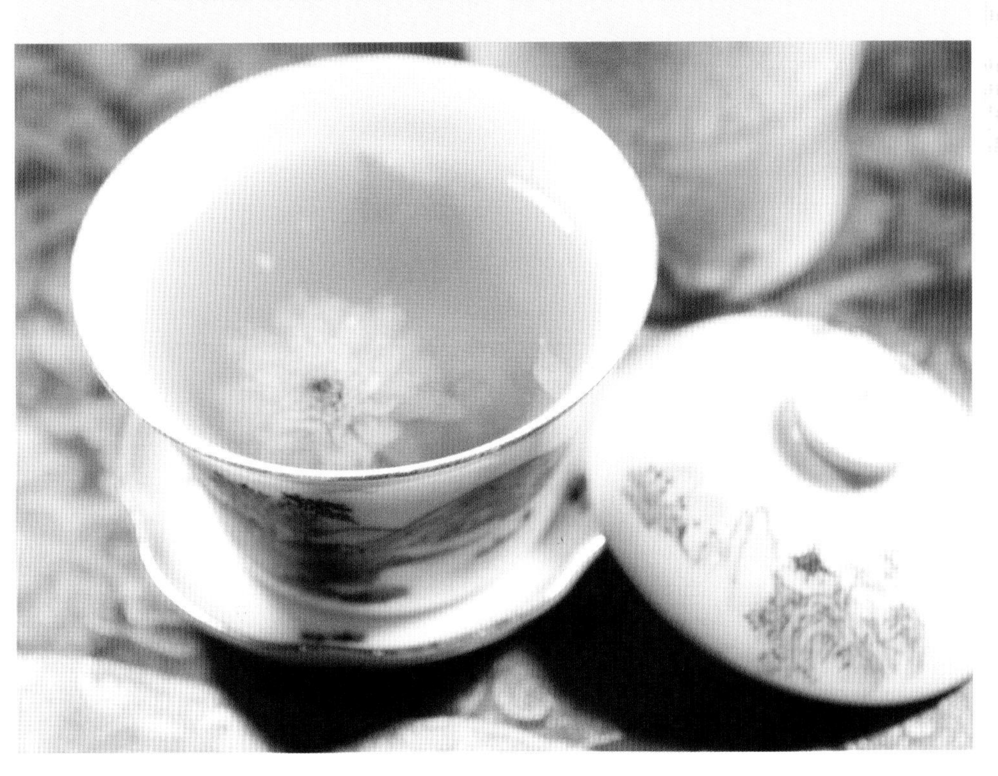

解表清熱養生藥材

葛根

辛涼解表

Puerariae Radix

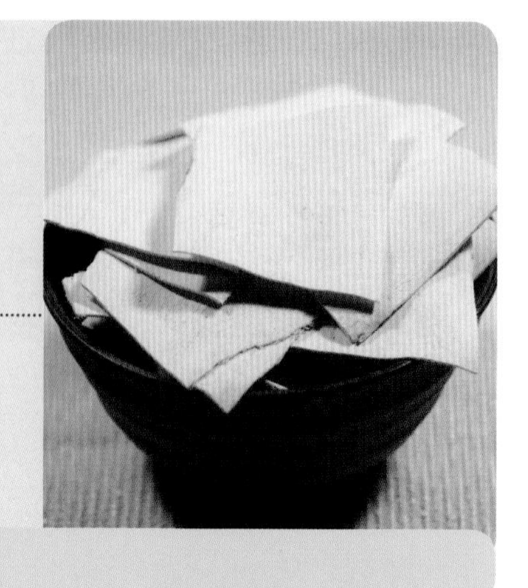

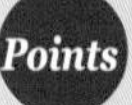 解肌退熱，升陽止瀉

●別名：乾葛、甘葛、粉葛、葛藤、葛麻茹、葛子根、葛條根

●營養成分：大豆素、大豆苷、葛根素、葛根素-7-木糖

YES or NO 食用飲食宜忌	
YES適用者	○ 一般人
NO不適用者	× 胃寒者

【考證文獻】：《神農本草經》

【藥用部位】：豆科植物野葛或甘葛藤的乾燥根。（野葛*Pueraria lobata* (Willd.) Ohwi；甘葛藤*Pueraria thomsonii* Benth.）

【性味】：味甘、辛，性平。

【藥效歸經】：歸足太陰脾經、足陽明胃經、手太陰肺經、足太陽膀胱經。

【養生功效】：解肌退熱，生津止渴，升陽止瀉、透發痲疹。

【單味用法】

內服：煎服10~15公克，或搗汁。

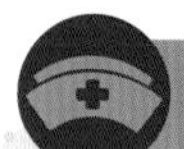

中醫師小叮嚀

葛根不可多服，否則將損傷胃氣，而由於性涼，故胃寒者服用後容易嘔吐，應當慎用；但對於脾胃虛弱泄瀉的症狀，葛根可謂是治療聖藥。通常市面上有粉葛根和野葛根兩種，其中粉葛根於春季清明節前於浙江、廣東所採收，質嫩，粉性大，筋少；野葛根則通常為秋季降霜之後採收，粉輕，筋多，色不美，且品質較差，故挑選時應當注意。

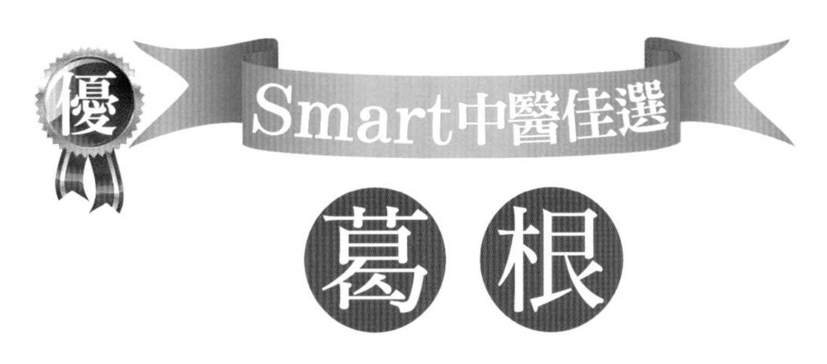

葛根

1. 葛根藥材呈縱切的長方形厚片，長約5~35公分，厚度約0.5~1公分。
2. 外皮有縱皺紋且觸之粗糙。
3. 斷面有明顯環紋，外皮呈粉白色澤。
4. 以有粉性、纖維少者為佳。

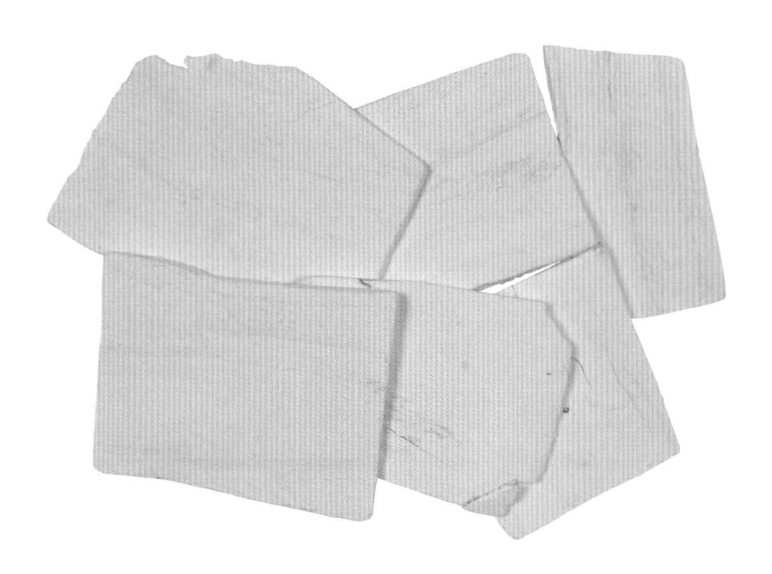

藥材小常識：

葛根其實是種用途廣泛的植物，其春季的嫩芽與新葉、花可供食用，藤蔓的纖維可作為布的原料。另外，葛花也可入藥，是解除宿醉的特效藥。

Best 推薦茶飲

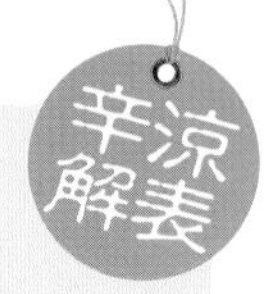

葛根茶

[護膚抗老 + 淡化疤痕]

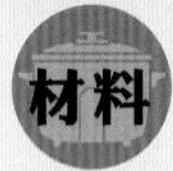

1. 葛根3~5公克
2. 冰糖適量

將葛根與冰糖一起放入杯中，沖入適量沸水，加蓋悶15~20分鐘即可。

調養功效

可維護肌膚潤澤，並有延緩老化、去疤除疣的美肌作用。

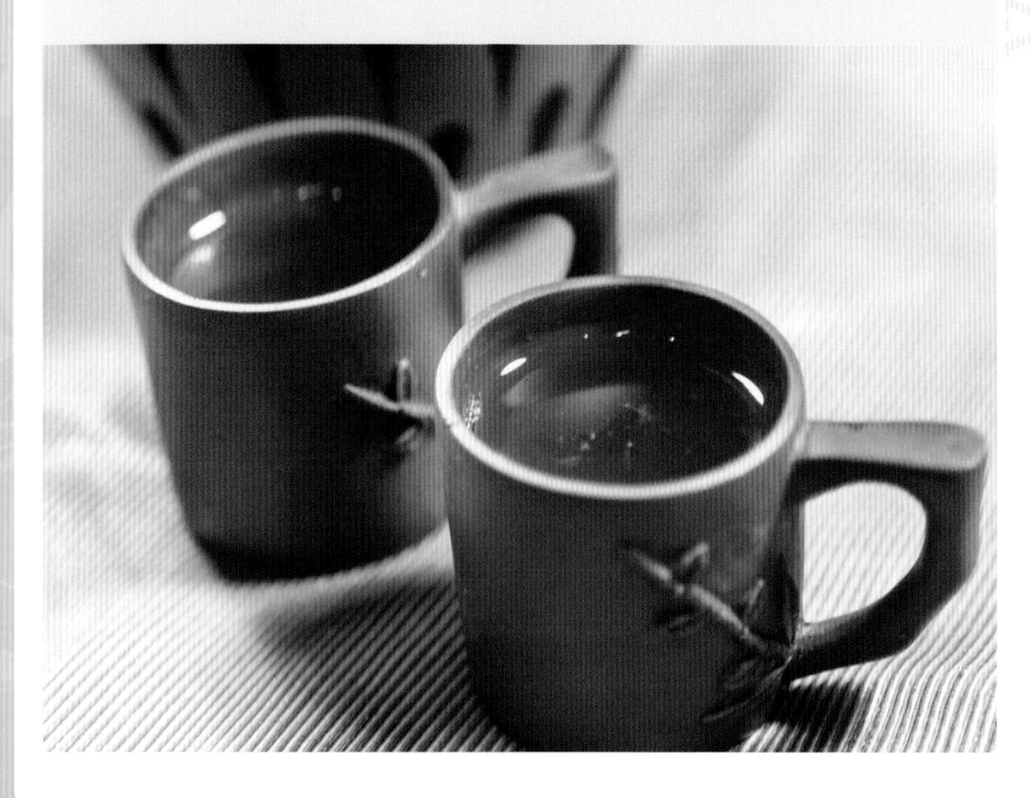

解表清熱養生藥材

蔓荊子

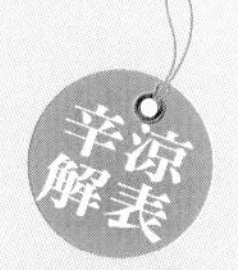

Viticis Trifoliae Fructus

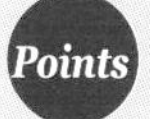

疏散風熱，清腦明目

●別名：蔓荊實、荊子、萬荊子、蔓青子

●營養成分：莰烯、蒎烯、蔓荊子黃素、γ-胺基丁酸

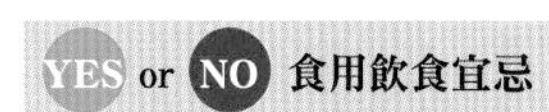

YES or NO 食用飲食宜忌	
YES適用者	○一般人 ○風熱感冒者
NO不適用者	×血虛有火之頭痛目眩者 ×胃虛者

【考證文獻】：《神農本草經》

【藥用部位】：馬鞭草科植物單葉蔓荊的乾燥成熟果實。

（*Vitex rotundifolia* L.）

【性味】：味辛、苦，性微寒。

【藥效歸經】：歸足厥陰肝經，足少陰腎經，足太陽膀胱經。

【養生功效】：能疏散風熱，清利頭目，消散頭部外染的邪氣。常與薄荷、菊花合用，以改善外感風熱所引起的頭痛頭暈。

【單味用法】

內服：煎服6~10公克，或浸酒，或入丸、散。

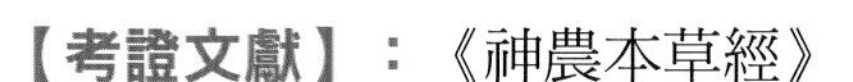

中醫師小叮嚀

血虛有火的頭痛目眩及胃虛者慎服。此外，臨床上經常將蔓荊子與槁本、川芎等配伍應用，改善頭風、頭痛等病症。而風邪所致的目赤腫痛、頭目昏暗者，可將蔓荊子與菊花、川芎、決明子等配伍服用。除了上述配伍外，當蔓荊子和菊花、蟬蛻一起合用時，還可舒緩風熱所造成的眼紅腫痛。

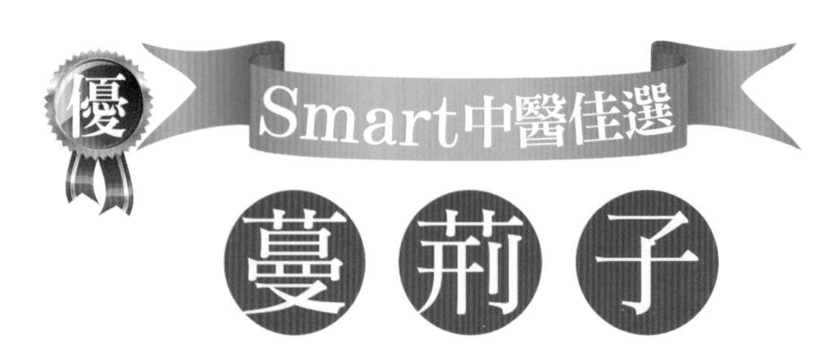

蔓荊子

1. 粒大飽滿，果實呈圓球狀。
2. 表面為灰黑色，但內果則為淡黃色。
3. 藥材以散發香氣、味辣者為佳。

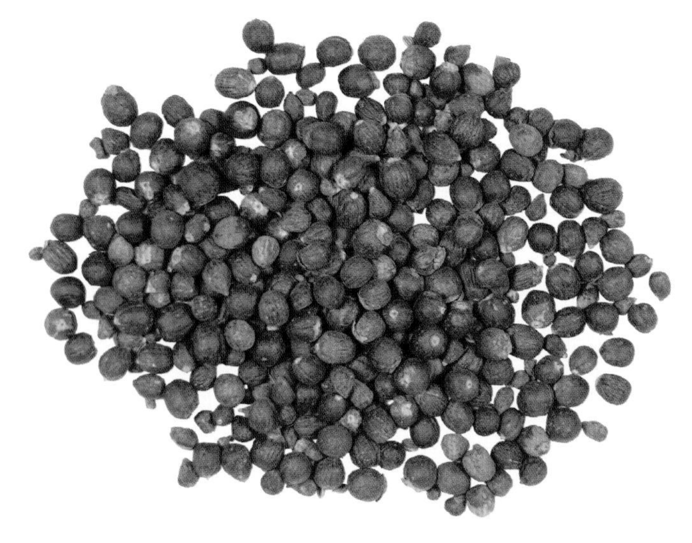

藥材小常識：

蔓荊子的外表為灰黑色或是烏黑色，並覆有白色粉霜，以放大鏡觀察，其實是毛茸。而蔓荊子因含揮發油，故具有止痛、退熱、鎮靜等作用。此外，蔓荊子能清利頭目，疏散風寒，因此可用於風熱感冒、偏頭痛、神經性頭痛之各種頭痛；也可用於動脈硬化高血壓、面紅頭昏，或是肝經風熱引起的目赤腫痛。

Best 推薦良粥

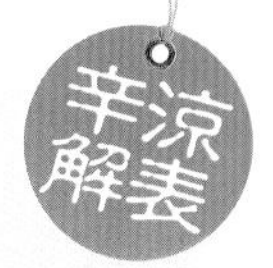

蔓荊子粥

[治療感冒 + 緩解疼痛]

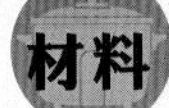
材料

1. 蔓荊子80~100克
2. 糙米250克
3. 白砂糖適量

作法

1. 將蔓荊子和糙米一起放入鍋中，加適量水，以小火煎煮。
2. 當煮至粥爛時，可依個人喜好加入適量白砂糖，攪勻後熄火即可食用。

調養功效

對於風熱感冒、頭痛、眼睛腫痛、四肢疼痛的症狀，有改善功效。

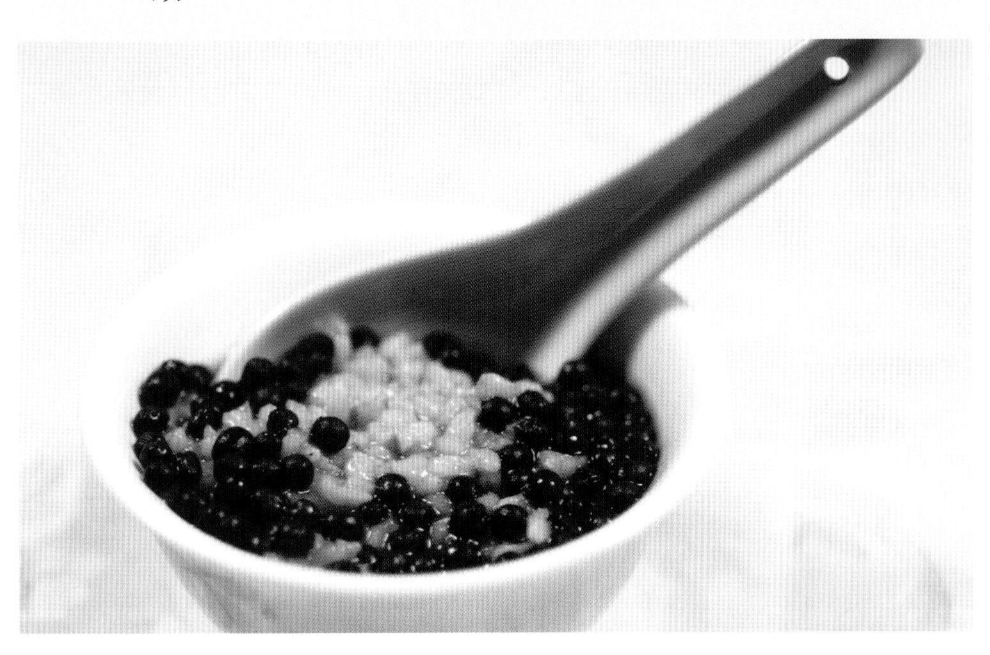

解表清熱養生藥材

蟬蛻

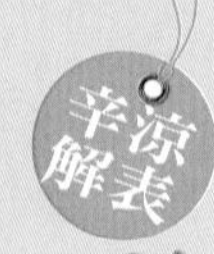

Periostracum Cicadae

Points 宣散風熱，祛風止痙

●別名：蟬殼、伏殼、蟬甲、蟬退殼、金牛兒、蟬退、蟬脫、蟬衣、知了皮

●營養成分：甲殼素、蛋白質、胺基酸、有機酸

YES or NO 食用飲食宜忌	
YES適用者	○ 一般人
	○ 皮膚搔癢者
NO不適用者	× 孕婦

【考證文獻】：《證類本草》

【藥用部位】：蟬科黑蚱幼蟲羽化後所脫落的殼。（*Crptotympana pustulata* Fabricius.）

【性味】：味甘、鹹，性涼。

【藥效歸經】：歸手太陰肺經，足厥陰肝經。

【養生功效】：宣散風熱，透疹利咽，退翳明目，祛風止痙、風疹搔癢、小兒驚癇、疔瘡腫毒、破傷風等各種疾病。

【單味用法】

內服：煎服3~6公克，或入丸、散。

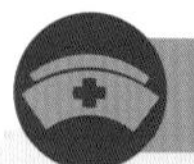

中醫師小叮嚀

孕婦須慎服，以免產生副作用。此外，根據明代李時珍《本草綱目》記載：「蟬，主療皆一切風熱證，古人用身，後人用蛻。大抵治臟腑經絡，當用蟬身；治皮膚瘡瘍風執，當用蟬蛻。」又云：「蟬蛻治頭風眩運，皮膚風熱，痘疹作癢，破傷風，大人失音，驚哭夜啼之證。」此為李時珍進一步解釋蟬之身、蛻對人體的療效。

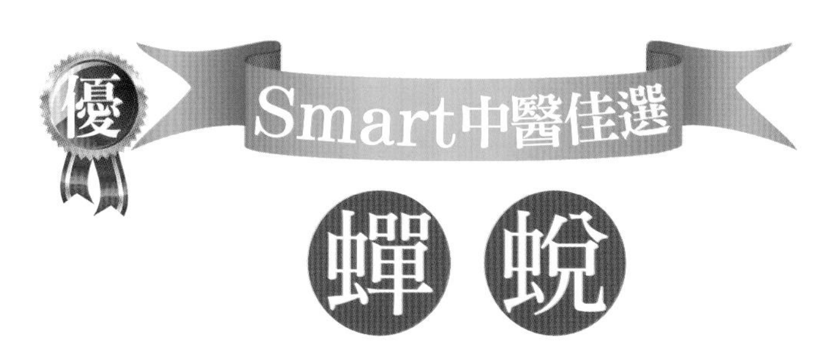

1. 全形似蟬但內部中空，稍彎曲。身長約4公分，寬則約2公分。
2. 其頭部雖有一對絲狀觸角，但大多已斷落。
3. 腹部鈍圓，且腹面有三對足。
4. 表面乾燥且以金黃色、透出紅色與光澤者為佳。

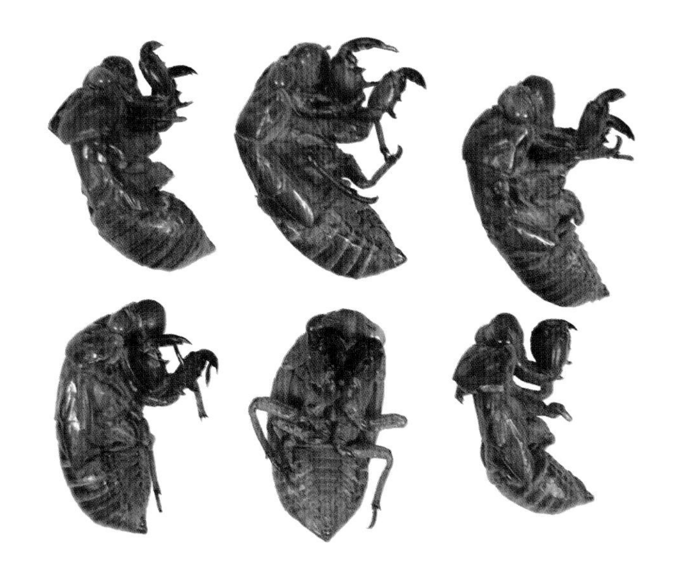

藥材小常識：

蟬蛻為蟬的幼蟲在轉變為成蟲時所脫下的殼，以夏秋季節為多，並是廣泛應用於臨床治療上的藥材。中醫學者也認為，蟬蛻可緩解麻疹透發不順暢、因風疹所引起的搔癢、小兒驚癇、眼睛發紅、翳障等各種疾病。

Best 推薦茶飲

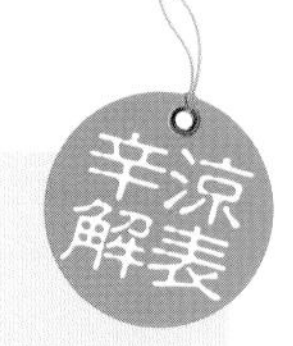

銀花生地茶

[改善紅斑 + 除濕止癢]

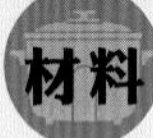
材料

1. 蟬蛻5~10公克
2. 金銀花10~15公克
3. 白蘚皮10~15公克
4. 防風10~15公克
5. 牡丹皮10~15公克
6. 生地15~20公克
7. 桑白皮10~15公克
8. 紅糖適量

作法

將所有藥材洗乾淨後，全部倒入鍋中。加適量水，煎煮約30~40分鐘。取其湯汁後，依個人喜好加入適量紅糖，即可飲用。

調養功效

可改善皮膚突然出現的紅斑、搔癢等不適。此外，茶飲中的白蘚皮雖然有強烈的羊羶味，但對清熱解毒和除溼止癢具有良好效果，常用於各種搔癢性的皮膚問題。

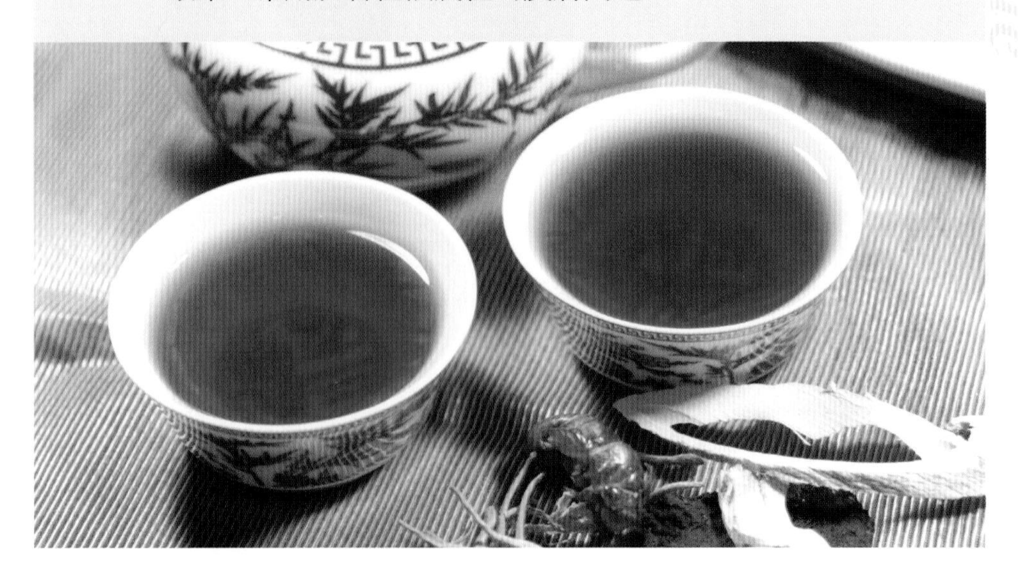

解表清熱養生藥材

浮小麥

辛涼解表

Triticilevis Fructus

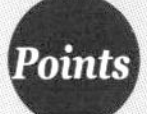 益氣養心，退熱除煩

別名：小麥

營養成分：澱粉、蛋白質、醣類、糊精、脂肪、粗纖維

YES or NO 食用飲食宜忌	
YES適用者	○ 一般人
NO不適用者	× 陰陽兩虛所致自汗盜汗者

【考證文獻】：《本草蒙筌》

【藥用部位】：禾本科植物麥的未成熟瘦小麥粒。（*Triticum aestivum* L）

【別名】：小麥。

【性味】：味甘，性涼。

【藥效歸經】：歸手少陰心經，足太陰脾經，足少陰腎經。

【養生功效】：止汗，退熱除煩。

【單味用法】

內服：煎服9~15公克，或炒焦研末。

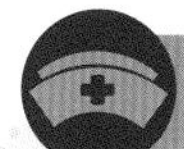

中醫師小叮嚀

浮小麥畏漢椒、蘿蔔，故應謹慎服用。而根據《本草彙言》記載：「浮小麥即小麥之皮，枯浮無肉，體輕性燥，善除一切風濕在脾胃中。如濕勝多汗，以一、二合炒燥煎湯飲。倘屬陰陽兩虛，以致自汗盜汗，非其宜也。」故陰陽兩虛所致自汗、盜汗者不宜。而現今研究表示，浮小麥具有止汗、鎮靜、抗利尿的功用，並含有豐富的維生素B群，可改善腳氣病、口角炎、維生素B缺乏等病症。

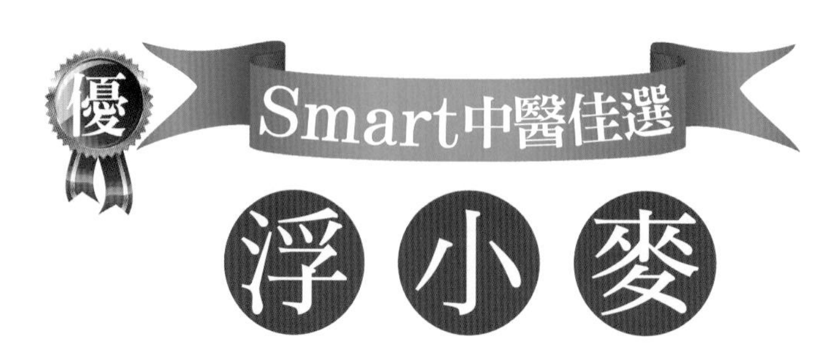

浮小麥

1. 顆粒均勻呈橢圓形，長約0.2~0.6公分，直徑則約0.2~0.4公分。
2. 表面為淺黃棕色或黃色，皮略皺。
3. 以顆粒均勻、表面有光澤，能輕浮在水面上者為佳。

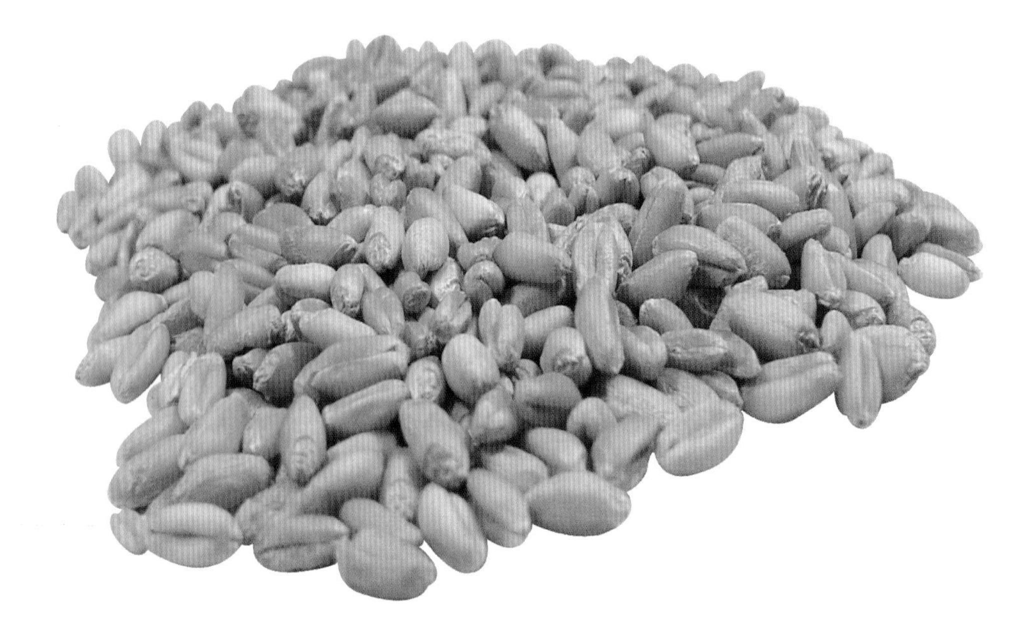

藥材小常識：

「浮小麥」顧名思義就是輕浮於水面上的小麥，但市面上則多是質地堅硬的實心小麥，與其前述不同。而浮小麥有益氣、養心、除熱的功效，故無論是陽虛自汗或是陰虛盜汗者，皆可運用。

Best **推薦茶飲**

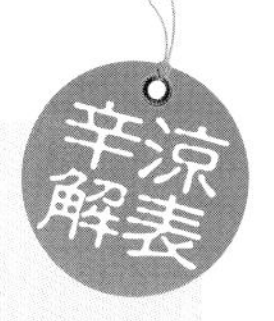

豆麥清心茶

[增進記憶 + 清心除煩]

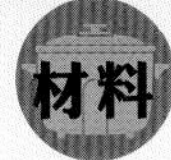
材料

1. 浮小麥30~35公克
2. 黑豆30~35公克
3. 蓮子5~10顆
4. 黑棗5~10顆
5. 冰糖適量

作法

1. 將所有藥材洗乾淨，放入鍋中。
2. 加適量水煎煮至滾沸，取其湯汁，再依個人喜好放入適量冰糖即可飲用。

調養功效

有增強記憶力的效果，但腹脹、腹瀉者要慎服。

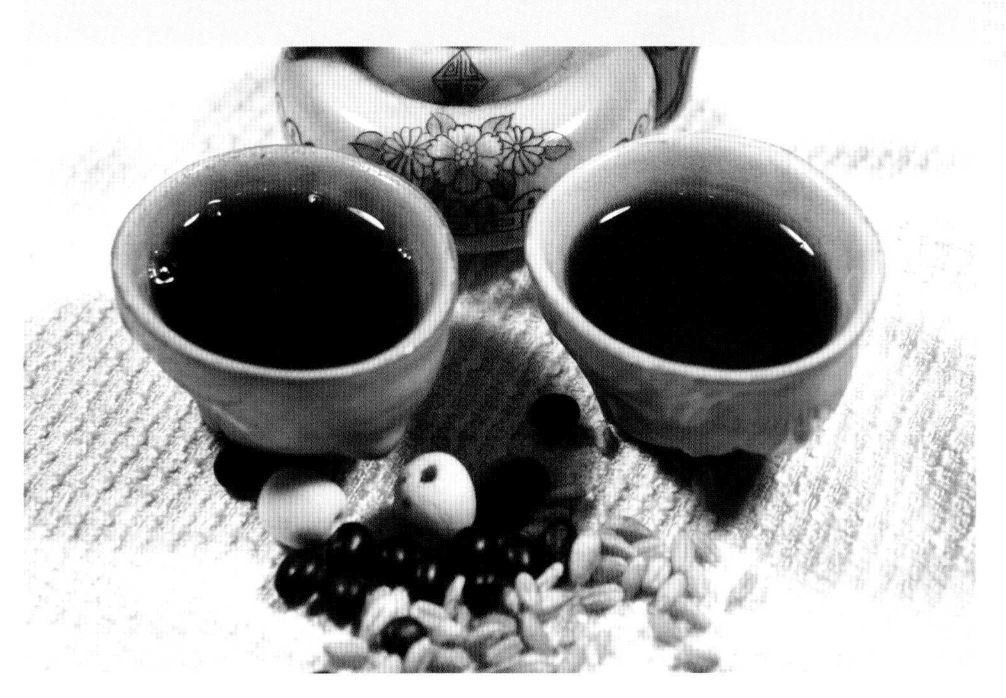

解表清熱養生藥材

決明子

清熱瀉火

Cassiae Torae Semen

Points 祛風清熱，降壓潤腸

●別名：草決明、馬蹄決明、狗屎豆、假綠豆、羊明、羊角、馬蹄子、夜拉子

●營養成分：大黃酚、大黃素、火明素、橙黃決明素、維生素A

YES or NO 食用飲食宜忌	
YES適用者	○ 一般人
	○ 便祕者
	○ 目赤紅腫者
NO不適用者	× 脾虛泄瀉者
	× 血壓低者

【考證文獻】：《神農本草經》

【藥用部位】：豆科植物頓葉決明或是小決明的乾燥成熟種子。

（頓葉決明*Cassia obtusifolia* L.；小決明*Cassia tora* L.）

【性味】：味鹹、苦，性平、涼。

【藥效歸經】：歸足厥陰肝經，足少陽膽經，足少陰腎經。

【養生功效】：祛風清熱，解毒利濕，潤腸。而炒後的決明子，因寒瀉之性緩合，故有養腎平肝之效。

【單味用法】

內服：煎服10~15公克或研末。

中醫師小叮嚀

決明子惡大麻子，故應謹慎配伍，而有脾虛泄瀉和血壓低者則應慎用。此外，市面上常將大、小決明一起混用，而「大決明」其實就是頓葉決明，在本草裡又稱為「馬蹄決明」，而也有人誤解望江南的種子就是馬蹄決明，故應注意其名稱，避免混淆。

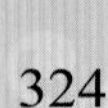

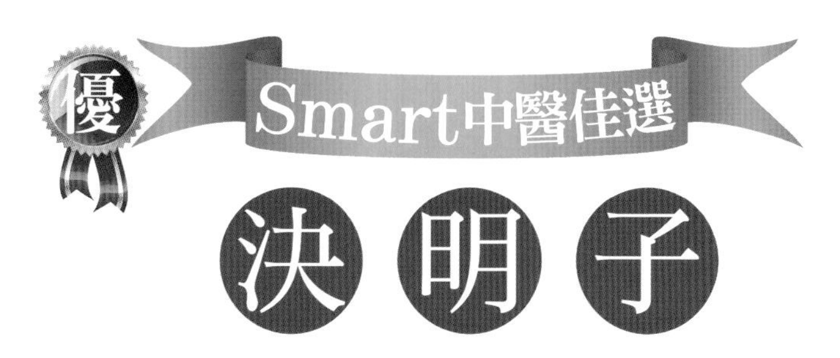

決明子

1. 顆粒均勻，且質地肥厚、堅硬。

2. 外表有光澤感。

3. 以無雜質、無泥土者為佳。

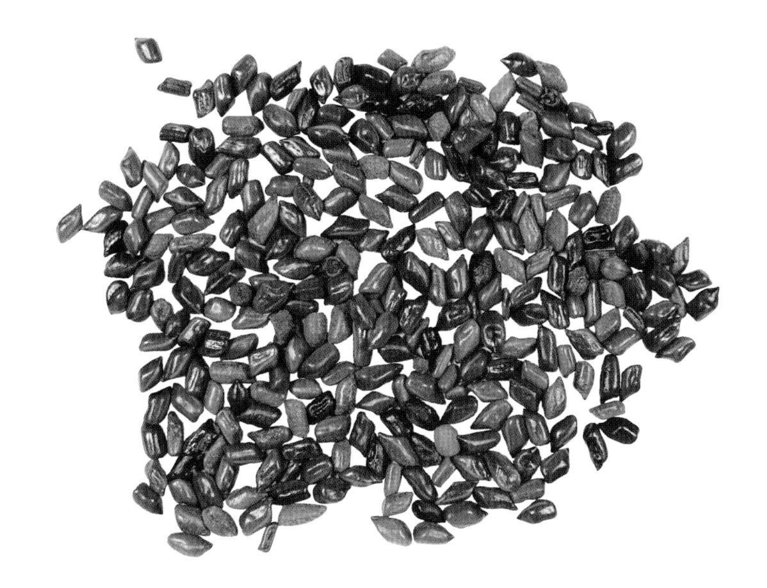

藥材小常識：

根據現代研究證明，決明子含有多種維生素和豐富胺基酸、脂肪、碳水化合物等營養，且其保健功效近年來已受到大眾重視。而決明子有降低血清膽固醇和血壓的功效，故對於血管硬化和高血壓者有不錯療效。

Best 推薦茶飲

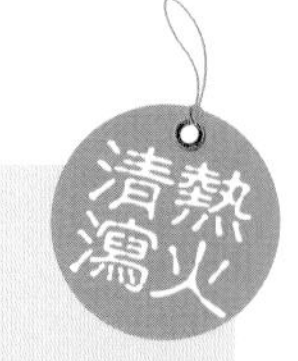

決明子煎

[明目護膚 + 瘦身通便]

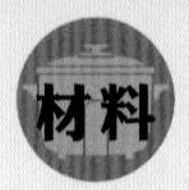

決明子10~15公克

將決明子放入杯中，用沸水沖泡，加蓋悶5~10分鐘即可飲用。

調養功效

可減肥通便、明目潤膚，對目赤紅腫、視力模糊有改善效果。

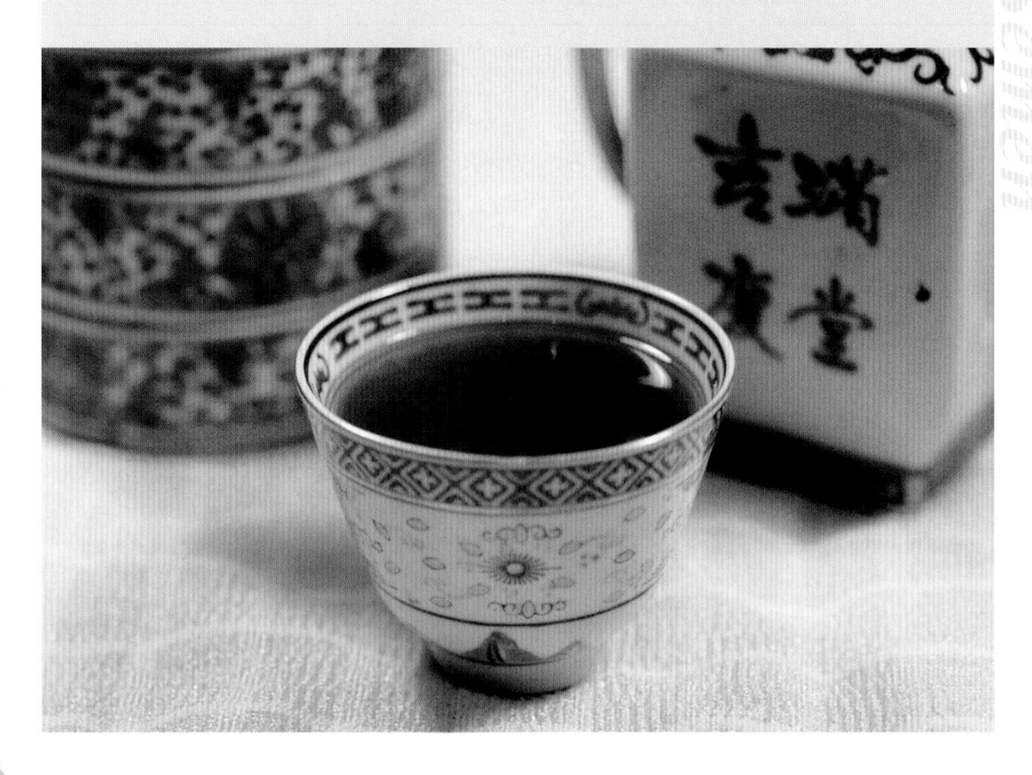

解表清熱養生藥材

知母

清熱瀉火

Anemarrhenae Rhizoma

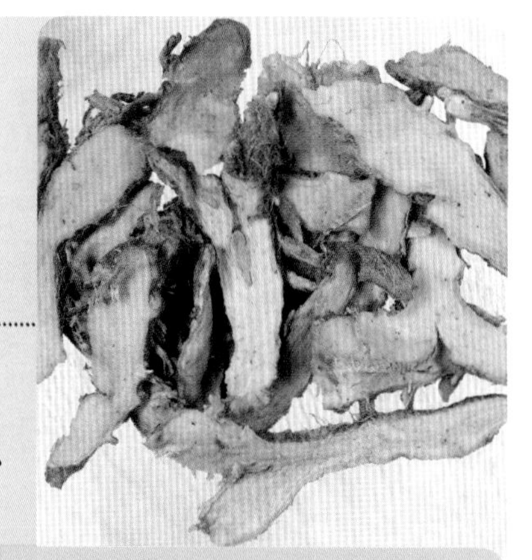

Points 清心除熱，生津潤燥

別名：野蓼、貨母、芪母、女雷、女理、苦心、兒草、山韭菜、羊鬍子根

營養成分：多種甾體皂苷、黏液質

YES or NO 食用飲食宜忌	
YES適用者	○ 一般人 ○ 胃陰虛者 ○ 便祕者
NO不適用者	× 脾胃虛寒者 × 大便溏泄者

【考證文獻】：《神農本草經》

【藥用部位】：百合科植物知母的根莖。（*Anemarrhena aspkodeloides* Bge.）

【性味】：味苦，性寒。

【藥效歸經】：歸手太陰肺經、足陽明胃經、足少陰腎經。

【養生功效】：清熱瀉火，滋陰潤燥，止渴除煩。多用於肺、胃有實熱之症。除清實熱外，尚可改善腎火上亢，遺精等症。

【單味用法】

內服：煎服6~12 公克，或入丸、散。

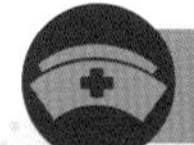

中醫師小叮嚀

知母性味苦寒而不燥，上能清肺，中能涼胃，下能瀉腎火，既能清實熱，又可退虛熱，唯其滋陰生津的功能較弱。但由於知母可潤燥滑腸，故脾胃虛寒，大便溏泄者忌服。此外，針對消渴症出現的口渴、多飲、多吃、多尿之不適症者有改善作用。

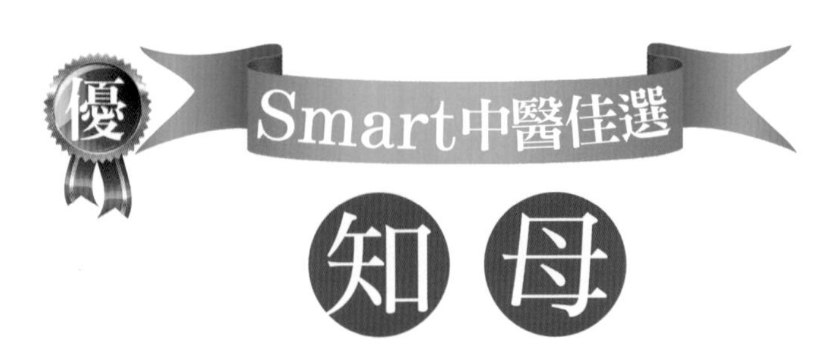

1. 呈長條圓狀，微彎曲且肥大。
2. 質地滋潤、堅硬且易折斷。
3. 斷面為黃白色，味微甜、微苦，嚼之帶黏性者為佳。

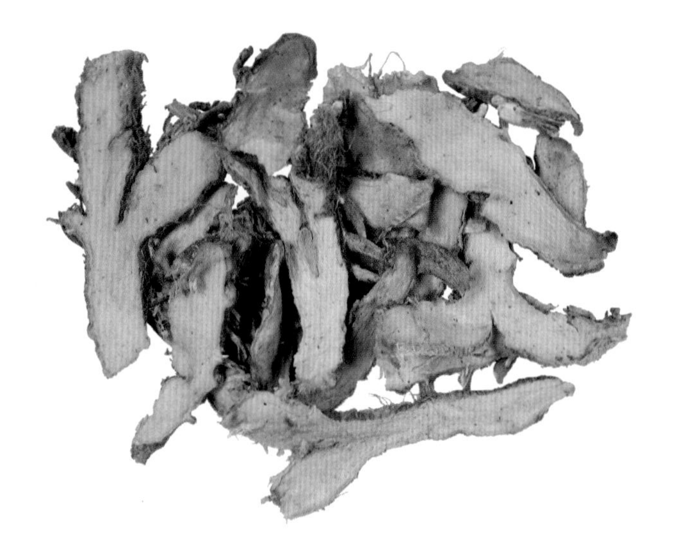

藥材小常識：

知母通常在春、秋兩季採集，而根據處理方式的不同，其名稱也會相異：如除去鬚根和泥沙並曬乾者，稱之為「毛知母」；去除外皮而曬乾者，則常稱為「知母肉」或是「光知母」。而有關知母的功效有四：一瀉無根之腎火；二療有汗的肺痨；三退虛勞發熱；四為滋腎陰，由此可知，其療效甚多。

Best 推薦茶飲

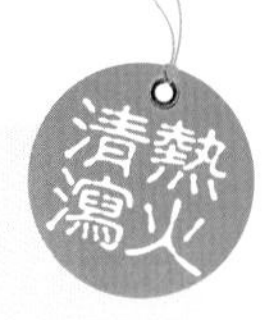

麥冬知母茶

[治療便祕 + 改善口乾]

材料

1. 知母10~15公克
2. 麥門冬15~20公克
3. 玉竹10~15公克
4. 沙參25~30公克
5. 蜂蜜適量

作法

1. 將所有藥材洗乾淨，放入鍋中。加適量水，煎煮約40~50分鐘。
2. 取其湯汁，依個人喜好加入蜂蜜即可飲用。

調養功效

對於胃陰虛、便祕、口咽乾燥等症狀有改善功效。

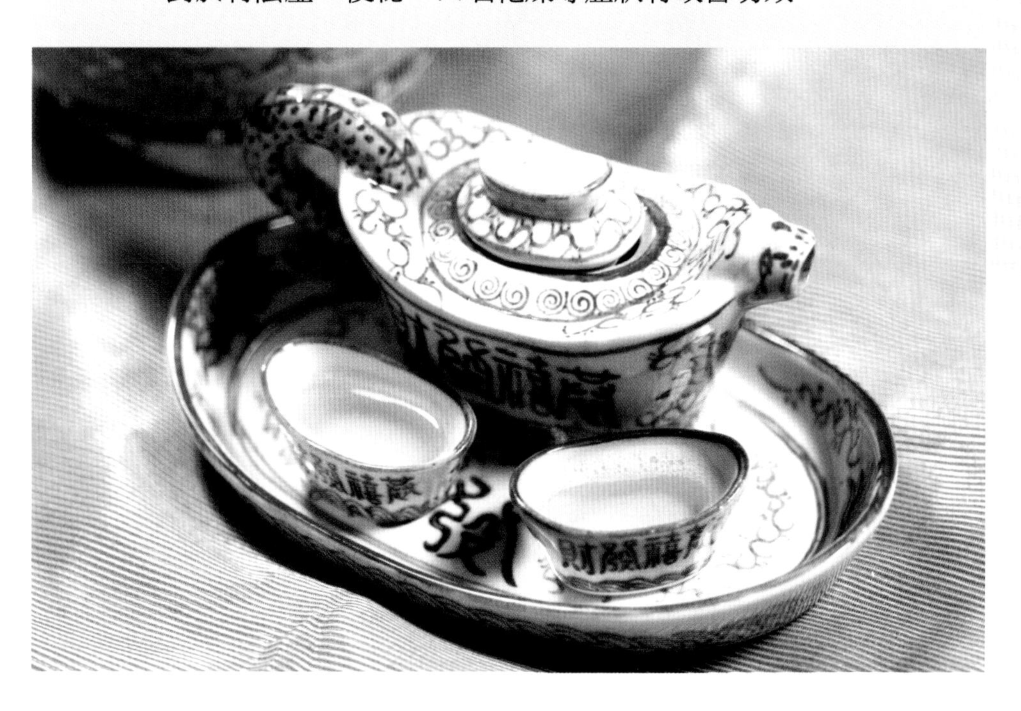

解表清熱養生藥材

龍膽

清熱瀉火

Gentianae Radix

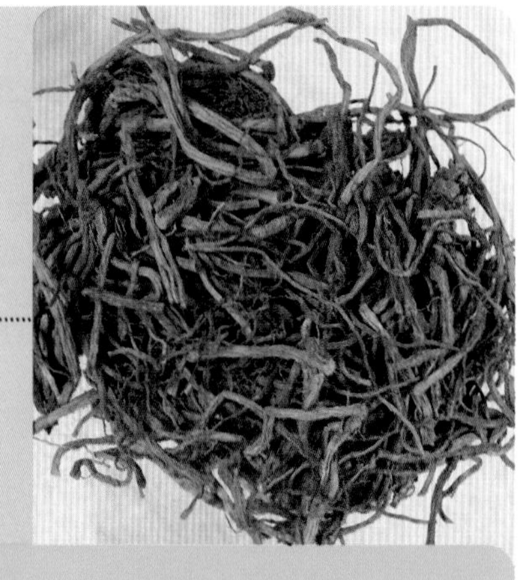

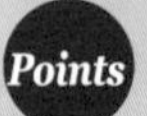

清熱燥濕，促進胃液

●別名：牛陵游、草龍膽、龍膽草、苦龍膽草、地膽草、膽草、山龍膽、四葉膽

●營養成分：龍膽苦苷、龍膽鹼、龍膽黃素、龍膽糖

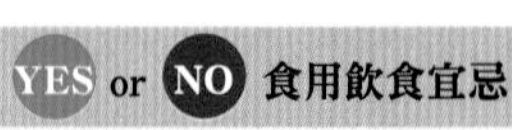

YES or NO 食用飲食宜忌	
YES適用者	○ 一般人
	○ 實證者
NO不適用者	× 脾胃虛弱泄瀉者
	× 無溼熱實火者

【考證文獻】：《神農本草經》

【藥用部位】：龍膽科龍膽草，三花龍膽，堅龍膽的乾燥根和根莖。
（龍膽草*Gentiana scabra* Bunge；三花龍膽*Gentiana triflora* Pall.；堅龍膽*Gentiana rigescens* Franch.）

【性味】：味苦，性寒。

【藥效歸經】：歸足厥陰肝經，足少陽膽經。

【養生功效】：清熱燥濕，瀉肝定驚。

【單味用法】

內服：煎服3~6 公克，或入丸、散。

外用：取適量龍膽，煎水洗或研末調擦。

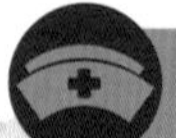

中醫師小叮嚀

脾胃虛弱泄瀉及無溼熱實火者忌服，並禁止空腹食用。此外，龍膽含龍膽苦苷、當藥苷等多種生物鹼，故可刺激胃液分泌，建議在飯前使用較好。

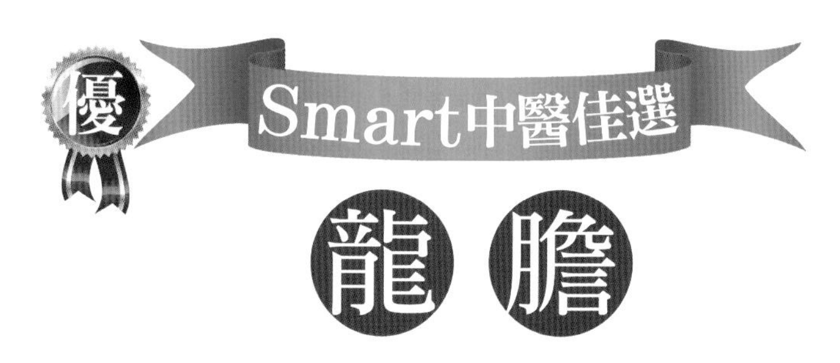

龍膽

1. 藥材乾燥，且根條較粗大飽滿。
2. 其根上部有環紋。
3. 外表無泥土，且嚐之有極苦味者較佳。

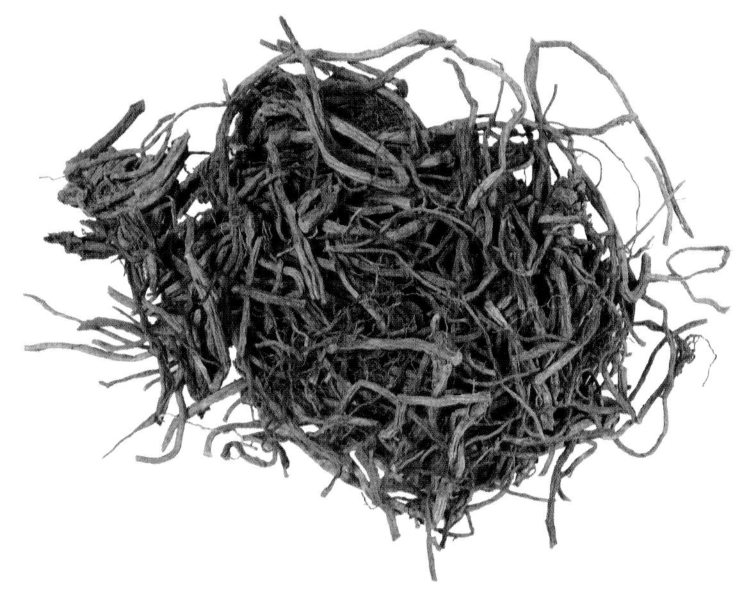

藥材小常識：

在市面上，龍膽常見的品種可分為關龍膽和川龍膽兩種。其中，關龍膽產於東北、黑龍江、內蒙古、吉林一帶，其蘆頭較長，鬚根直而粗壯，表皮有橫紋，質柔而扁，品質較佳；而川龍膽多產於雲南、貴州，再經四川出貨，其品質較差。

Best 推薦茶飲

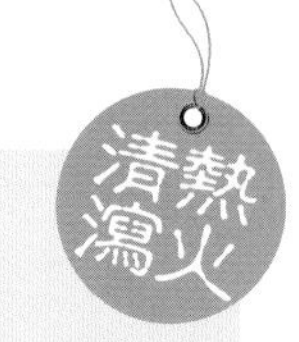

龍膽茶

[清肝瀉火 + 預防濕疹]

1. 龍膽3~5公克
2. 綠茶包1個
3. 白糖適量

1. 將龍膽研磨成粉末，和綠茶包一起放入杯中。
2. 以適量沸水沖泡，加蓋悶15~20分鐘後，依個人口味加入適量白糖，即可飲用。

調養功效

有清肝瀉火，預防濕疹和粉刺的功效。

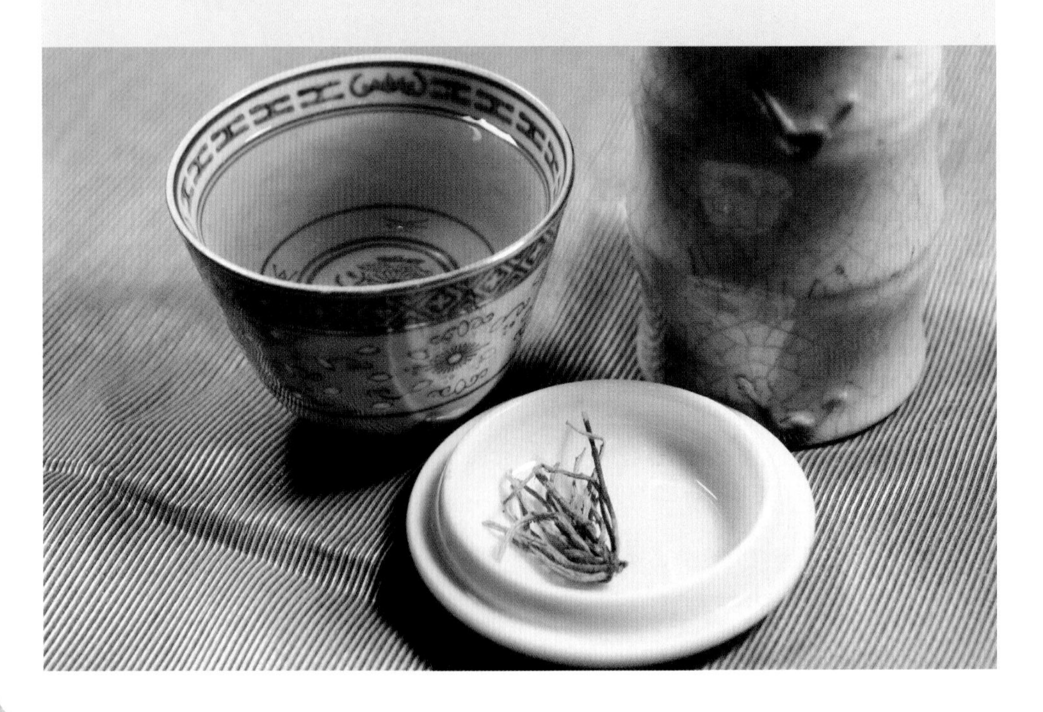

解表清熱養生藥材

黃芩

清熱燥濕

Scutellariae Radix

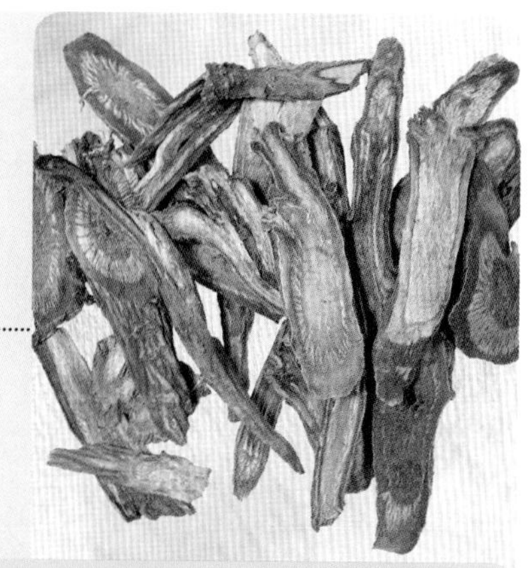

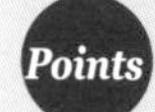 利氣消痰，涼血解毒

別名：黃文、虹勝、經芩、空腸、子芩、條芩、元芩、山茶根、黃金條根

營養成分：多種黃酮類化合物，主要為黃芩苷、黃芩素、漢黃芩素

YES or NO 食用飲食宜忌	
YES適用者	○ 一般人 ○ 熱病者
NO不適用者	× 脾肺虛熱者

【考證文獻】：《神農本草經》

【藥用部位】：脣形科植物黃芩的乾燥根。（*Scutellaria baicalensis* Georgi）

【性味】：味苦，性寒。

【藥效歸經】：歸手太陰肺經，手少陰心經，足厥陰肝經，足少陽膽經，手陽明大腸經。

【養生功效】：改善肺熱咳嗽，肝火頭痛，目赤腫痛，濕熱黃疸，以及因熱病導致的高熱神昏者。

【單味用法】

內服：煎服3~9公克或入丸、散。

外用：取適量黃芩，煎水洗或研末調敷。

中醫師小叮嚀

脾肺虛熱者忌服黃芩。而黃芩依所需藥性不同可分成生品和酒炙品：其中生品清熱瀉火力強，多用於熱病、濕溫、黃疸等；酒炙品藉酒性升散，引藥入血分，可向上升騰，故用於上部積血失血，上焦肺熱咳喘者。

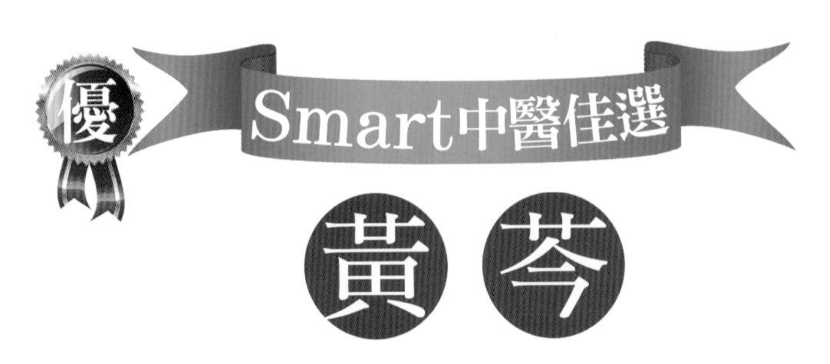

黃芩

1. 身形呈條狀且長，藥材約長8~25公分，直徑為1~3公分。
2. 質地堅實而脆，且易折斷。
3. 表面呈黃色，氣微、味苦者為佳。

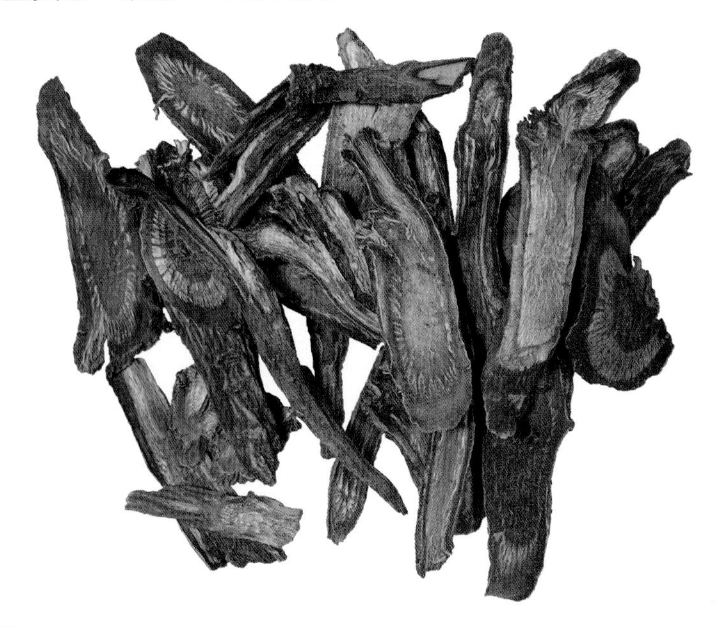

藥材小常識：

黃芩與黃柏、黃連的名稱不僅相似，並還有清熱燥濕，瀉火解毒的共同點。而相異處則是黃芩可清上焦溼熱，瀉肺火，並能止血安胎；而黃連則長於清中焦溼熱，瀉心胃之火；黃柏則是清下焦溼熱，瀉腎火，退虛熱，以上為其療效的相同與相異點，民眾應有所區分。

Best 推薦茶飲

黃芩飲

[清熱解毒 + 止咳化痰]

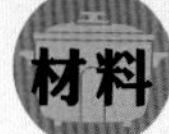

1. 黃芩3~5克
2. 板藍根4~7克
3. 桔梗5~8克
4. 連翹3~5克
5. 紅糖適量

1. 將所有藥材洗乾淨，放入鍋中加水煎煮。
2. 煎煮藥湯至剩一半時，熄火，取出湯汁即可飲用。

調養功效

黃芩可清熱瀉火，桔梗能化痰止咳，連翹和板藍根則有解毒的功效，為一療效甚佳的養生茶飲。

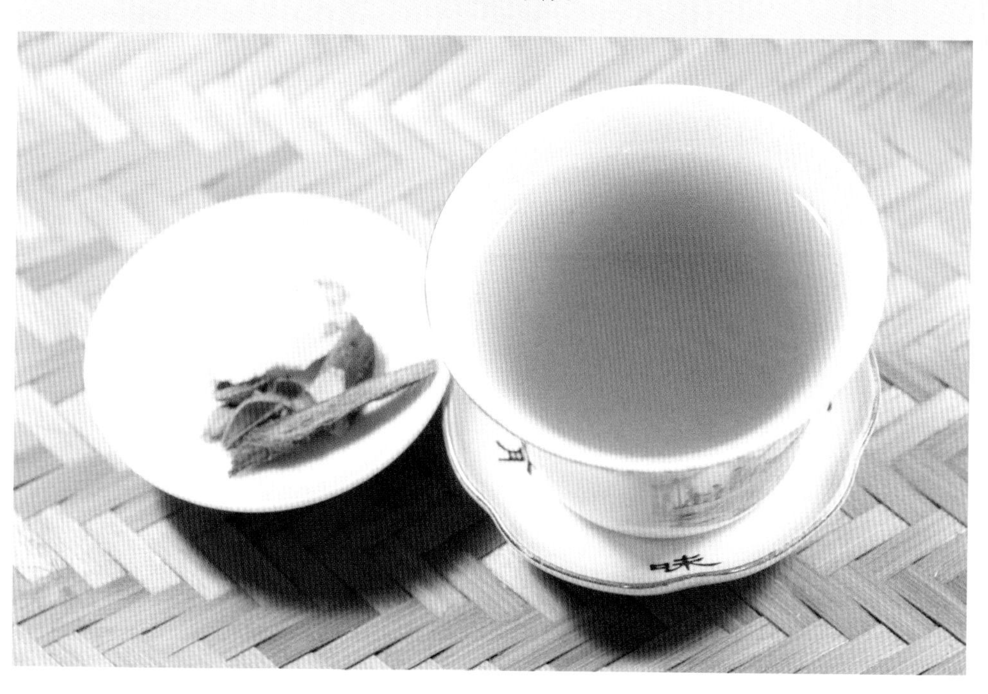

解表清熱養生藥材

黃連

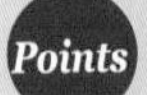

Coptids Rhizoma

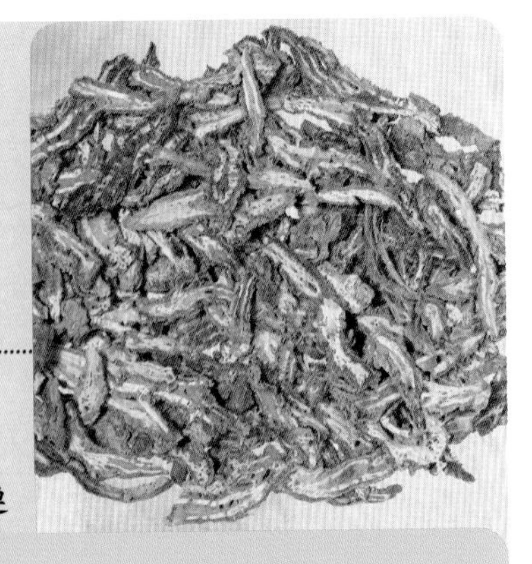

Points 清熱燥濕，瀉火解毒

●別名：王連、支連、川連、雅連、雲連、野連、雞爪黃連

●營養成分：小檗鹼（黃連素）、甲基黃連鹼

YES or NO	食用飲食宜忌
YES適用者	○ 一般人
	○ 胃腸濕熱者
NO不適用者	× 脾虛泄瀉者
	× 肺胃虛寒者

【考證文獻】：《神農本草經》

【藥用部位】：毛莨科黃連或是三角黃連或是雲南黃連的根莖。
（黃連*Coptis chinensis* Franch.；三角黃連*C. deltoidea* C. Y. Chang et Hsiao；雲南黃連*C. teeta* Wallich）

【性味】：味苦，性寒。

【藥效歸經】：歸手少陰心經，足陽明胃經，足厥陰肝經，足少陽膽經，手陽明大腸經。

【養生功效】：瀉火解毒，清熱燥溼。

【單味用法】

內服：煎服3~10公克或入丸散。

外用：研末調敷。

中醫師小叮嚀

凡有胃寒嘔吐，脾虛泄瀉者，禁用黃連。而黃連依其所需藥性不同，可分成生品、酒炙品：生品的苦寒之性較強，擅長清心火，多用於心火亢盛，煩燥失眠者；而酒炙品可清上焦之熱，多用於肝火偏旺者。

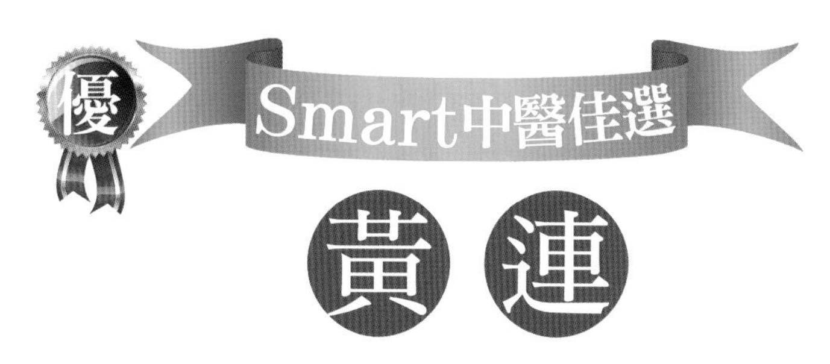

黃連

1. 質地堅硬且藥身乾燥。
2. 藥材斷面有菊花心紋路。
3. 將藥材投入水中時，水會被染成黃色。

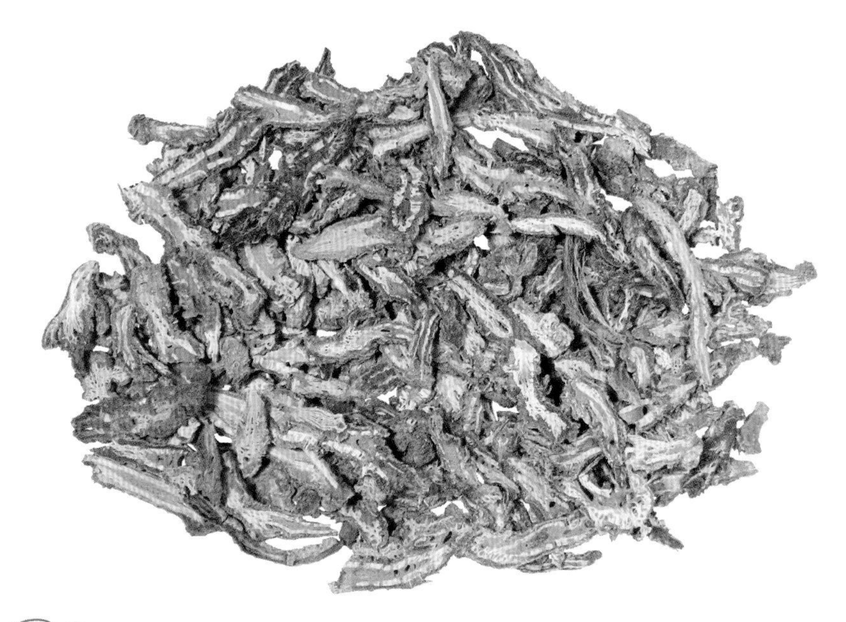

藥材小常識：

黃連的味苦可謂是人盡皆知，由於黃連的根莖含有百分之七的黃連素，故其苦味相當重。此外，黃連所含的小蘗鹼、黃連鹼等多種生物鹼有明顯的抗菌作用，對抑制金黃色葡萄球菌、痢疾桿菌等尤其顯著，甚至對降血壓、利膽等皆有良好功效。

Best 推薦茶飲

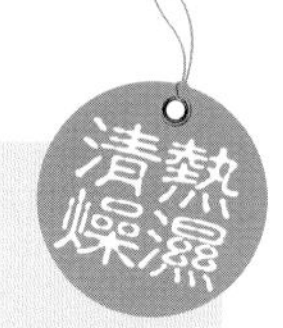

黃連解毒湯

[治療痤瘡 + 潤護肌膚]

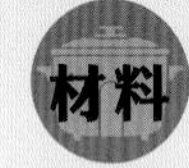

材料

1. 黃連5~10公克
2. 黃柏5~10公克
3. 黃芩5~10公克
4. 梔子5~10公克

作法 將此四味藥材放入清水煎煮30分鐘，取湯汁服用即可。

調養功效

可治療痤瘡，並有潤膚功效。

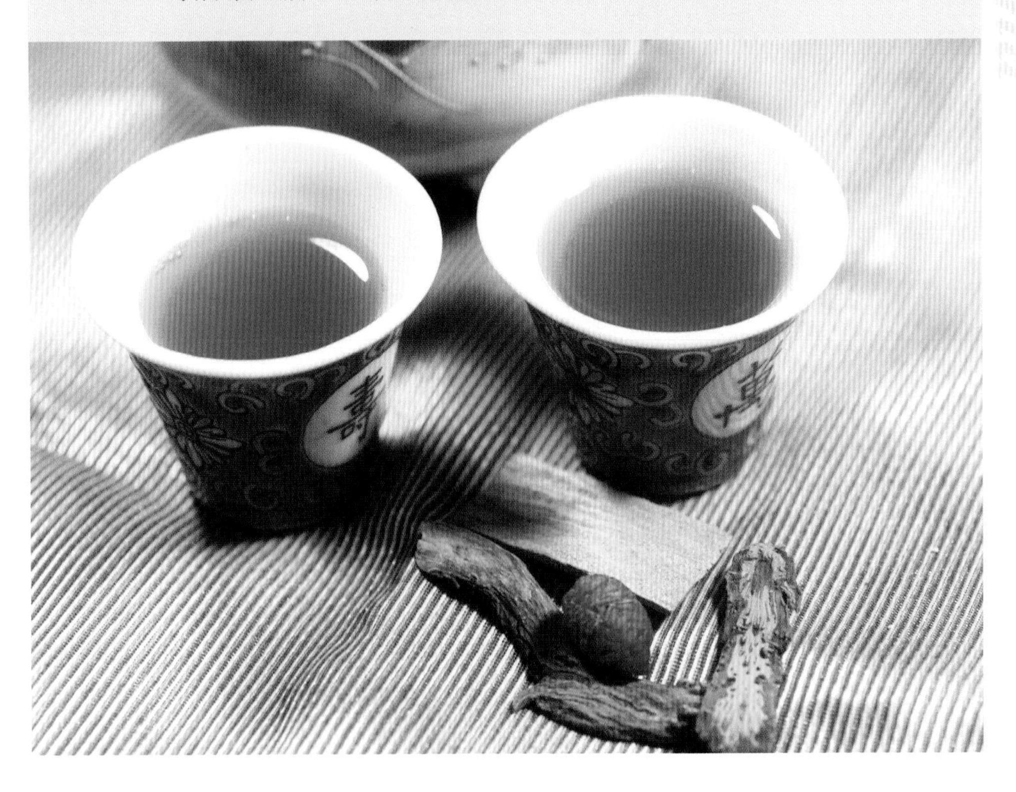

解表清熱養生藥材

黃柏

清熱燥濕

Phellodendri Cortex

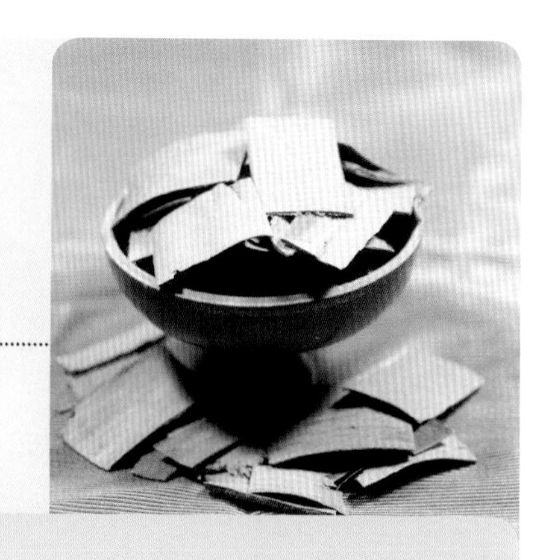

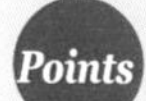 清熱瀉火，退熱除蒸

別名：檗木、檗皮、黃檗

營養成分：小檗鹼、黃柏鹼等多種生物鹼

YES or NO 食用飲食宜忌

YES適用者	○ 一般人
	○ 陰虛發熱者
	○ 癰腫瘡毒者
NO不適用者	× 脾虛泄瀉者
	× 胃弱食少者

【考證文獻】：《本草綱目》

【藥用部位】：芸香科植物黃皮樹或黃檗的乾燥樹皮。（黃皮樹*Phellodendron chinense* Schneid.；黃檗*Phellodendron amurense* Rupr.）

【性味】：味苦，性寒。

【藥效歸經】：足少陰腎經，足太陽膀胱經。

【養生功效】：清熱燥濕，瀉火解毒。

【單味用法】

內服：煎服3~9公克，或入丸、散。

外用：取適量，研末調敷，或煎水浸洗。

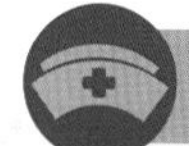

中醫師小叮嚀

若出現脾虛泄瀉，胃弱食少的現象，須忌服黃柏；並且，黃柏惡乾漆，故應慎用。而由於黃柏可清實熱，故偏重治療下焦濕熱所導致的下痢、濕疹、足膝腫痛、小便澀痛等症狀；此外，還可退虛熱，改善夢遺滑精等症，常與知母、地黃、龜板等配伍應用。

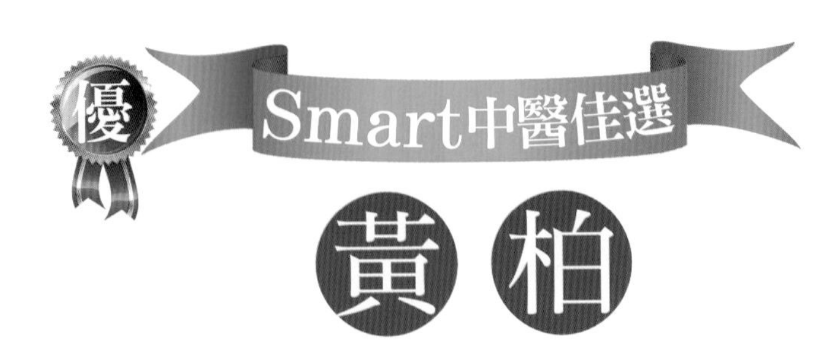

黃柏

1. 藥身乾燥，外皮顏色鮮黃。
2. 去淨藥材表面後，其紋路較細。
3. 以皮厚，質地結實者為佳。

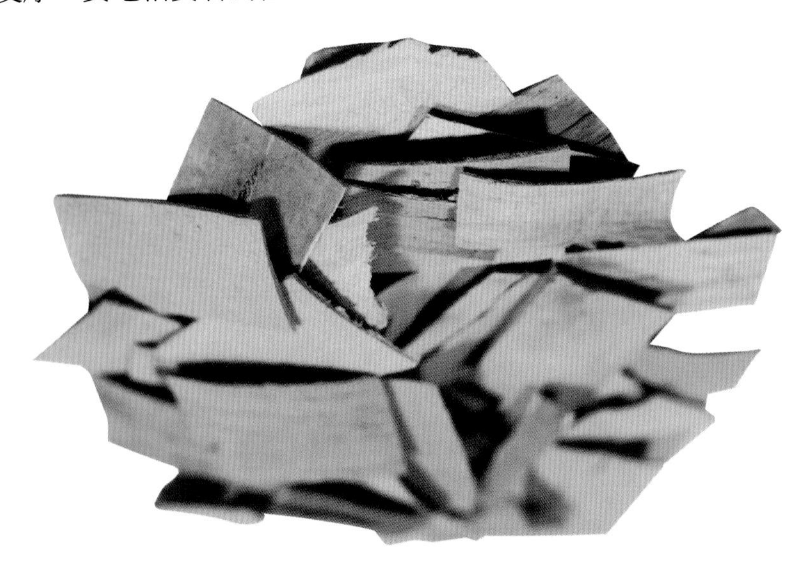

藥材小常識：

明朝《本草綱目》記載：「黃柏性寒而沉，生用則降實火，熟用則不傷胃，酒炙則治上，鹽製則治下，蜜炙則治中。」目前市面上的黃柏多用生品和鹽製品，其區別在於生品性寒苦，長於清熱、解毒，多用於治療熱毒癰瘡、黃疸、痢疾等症；而鹽製黃柏的苦燥之性較緩和，不傷脾胃，滋陰降火，多用於腎虛火旺、帶下、骨間疼痛者。

Best 推薦茶飲

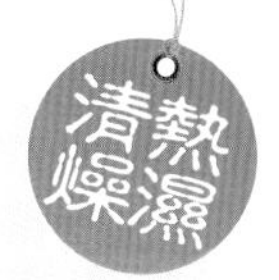

黃柏茶

[改善粉刺 + 治療痤瘡]

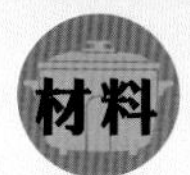

黃柏3~5公克

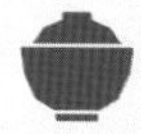

將藥材洗乾淨，以適量沸水沖泡，加蓋悶約10~15分鐘取其湯汁，即可飲用。

調養功效

可改善面部粉刺、痤瘡等症。

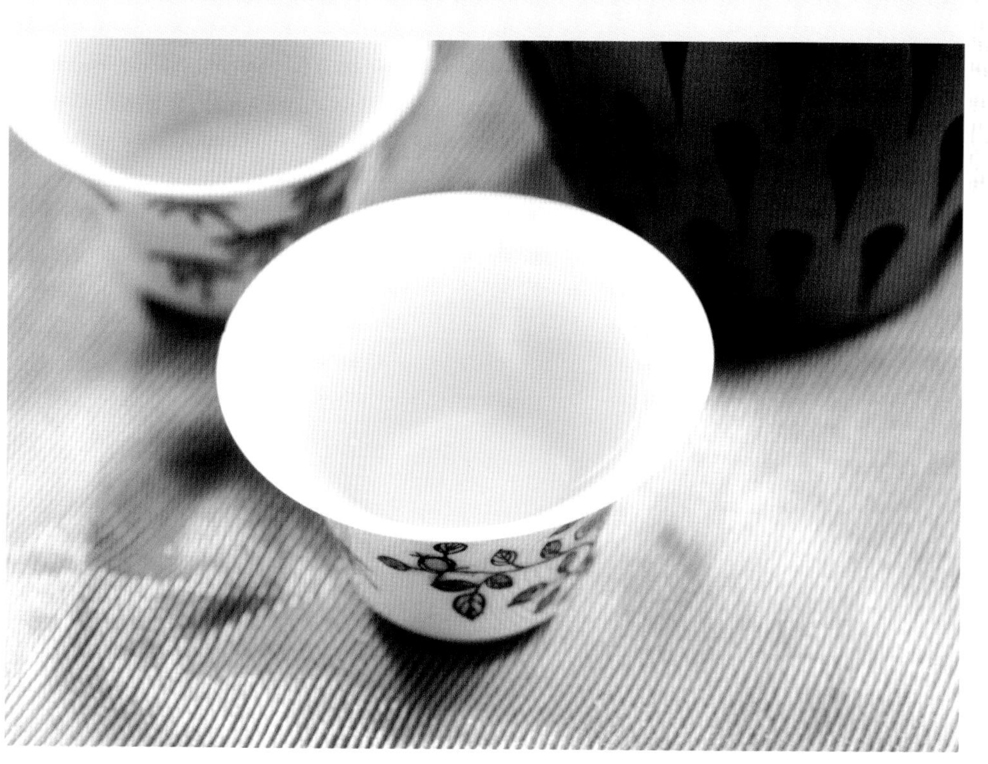

解表清熱養生藥材

射干

清熱解毒

Belamcandae Rhizoma

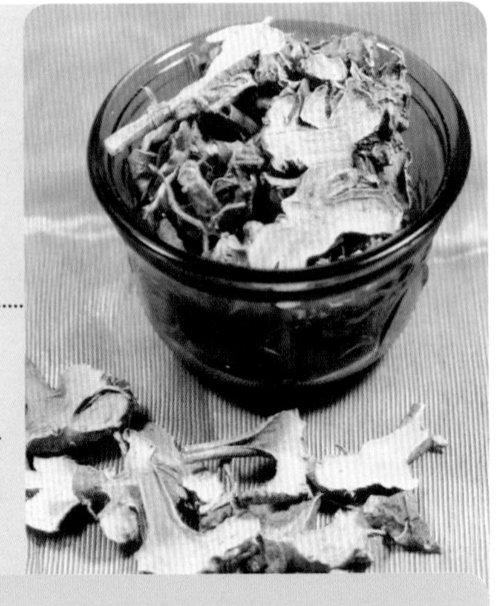

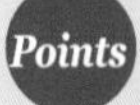

Points 抗炎解熱，祛痰利咽

●別名：牛鳥扇、夜干、草姜、鬼扇、野萱花、扁竹、黃花扁蓄、冷水花、金蝴蝶、紫良姜、六甲花、扇把草、剪刀草、老君扇、鳳凰草

●營養成分：鳶尾苷、鳶尾黃酮苷

YES or NO 食用飲食宜忌	
YES適用者	○ 一般人
	○ 咽喉腫痛者
NO不適用者	× 病無實熱者
	× 脾虛便溏者
	× 孕婦

【考證文獻】：《神農本草經》

【藥用部位】：鳶尾科植物射干的根莖。（*Belamcanda chinensis* (L.) DC.）

【性味】：味苦，性寒。

【藥效歸經】：歸手太陰肺經，足厥陰肝經。

【養生功效】：清熱解毒，祛痰利咽，消瘀散結。此外，射干的苦能泄降，而寒能清熱解毒，入手太陰肺經，所以有清肺瀉火，消炎解毒之效，故為治療咽喉腫痛的常用藥。

【單味用法】

內服：煎服5~10 公克或入丸、散，或鮮品搗汁。

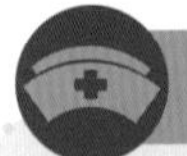

中醫師小叮嚀

針對孕婦及病無實熱，脾虛便溏者，應禁服射干。並且，射干長於清肺火，降氣化痰，平喘止咳，故也用於咳嗽氣喘證，如肺熱、咳嗽痰多等。此外，根據研究顯示，射干還能抑制常見的致病性真菌，對因外感及咽喉疾患的部分病毒有抑制作用。

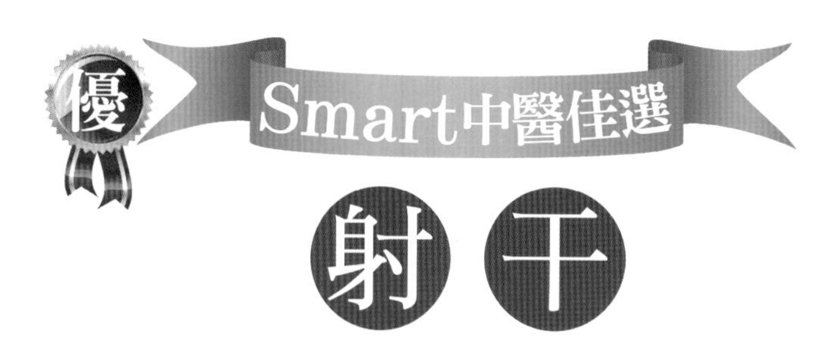

射干

1. 身形粗壯且質地堅硬，呈不規則結節狀。
2. 斷面為黃色且出現較密環紋，並以味苦者為佳。

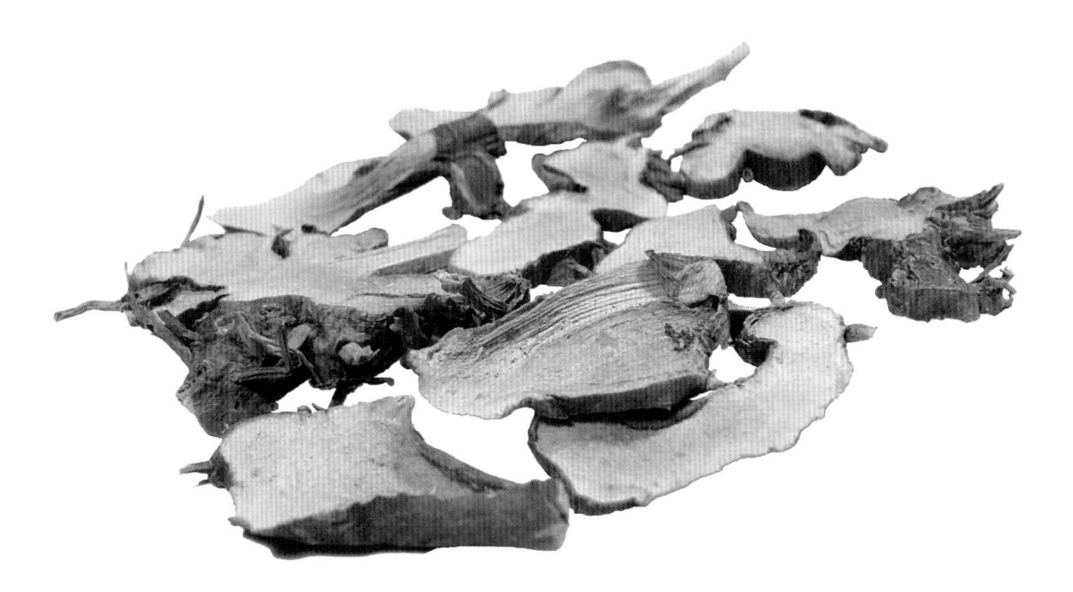

藥材小常識：

射干在臨床應用上，經常用在扁桃腺炎、咽喉炎、咽喉腫痛、肺熱咳嗽痰多、咳逆氣喘、關節炎、牙痛等症的調養。而依據現代藥理研究指出，射干含鳶尾皂苷、射干醇、射干酮等物質，對於解熱、祛痰、降血壓、抗發炎、抗菌等都有不錯的效果。

Best 推薦茶飲

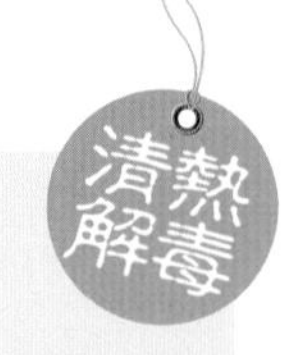

清咽潤喉茶

[改善咽腫 + 清潤喉嚨]

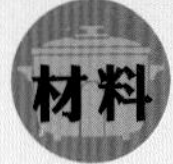

材料

1. 射干5~10公克
2. 菊花5~10公克
3. 胖大海5~10公克

作法 將所有藥材洗乾淨，放入杯中用沸水沖泡，加蓋悶約15~20分鐘，取其湯汁，即可飲用。

調養功效

對於咽喉腫痛者有較佳的改善功效。

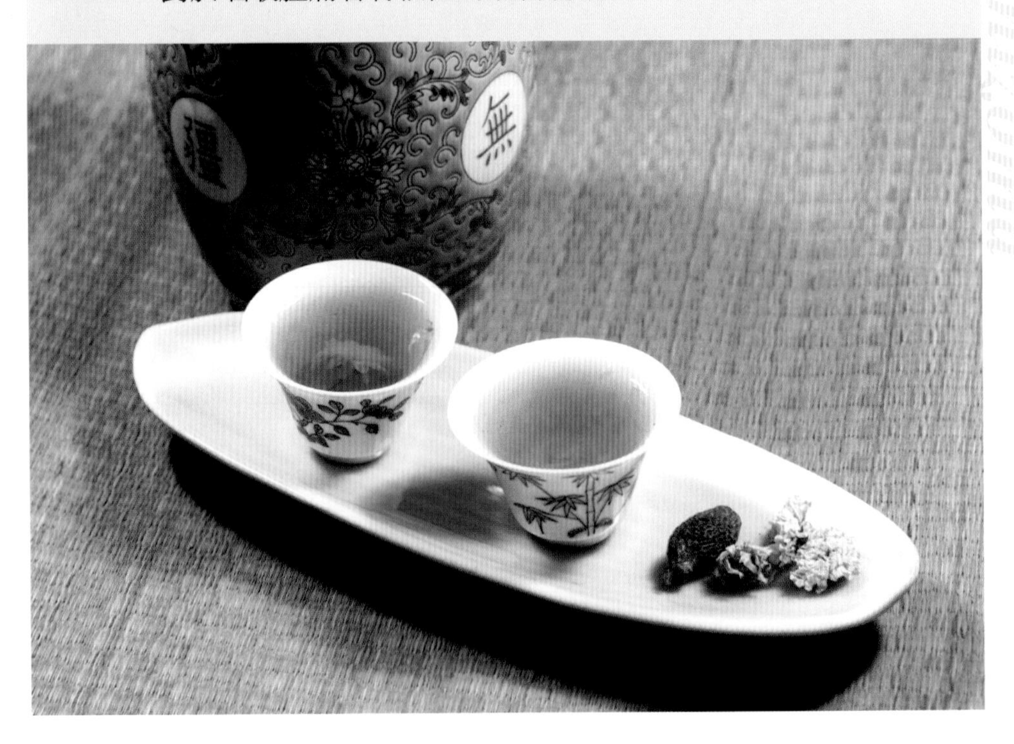

解表清熱養生藥材

魚腥草

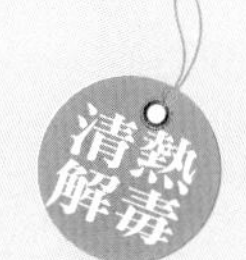

Houttuyniae Herba

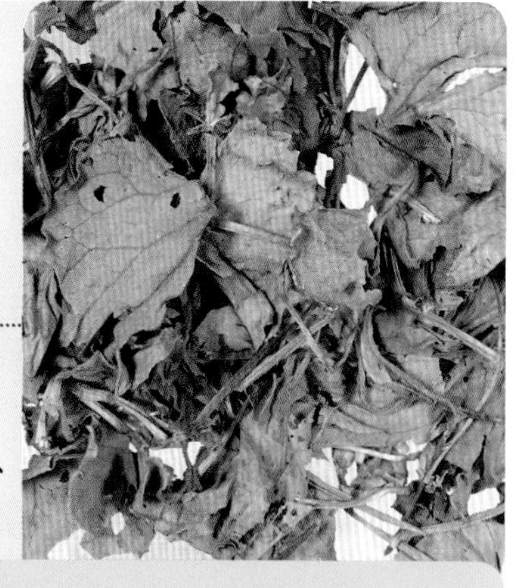

Points 消癰排膿，利尿通淋

●別名：紫蕺、葅子、側耳根、豬鼻孔、九節蓮、肺形草、臭腥草

●營養成分：魚腥草素、揮發油、蕺菜鹼、槲皮苷、氯化鉀

YES or NO 食用飲食宜忌

YES適用者	○ 一般人 ○ 肺熱咳嗽者 ○ 濕熱淋證者
NO不適用者	× 虛寒者 × 陰性外瘍者

【考證文獻】：《名醫別論》

【藥用部位】：三白草科植物蕺菜之開花期乾燥全草。

（*Houtuynia cordata* Thunb.）

【性味】：味辛，性寒。

【藥效歸經】：歸足厥陰肝經，手太陰肺經。

【養生功效】：清熱解毒，排膿消癰，利尿通淋，可用於溼熱淋證，有治療腸炎痢疾，尿路感染等功效。

【單味用法】

內服：煎服15~25 公克，不宜久煎；或鮮品搗汁，但用量須加倍。

中醫師小叮嚀

凡為虛寒症及陰性外瘍者忌服。此外，魚腥草因含揮發油，不宜久煎。而依據現代藥理研究指出，魚腥草對於利尿、抗菌、抗病毒、增強免疫系統等有良效，目前坊間也有許多魚腥草的保健用品。以配伍來說，魚腥草搭配蒲公英、金銀花可改善熱毒；搭配黃連、山楂等則能改善大腸溼熱。對於百日咳、慢性支氣管炎、鼻炎，或是紅斑性狼瘡等疾病也都有不錯功效。

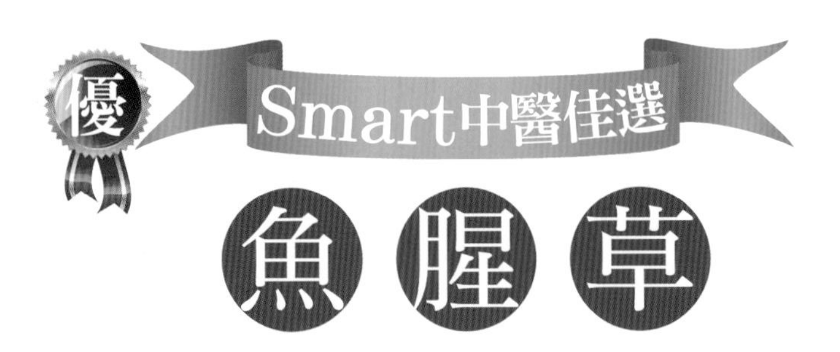

魚腥草

1. 其葉多，顏色綠，附有花穗。
2. 搓碎後的莖葉有較濃的魚腥氣味者較佳。

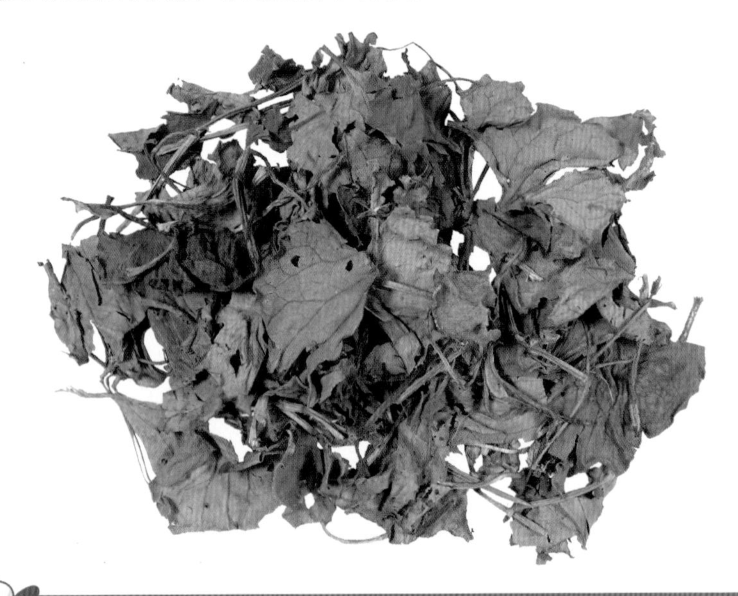

藥材小常識：

魚腥草可增強免疫力，對於如氣喘、慢性支氣管炎等自身免疫系統問題，有改善之效。此外，目前許多人會將魚腥草當作食物使用，是營養價質非常高的蔬菜，其生品會有魚腥的臭味，但是曬乾之後卻會出現微香氣味，故常用來調理食物，有健胃理氣、增加食慾的作用。

Best 推薦茶飲

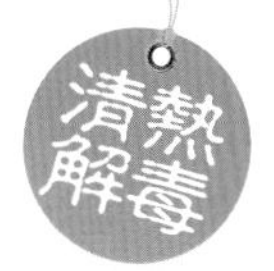

魚腥草茶

[清熱解毒 + 利尿消腫]

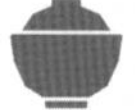

材料
1. 魚腥草5~10公克
2. 藿香3~5公克
3. 薄荷3~5公克

作法 將藥材放入杯中，用沸水沖泡，加蓋悶5~10分鐘，取其湯汁即可飲用。

調養功效

有清熱解毒、利尿的作用。

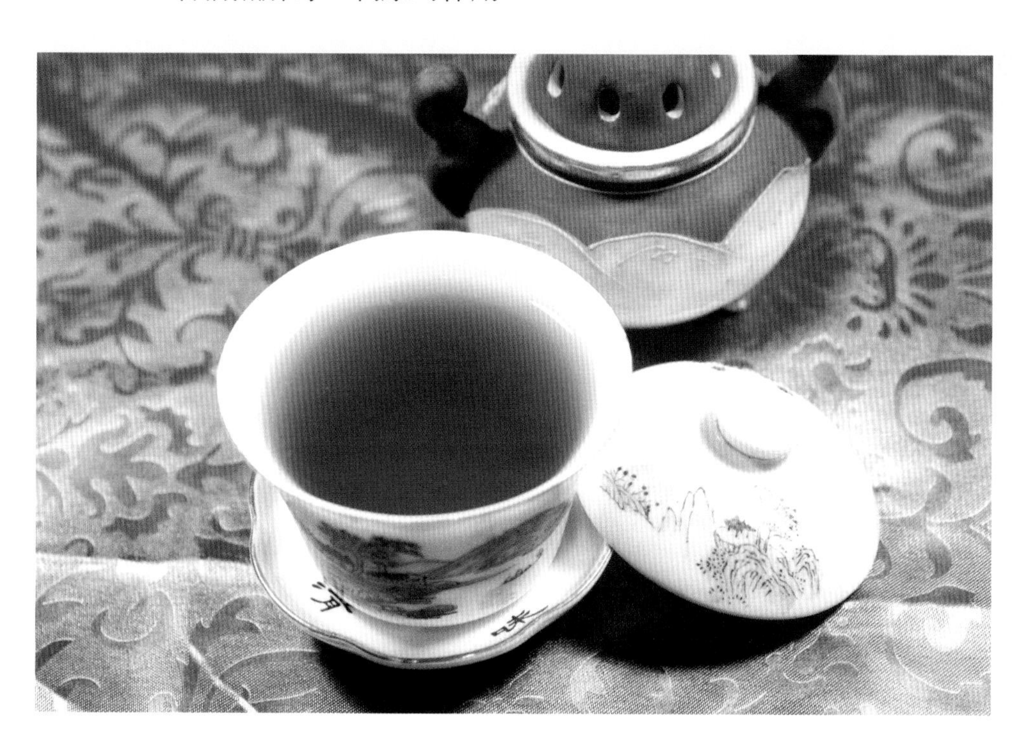

解表清熱養生藥材

連翹

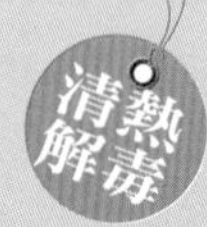

Forsythiae Fructus

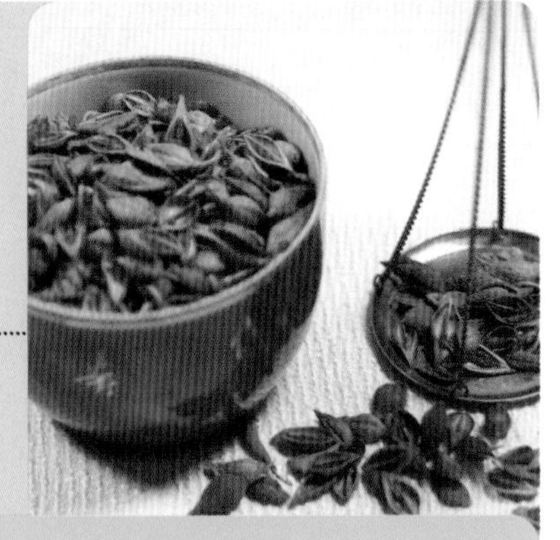

Points 疏散風熱，消癰散結

●別名：旱連子、大翹子、空翹、空殼

●營養成分：連翹酚、生物鹼、皂苷、香豆精、維生素P、少量揮發油

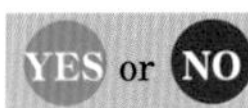

YES or NO 食用飲食宜忌	
YES適用者	○ 一般人
	○ 外感風熱者
NO不適用者	✕ 脾胃虛寒者
	✕ 氣虛膿清者

【考證文獻】：《神農本草經》

【藥用部位】：木犀科植物連翹的乾燥果實。（*Forsythia suspensa* (Thunb.) Vahl）

【性味】：味苦，性微寒。

【藥效歸經】：歸手太陰肺經，手少陰心經，足少陽膽經。

【養生功效】：清熱解毒，消腫散結，風熱感冒。

【單味用法】

內服：煎服 6~15 公克，或入丸、散。

中醫師小叮嚀

凡是脾胃虛弱，氣虛發熱，癰疽已潰，膿稀色淡者應忌服連翹。此外，連翹的功效主要以瀉火，清熱解毒，散氣血凝聚，消癰散結為佳，故常用來治療口舌生瘡，咽喉腫痛等症，且對於治療嘔吐也有不錯療效。而依據現代藥理研究顯示，連翹對於解熱、降血壓、強心、保肝、抗菌、抗病毒等皆有極佳功效。

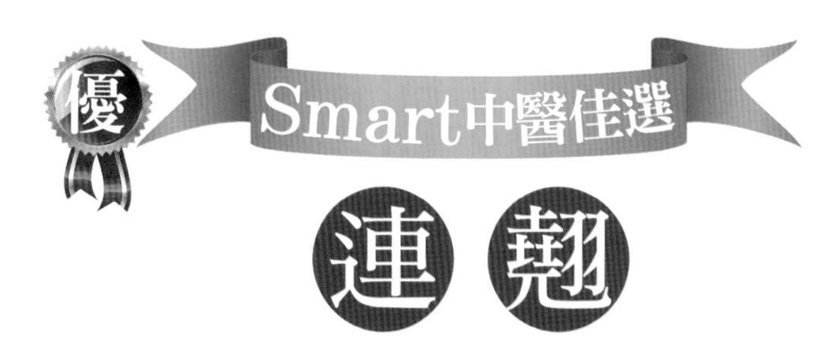

1. 顏色黃且外殼厚。
2. 瓣大且果瓣裂開，以無種子、無雜質並純淨者為佳。

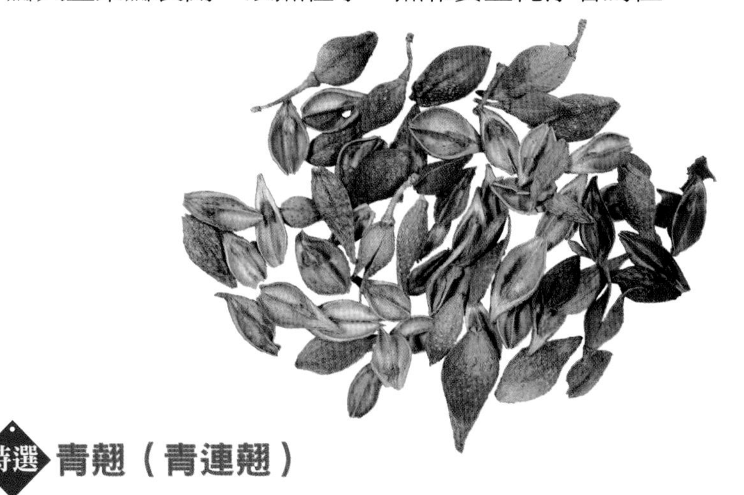

特選 青翹（青連翹）

＊青翹（青連翹）

1. 顏色青綠且外形完整。
2. 為無雜質、不開裂者的未成熟果實。

藥材小常識：

連翹依其藥性、外形不同，有「青翹」、「老翹」的區分，其中又以「青翹」的品質最佳，故經常入藥。而以功效來說，青翹的清熱解毒力尤佳；而老翹則長於疏散風熱；連翹心則能清心瀉火，故常用於治療邪入心包的高熱煩躁、神昏譫語等症。

Best 推薦茶飲

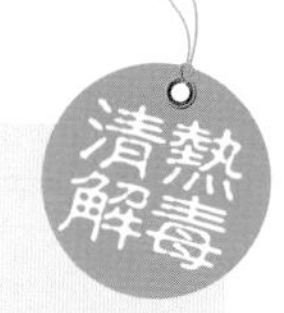

連翹清熱茶

[清熱排毒 + 涼血去斑]

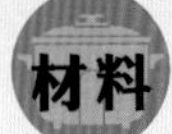
材料

1. 連翹3~5公克
2. 大青葉3~5公克

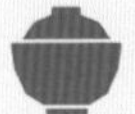
作法 將兩味藥放入杯中，用沸水沖泡，加蓋悶5~10分鐘即可飲用。

調養功效

大青葉有清熱解毒、涼血去斑的作用，搭配連翹可改善毒火旺盛的痤瘡、粉刺。

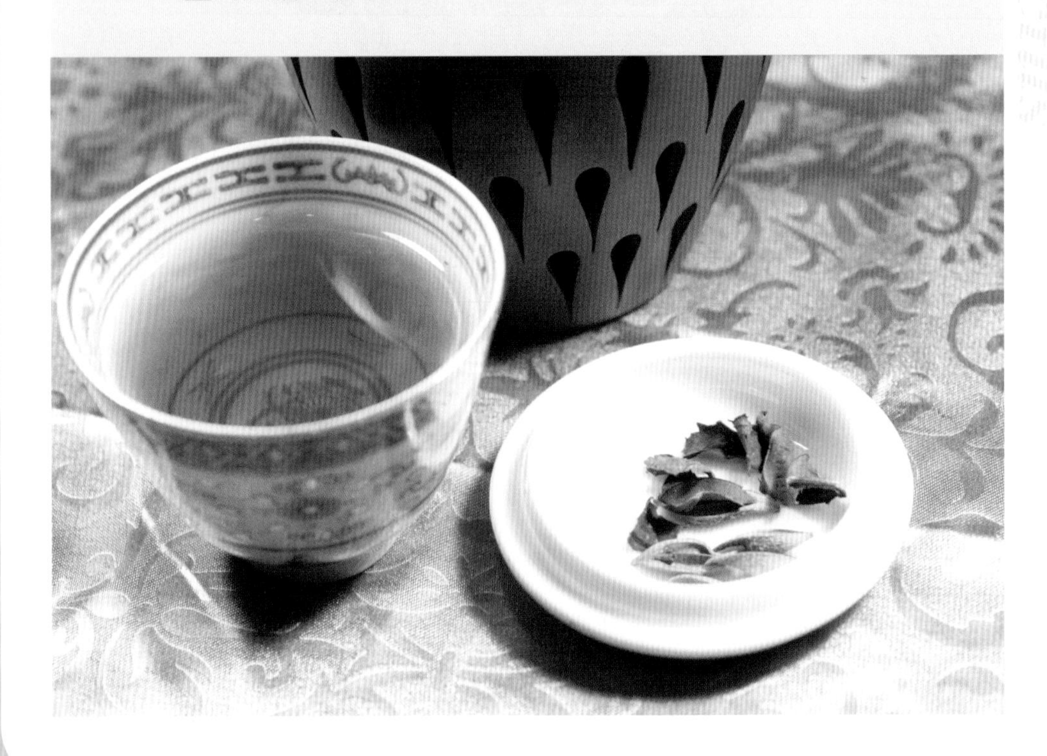

解表清熱養生藥材

胖大海

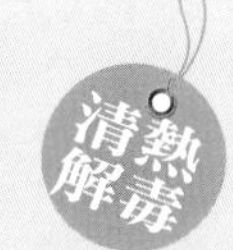

Boat-fruited Scaphium Seed

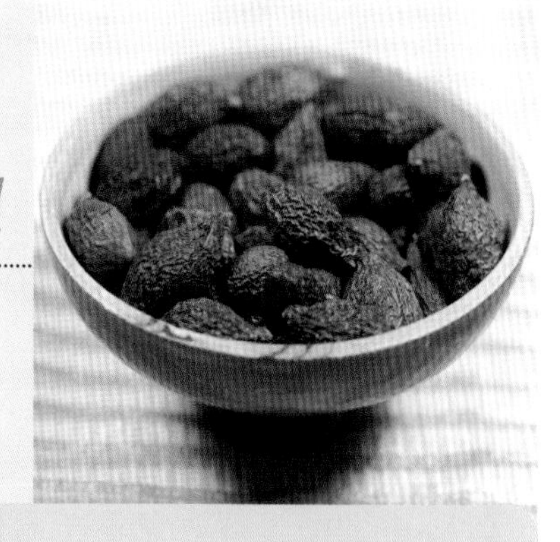

Points 清肺化痰，利咽開音

別名：安南子、大洞果、胡大海、通大海、大海子、大發、大海

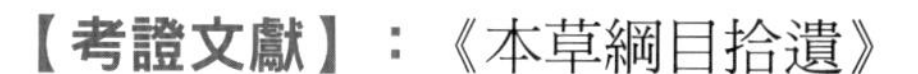

營養成分：胖大海素、西黃耆膠黏素及收斂性物質

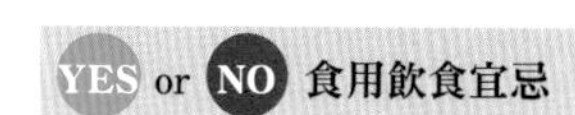

YES or NO 食用飲食宜忌

YES適用者	○ 一般人 ○ 燥熱便祕者 ○ 喉嚨疼痛者
NO不適用者	× 脾虛腹瀉者 × 肺有痰飲者

【考證文獻】：《本草綱目拾遺》

【藥用部位】：梧桐科植物胖大海之乾燥果實。（*Sterculia lychnophora* Hance）

【性味】：味甘、淡，性涼。

【藥效歸經】：歸手太陰肺經。

【養生功效】：清熱潤肺，利咽，潤腸通便，清熱止血；並能收縮血管平滑肌，改善黏膜發炎，減輕疼痛，有清涼消炎，鎮咳化痰之功效。通常和甘草、麥冬等配合使用，可治療肺熱引起的聲音沙啞，喉嚨疼痛等症狀。

【單味用法】

內服：一次2~4枚，以沸水泡後服之。

中醫師小叮嚀

凡是肺有風寒或是痰飲者，甚至是脾虛腹瀉者，應當忌服胖大海。而老年人秋季便祕又失音者，則須慎用。此外，若症狀解除後就要馬上停止服食胖大海，以免出現副作用。

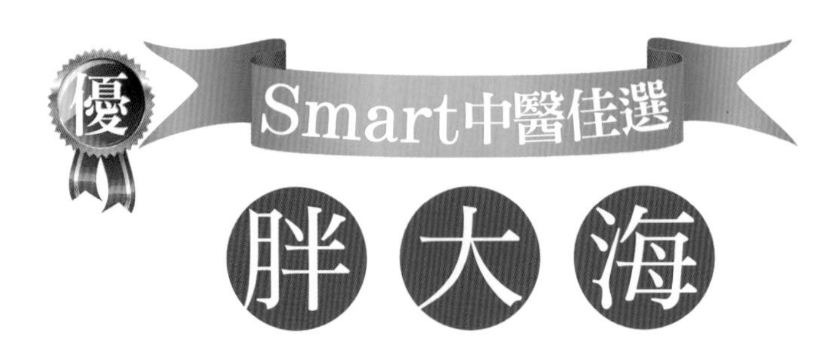

1. 體大且質地堅硬。
2. 外皮細緻，秤之體重；且無蟲蛀、無破裂者為佳。

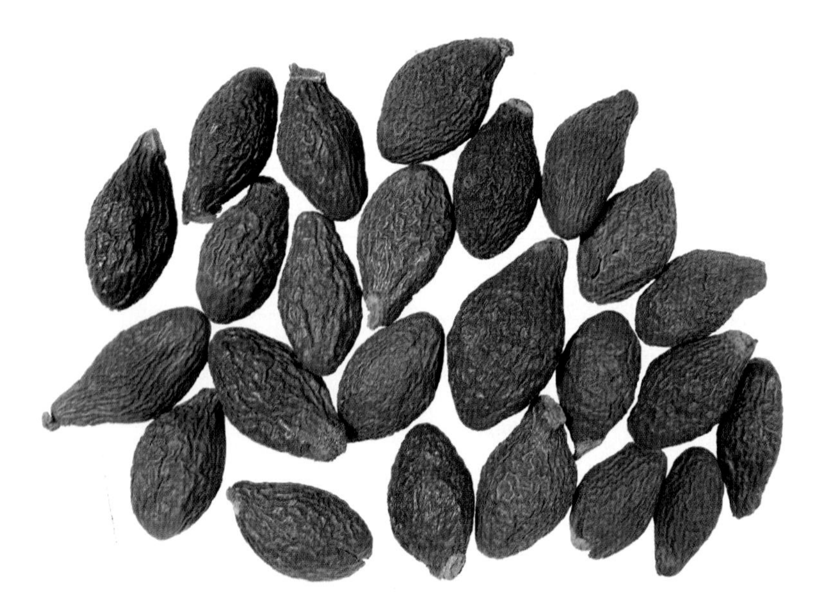

藥材小常識：

根據研究顯示，胖大海具有促進小腸蠕動，緩和瀉下的作用，因此腸胃不佳者切勿長期服用；此外，因其具有降壓特點，所以血壓正常或偏低者不可經常服食，以免出現血壓過低的情形。而使用胖大海來改善不適症時，應先考慮身體狀況並諮詢醫師為佳。

Best 推薦茶飲

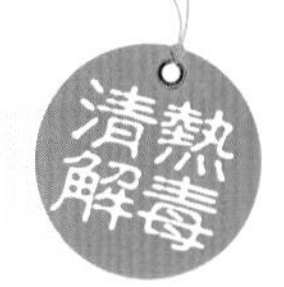

胖大海茶飲

[緩解喉痛 + 潤腸通便]

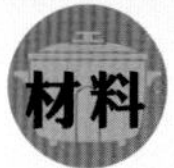

材料
1. 胖大海2~4顆
2. 熱水適量

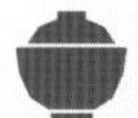

作法 將胖大海放入熱水浸泡即可，每日飲用1~3次。

調養功效

可改善扁桃腺發炎的情況。

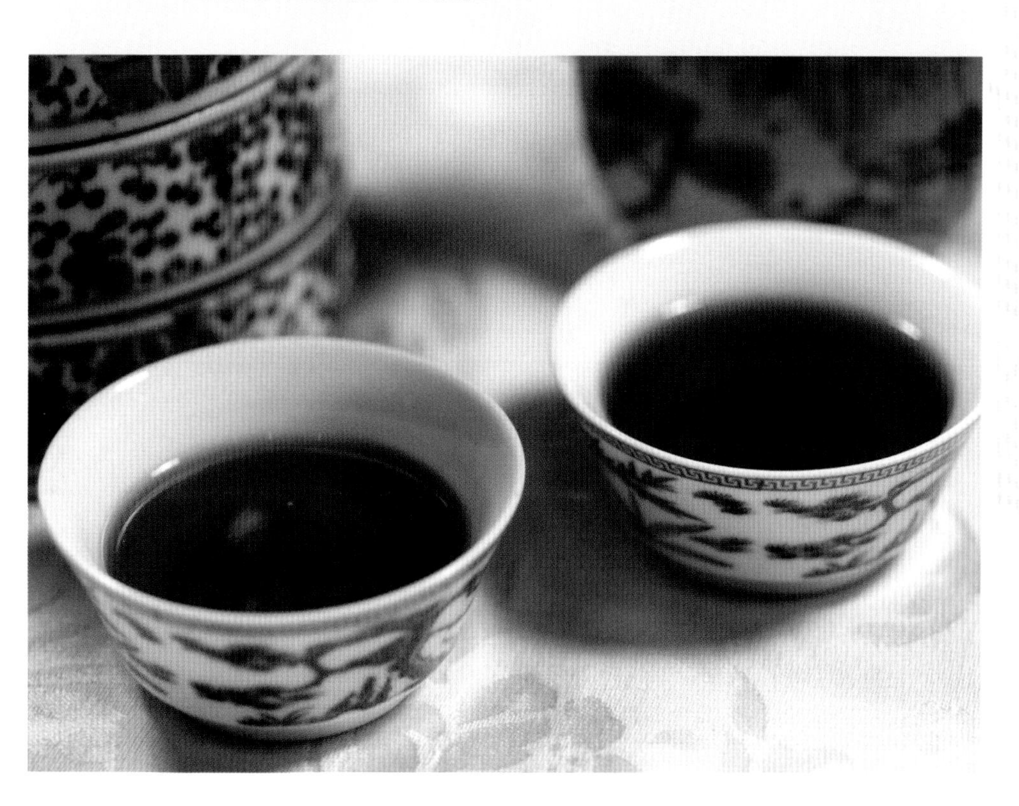

漫遊中藥香迪化街

～姻緣、事業的靈驗聖地

大稻埕以「霞海城隍廟」為信仰中心，是內政部核定的「三級古蹟」，與慈聖宮、恩主宮廟，合稱「大稻埕三大廟宇」。「霞海城隍廟」原為福建泉州府同安縣下店鄉海邊厝五鄉庄居民的守護神，因下店鄉別名「霞城」，而廟設於霞城的臨海門旁，來台以後又稱「霞海城隍」，故在清朝康熙元年御賜「臨海門」匾額。

而「城隍」本是古代神話中守護城池的神，後來成為祈雨鎮災，剪惡除凶，護國保邦及管理亡魂之神，掌管陰陽兩界，彰顯善良，懲罰惡徒，深得民眾的信仰和敬重。

直到1971年，一座高43公分的月老神像，供奉於台北霞海城隍廟。鬚髯白鬍，雙頰紅潤，終日面帶微笑，左手拿著婚姻簿，右手拄著拐杖的月下老人，每天在廟裡，熱忱地將紅線分發給未婚男女，促成好姻緣。2009年共有6,234對佳偶來答謝，並且已婚男女者參拜，不僅婚姻更幸福美滿，人緣還更佳，而這些靈驗與傳奇至今仍傳頌不已。

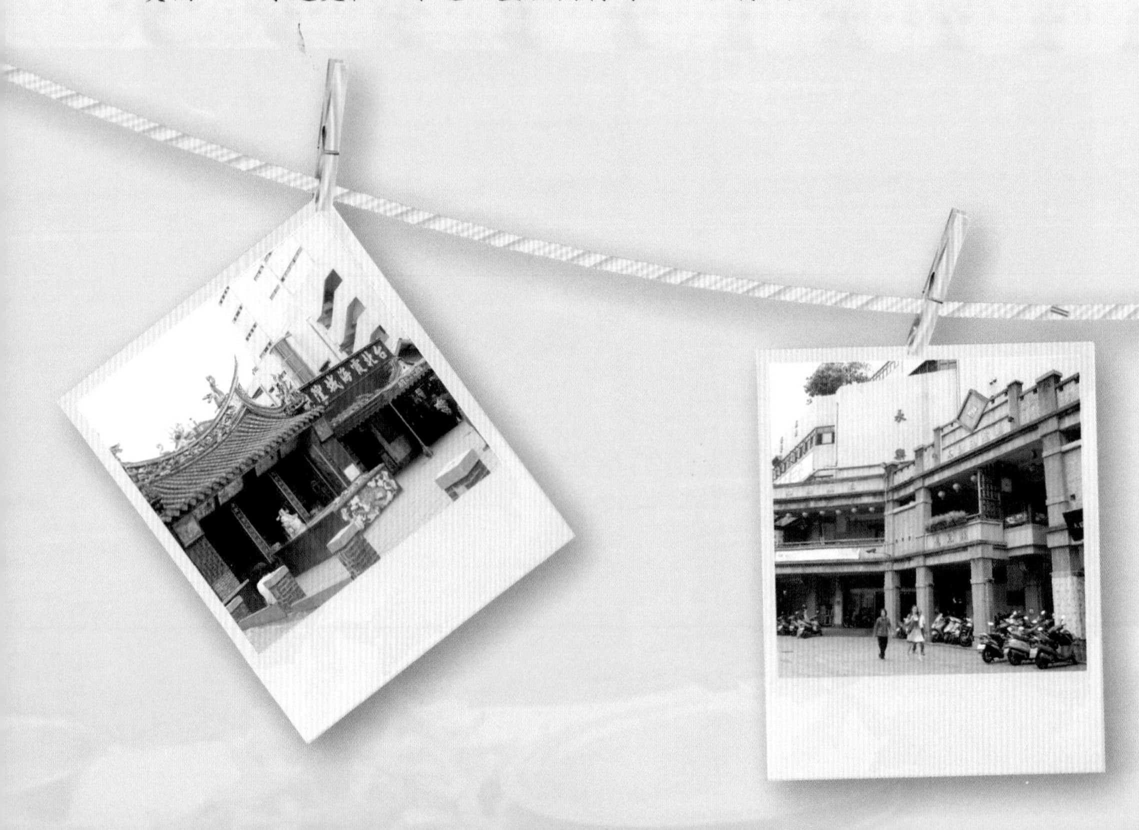

附錄：中草藥常識大開講

- 市售中藥QA解惑
- 世界衛生組織 (WHO)公告國際傳統醫療術語
- 中醫藥網路資源查詢
- 主要參考文獻

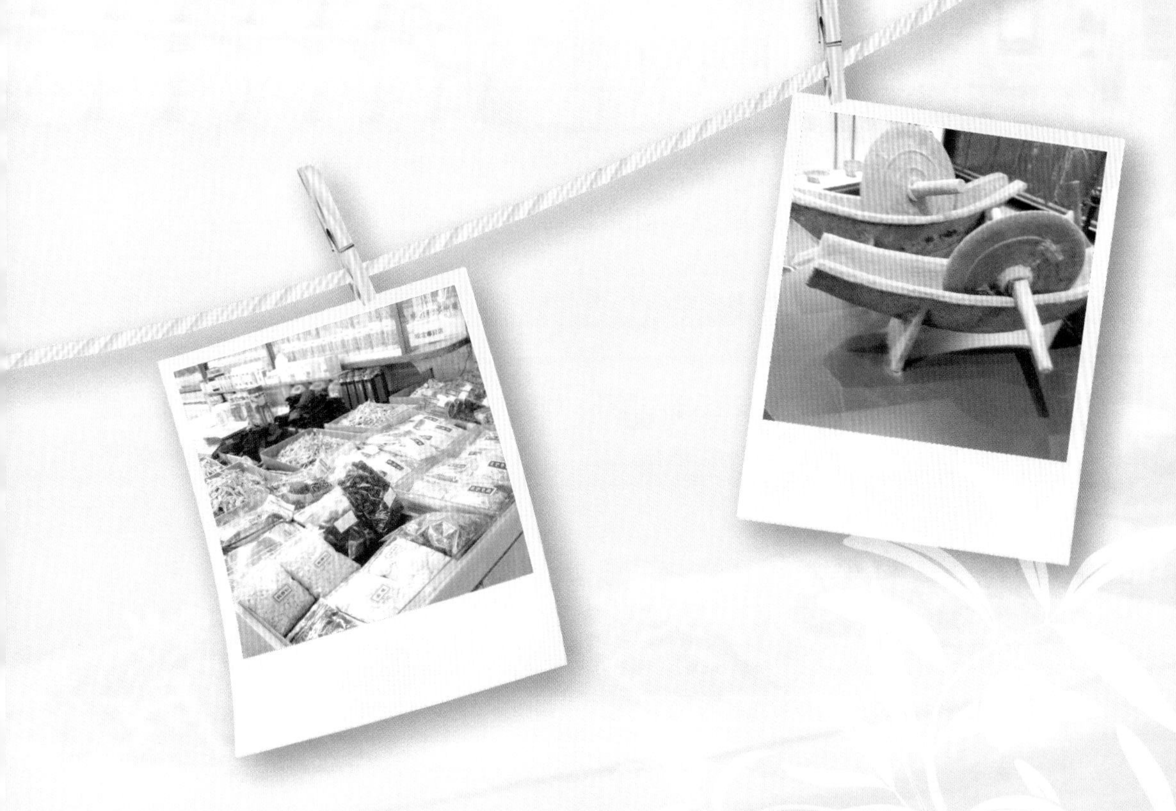

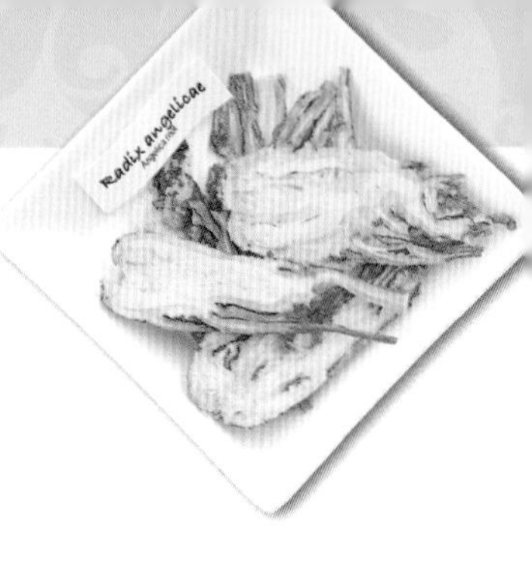

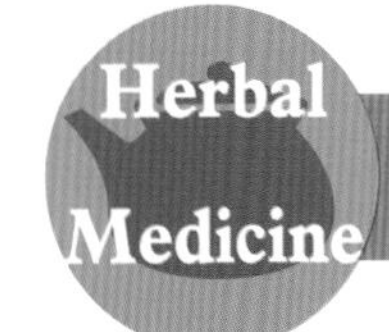

市售中藥QA解惑

了解中藥製成經過，選對優級藥材不費力！

Q1 市面上的中藥材琳瑯滿目，有些是使用生品，有些則需要使用炮製後的加工品，究竟中藥材炮製的目的為何呢？

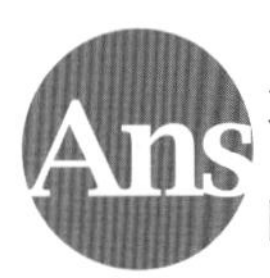

Ans 事實上，大多數的藥材都要經過炮製後才能使用。其炮製的目的可歸納成以下八點：

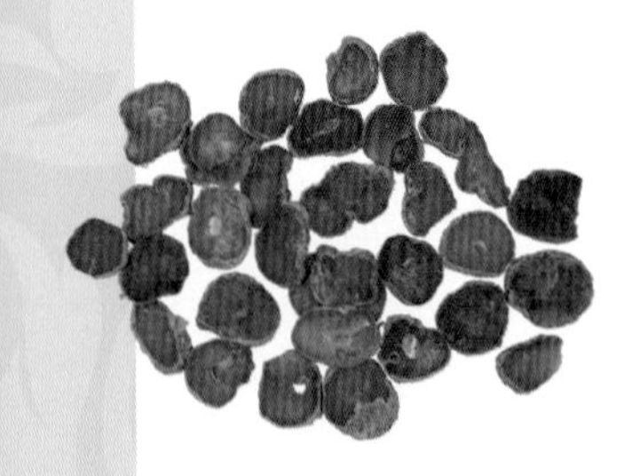

1. 增強藥物療效。

如延胡索經醋炙之後，便能增加其水煎液有效成分的析出，進而增強止痛效果。而淫羊藿則是用羊脂油炙過後，可加強改善陽萎的作用。

2. 轉變藥物的性能。

如生地黃性味甘寒，可滋陰涼血，但炮製成熟地後則變成味甘微溫。而麻黃原先的功效為辛溫解表，蜜炙後則辛散作用降低，但止咳效果則增強。

3. 引藥入經。

如大黃本是下焦藥，酒炙後則可引藥上行，清上焦熱。而藥材經過鹽炙之後，通常有引藥入腎的效用。

4. 使藥物純淨。

在中藥採收的過程中，可能會有一些泥沙或是雜質，其中也包含如昆蟲的屍體、動物的排泄物或是鳥類的羽毛，故經由純淨的炮製處理，將能去除非藥物的雜質，以保證藥物純淨度，使其用藥劑量準確。此外，一些動物藥材亦可經由炮製以除去筋、肉等雜質，增加藥材純淨度。

5. 利於貯藏。

藥物經過加熱處理後，可殺死蟲卵以利於存藏，而有些酵素則在經過加熱處理後可破壞其功能，使有效成分不會被酵素分解而殘留在藥材中。

6. 降低或是消除藥物本身的有毒物質或是減少藥物所產生的副作用。

含有毒性的中藥，如半夏、烏頭、巴豆等，會先經過炮製處理以降低毒性。如何首烏經過酒蒸後，與生品比起來將能有效減少瀉下的功能。

7. 便於粉粹。

礦物類的藥材，如自然銅、磁石，或是貝殼類的藥材，如牡蠣殼、珍珠等，因質地堅硬，故經過高溫鍛製後，可使質地較脆而有助於粉碎，使其有效成分較容易煎出。

8. 矯臭以利於服用。

如動物類藥材有特殊臭味，需經過麩炒、蜜炙、酒炙等處理，已達到矯臭矯味的目的。如海藻應利用漂洗以去除鹹味。

Q2 雖說大部分的中藥材都要經過炮製，但為何炮製前還要經過一段加工手續呢？究竟其方法為何？對藥材又能產生什麼作用呢？

Ans 中藥採收之後，通常會在產地做初步的加工處理，其加工方法通常會因其種類與性質而有不同的加工方式。一般常見的加工方法有以下七種：

1. 洗、揀

將採收來的藥材去除雜質和非藥用部位。如牛膝要去蘆頭、鬚根，枇杷葉要去毛等；而如鬱金或是薑黃等藥材則要先經過蒸或煮的過程，並在加工前以水洗淨，去掉泥沙，才能達到炮製效果。而一般直接曬乾或是陰乾的藥材並不會經過蒸煮的手續，如木香、白朮即是。

2. 去殼

通常種子類的藥材都須經此步驟，意即先去殼後曬乾，如車前草、連翹子；又或是先去殼取出種子後再曬乾，如白果、杏仁、桃仁等。但有些則是不去殼而整顆使用，是為了避免喪失其中的有效成分，如草果、荳蔻即是。

3. 切

其加工方式常在一般全草類、葉類、花類或是較小的根及果實類的藥材中出現，目的是為了利於揉洗之後進行乾燥。

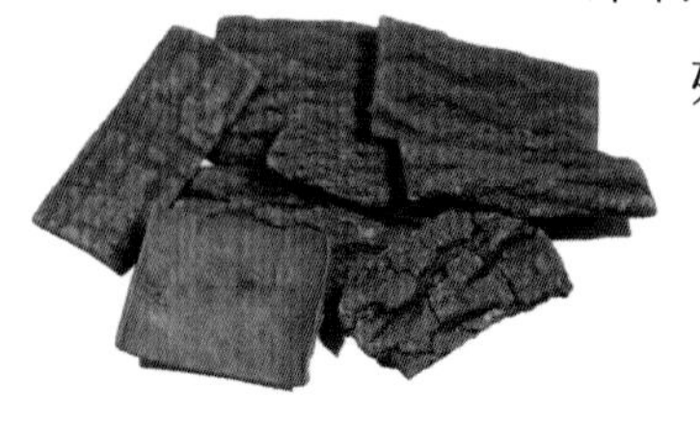

如果實類的木瓜、枳殼，需要橫切成2~5片再進行乾燥。而一些根莖類藥材，如大黃、苦參、何首烏等，往往會趁新鮮時切成塊或是片狀，以利於乾燥。

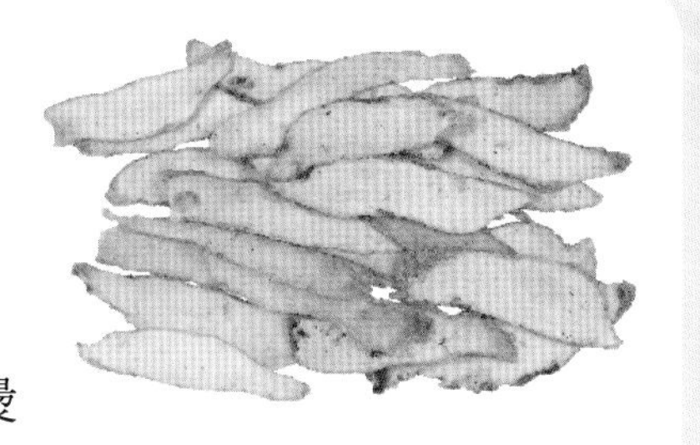

4. 煮、燙、蒸

一些含有澱粉或是較多糖質的藥材，如天麻、百合、黃精、天冬等，便需要經過煮、燙蒸的加工方法使其乾燥，甚至也利於剝皮、抽心，不易散落；此外，有些藥材經過蒸煮能殺死蟲卵，如桑螵蛸、五倍子等。而有些則是在蒸熟後便會產生滋潤作用，如黃精、玉竹、女貞子等，同時可削弱一些酶類活性，以維持藥材中的有效成分。

5. 乾燥

乾燥的最主要目的就是去除藥材中的多餘水分，以避免發霉、蟲蛀或是破壞有效成分而便於存藏。此外，讓藥材在乾燥後，還能維持有效成分與原有光澤的秘訣就是使其快速、均勻地乾燥，以維持藥材的完整性。

6. 發汗

有些藥材在加工過程中，需要堆起來發熱，或是微煮、蒸後再堆起來發熱，此種處理過程通常稱為「發汗」。其目的是為了讓內部的水分向外溢出，使其變色、變軟，並增加藥材本身的香味，而這方法將有利於乾燥，如厚朴即是，通常需要經過發汗，才能散發特殊香氣。此外，有些藥材為了內外的乾燥度一致，便會在乾燥的過程中也堆悶發汗，如山藥、白朮或是川芎等，但在過程中要注意不可過悶熱，以免發霉變質。

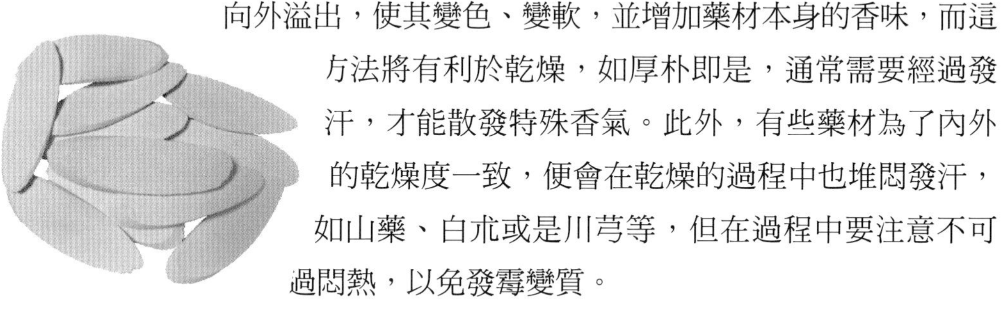

7. 撞

有些藥材如黃芩、貝母等，為了去除鬚根、泥沙、粗皮，會先將藥材乾燥之後再將放入特製的撞籠中進行撞擊，以有效震碎非藥材部分的雜質。

Q3 中藥名稱千百種，其命名都有它的典故與趣味性。有些是以發現者的人名，有些則以它的外形來命名，究竟中藥材的命名有哪些依據呢？

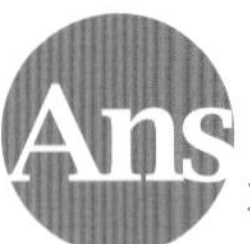

目前所知的中藥材不僅來源廣泛，種類也很多，故命名常會其有原則，以方便區分，一般可分為下列十種：

1. 按藥用部位命名：絕大多數的藥材都以其入藥部位來命名

以根入藥：如山豆根、麻黃根、葛根、白茅根、蘆根等。以根莖入藥：如大黃、玉竹、天麻、延胡索、知母、射干、蒼朮等。以皮類入藥：如五加皮、合歡皮、地骨皮、桑白皮、秦皮。以葉類入藥：如大青葉、肉桂葉、桑葉、琵琶葉、荷葉、番瀉葉。以花類入藥：如合歡花、玫瑰花、金銀花、紅花、密蒙花、菊花。以果實入藥，如木瓜、川楝子、地膚子、蛇床子、金櫻子、五味子。以種子類入藥：如白果、杏仁、車前子、菟絲子、酸棗仁。以全草入藥：如魚腥草、車前草、鳳尾草、燈心草等。以樹脂入藥：如安息香、血竭等。再加上有些以動物入藥：如地龍、珍珠、蟬蛻、蜜蜂、海龍等。

2. 按產地命名：以藥材主要的產地來命名

如四川產的川芎、川烏、川貝、川楝子、川牛膝。東北產的北細辛、關木通、關防風、遼五味等。杭州產的杭白芍、杭菊等。河南懷慶府出產的「四大懷藥」(懷山藥、懷牛膝、懷菊花、懷生地)等。江蘇產的蘇薄荷、蘇霍香等。

3. 按氣味命名：以藥材特有的味道來命名

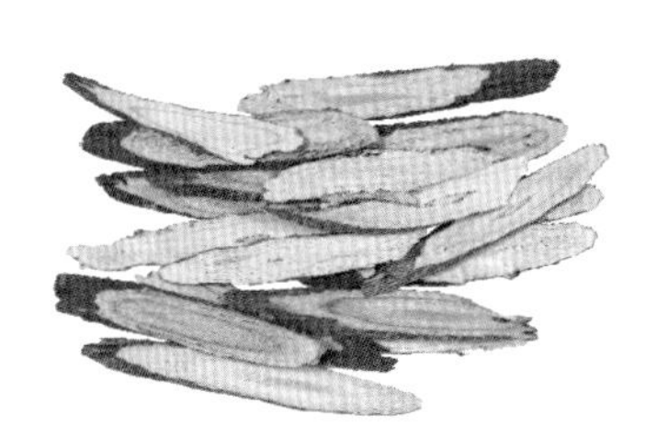

如有特殊香味的麝香、木香、丁香、檀香、沉香、乳香。如有苦味的龍膽草、苦參、苦杏仁。有甜味的甘草、甜杏仁。有魚腥味的魚腥草。有腐敗醬氣味的敗醬草。

4. 按功能命名：以藥材的功能命名

如活血調經的益母草。治療跌打損傷的接骨木。清肝明目的決明子。益智安神的遠志等。

5. 按顏色命名：以藥材固有的顏色而命名

如白色的白芍、白菊花、白及、白芷等。紅色的紅花、紅藤、雞血藤。紫色的紫草、紫丹參。青色的大青葉、青黛。黃色的大黃、黃柏、黃菊花等。

6. 按採藥期命名：以藥材的採收時期命名

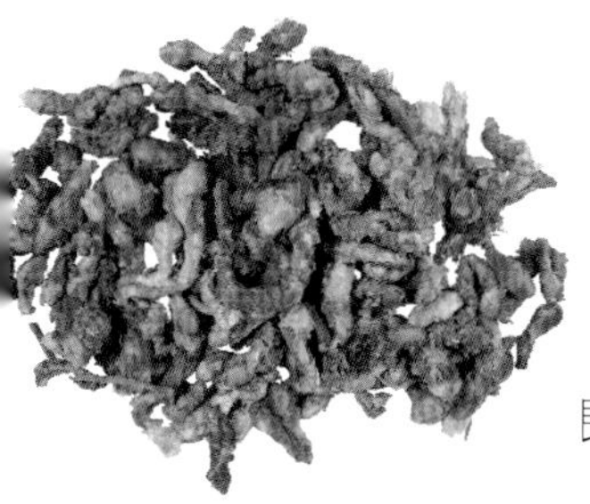

如「迎春花」就是因為在早春開花而命名之。「半夏」則是因其在仲夏時間成熟。「冬蟲夏草」是因藥材在冬天為蟲形，夏天為草而命名。「款冬花」則是因在冬季才能採收而命名。「四季青」則是因其四季長青，故有此稱。

7. 按形態命名：以藥材的生長形態來命名

如「人參」是因為身似人體故而得名。「烏頭」則是因形狀像烏鴉的頭。「金銀花」則是在花開時因白如銀，但經數日後就變黃如金，因新舊顏色相參，如銀如金，故而得名。而「木蝴蝶」則是狀如白色蝶翅，因而得名。

8. 按人名命名：為紀念最早發現此藥材的人而命名

如徐長卿、劉寄奴、何首烏等。

9. 按進口地命名：由國外進口或是產於大陸少數民族自治區的藥材，便按地名來命名

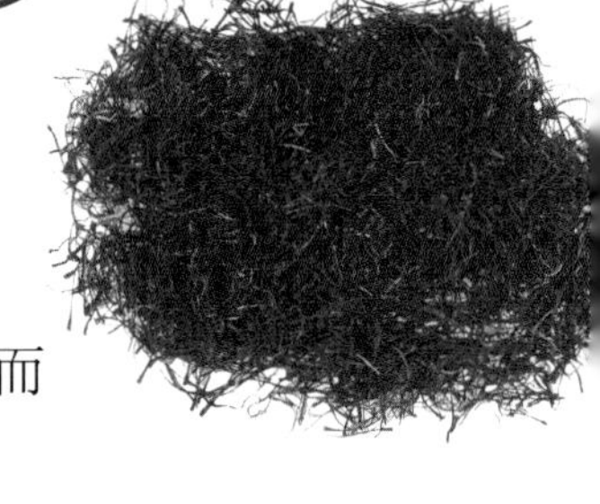

如胡黃連、番木鱉就是產於越南、泰國等地。番紅花主要產於西班牙、伊朗、或是蘇聯。而藏紅花的產地則為西藏。高麗參產於韓國。東洋參產於日本。而西洋參多產於美國等。

10. 按譯音命名：以翻譯後的中文因而來命名

如曼陀羅。

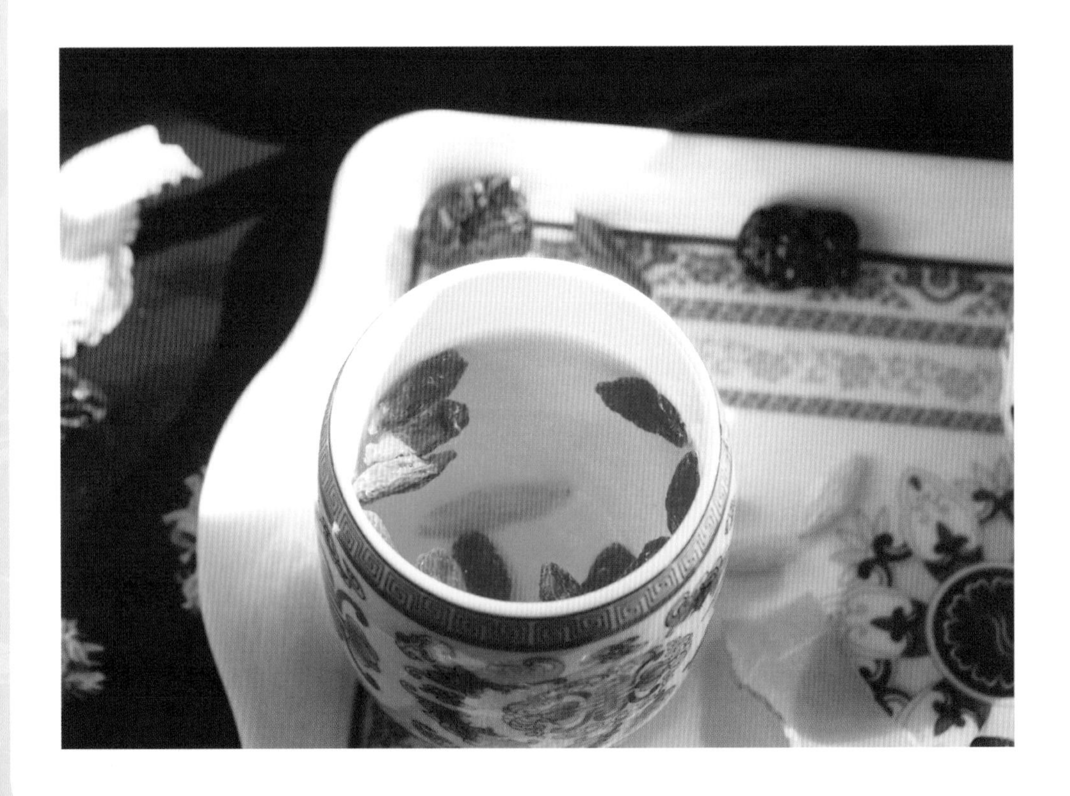

Herbal Medicine

世界衛生組織(WHO)公告國際傳統醫療術語

2007年10月16日世界衛生組織西太平地區頒布《WHO傳統醫學國際術語標準》（WHO International Standard Terminologies on Traditional Medicine in the Western Pacific Region），雖然稱為「傳統醫學」，但其實是「中醫藥學」。世界衛生組織說明，這本標準的英譯原則，是要正確反映中醫的原始概念，不生造新詞，不採用拼音，而是著重考慮其醫學意義。

這份標準也成為西太平洋地區各國編寫傳統醫學教材與資訊交流的參照依據，以下為其醫學語的國際中英對照。

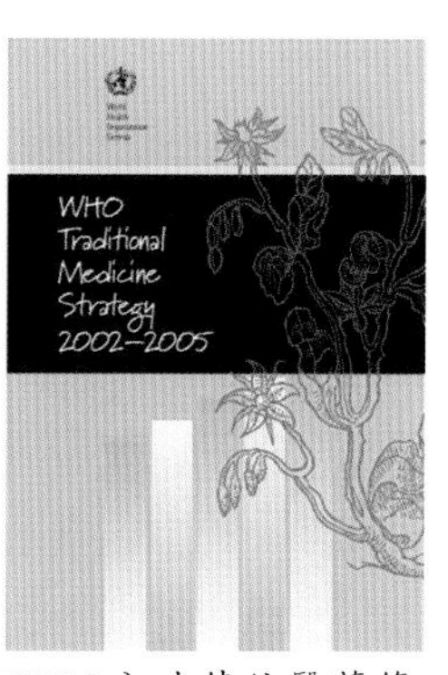

WHO全球傳統醫藥策略，2002

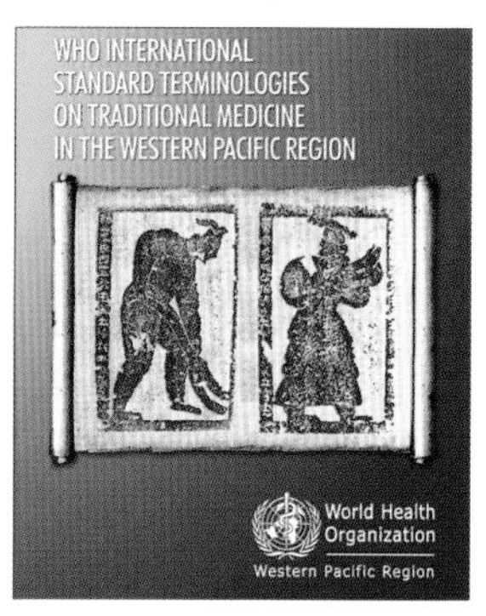

WHO傳統醫學國際標準術語，2007（3,543個傳統醫學術語）

國際醫學用語	中譯名
Chinese medicinal	中藥
herbal drugs	草藥
material medica	本草
medicinal material	藥材
authentic medicinal	道地藥材
processing of medicinals	炮製
flavor of medicinals	藥味
nature of medicinals	藥性
qi and flavor	氣味

four qi	四氣
five flavors	五味
upbearing/downbearing/ floating/sinking	升/降/浮/沉
meridian entry	歸經
mutual reinforcement	相須
mutual assistance	相使
mutual restraint	相畏
mutual suppression	相殺
mutual inhibition	相惡
antagonism	相反
prohibited combination	配伍禁忌
eighteen antagonisms	十八反
nineteen incompatibilitie sincompatibilities	十九畏
contraindication	禁忌
contraindication during pregnancy	妊娠禁忌
dietary contraindication during medication	服藥食忌
dietary contraindication	食忌
dosage	劑量
combination	配伍
formula	方劑
couplet medicinals	藥對
sovereign/minister/ assistant/courier	君臣佐使
sovereign medicinal	君藥
minister medicina	臣藥
assistant medicinal	佐藥
courier medicinal	使藥
counteracting assistant	反佐

preparation form	劑型
decoction	湯劑
pill preparation	丸劑
powder preparation	散劑
honeyed pill	蜜丸
pasted pill	糊丸
waxed pill	臘丸
paste preparation	膏劑
extract	浸膏
fluid paste	流膏
ointment	軟膏
plaster	膏藥
medicated wine	藥酒
pellet	丹劑
medicated tea	茶劑
medicinal strip	條劑
soluble granules	顆粒劑
tablet	片劑

Herbal Medicine

中醫藥網路資源查詢

◎ 行政院衛生署
http://www.doh.gov.tw/

◎ 行政院衛生署中醫藥委員會
http://www.ccmp.gov.tw/

◎ 行政院藥物食品檢驗局
http://www.nlfd.gov.tw/

◎ 經濟部智慧財產局
http://www.tipo.gov.tw/

◎ 國立中國醫藥研究所
http://www.nricm.edu.tw/

◎ 中草藥用藥安全網
http://tcam.ccmp.gov.tw/menu_5_list.asp

◎ 全國中藥不良反應通報中心
http://www.cgmh.org.tw/intr/c3c00/adr/main.htm

◎ 經濟部中草藥產業發展資訊服務網
http://www.herbal-med.org.tw/home.asp

◎ 中華民國中醫師公會全國聯合會
http://www.uncma.org.tw/

◎ 中國醫藥大學中醫學院
http://www2.cmu.edu.tw/~cmed/cmed/intro.html

◎ 中國醫藥大學中藥資源學系
http://www2.cmu.edu.tw/~cmcscmr/

◎ 台北市中藥商業同業公會
http://www.tchaa.org.tw/index-total21.htm

Herbal Medicine

主要參考文獻

1.《**中華中藥典**》行政院衛生署中華藥典中藥集編修小組，行政院衛生署，2004

2.《**經史證類大觀本草（柯氏本）**》正言出版社

3.《**神農本草經**》【清朝顧觀光輯】，文興出版事業有限公司

4.《**本草綱目**》明朝李時珍

5.《**百藥炮製**》趙中振，萬里書店

6.《**蟲類中藥與效方**》張金鼎等，中醫古籍出版社

7.《**中國藥膳學**》彭銘泉，人民衛生出版社

8.《**輕鬆認識中藥**》謝文聰，中國醫藥大學

9.《**台北歷史散步之艋舺、大稻埕**》遠流出版社

10.《**道地藥材圖鑑**》張賢哲，中國醫藥大學

11.《**台北古城之旅**》莊展鵬、黃盛璋等編著，遠流出版公司，1994。

12.《**台灣史小事典**》莊展鵬、黃盛璋等：，遠流出版公司，2000。

13.《**台灣第一**》莊永明編著，文鏡文化事業公司，1985。

14.《**常用中藥知識**》徐輝光，文光圖書公司，1994。

15.《**台北歷史散步**》、《**台北歷史深度旅遊**》莊展鵬，遠流出版公司，1994。

16.《**WHO Traditional Medicine Strategy 2002-2005**》WHO，2002

17.《**WHO International Standard Terminologies on Traditional Medicine in the Western Pacific Region**》WHO，2007

國家圖書館出版品預行編目資料

選對中藥健康來！嚴選迪化街TOP100養生中草藥／張永賢、陳大眞 合著 初版. -- 新北市中和區：活泉書坊，2011[民100] 面； 公分．--（健康新亮點01）
ISBN 978-986-271-048-7（平裝）

1.中草藥

414.3　　　　100000316

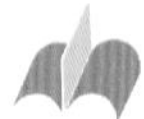
活泉書坊

選對中藥健康來！
嚴選迪化街TOP100養生中草藥

出版者 活泉書坊
作　者 張永賢、陳大真
總編輯 歐綾纖
文字編輯 黃纓婷
美術設計 蔡億盈、李家宜

郵撥帳號 50017206 采舍國際有限公司（郵撥購買，請另付一成郵資）
台灣出版中心 新北市中和區中山路2段366巷10號10樓
電話 （02）2248-7896　傳真 （02）2248-7758
物流中心 新北市中和區中山路2段366巷10號3樓
電話 （02）8245-8786　傳真 （02）8245-8718
ISBN 978-986-271-048-7
出版日期 2011年2月

全球華文國際市場總代理／采舍國際
地址 新北市中和區中山路2段366巷10號3樓
電話 （02）8245-8786　傳真 （02）8245-8718

全系列書系特約展示門市
橋大書局
地址 台北市南陽街7號2樓
電話 （02）2331-0234
傳真 （02）2331-1073

新絲路網路書店
地址 新北市中和區中山路2段366巷10號10樓
網址 www.silkbook.com
電話 （02）8245-9896
傳真 （02）8245-8819

本書全程採減碳印製流程並使用優質中性紙（Acid & Alkali Free）最符環保需求。

線上總代理 全球華文聯合出版平台
主題討論區 http://www.silkbook.com/bookclub　新絲路讀書會
紙本書平台 http://www.silkbook.com　新絲路網路書店
瀏覽電子書 http://www.book4u.com.tw　華文電子書中心
電子書下載 http://www.book4u.com.tw　電子書中心(Acrobat Reader)